经典心电图图谱

刘 霞 编著

上海科学技术出版社

图书在版编目（CIP）数据

经典心电图图谱 / 刘霞编著 . —上海：上海科学技术出版社，
2011.1（2023.11 重印）
ISBN 978-7-5478-0386-8
Ⅰ. ①经…　Ⅱ. ① 刘…　Ⅲ. ①心电图 – 图谱　Ⅳ. ① R540.4–64
中国版本图书馆 CIP 数据核字（2010）第 133132 号

经典心电图图谱
刘霞　**编著**

上海世纪出版（集团）有限公司
上 海 科 学 技 术 出 版 社 出版、发行
（上海市闵行区号景路 159 弄 A 座 9F–10F）
邮政编码 201101　www.sstp.cn
浙江新华印刷技术有限公司印刷
开本 889 × 1194　1/24　印张：$18\frac{2}{3}$
字数：420 千字
2011 年 1 月第 1 版　2023 年 11 月第 10 次印刷
ISBN 978-7-5478-0386-8/R · 118
定价：68.00 元

内容提要

本书选择200例经典心电图进行解析，旨在提高医学生及年轻临床医生的心电图读图能力。本书有以下特点：第一，所选心电图均有代表意义，心电图改变典型；第二，所选心电图改变涵盖面广，不仅包括单病变心电图变化，还包括多种病变的组合变化；第三，结合小图，更清晰地演示心电图变化；第四，言简意赅地分析心电图变化发生的机制，帮助读者理解心电图变化，使读者能知其然并知其所以然；第五，紧密结合临床，从临床出发分析心电图，并重视心电图变化的临床意义解读。

本书的读者对象为住院医师、低年资心血管专科医师、实习医师及心电图技师等。

前 言

心电图是临床上最为常见的检查方法，它无创、方便、快速且价格低廉，在临床应用广泛。然而，随着临床医学及心电图自动诊断技术的快速发展，心电图的基本知识逐渐被一些临床医生所忽视，因此目前临床医师的心电图图面认识能力和综合分析能力面临着逐渐下降的问题。正如老一辈心脏病学专家曾经说过的那样：心电图机相当普及，但心电图知识并非已普及了。按照国际惯例和国家的规定，所有的心电图诊断都必须由有资质的医生最终核对确定，因此，即使计算机自动诊断可以进行一部分心电图诊断工作，但心电图识别和诊断仍是临床医师的重要基本功。

本书收集200例典型心电图案例，旨在通过对实例的解读来普及、提高临床医师对心电图的分析能力。在心电图案例的挑选方面，本书的特点是图谱面广，根据心电图学的内容系统逐一给出案例，涵盖了临床常见的心电图改变；在案例解析方面，注意详细说明心电图的特点和发生机制，并通过直观的图解来帮助读者认识心电图特点、理解心电图改变的发生机制。另外，心电图诊断不仅需要从图面上认识心电图，而且必须有心脏病学和内科学基础知识，因此本书密切结合临床，展示给读者一条从临床出发综合分析心电图的思路，同时也给读者一条认识心电图临床意义的思路。

本书中的心电图来源如下：一是作者在上海交通大学医学院附属瑞金医院心电图室进行的四项心电图临床研究课题；二是作者本人的积累；三是由作者所在科室同事提供；还有一些特殊心电图由上海心电图界的同行提供。在此，对各位同事和同行表示衷心的感谢。

心电图变化无穷，因此对心电图的认识是无止境的，期盼各位读者就书中心电图的认识提出更多意见。联系邮箱：liuxia9110@yahoo.com.cn。

上海交通大学医学院附属瑞金医院心脏科

刘　霞

2010年10月

目 录

第一章

正常心电图和电轴偏移

例 1

男性，43岁，体格检查，心电图检查见图1-1。

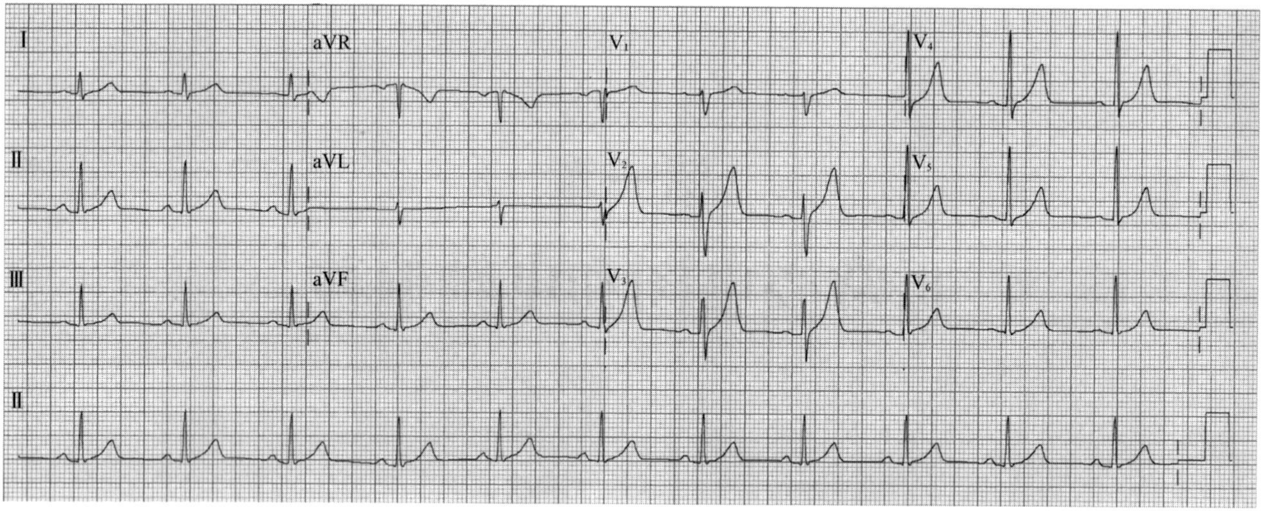

图1-1 病例1心电图

心电图特点

1. 基本特点：心率：68次/分；PR间期：178ms；QRS波时间：74ms；QT/QTc间期：380/405ms；QRS波电轴：71°。

2. P波在Ⅱ导联中直立，在aVR导联中倒置。QRS波在Ⅰ~Ⅲ导联中主波向上，V_1~V_6导联中，R波逐渐增高，S波逐渐减小。

心电图诊断

正常心电图。

解析

1. 心电图上各个波段的定义和测定：各个波段的测量见图1-2。

P波：代表心房除极，窦性P波在Ⅱ导联直立，在aVR导联倒置。时间<110ms，肢体导联振幅<0.25mV，胸前导联振幅<0.2mV。

PR间期：P波+PR段为PR间期，代表心房开始除极至心室开始除极的时间，正常为120~200ms。

QRS波：代表心室除极，时间为60~100ms，正常不能>110ms，详见例12。

ST段和T波:代表心室复极,详见例8、22、28。

QT间期:代表心室除极和心室复极时间,长短与心率的快慢密切有关。

QTc:心率修正的QT间期。QT间期延长指心率修正的QT间期女性≥460ms,男性≥450ms;缩短指男性或女性≤390ms。

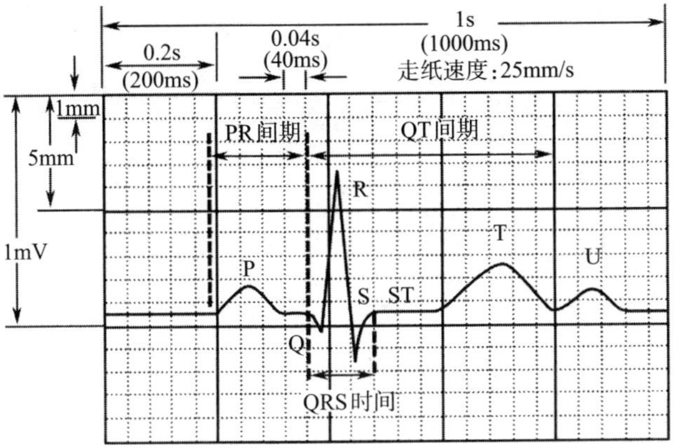

图1-2 心电图各个波段的测量

2. 平均心电轴的定义和测定:平均心电轴一般指平均QRS波电轴,代表心室除极的综合向量,有空间性,一般指额面上的电轴。平均心电轴与Ⅰ导联正侧段之间的偏移角度,即为平均心电轴的度数。其测量方法见图1-3:分别测定Ⅰ和Ⅲ导联QRS波振幅的代数和,然后将Ⅰ导联QRS波振幅代数和画在Ⅰ导联轴上(OA),由A点作一垂直于Ⅰ导联的垂线;将Ⅲ导联QRS波振幅代数和画在Ⅲ导联轴上(OB),由B点作一垂直于Ⅲ导联的垂线;将两垂线相交点C与电偶中心O点相连得OC,OC即为所求的心电轴,它与Ⅰ导联正侧段之间的偏移角度,即为平均心电轴的度数。正常平均心电轴的范围为-30°~90°。一个测量平均心电轴的简单方法是目测Ⅰ和Ⅲ导联的QRS波主波方向,若Ⅰ和Ⅲ导联主波向上,一般电轴不偏。用同样的方法可以计算P波和T波的电轴。目前平均心电轴的测量通常由计算机来完成。

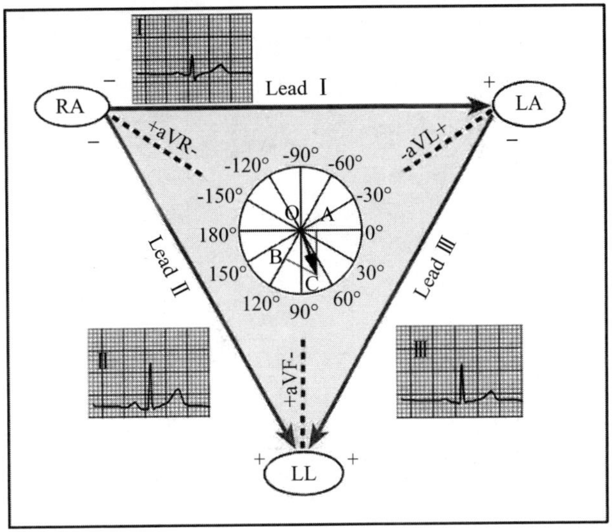

图1-3 平均心电轴的测量方法

RA:右上肢;LA:左上肢; LL: 左下肢; lead: 导联。本心电图上Ⅰ导联QRS波振幅代数和约为0.3mV,Ⅲ导联QRS波振幅代数和约为0.8mV。箭头所示OC为平均心电轴。

例2

男性,11岁,体格检查,心电图检查见图2-1。

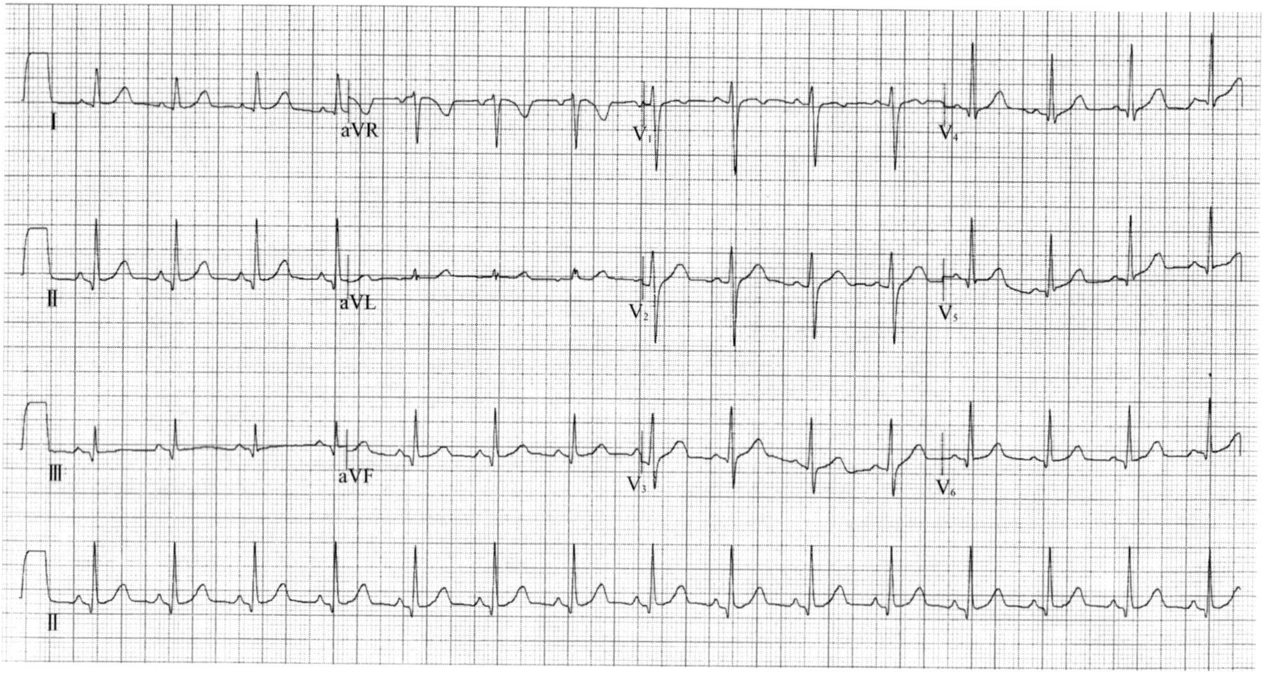

图2-1 例2心电图

心电图特点

1. 基本特点：心率：90次/分；PR间期：136ms；QRS波时间：90ms；QT/QTc间期：366/447ms；QRS波电轴：55°。

2. P波在Ⅱ导联中直立，在aVR导联倒置。QRS波在Ⅰ~Ⅲ导联中主波向上；V_1~V_6导联中R波逐渐增高、S波逐渐减小。

心电图诊断

正常心电图。

解析

小儿心率较成人为快，10岁以后接近成人心率；PR间期较成人为短，7岁以后趋于稳定；QT间期较成人略长。

例3

女性,55岁,体格检查,心电图检查见图3-1。

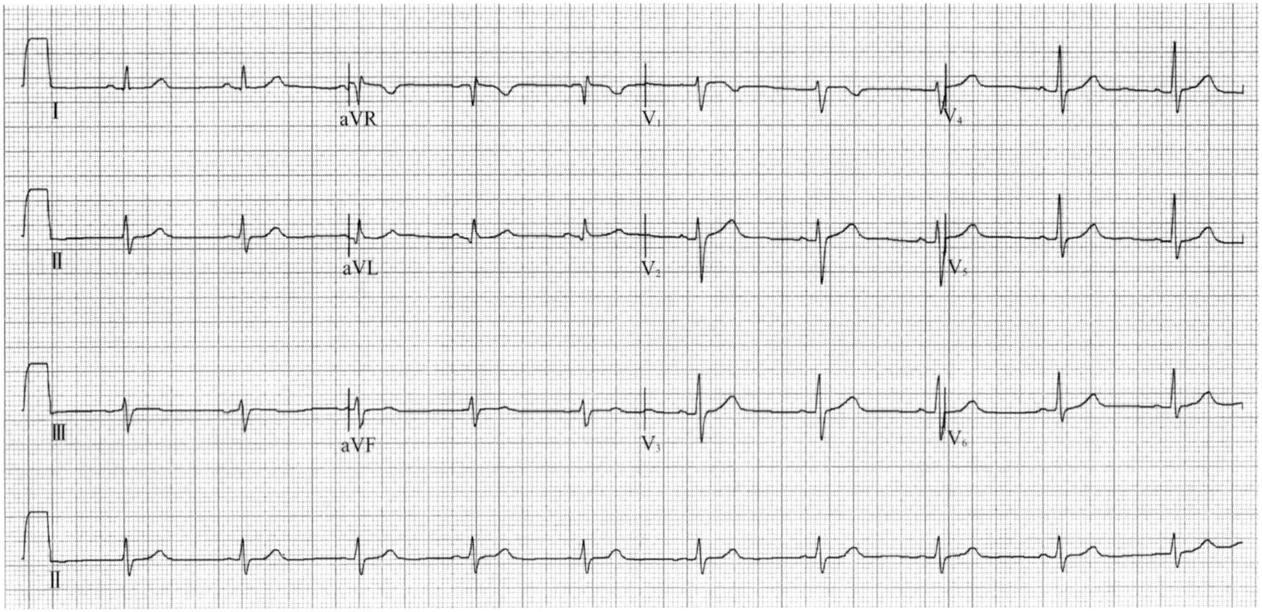

图3-1 例3心电图

心电图特点

1. 基本特点：心率：61次/分；PR间期：158ms；QRS波时间：92ms；QT/QTc间期：416/418ms；QRS波电轴：-12。

2. P波在Ⅱ导联中直立，在aVR导联中倒置。QRS波在Ⅰ和Ⅱ导联中主波向上，在Ⅲ导联中主波向下，V_1~V_6导联中，R波逐渐增高，S波逐渐减小。

心电图诊断

正常心电图。

解析

1. 该图与例1不同的是QRS波电轴为-12°，具体的测量方法见图3-2。

2. 本心电图各个波段正常，心电轴左偏但<-30°，为正常心电图。

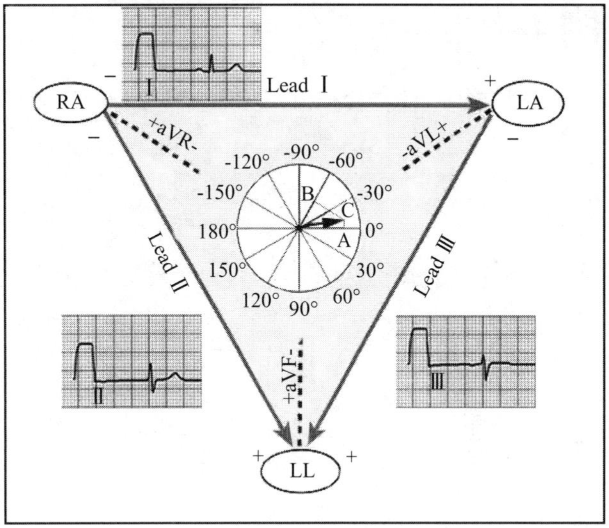

图3-2 平均心电轴的测定

RA：右上肢；LA：左上肢；LL：左下肢；lead：导联。本心电图上Ⅰ导联QRS波振幅代数和约为0.4mV，Ⅲ导联QRS波振幅代数和约为-0.25mV，OC为平均心电轴，如箭头所示。目测Ⅰ、Ⅱ、Ⅲ导联QRS波主波方向也可简单判断心电轴，本心电图Ⅰ导联主波向上，Ⅲ导联主波向下，电轴左偏；Ⅱ导联主波向上，故电轴左偏<-30°，在正常范围内。

例4

女性,52岁,体格检查,心电图检查见图4-1。

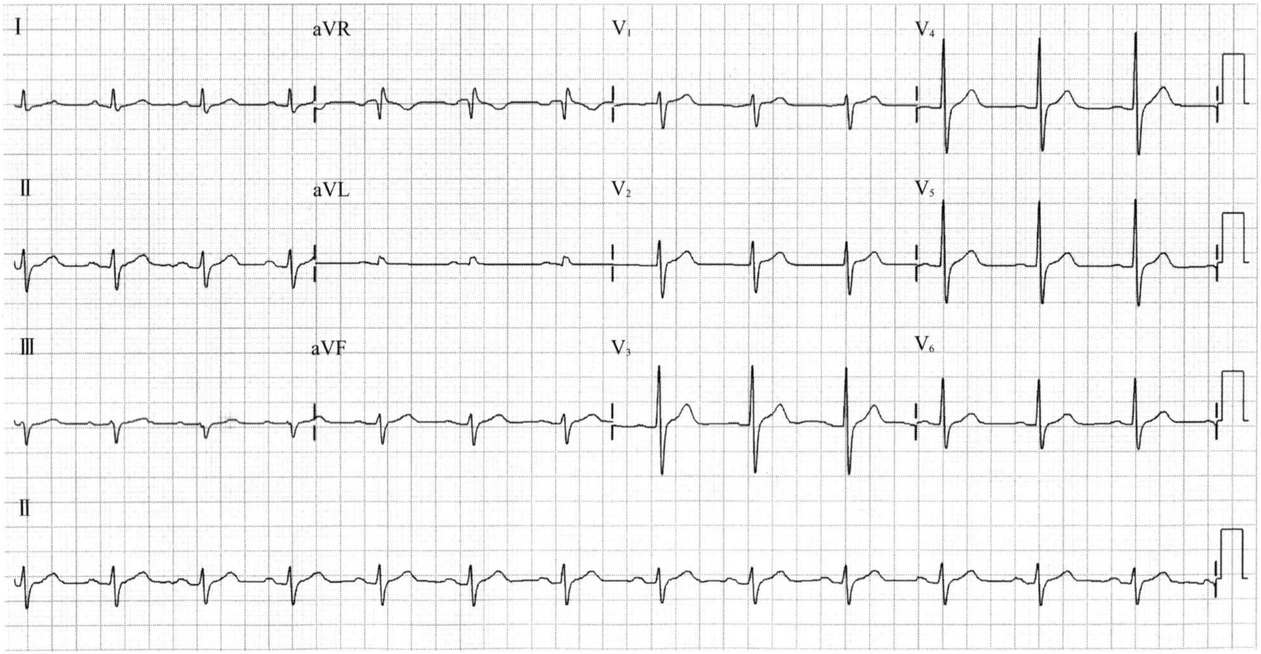

图4-1 例4心电图

心电图特点

1. 基本特点：心率：78次/分；PR间期：188ms；QRS波时间：99ms；QT/QTc间期：368/419ms；QRS波电轴：-45°。

2. P波在Ⅱ导联中直立，在aVR导联中倒置。QRS波在Ⅰ导联中主波向上，在Ⅱ和Ⅲ导联中主波向下，V_1~V_6导联中，R波逐渐增高，S波逐渐减小。

心电图诊断

电轴左偏。

解析

1. 本心电图的QRS波电轴为-45°，具体的测量方法见图4-2。由于电轴左偏>-30°，故诊断为电轴左偏。

2. 电轴左偏常见于正常的横位心脏（肥胖、腹水、妊娠等）、左室肥大和左前分支阻滞等。本心电图电轴左偏可能与患者为矮胖体型女性有关。

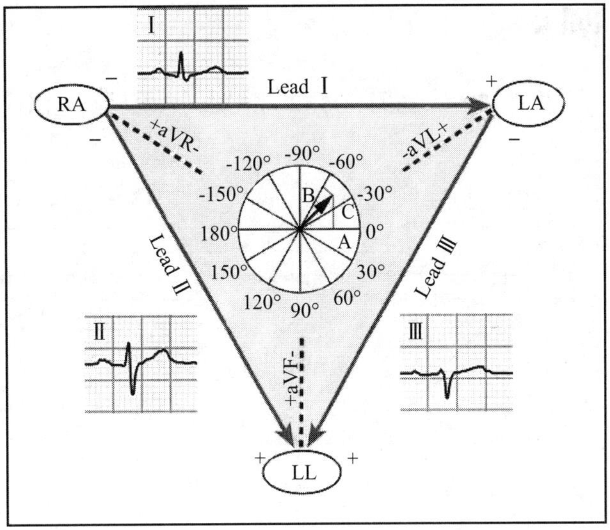

图4-2 平均心电轴的测定

RA：右上肢；LA：左上肢；LL：左下肢；lead：导联。本心电图上Ⅰ导联QRS波振幅代数和约为0.2mV，Ⅲ导联QRS波振幅代数和约为-0.3mV，箭头所示OC为平均心电轴。Ⅰ导联主波向上，Ⅲ导联主波向下，电轴左偏；且Ⅱ导联主波向下，故电轴左偏>-30°。

例5

男性,20岁,胸闷、心悸2周入院。入院后心电图检查见图5-1。

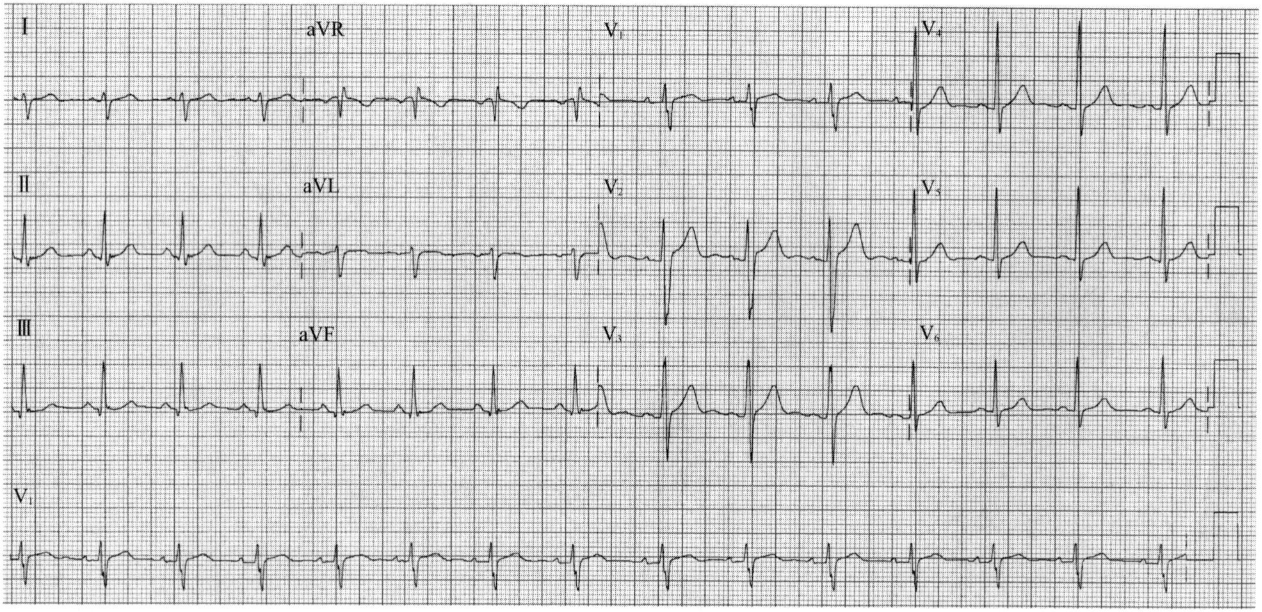

图5-1　例5心电图

心电图特点

1. 基本特点：心率：88次/分；PR间期：147ms；QRS波时间：92ms；QT/QTc间期：329/398ms；QRS波电轴：107°。

2. P波在Ⅱ导联中直立，在aVR导联中倒置。QRS波在Ⅰ导联中主波向下，在Ⅱ和Ⅲ导联中主波向上，V_1~V_6导联中R波逐渐增高、S波逐渐减小。

心电图诊断

电轴右偏。

解析

1. 本心电图的QRS波电轴为107°，具体的测量方法见图5-2。

2. 本心电图的诊断依据：电轴右偏>90°。

3. 电轴右偏可分为轻度右偏和右偏。90°~110°属轻度电轴右偏，常见于正常的垂直位心脏和右心室肥大等；>110°的电轴右偏多见于严重右心室肥大和左后分支阻滞等。

4. 本心电图属于轻度电轴右偏，首先要排除右心室肥大的可能。本病例的超声心电图未见心脏结构和功能异常，可以排除右心室肥大引起的电轴右偏。其次，右偏是判断左后分支阻滞的重要条件，左后分支阻滞时电轴一般为90°~180°，常>110°，诊断左后分支阻滞时应排除其他病因引起的电轴右偏。最后，青少年，尤其是≤16岁的儿童额面电轴可以右偏，故对青少年通常不轻易诊断左后分支阻滞。本病例为青少年，QRS波电轴右偏<110°，体型为瘦高型（身高178cm，体重73kg），电轴右偏可能与垂直位心脏有关。

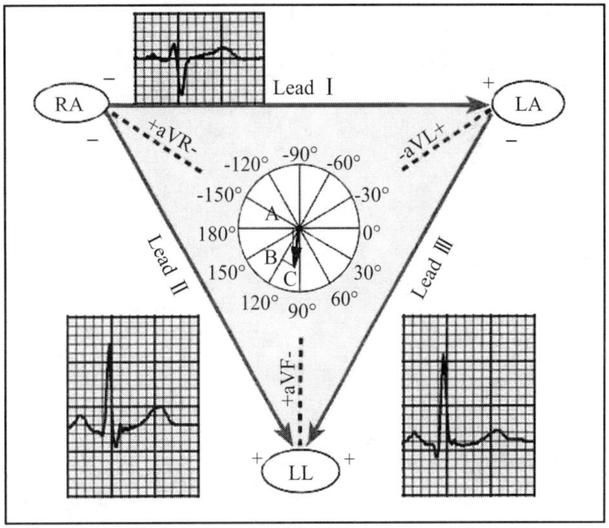

图5-2 平均心电轴的测定

RA：右上肢；LA：左上肢；LL：左下肢；lead：导联。本心电图上Ⅰ导联QRS波振幅代数和约为-0.2mV(OA)，Ⅲ导联QRS波振幅代数和约为0.85mV(OB)，箭头所示OC为平均心电轴。Ⅰ导联主波向下，Ⅲ导联主波向上，故电轴右偏。

例 6

女性，58岁，胸闷乏力5年，为接受冠脉造影入院。入院后心电图检查见图6-1。

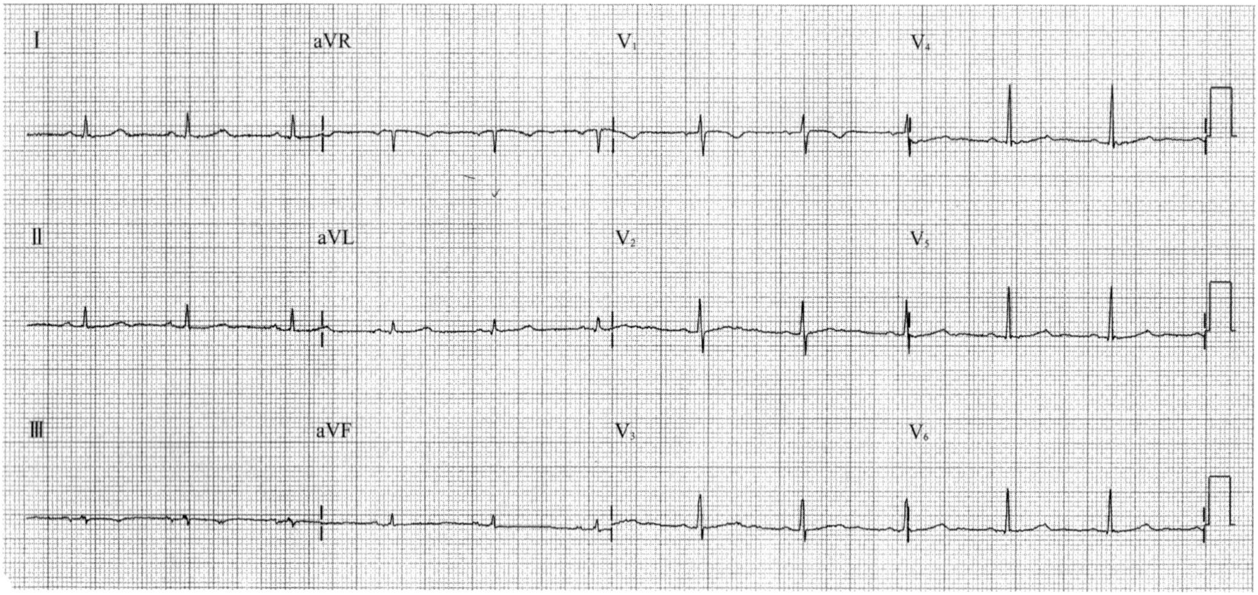

图6-1 例6心电图

心电图特点

1. 基本特点：心率：69次/分；PR间期：156ms；QRS波时间：70ms；QT/QTc间期：416/446ms；QRS波电轴：31°。

2. P波在Ⅱ导联中直立，在aVR导联中倒置。QRS波在Ⅰ~Ⅲ导联中主波向上，V_1~V_6导联中R波逐渐增高、S波逐渐减小。

3. 6个肢体导联的QRS波振幅均<0.5mV。

心电图诊断

肢体导联低电压。

解析

1. 正常时，6个肢体导联的QRS波振幅不应<0.5mV，6个胸导联的QRS波振幅不应<0.8mV。该心电图肢体导联达到低电压的标准，而胸导联未达低电压的标准，故诊断为肢体导联低电压。

2. 低电压的原因分为心脏本身因素和心外因素。①心脏本身因素：主要是弥漫性心肌病变，包括心肌变性、损伤和水肿。②心外因素：包括电流传导短路现象和传导阻力增大。短路现象见于胸壁皮肤水肿、心包积液或胸腔积液等；传导阻力增大常见于肺气肿、气胸、肥胖或缩窄性心包炎等。

3. 低电压伴有ST-T改变，常提示心肌严重损害，如心肌炎和心肌病等。低电压伴有PR间期或QRS间期延长，多见于心肌退行性变。判断低电压的原因需考虑临床资料。本病例临床资料：超声心动图未见心脏结构和功能异常；冠脉造影未见冠脉病变。本患者为女性肥胖者，因此低电压可能与肥胖有关。

第二章

心房和心室异常

例7

男性，54岁，胸闷胸痛3个月，高血压史9年，入院行冠脉造影术，术前心电图检查见图7-1。

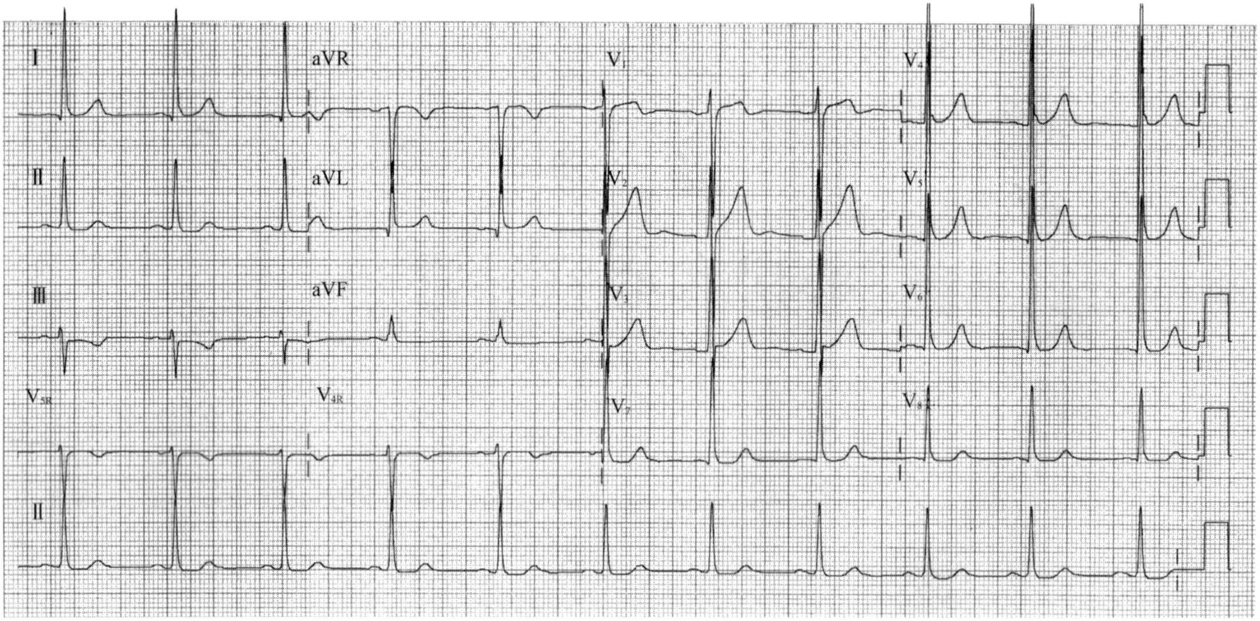

图7-1　例7心电图

心电图特点

1. 基本特点：心率：65次/分；PR间期：167ms；QRS波时间：82ms；QT/QTc间期：399/415ms；QRS波电轴：19°。

2. QRS波振幅增高：V_5导联R波振幅>2.5mV，$R_{V5}+S_{V1}$>4.0mV；Ⅰ导联R波振幅>1.5mV，aVL导联R波振幅>1.1mV，$R_{Ⅰ}+S_{Ⅲ}$>2.5mV。

心电图诊断

左心室肥厚。

解析

1. 当心室肥厚或扩大后，由于心肌纤维增粗和截面积增大，心肌除极所产生的电压增高。左心室位于心脏的左后方，由于左心室壁明显厚于右心室，正常时左心室占优势。左心室肥厚或扩大后，可使左心室优势更为突出，引起面向左心室的导联（Ⅰ、aVL、aVF、V_5和V_6）中R波振幅增加，而面向右心室的导联（V_1和V_2）出现S波振幅加深（图7-2）。

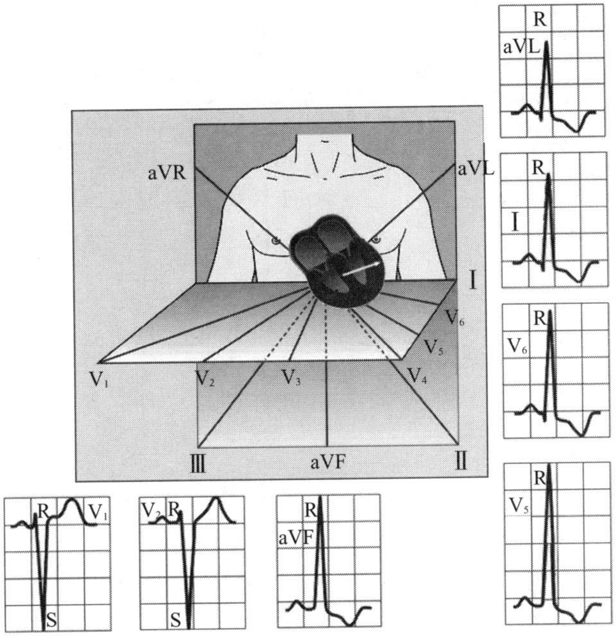

图7-2　左心室肥厚的QRS波振幅改变

2. QRS波电压值（振幅）是心电图诊断左心室肥厚最常用的指标，电压标准分为胸导联和肢体导联标准。常用的电压标准包括：① Ⅰ和Ⅲ导联R波及S波振幅之和；② S_{V1}和R_{V5}或R_{V6}振幅之和；③ S_{V3}及R_{aVL}振幅之和。其中应用最广泛的是胸导联指标，即S_{V1}和R_{V5}或R_{V6}振幅之和，国际所采用的标准为：$R_{V5}+S_{V1}>3.5mV$。国内常采用的标准是：V_5导联R波振幅>2.5mV，$R_{V5}+S_{V1}>4.0mV$（男性），$R_{V5}+S_{V1}>3.5mV$（女性）。肢体导联常用的标准分别有：Ⅰ导联R波振幅>1.5mV，aVL导联R波振幅>1.1mV，aVF导联R波振幅>2.0mV，以及$R_{Ⅰ}+S_{Ⅲ}>2.5mV$。近来，通过计算S_{V3}及R_{aVL}振幅之和来诊断左心室肥厚也已经应用于临床，称为“Cornell电压”诊断标准，其标准为：$R_{aVL}+S_{V3}>2.8mV$（男性），$R_{aVL}+S_{V3}>2.0mV$（女性）。

3. 本心电图左心室肥厚的诊断依据是：QRS波振幅达到以上胸导联和部分肢体导联的诊断标准。

4. QRS波的电压受很多因素的影响，除了左心室的大小以外，还包括性别、年龄、种族及体质等因素。关于年龄因素，2007~2009年AHA/ACC/HRS关于心电图标准化的建议指出：不同年龄段的成人和儿童，QRS波的电压有差异。总的来说，常用的QRS波电压的诊断标准是针对35岁以上人群的，适用于16～35岁人群的诊断标准尚未建立。

5. 本患者年龄>35岁，有引起左心室肥厚的基础疾病，因此QRS波的电压增高强烈提示左心室肥厚或扩大。本病例的超声心动图示：左心房和左心室增大，主动脉根部扩张伴主动脉瓣轻度关闭不全。从本病例中得到的启示是：虽然新的成像学技术能够更加精确地评估心室肥厚，但却不能替代心电图在临床的应用。另外，本病例的冠脉造影未见冠脉病变。

例8

女性，69岁，心悸胸闷1个月，有高血压和糖尿病史，心电图检查见图8-1。

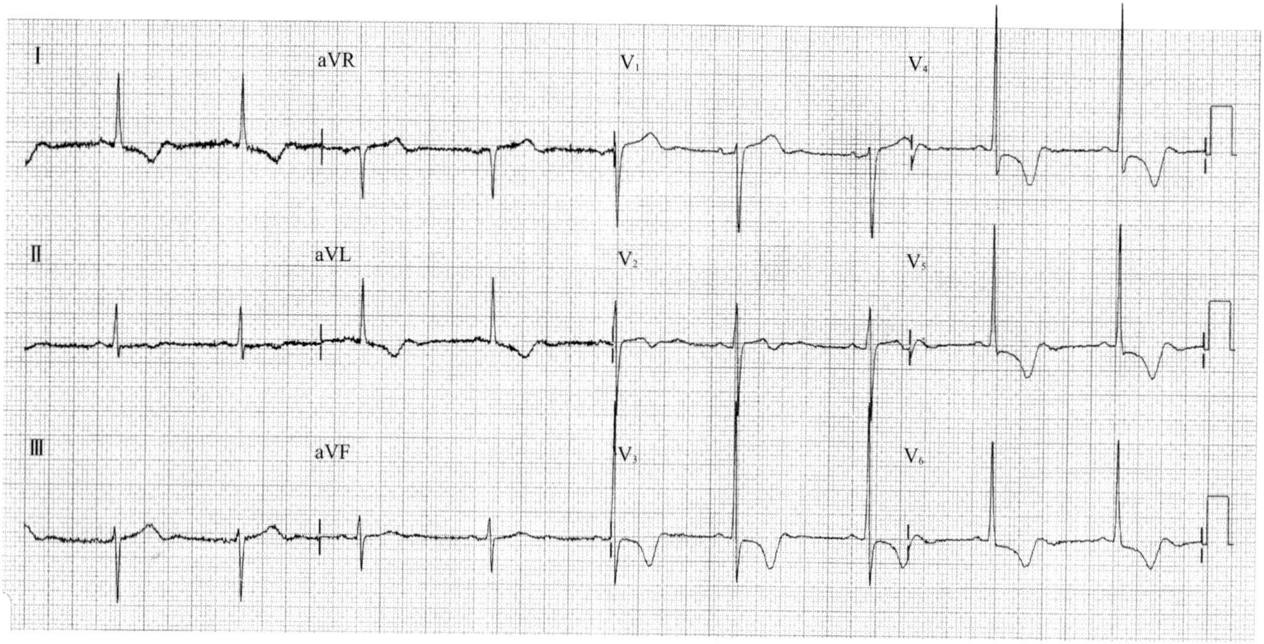

图8-1 例8心电图

心电图特点

1. 基本特点：心率：56次/分；PR间期：152ms；QRS波时间：86ms；QT/QTc间期：444/428ms；QRS波电轴：-7°。

2. QRS波振幅增高：V_5导联R波振幅=2.5mV，$R_{V5}+S_{V1}>3.5mV$；I导联R波振幅=1.5mV，aVL导联R波振幅>1.2mV，$R_{I}+S_{III}>2.5mV$。

3. 电轴左偏<-30°。

4. R波为主的导联（Ⅰ、aVL、V_3~V_6导联）中，ST段下斜型压低，伴T波负正双向。S波为主的导联（Ⅲ、aVF和V_1导联）中，T波直立。

心电图诊断

1. 窦性心动过缓。

2. 左心室肥厚。

3. ST-T改变。

解析

1. 心室肥厚或扩大时，除QRS波振幅增高外，还可出现QRS波电轴左偏、QRS波时间延长和ST-T改变。

2. 简单说来，QRS波电轴指的是由心脏除极所产生的心电向量的综合方向。电轴的偏移与心脏在胸腔内的位置和左右心室的重量比例有关。左心室肥厚或扩大后，心脏位置左移和左心室的重量比例增加，都可使电轴左偏，但左偏通常<-30°。

3. 心室壁肥厚或心腔扩大、心室肌病变（纤维化）伴有的传导性降低，均使心室内传导时间延长。心电图上表现为QRS波时间延长，但通常<110ms。

4. 心室肥厚时，常可伴有心室肌复极异常，在心电图上表现为ST-T改变：R波为主的导联中T波倒置或伴ST段压低，S波为主的导联中T波直立或伴ST段抬高，其机制见图8-2。目前认为左心室肥厚伴ST-T改变不仅是由于血流动力学改变、做功增加所致，扩张型心肌病和肥厚型心肌病患者也会出现，因而建议不再用“劳损”和“典型劳损”，而改为“继发性ST-T改变”。

5. 左心室肥厚时，ST-T改变是否提示同时存在心肌缺血，有待结合临床资料考虑。

6. 本心电图诊断左心室肥厚的依据包括：QRS波振幅增高、QRS波电轴左偏和ST-T改变。本患者超声心动图示左心室显著肥厚和肺动脉高压，心电图诊断和超声心动图的诊断一致。

7. 本患者有高血压和糖尿病史，因此ST-T改变提示可能同时存在心肌缺血。

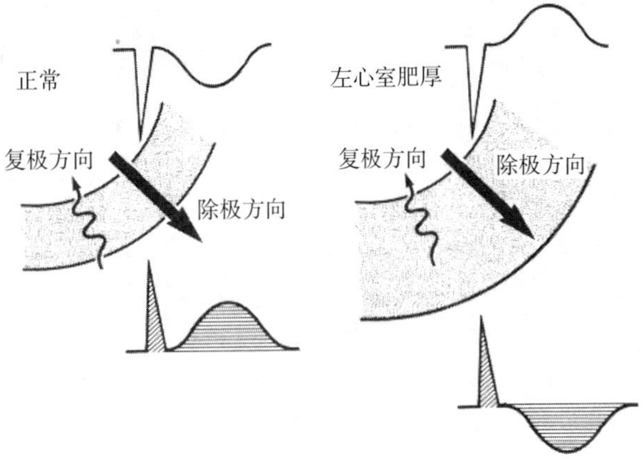

图8-2 左心室肥厚的T波改变

左图：正常时，心室肌除极方向是由心内膜下向心外膜下，除极完成后，由心外膜下开始复极，然后逐渐向心内膜下复极，此时在心电图上T波方向与QRS波主波方向一致；

右图：当左心室肥厚时，除极时间延长，在心外膜下除极尚未完成时，心内膜下已经开始复极，心室的复极顺序发生改变，此时在心电图上T波方向与QRS波主波方向相反。

例9

男性,51岁,胸闷气急5年,加重1个月。高血压史20年,入院行冠脉造影术,术前心电图检查见图9-1。

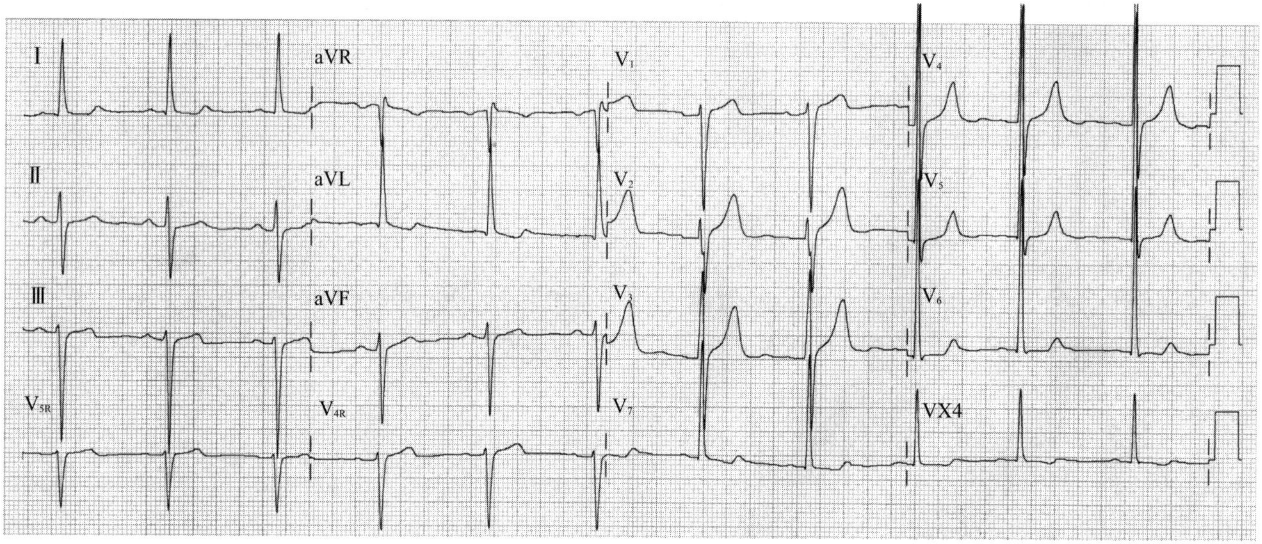

图9-1 例9心电图

心电图特点

1. 基本特点：心率：66次/分；PR间期：196ms；QRS波时间：99ms；QT/QTc间期：401/420ms；QRS波电轴：–45°。

2. QRS波振幅增高：V_5导联R波振幅>2.5mV，R_{V5}+S_{V1}>4.0mV；Ⅰ导联R波振幅>1.5mV，aVL导联R波振幅>1.1mV，$R_{Ⅰ}$+$S_{Ⅲ}$>2.5mV。

3. 电轴左偏–45°。

心电图诊断

1. 左心室肥厚。

2. 电轴左偏。

解析

1. 本心电图中左心室肥厚的诊断依据主要是QRS波振幅增高，达到诊断标准。

2. 关于电轴左偏，在例8中已经说明了左心室肥厚或扩大后，心脏位置左移和左心室的重量比例增加，都可使电轴左偏，但左偏通常低于–30°。本心电图的特点是电轴左偏超过–30°，为–45°。关于左心室肥厚中的电轴左偏，按照2007~2009年AHA/ACC/HRS关于心电图标准化的建议，左心室肥厚时可伴有电轴左偏，但很难确定引起电轴左偏的原因是左心室肥厚本身、左前分支阻滞，还是其它因素加剧了年龄增长所致的电轴左偏。也就是说，即使没有左心室肥厚，也可出现电轴的显著左偏。因此，电轴左偏仅可作为左心室肥厚的辅助诊断指标。

3. 临床资料：超声心动图示左心室肥厚和左心房扩大；冠脉造影示左前降支第1分支95%狭窄。心电图上左心室肥厚的诊断与超声心动图的诊断一致。

例 10

女性，69岁，风湿性心脏病史，入院行瓣膜置换术，术前心电图检查见图10-1。

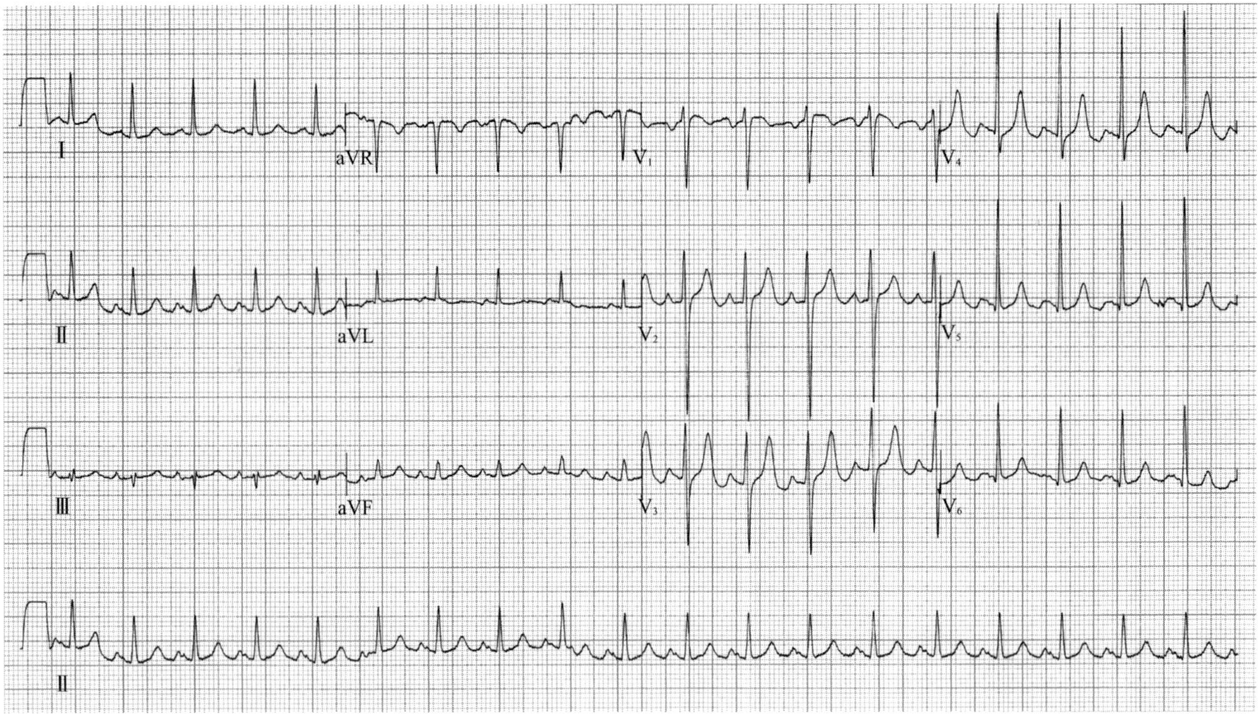

图10-1　例10心电图

心电图特点

1. 基本特点：心率：115次/分；PR间期：142ms；QRS波时间：70ms；QT/QTc间期：304/420ms；QRS波电轴：27°。

2. P波增宽，时间>120ms；P波双峰，在Ⅰ、Ⅱ和aVF、V_4~V_6导联中明显。

3. V_1导联中P波呈正负双向，P波终末电势（Ptf）≥0.04mm·s。

心电图诊断

1. 窦性心动过速。

2. 左心房异常。

解析

1. 2007~2009年AHA/ACC/HRS关于心电图标准化建议用“左心房异常”来代替“左心房肥大”。正常时右心房先除极，左心房后除极，左心房电活动的起始和结束都比右心房晚，因此左心房增大时，总心房电活动时间延长。

2. 在正常情况下左右心房的波峰几乎同时出现并融合为一个单峰的P波，而左心房增大所致的电活动延迟，将导致右左心房除极的波峰分离，因此左心房肥大易使P波产生双峰或切迹（图10-2）。双峰P波在Ⅰ、Ⅱ和aVF、V_4~V_6导联中明显（图10-3）。

3. 与右心房相比，左心房电活动有一个偏向左后方的心电向量。左心房肥大时，向左后的心电向量增加，V_1导联的P波终末负向波增大，即P波终末电势（Ptf，V_1导联P波的负向振幅和负向持续时间的乘积）增大（图10-2）。

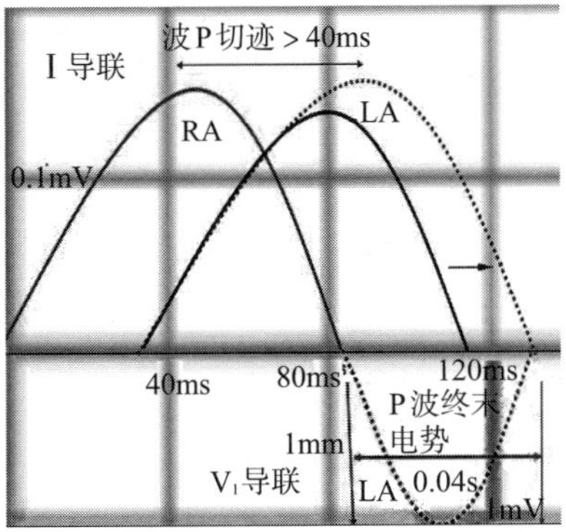

图10-2　左心房异常P波改变的机制

左心房肥大所致的电活动延迟，使P波产生双峰或切迹。左心房肥大时，向左后的心电向量增加，V_1导联的P波终末负向波增大，即Ptf增大。

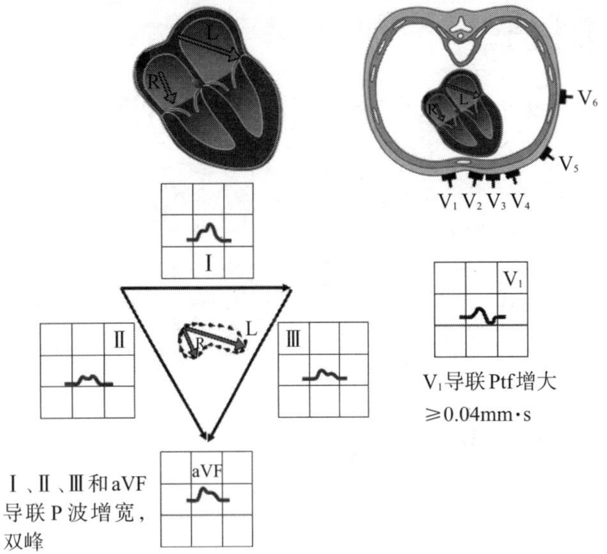

图10-3　左心房异常的P波改变

4. Ptf增大（≥0.04mm·s）、P波时间延长（≥120ms）及P波双峰（峰间距≥40ms）是诊断左心房异常最常用的指标。本心电图上识别P波双峰和Ptf增大，详见图10-4。

5. 本患者超声心动图示风湿性心脏病，左心房增大，二尖瓣狭窄和二尖瓣关闭不全。二尖瓣病变是引起左心房增大的原因。

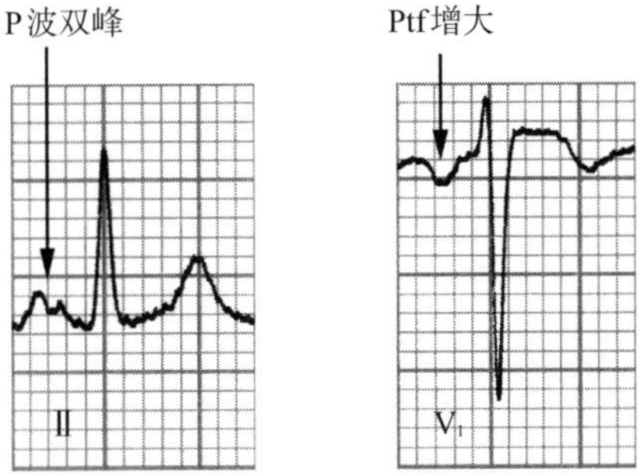

图10-4　P波双峰和Ptf增大的识别

例 11

女性，69 岁，风湿性心脏病史，瓣膜置换术后，心电图检查见图 11–1。

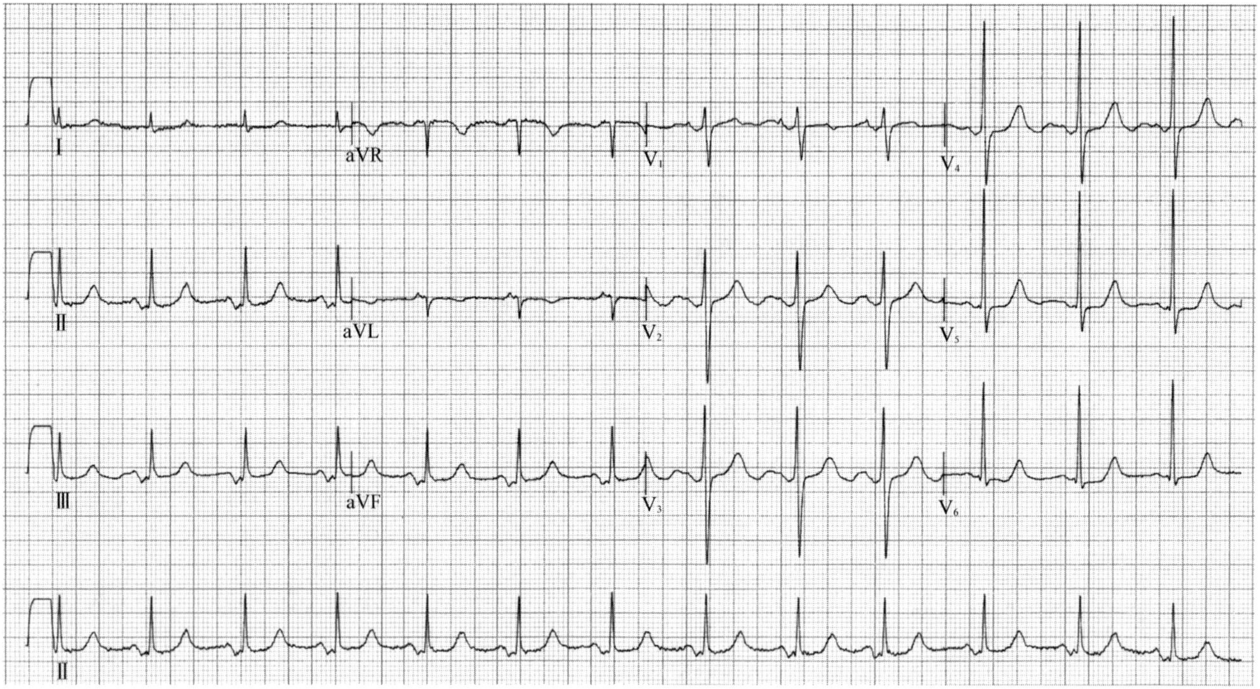

图 11–1　例 11 心电图

心电图特点

1. 基本特点：心率：77次/分；PR间期：260ms；QRS波时间：82ms；QT/QTc间期：422/477ms；QRS波电轴：81°。

2. P波增宽，时间>120ms；P波双峰，在V_1~V_4导联中明显。

3. PR间期延长，>200ms。

心电图诊断

1. 左心房异常。

2. Ⅰ度房室传导阻滞。

3. QT间期延长。

解析

1. 心房扩张、心房肌肥大、心房压力过重、心室舒张功能受损、房内传导延迟等情况均可引起P波异常。P波异常通常由多重因素所致，且很难分辨究竟是何种因素引起，因此，2007~2009年AHA/ACC/HRS关于心电图标准化的建议，建议用更为模糊的术语，如"左心房异常"和"右心房异常"，来描述心房的异常。按照该建议，房内传导延迟应当被认为是心房异常的一个分类，特别是在P波增宽而不伴有左心房（P波后半部分）或右心房（P波前半部分）振幅增高时。

2. 本心电图诊断为左心房异常的依据是P波增宽。本心电图的特点是P波显著增宽，而不伴有P波后半部分振幅增高，因此使本例P波显著增宽的因素除了风湿性心脏病二尖瓣病变引起的左心房增大外，手术所引起的房内传导延迟也是重要的因素。在本心电图上识别P波双峰，详见图11-2。

3. 本患者超声心动图示风湿性心脏病，二尖瓣置换术后，左心房增大。左心房增大是引起P波增宽的原因之一。

4. 关于Ⅰ度房室传导阻滞的诊断详见例127。

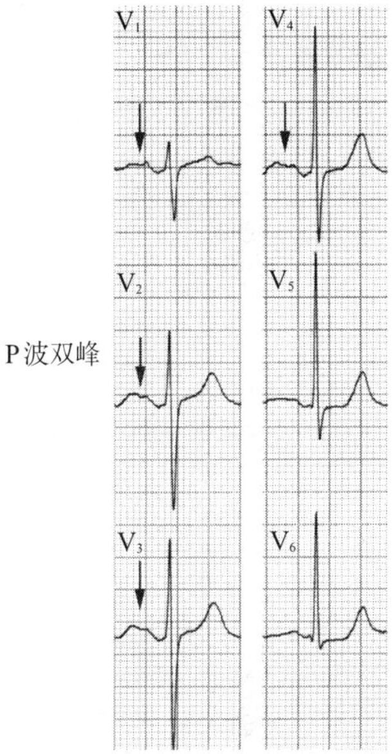

图11-2　P波双峰的识别

例12

男性,51岁,胸闷气急2周,高血压史,心电图检查见图12-1。

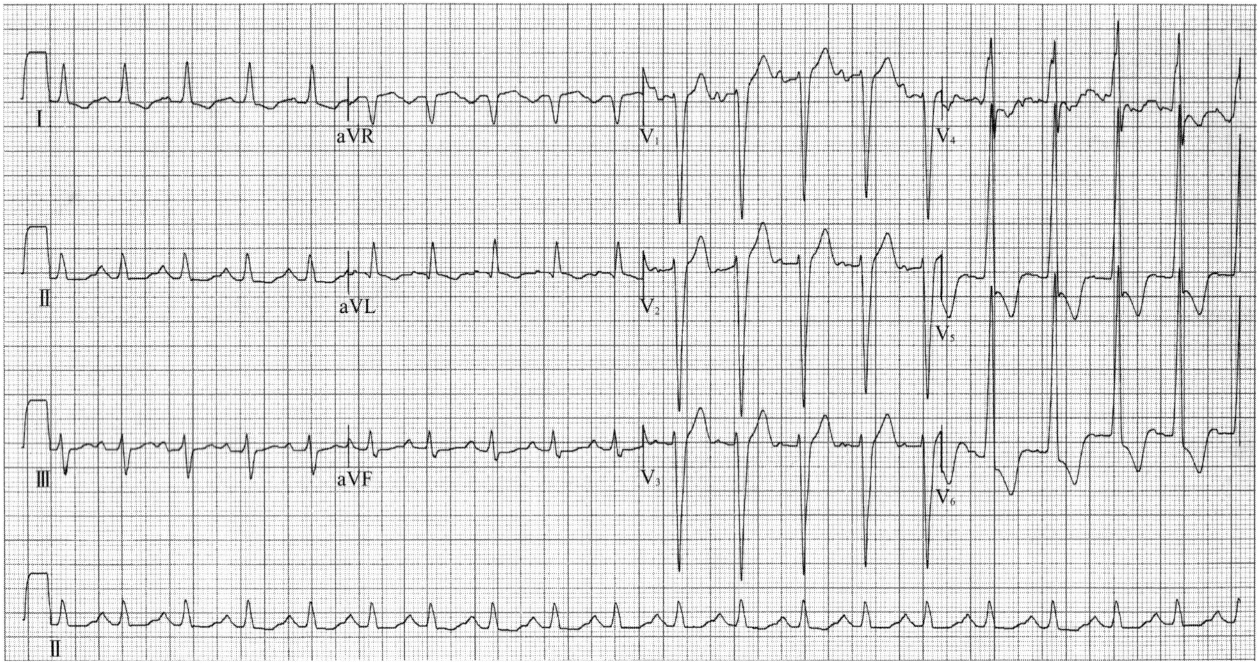

图12-1　例12心电图

心电图特点

1. 基本特点：心率：115次/分；PR间期：180ms；QRS波时间：116ms；QT/QTc间期：325/449ms；QRS波电轴：16°。

2. QRS波振幅增高：V_5导联R波振幅>2.5mV，$R_{V5}+S_{V1}$>4.0mV。

3. R波为主的导联（Ⅰ和aVL、V_5和V_6导联）中，ST段下斜型压低，伴T波倒置。S波为主的导联（V_1~V_3导联）中，ST段抬高T波直立。

4. V_1导联Ptf增大，≥0.04mm·s。

心电图诊断

1. 窦性心动过速。
2. 左心房异常。
3. 左心室肥厚。
4. ST–T改变。

解析

1. 当心室肥厚或扩大后，除了QRS波电压值增高、QRS波电轴左偏和ST–T改变外，还可以出现QRS波时间延长和P波异常。QRS波时间延长是由于左心室肥厚和心室肌纤维化使激动在室壁传导中延迟所致。按照2007~2009年AHA/ACC/HRS关于心电图标准化的建议，年龄≥16岁者QRS波时间>110ms，应视为异常。通常，左心室肥厚所引起的QRS波增宽，时间一般<0.12s。

2. P波异常常见于左心室肥厚，已成为左心室肥厚诊断标准之一。P波改变常与高血压病相关，并且可能是高血压性心脏病的早期心电图表现。

3. 本心电图上诊断左心室肥厚的依据是QRS波振幅增高、QRS波时间延长和P波异常。

4. 本心电图上有左心室肥厚的心电图改变，又有左心房异常的心电图改变，因此心电图诊断的特异性增高。本患者的超声心动图示左心室肥厚、左心房增大和左心室收缩功能降低。心电图诊断与超声心动图诊断一致。

例 13

男性，77 岁，胸闷气急 3 年，加重 1 年。心电图检查见图 13-1。

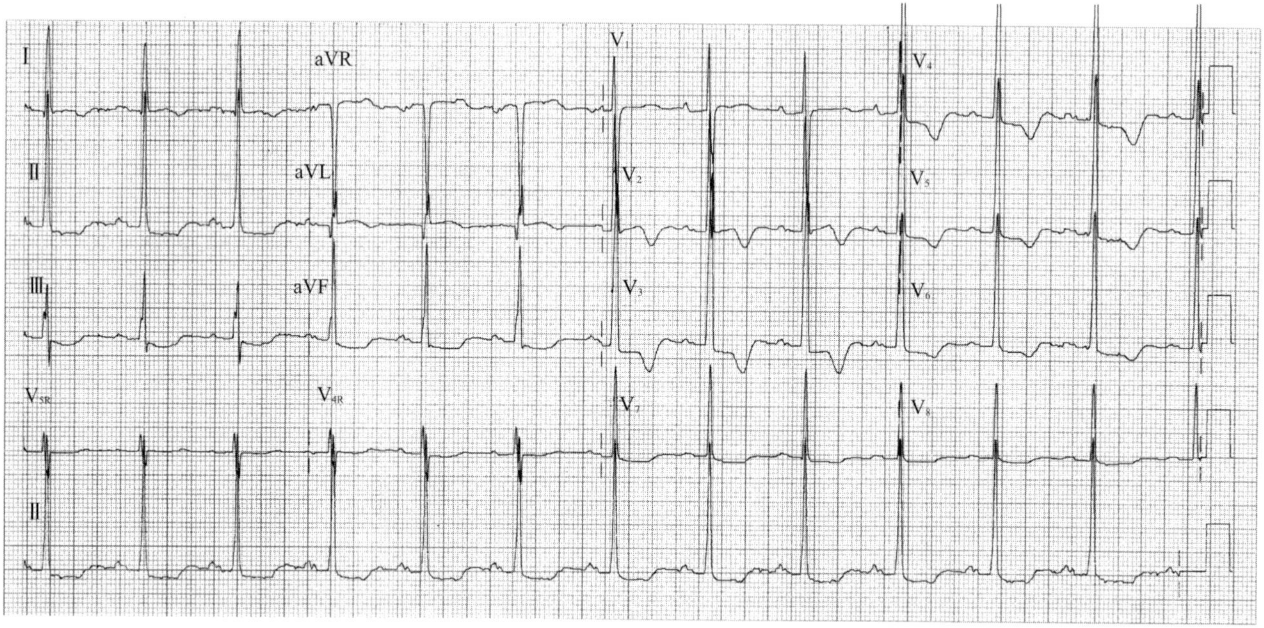

图 13-1　例 13 心电图

心电图特点

1. 基本特点：心率：73次/分；PR间期：208ms；QRS波时间：92ms；QT/QTc间期：424/467ms；QRS波电轴：51°。

2. P波增宽，时间>120ms；P波双峰，在Ⅰ、Ⅱ、Ⅲ和aVF导联，V_2~V_6导联中明显。

3. QRS波振幅增高：V_5导联R波振幅>2.5mV，R_{V5}+S_{V1}>4.0mV。Ⅰ导联R波振幅>1.5mV。

4. R波为主的导联（Ⅰ、Ⅱ、Ⅲ和aVF、V_3~V_6导联）中，ST段下斜型压低，伴T波倒置。

5. PR间期延长>200ms。

心电图诊断

1. 左心房异常。

2. 左心室肥厚。

3. Ⅰ度房室传导阻滞。

4. QT间期延长。

解析

1. 本心电图诊断左心室肥厚的依据主要是QRS波振幅显著增高。

2. 除了QRS波振幅增高外，本心电图可见P波异常：P波增宽呈双峰。P波异常常见于左心室肥厚，是左心室肥厚诊断标准的一部分。

3. 本患者的超声心动图示肥厚性心肌病（心尖肥厚型）。通常肥厚性心肌病患者心电图QRS波振幅可显著增高。

例 14

女性，21岁，气急10年，加重半年。有先天性心脏病病史，术前所查心电图见图14-1。

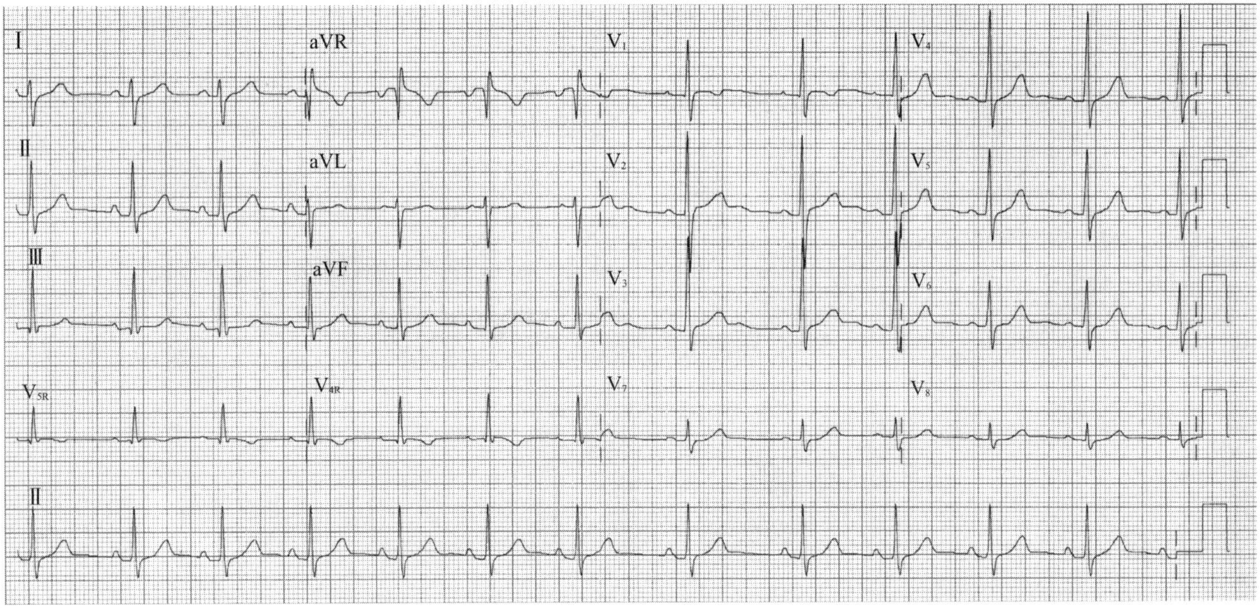

图14-1　例14心电图

心电图特点

1. 基本特点：心率：74次/分；PR间期：170ms；QRS波时间：89ms；QT/QTc间期：366/406ms；QRS波电轴：109°。

2. V_1导联QRS波呈Rs型，R/S>1，V_5导联S波加深。$R_{V1}+S_{V5}>1.05mV$。QRS波电轴右偏>90°。

3. V_1导联T波倒置。

心电图诊断

右心室肥厚。

解析

1. 右心室肥厚可引起QRS向量向右前方偏转，从而使右心前区导联R波峰值延迟。正常心脏左心室的电活动占优势，主导心电向量的平衡，只有在右心室肥厚达到一定的程度时，才能引起这种心电平衡的改变，故应用心电图来诊断右心室肥厚的敏感性并不高，对右心室肥厚的诊断应当结合临床资料。

2. 引起右心室肥厚的常见疾病包括：先天性心脏病、瓣膜性心脏病和慢性阻塞性肺病。不同疾病的右心室肥厚，在心电图上改变是不同的。在右心室肥厚的心电图诊断中，电轴右偏和右心前区导联明显的前向力是必须具备的条件。右心室肥厚或扩大后，可以引起面向右心室的导联（aVR、V_1和V_2）中R波振幅增加，而面向左心室的导联（V_5和V_6）出现S波振幅加深（图14–1）。在先天性心脏病中，右心室肥厚的心电图改变常有二种形式：一种是与不完全右束支阻滞类似的改变，另一种是右胸导联呈显著增高的R波，本病例的心电图改变与这种形式相似。慢性非阻塞性肺病的患者，常见的改变是电轴右偏和胸导联中出现较深的S波。

3. 按照2007~2009年AHA/ACC/HRS关于心电图标准化的建议，不推荐应用单一的诊断标准诊断右心室肥厚。目前国内最常用的标准是：① V_1导联$R/S \geq 1$，呈R、Rs或qR型，V_5导联S波加深，aVR导联$R/q \geq 1$或$R/S \geq 1$；② $R_{V1}+S_{V5}>1.05mV$；③ 电轴右偏$\geq 90°$；④ 常伴有右胸导联ST–T改变。

4. 本心电图的诊断依据：除aVR导联外，余心电图特点均符合右心室肥厚，且有先天性心脏病的病史。

5. 临床资料：超声心动图示肺动脉狭窄。提示右心室肥厚是肺动脉狭窄的结果。

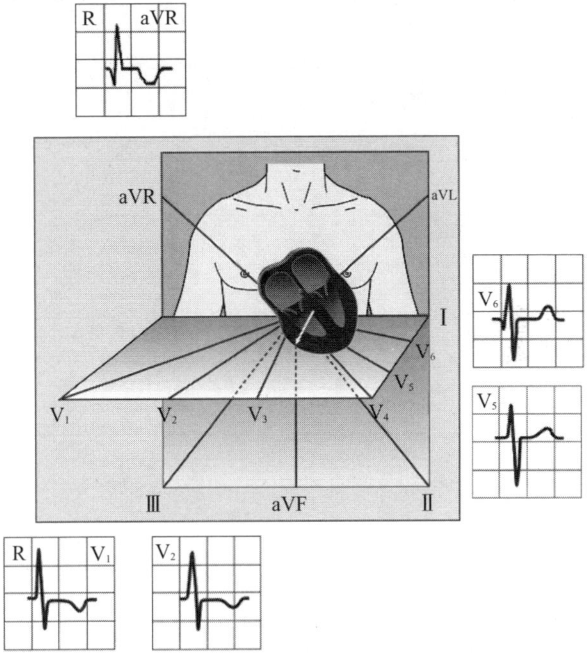

图14–2　右心室肥厚时QRS波电压值改变

例 15

女性，56岁，先天性心脏病史。心电图检查见图15-1。

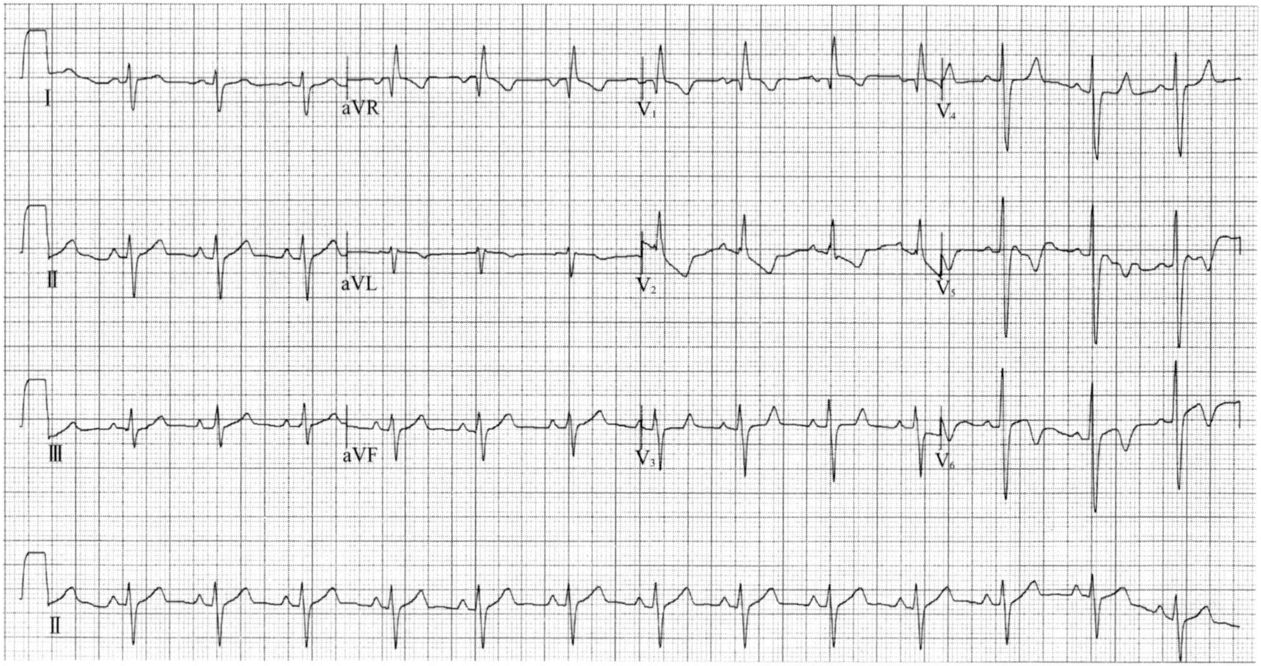

图15-1　例15心电图

心电图特点

1. 基本特点：心率：82次/分；PR间期：152ms；QRS波时间：108ms；QT/QTc间期：390/455ms；QRS波电轴：211°。

2. V_1导联QRS波呈qR型，V_5导联S波加深。$R_{V1}+S_{V5}>1.05mV$；aVR导联R/q>1；QRS波电轴右偏>90°。

3. V_1和V_2导联T波倒置，V_3和V_4导联T波直立，V_5和V_6导联T波倒置。

心电图诊断

1. 右心室肥厚。

2. T波改变。

解析

1. 本心电图的诊断依据是：面向右心室的导联（aVR、V_1和V_2）中R波振幅增加，而面向左心室的导联（V_5和V_6）出现S波振幅加深，电轴右偏，且有先天性心脏病的病史。

2. 同是右心室肥厚，不同患者心电图可有不同的改变。按照目前国内最常用的标准，ST-T改变常出现在右胸导联，而本心电图V_1和V_2导联T波倒置，V_3和V_4导联T波直立，V_5和V_6导联又见T波倒置，V_5和V_6导联T波改变不能用右心室肥厚继发性ST-T改变来解释。

3. 临床资料：超声心动图示先天性心脏病、房间隔缺损、肺动脉高压、轻度三尖瓣关闭不全。右心室肥厚是房间隔缺损常见的心脏结构改变。

例16

男性，77岁，咳嗽发热就诊。原有慢性非阻塞性肺病史，心电图检查见图16-1。

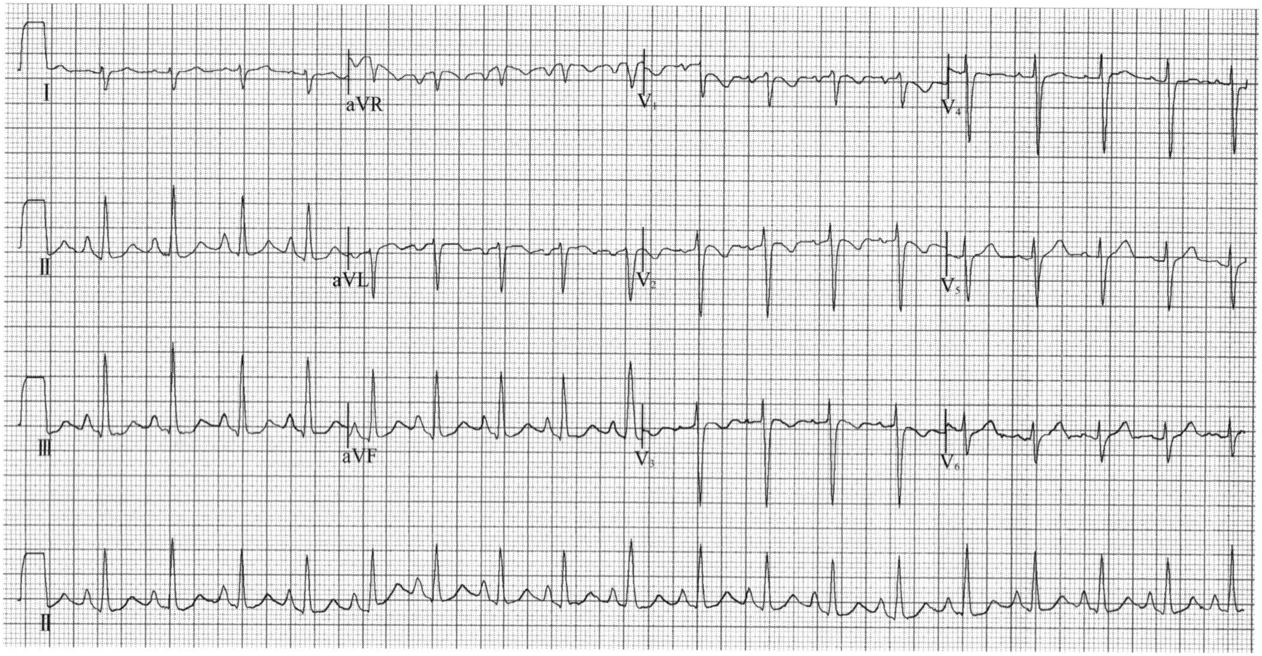

图16-1　例16心电图

心电图特点

1. 基本特点：心率：108次/分；PR间期：140ms；QRS波时间：88ms；QT/QTc间期：328/439ms；QRS波电轴：99°。

2. 在Ⅱ、Ⅲ和aVF导联中，P波高尖，振幅>0.25mV。

3. V_5导联R/S<1。QRS波电轴右偏>90°。

心电图诊断

1. 窦性心动过速。

2. 右心房异常。

3. 顺钟向转位。

4. 电轴右偏。

解析

1. 按照2007~2009年AHA/ACC/HRS关于心电图标准化的建议，应用“右心房异常”来代替“右心房肥大”。右心房肥大时，除极时间延长，与稍后除极的左心房重叠，左心房与右心房同时激动致P波峰值增高。由于总心房除极时间不变，P波时间正常，因此右心房肥大的心电图特点是P波高尖（图16-2）。右心房肥大时，P波起始部分由右上向左下和向前的向量增加，因此Ⅱ导联出现高尖P波（通常振幅>0.25mV）是右心房异常的特征性表现，Ⅲ和aVF导联同样也出现高尖P波。V_1和V_2导联的P波初始部分显著正向（P波振幅≥0.15mV）亦提示右心房异常（图16-3）。

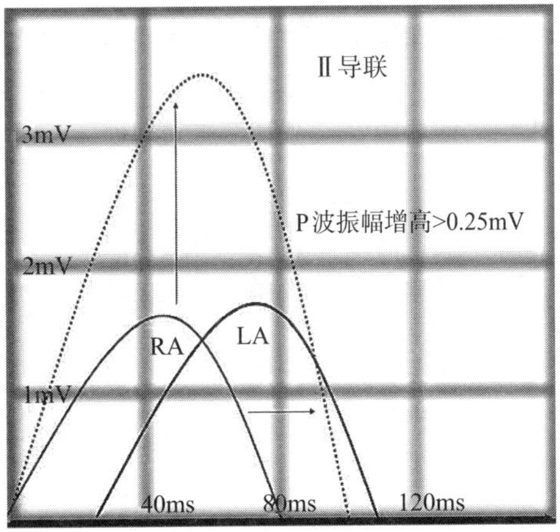

图16-2 右心房异常的P波高尖

2. 本心电图诊断右心房异常的依据是：Ⅱ、Ⅲ和aVF导联P波高尖。本心电图上无V_1和V_2导联的P波初始部分显著正向改变。

3. 慢性非阻塞性肺病的心电图特点是：电轴右偏和胸导联出现较深的S波。按照该AHA/ACC/HRS关于心电图标准化的建议，慢性阻塞性肺病患者心电图，除非V_1导联R波振幅相对增高，否则不能推断有右心室肥厚。本心电图上V_1导联无R波振幅相对增高的现象，因此不诊断右心室肥厚。

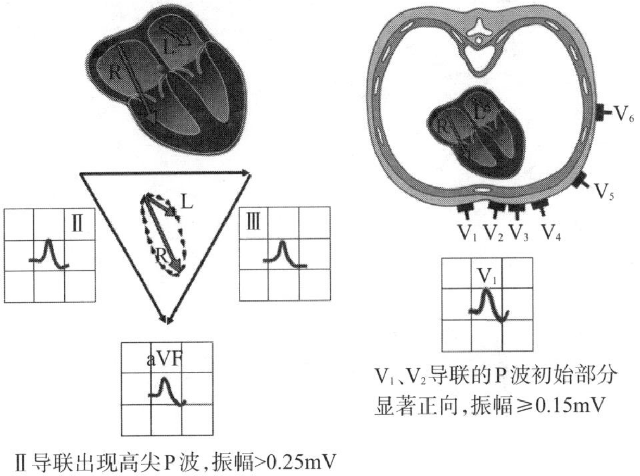

图16-3 不同导联中右心房异常的P波高尖

例 17

男性，43 岁，先天性心脏病，室间隔缺损，术前所查心电图见图 17–1。

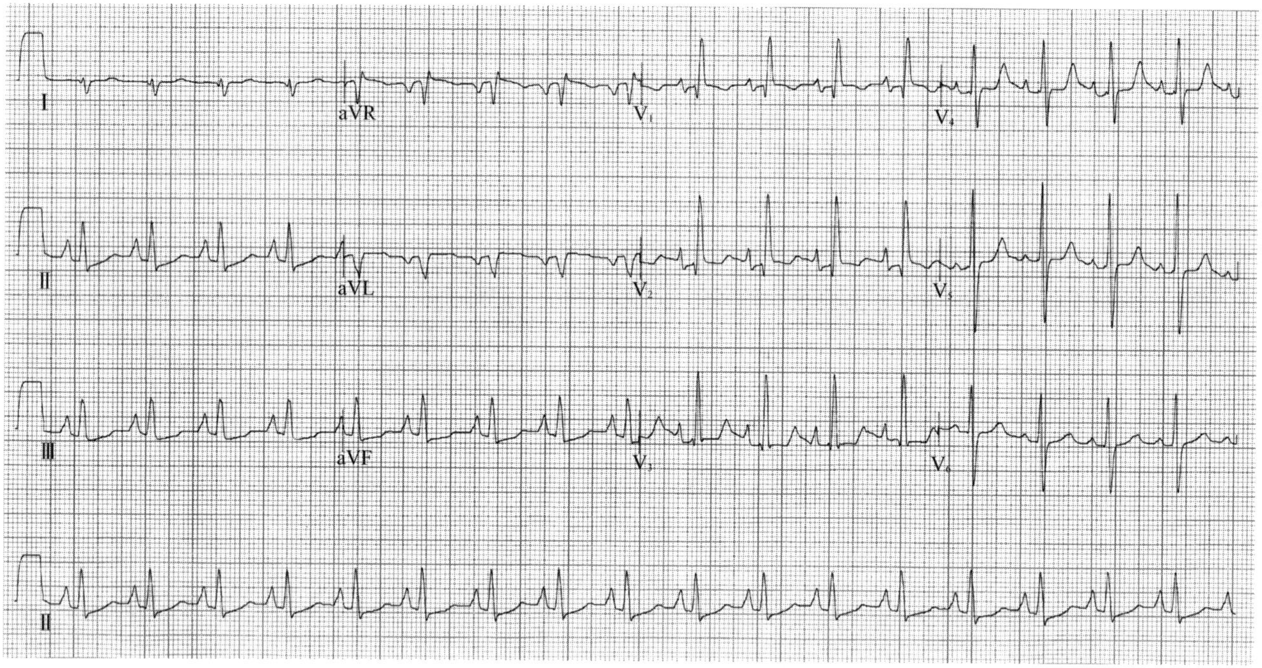

图 17–1　例 17心电图

心电图特点

1. 基本特点：心率：105次/分；PR间期：140ms；QRS波时间：114ms；QT/QTc间期：350/463ms；QRS波电轴：101°。

2. 在Ⅱ、Ⅲ和aVF导联中，P波高尖，振幅>0.25mV；V_2导联的P波初始部分显著正向，振幅>0.15mV。

3. V_1导联QRS波呈qR型，V_5导联S波加深。$R_{V1}+S_{V5}>1.05mV$。QRS波电轴右偏>90°。

4. 右胸导联（V_1和V_2导联）ST段压低和T波倒置。

心电图诊断

1. 窦性心动过速。

2. 右心房异常。

3. 右心室肥厚。

4. ST-T改变。

5. QT间期延长。

解析

1. 本心电图的诊断依据：①有右心房异常的心电图特点：Ⅱ、Ⅲ和aVF导联高尖P波，V_2导联的P波初始部分显著正向。②有右心室肥厚的心电图特点：面向右心室的V_1导联中R波振幅增加，而面向右心室的V_5导联S波振幅加深；电轴右偏。

2. 结合有先天性心脏病的病史，因此右心房异常和右心室肥厚的心电图诊断可以确立。

例18

男性，34岁，出生后就确诊为法洛四联征。近日出现明显皮肤黏膜黄染而入院。入院后心电图检查见图18-1。

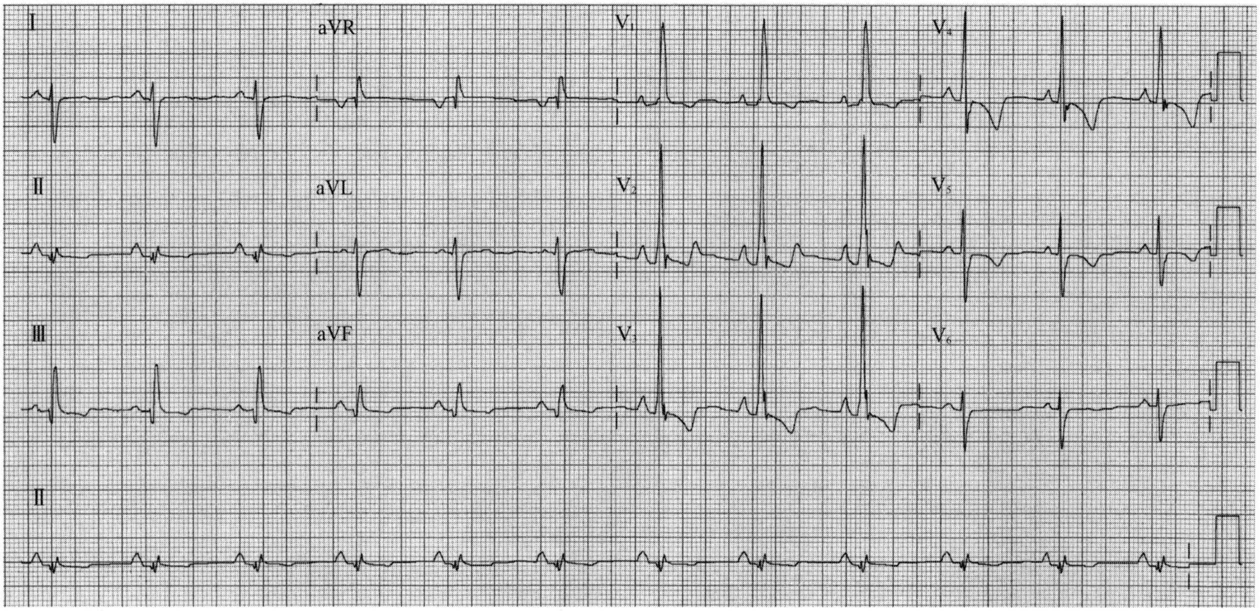

图18-1 例18心电图

心电图特点

1. 基本特点：心率：70次/分；PR间期：156ms；QRS波时间：107ms；QT/QTc间期：366/395ms；QRS波电轴：146°。

2. 在Ⅱ导联中，P波高尖，振幅>0.25mV；V_1和V_2导联的P波初始部分显著正向，振幅>0.15mV。

3. V_1导联QRS波呈单向R波型，V_5导联S波加深。$R_{V1}+S_{V5}$>1.05mV。aVR导联R/q>1，QRS波电轴右偏>90°。

4. V_1~V_5导联ST段压低和T波倒置。

心电图诊断

1. 右心房异常。

2. 右心室肥厚。

3. ST-T改变。

解析

1. 本心电图的诊断依据是：① 有右心房异常的心电图特点：Ⅱ导联高尖P波，V_1和V_2导联的P波初始部分显著正向。② 有右心室肥厚的心电图特点：面向右心室的V_1和aVR导联中R波振幅增加，而面向左心室的V_5导联S波振幅加深；电轴右偏。且患者有先天性心脏病的病史，因此右心房异常和右心室肥厚的心电图诊断可以确立。

2. 临床资料：超声心动图示法洛四联症，右心室、右心房增大伴右心室壁增厚。心电图上右心房异常和右心室肥厚的诊断与超声心电图所见一致。

例 19

男性，28岁，气急10天而入院。原有风湿性心脏病史，入院后心电图检查见图19-1。

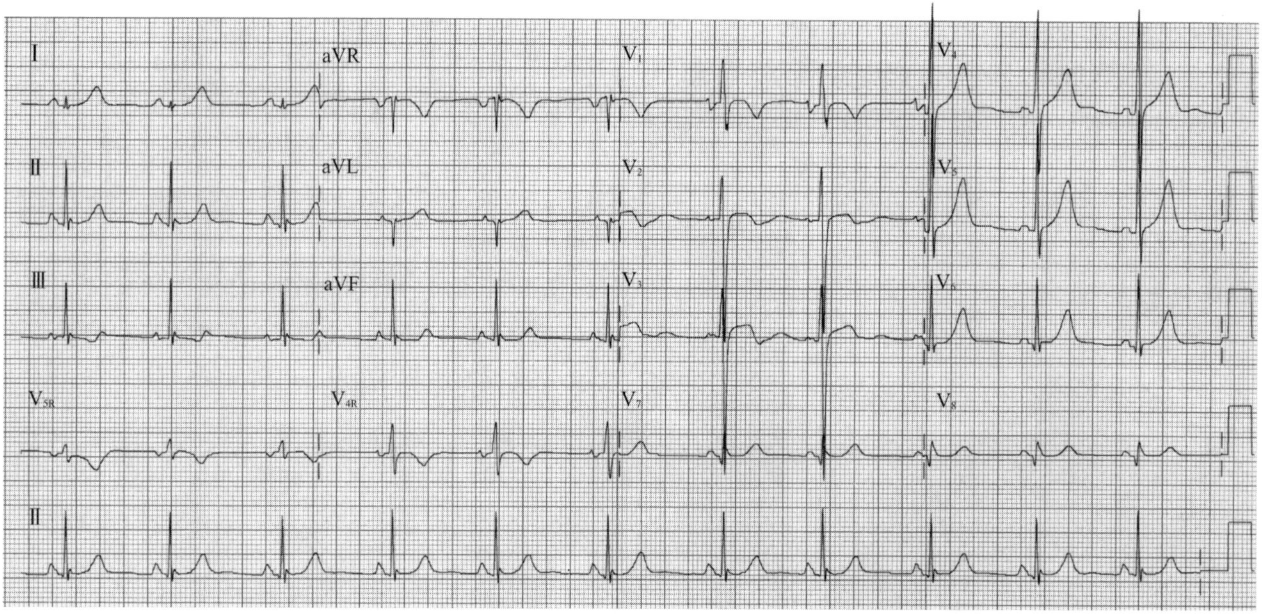

图 19-1　例 19心电图

心电图特点

1. 基本特点：心率：67次/分；PR间期：135ms；QRS波时间：88ms；QT/QTc间期：384/405ms；QRS波电轴：84°。

2. 在Ⅱ导联中，P波呈双峰。V_1导联中P波呈正负双向，Ptf≥0.04mm·s。

3. V_1导联QRS波呈Rs型，R/S>1，V_5导联S波加深。$R_{V1}+S_{V5}>1.05mV$。QRS波电轴右偏>90°。

4. V_1~V_3导联T波倒置。

心电图诊断

1. 左心房异常。

2. 右心室肥厚。

3. ST-T改变。

解析

1. 本心电图的诊断依据：① 有左心房异常的心电图特点：Ⅱ导联P波双峰，V_1导联中Ptf≥0.04mm·s。② 有右心室肥厚的心电图特点：面向右心室的V_1导联中R波振幅增加，而面向左心室的V_5导联S波振幅加深；电轴右偏。

2. 患者有风湿性心脏病的病史，因此左心房异常和右心室肥厚的心电图诊断可以确立。

3. 临床资料：超声心动图示风湿性心脏病，二尖瓣重度狭窄和主动脉瓣轻度关闭不全，重度肺动脉高压和中度三尖瓣关闭不全。本病例为风湿性心脏病二尖瓣重度狭窄，其病理生理改变最终将导致左心房增大、肺动脉高压和右心室肥厚，在心电图上将出现左心房增大和右心室肥厚的特征性改变。

例20

女性,25岁,先天性心脏病,室间隔缺损。术前所查心电图见图20-1。

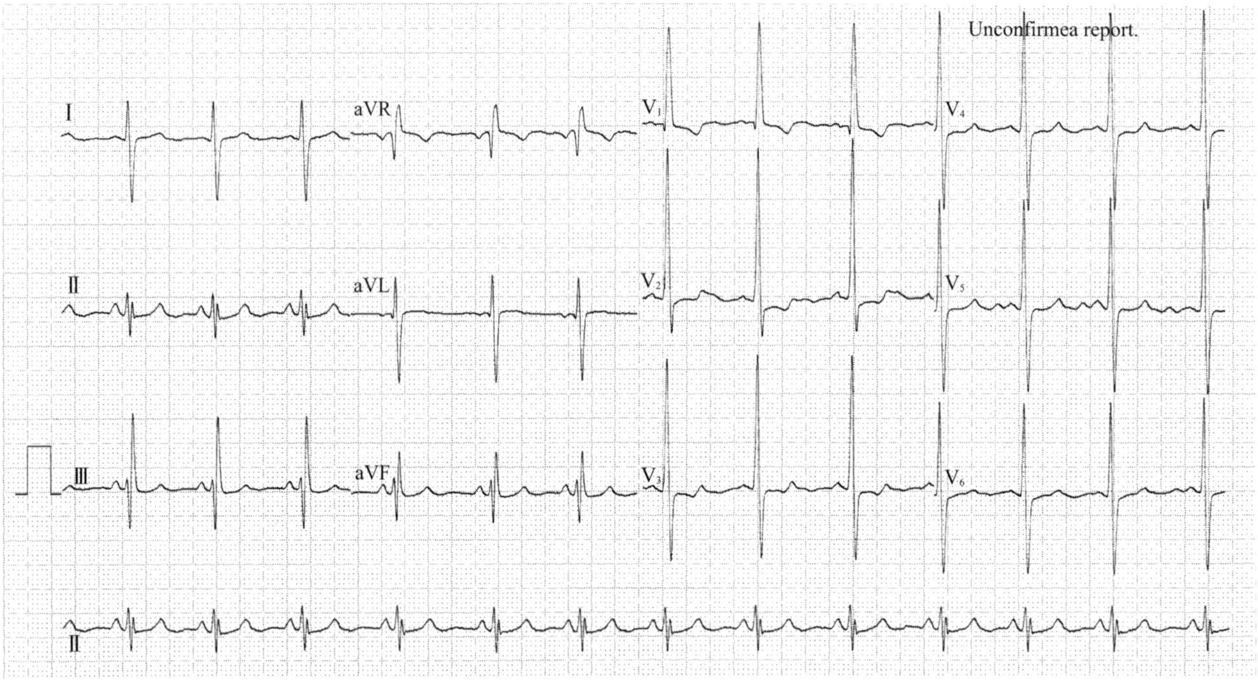

图20-1　例20心电图

心电图特点

1. 基本特点：心率：78次/分；PR间期：128ms；QRS波时间：104ms；QT/QTc间期：394/450ms；QRS波电轴：140°。

2. V_1导联QRS波呈qR型，V_5导联S波加深。R_{V1}+S_{V5}>1.05mV。aVR导联R/S=1。QRS波电轴右偏>90°。

3. V_2~V_4导联出现高R波以及深S波，R波和S波两者振幅之和<6.0mV。

4. V_1~V_3导联ST段压低，T波倒置。

心电图诊断

1. 右心室肥厚。

2. ST-T改变。

解析

1. 很多类型的心脏疾病均可引起双侧心室肥厚。由于右心室肥厚和左心室肥厚引起的增大的QRS向量方向相反，可以相互抵消，因此通过心电图诊断双心室肥厚的敏感性较差。按照2007~2009年AHA/ACC/HRS关于心电图标准化的建议，在诊断左心室肥厚的同时，如心电图V_5或V_6导联出现显著的S波、电轴右偏、几个导联出现罕见高大的双向R/S复合体、右心房异常等，均提示可能同时存在右心室肥厚。有先天性心脏病和右心室肥厚患者，V_2~V_4导联出现高R波以及深S波，同时两者振幅之和>6.0mV，则提示有左心室肥厚。本心电图有右心室肥厚的心电图特点，同时V_2~V_4导联出现高R波以及深S波，但两者振幅之和<6.0mV，结合有先天性心脏病的病史，右心室肥厚的诊断可以成立，但尚未达到合并左心室肥厚的标准。

2. 临床资料：超声心动图示先天性心脏病、室间隔缺损、肺动脉高压。室间隔缺损是一种左向右分流的先天性心脏病，其病理生理改变将导致右心室肥厚，但通常不引起左心室肥厚。本例心电图与此相符合。

例21

女性，35岁，胸闷气急浮肿十余年。心电图检查见图21-1。

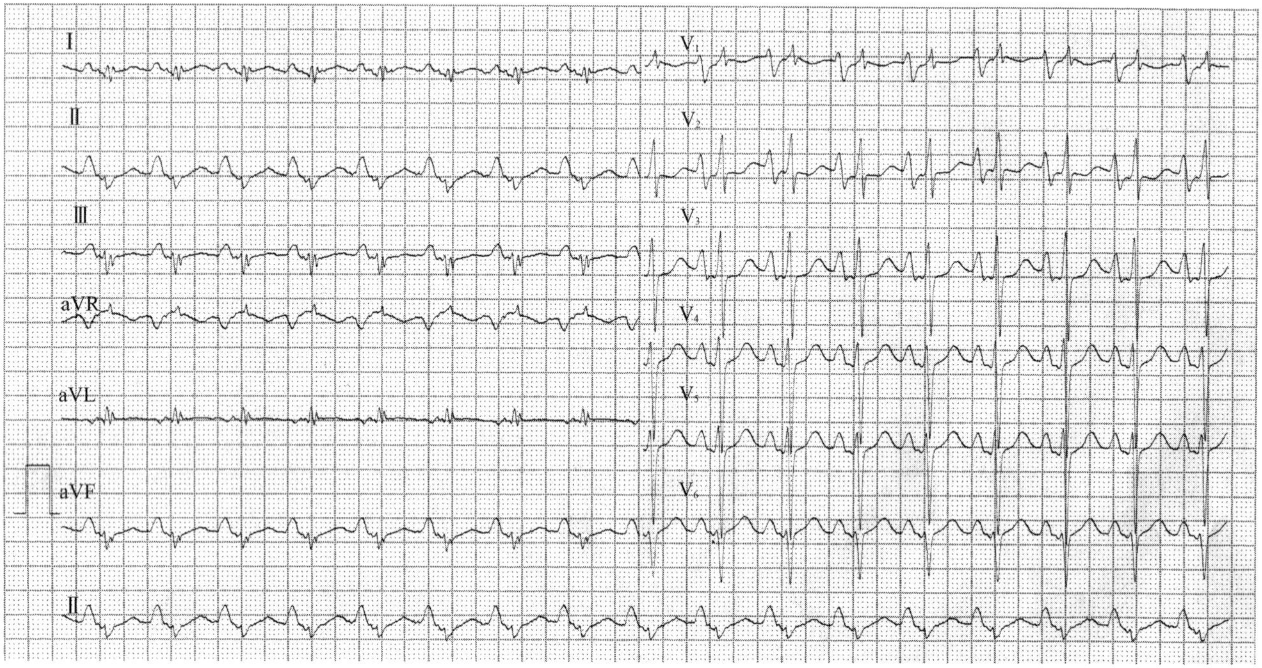

图21-1　例21心电图

心电图特点

1. 基本特点：心率：102次/分；PR间期：178ms；QRS波时间：104ms；QT/QTc间期：362/473ms；QRS波电轴：-56°。

2. Ⅱ、Ⅲ和aVF导联，V_2~V_6导联P波增高增宽，V_1导联中P波呈正负双向，Ptf≥0.04mm·s。

3. 6个肢体导联的QRS波振幅均<0.5mV。

4. V_1导联Rs型，R/S>1，V_5导联S波加深，R/S<1。$R_{V1}+S_{V5}$>1.05mV；aVR导联呈r型。

心电图诊断

1. 窦性心动过速。

2. 双心房异常。

3. 右心室肥厚。

4. 肢体导联低电压。

5. QT间期延长。

解析

1. 双侧心房的异常通常会表现为某些左右心房异常共有的特点，本心电图中P波振幅增高是右心房异常的特点，而P波时间延长和Ptf值增大是左心房异常的特点，这是本心电图的诊断依据。

2. 由于右心室肥厚和左心室肥厚引起的增大的QRS向量方向相反，可以相互抵消，本病例仅表现为右心室肥厚的心电图改变：面向右心室的aVR和V_1导联中R波振幅增加，而面向左心室的V_5导联S波振幅加深。唯一提示可能存在左心室肥厚的心电图改变是电轴左偏。

3. 心电图的重要作用之一就是检出和评估心腔的肥厚。从本病例的心电图改变可以了解，心电图诊断心腔肥厚的敏感性较低。2007~2009年AHA/ACC/HRS关于心电图标准化的建议指出：虽然新的成像技术能够更加精确地评估心室肥厚，但却不能替代心电图在临床的应用。由于心电图方便且价格低廉，在心腔肥厚的诊断、流行病学研究及临床试验中应用仍极为广泛。该病例来自偏远贫困地区，由于医生对心电图改变的临床意义认识不足，当地又缺乏新成像学技术，因此患者长期得不到明确的诊断。

4. 临床资料：超声心动图示限制性心肌病、全心扩大以左右心房扩大为甚、左心室收缩功能降低、肺动脉高压。从心电图上能初步估计心房和心室肥厚或扩大的状况。

第三章

心肌缺血和心肌梗死

例22

女性,61岁,发作性胸痛5年,加重2天。入院心电图检查见图22-1。

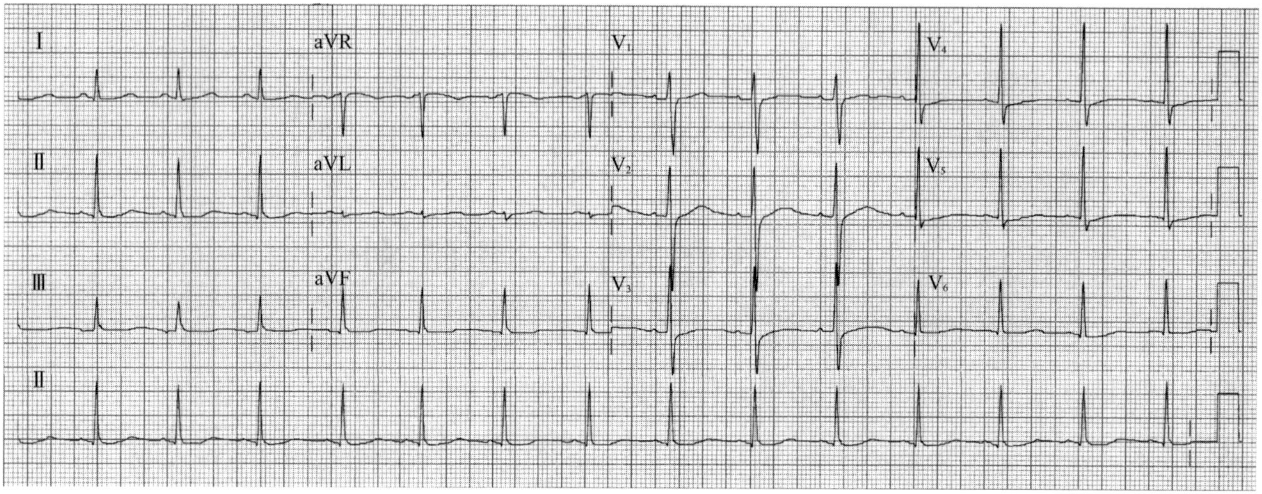

图22-1 例22心电图

心电图特点

1. 基本特点:心率:86次/分;PR间期:138ms;QRS波时间:84ms;QT/QTc间期:373/446ms;QRS波电轴:62°。

2. R波为主的导联(Ⅱ和aVF、V_3~V_6导联)中,T波直立低平,小于同导联R波振幅的1/10。

3. 所有导联未见ST段移位。

心电图诊断

T波改变(低平)。

解析

1. 按照2007~2009年AHA/ACC/HRS心电图标准化的建议,20岁及以上的成人,正常情况下aVR导联T波倒置,aVL、Ⅲ、V_1导联T波直立或倒置,Ⅰ、Ⅱ、V_3~V_6导联T波直立。T波振幅低于同导联R波振幅的1/10为T波低平。本心电图上符合T波改变(低平)的心电图诊断标准。

2. 分析孤立的T波异常比较困难,可能作出不确定和不准确的诊断,并容易将其误诊为心肌缺血或梗死。临床上ST-T改变可继发于心室传导异常,也可由心室肥厚或扩大、电解质和酸碱平衡紊乱,以及药物影响等因素引起,需要对具体原因加以分析说明,而不能一概用心肌缺血来解释。

3. 临床资料:超声心动图示心脏结构和功能未见异常;冠脉造影示未见冠脉病变。

例23

男性，48岁，发作性胸痛1个月，2天前晚餐后突发胸痛，伴大汗淋漓，急诊心电图见图23-1。现心电图检查见图23-2。

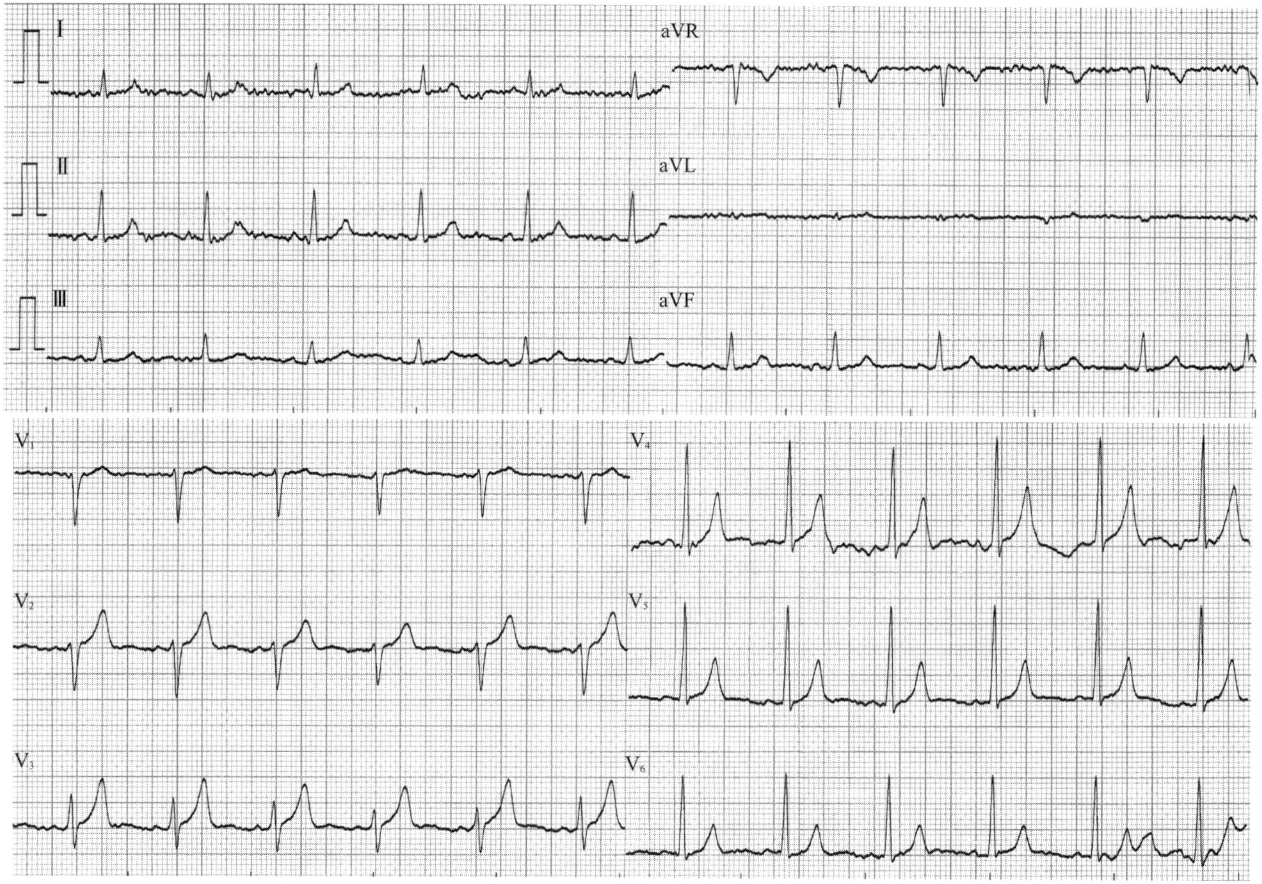

图23-1　4月5日21时50分心电图

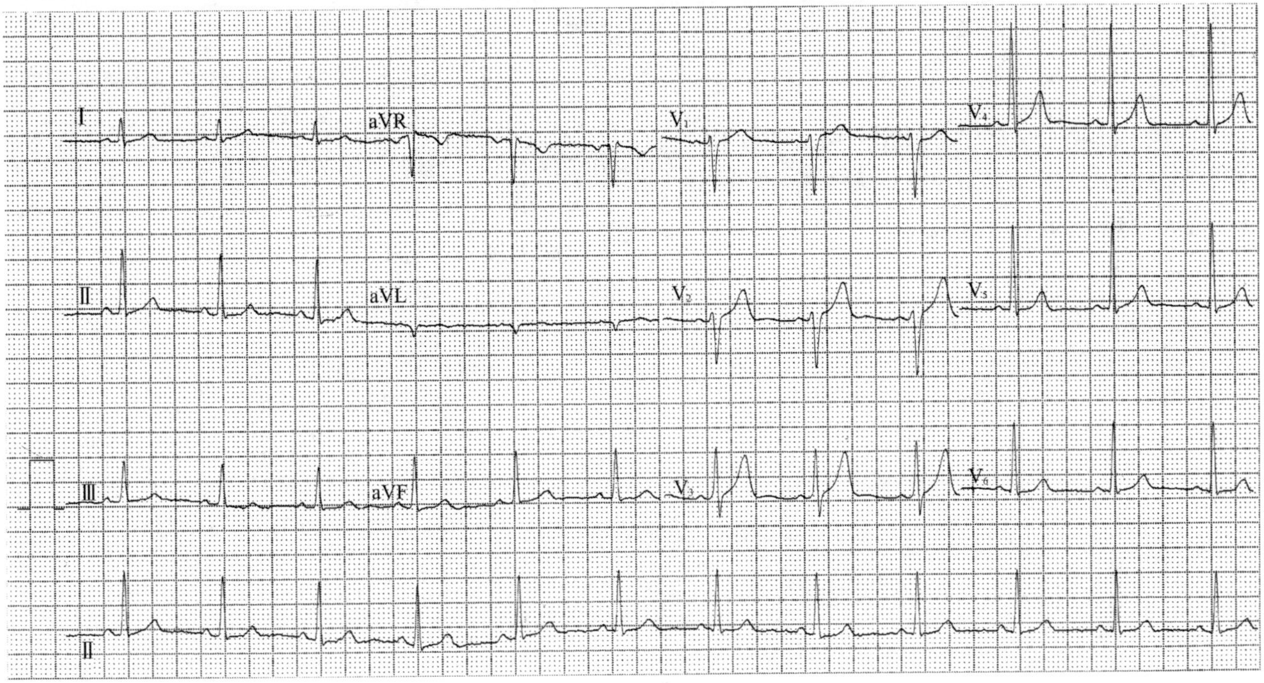

图23-2　4月7日9时46分心电图

心电图特点

1. 图23-1

(1)基本特点:心率73次/分;PR间期:138ms;QRS波时间:108ms;QT/QTc间期:382/419ms;QRS波电轴:62°。

(2)V_4和V_5导联中,T波高尖,V_4导联高达1.0mV。所有导联未见ST段移位。

2. 图23-2

(1)基本特点:心率:72次/分;PR间期:124ms;QRS波时间:106ms;QT/QTc间期:386/423ms;QRS波电轴:70°。

(2)所有导联未见ST-T改变。

心电图诊断

1. 图23-1:T波改变(高尖)。

2. 图23-2:正常心电图。

解析

1. 按照2007~2009年AHA/ACC/HRS关于心电图标准化的建议,正常成人V_2~V_3导联T波通常直立;T波的正常值上限因年龄、性别和种族的不同而有所不同,V_2导联T波振幅的正常上限,男性为1.0~1.4mV(18~29岁1.6mV),女性为0.7~1.0mV。本患者胸痛时的心电图特点是V_4和V_5导联中T波高尖,而该两个导联中T波振幅的正常上限目前尚无正常参考值,这给诊断带来一定困难。

2. 该AHA/ACC/HRS关于心电图标准化的建议同时指出:事实上,对于T波轻微异常的情况,很难找出具体的原因,因而建议将其称为轻度或不确定性T波异常。应进一步结合其他心电图特点及临床情况,作出最可能的心电图诊断,此时与既往的心电图进行对比分析非常重要。该患者急诊时未出示以往的心电图资料,做出最可能的心电图诊断只能依据随后的心电图复查。

3. 2天后复查,将图23-1和图23-2比较,可见V_4~V_5导联中T波振幅和形态改变,而QRS波振幅和形态无明显改变。两图中QRS波振幅和形态无改变,可以排除因电极位置偏差而引起T波的改变。结合患者胸痛的临床表现,推断图23-1T波改变(高尖)提示心肌缺血。两图的T波振幅的比较见图23-3。

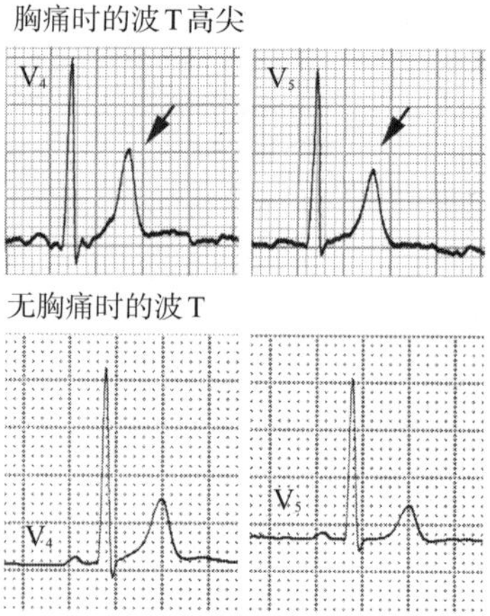

图23-3 T波振幅的比较

箭头所指为高尖的T波。

例24

男性，52岁，频发胸痛2周，胸痛发作后的心电图见图24-1。

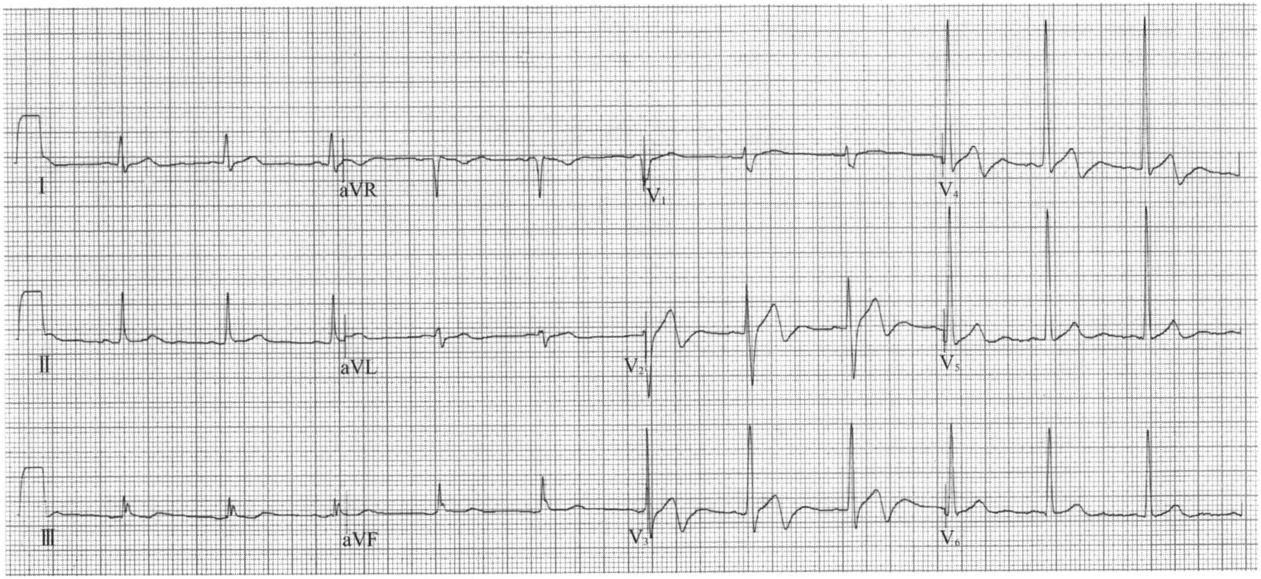

图24-1　例24心电图

心电图特点

心率：70次/分；PR间期：134ms；QRS波时间：100ms；QT/QTc间期：392/423ms；QRS波电轴：59°。V_2~V_4导联T波正负双向。

心电图诊断

T波改变（双向）。

解析

正常时V_1导联T波直立或倒置，V_3～V_6导联T波直立。本心电图V_2~V_4导联T波正负双向，因此诊断T波改变。结合病史，提示心肌缺血的可能。

例25

男性,80岁,胸痛5天,原有高血压史。入院后心电图检查见图25-1。

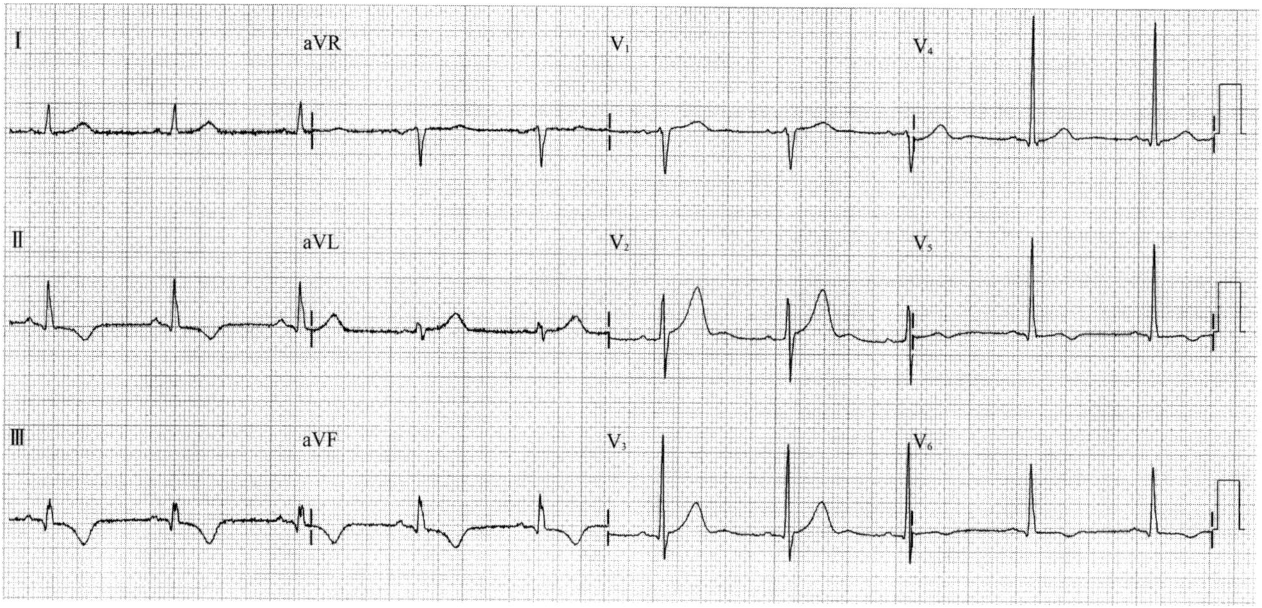

图25-1　例25心电图

心电图特点

1. 基本特点：心率：59次/分；PR间期：152ms；QRS波时间：103ms；QT/QTc间期：468/464ms；QRS波电轴：57°。

2. Ⅱ、Ⅲ和aVF导联，V_5和V_6导联，T波倒置。

心电图诊断

1. 窦性心动过缓。

2. T波改变(倒置)。

3. QT间期延长。

解析

1. 按照2007~2009年AHA/ACC/HRS关于心电图标准化的建议，Ⅰ、Ⅱ、aVL、V_2~V_6导联T波振幅为−0.1~−0.5mV定义为T波倒置；−0.5~−1.0mV为T波深倒置；>−1.0mV为巨大倒置T波。

2. 本心电图T波改变的诊断依据是Ⅱ、Ⅲ和aVF导联T波倒置，深度<0.5mV。图中T波倒置的识别见图25-2。

3. QT间期是指自QRS波群起点至T波终点的时间间期，即心室除极开始至心室复极结束的时间间期。按照该AHA/ACC/HRS关于心电图标准化的建议，QT间期的正常值应用以下标准：长QT间期定义为心率修正的QT间期女性≥460ms，男性≥450ms；短QT间期定义为男性或女性心率校正的QT间期≤390ms。心电图报告QT间期延长时，应尽可能寻找导致QT间期延长的原因。本病例为高龄男性，QTc间期>450ms，因此心电图诊断为QT间期延长。

4. 临床资料：超声心动图示左心室下壁收缩活动异常，左心房增大；冠脉造影示三支病变，其中左回旋支远端99%狭窄。结合病史和临床资料，考虑心电图中T波改变和QT间期延长最可能的原因是心肌缺血。

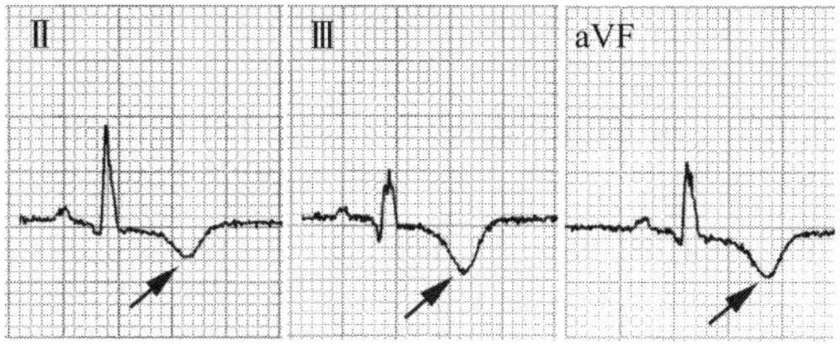

图25-2 T波倒置的识别

箭头所指为倒置的T波。

例 26

女性，35岁，发热胸闷1周，急诊心电图检查见图26-1。

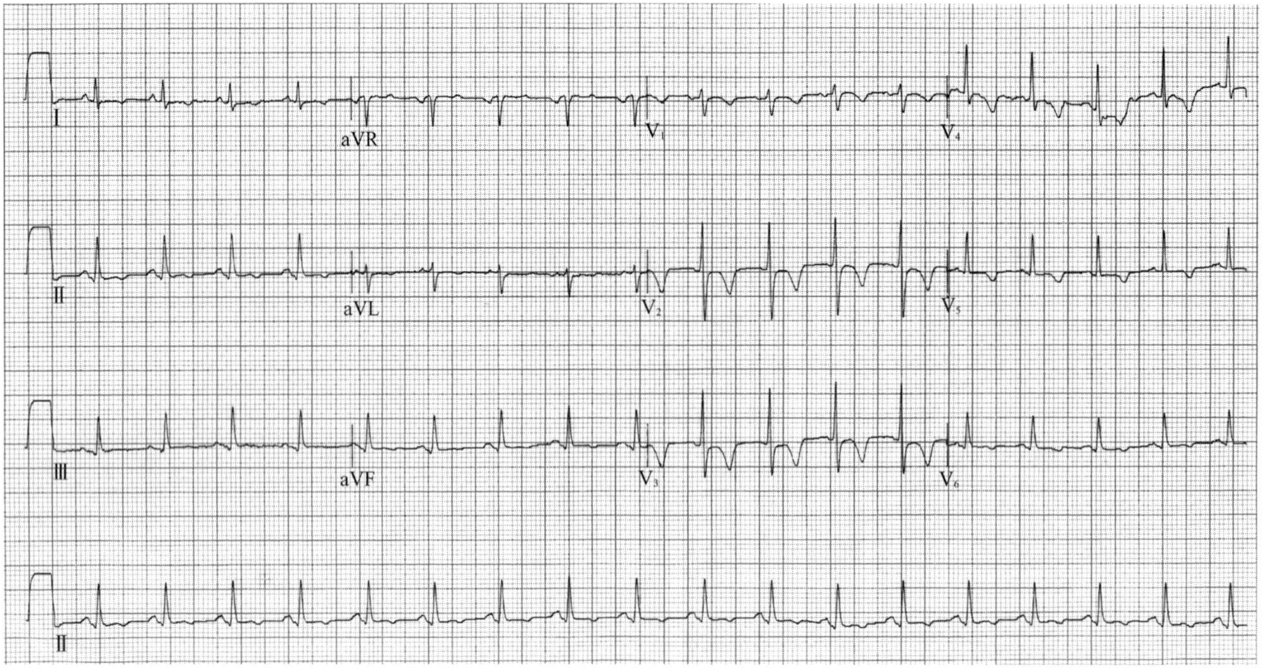

图26-1　例26心电图

心电图特点

1. 基本特点:心率:108次/分;PR间期:120ms;QRS波时间:78ms;QT/QTc间期:320/428ms;QRS波电轴:77°。

2. Ⅰ和Ⅱ导联T波倒置,Ⅲ和aVF导联T波低平,V_2～V_6导联T波倒置。

心电图诊断

1. 窦性心动过速。

2. T波改变。

解析

1. 本心电图的诊断依据是V_2～V_6导联T波倒置,其中以V_2和V_3导联T波倒置较深,但深度<0.5mV。

2. 通常,V_5和V_6导联T波倒置具有重要的临床意义,本例应进一步结合患者的临床资料,以作出最可能的临床诊断。

例 27

男性，41 岁，发作性胸痛 2 个月，原有高血压史，为接受冠脉造影入院。入院后心电图检查见图 27-1。

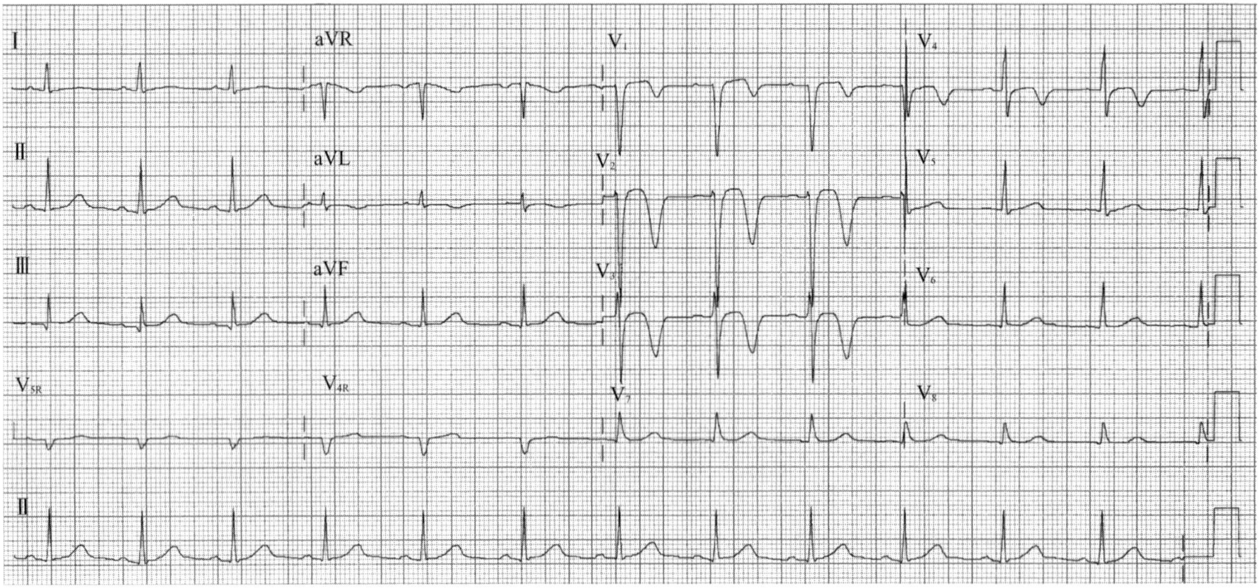

图 27-1　例 27 心电图

心电图特点

1. 基本特点：心率：74次/分；PR间期：171ms；QRS波时间：99ms；QT/QTc间期：415/460ms；QRS波电轴：51°。

2. V_2~V_4导联T波倒置，其中V_2导联T波倒置>-1.0mV，V_3导联T波倒置<-1.0mV。

心电图诊断

1. T波改变(深倒置)。

2. QT间期延长。

解析

1. 按照2007~2009年AHA/ACC/HRS关于心电图标准化的建议，Ⅰ、Ⅱ、aVL、V_2~V_6导联T波振幅-0.5~-1.0mV为T波深倒置，>-1.0mV为巨大倒置T波。本心电图的诊断依据是V_2导联有巨大倒置T波，V_3导联T波为深倒置。

2. V_5和V_6导联T波倒置具有重要的临床意义，而本心电图中T波倒置发生在V_2~V_4导联中，因此本例T波倒置的临床意义，必须结合心电图其他特点和临床资料考虑。

3. 本心电图上T波倒置的特点是巨大或深倒置，同时有QTc间期的延长。心电图报告T波改变和QT间期延长时，应尽可能寻找其原因。本病例为中年男性，有胸痛病史，有高血压史，原因最可能是心肌缺血。

4. 临床资料：超声心动图示心脏结构功能未见异常；冠脉造影示左前降支近端90%狭窄。

5. 该例冠脉造影结果引出"缺血后T波变化"这个概念，这是2007~2009年AHA/ACC/HRS关于心电图标准化的建议中新提出的概念，其定义是：在心肌缺血/梗死后，在ST段抬高的导联出现一过性或永久性T波倒置。部分患者会在V_2、V_3、V_4导联，偶可于V_5导联，出现较为明显的T波倒置(>0.5mV)，通常还会在胸骨后疼痛过后出现明显的QT间期延长，出现这种心电图改变的患者，冠状动脉造影通常显示左前降支近端严重狭窄并伴有侧枝循环形成。本病例的心电图特点与缺血后T波变化的特点一致。同时，该建议指出：如不能得到及时诊断和有效治疗，这部分患者发生左前降支闭塞致前壁急性心肌梗死的危险性显著增高，因此临床上应警惕这类心电图改变。

例28

男性，80岁，发作性胸痛时心电图检查见图28-1。

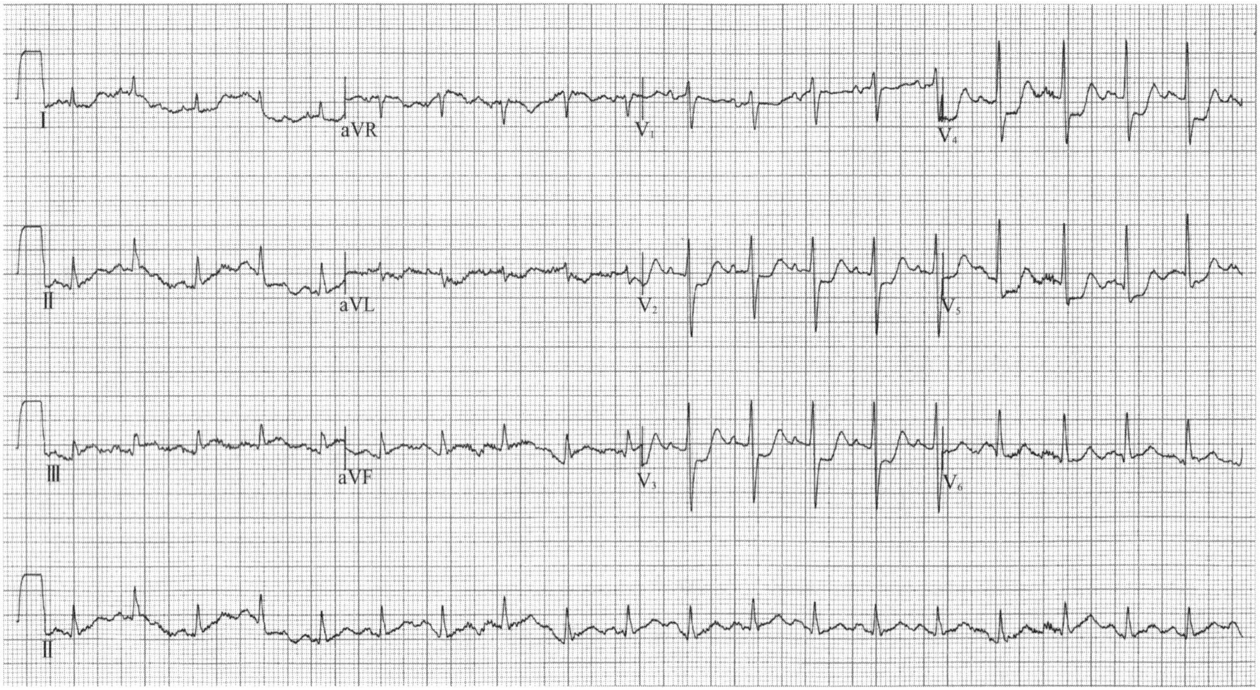

图28-1　例28心电图

心电图特点

1. 基本特点：心率：116次/分；PR间期：148ms；QRS波时间：84ms；QT/QTc间期：334/464ms；QRS波电轴：74°。

2. V_2~V_4导联ST段水平型或下斜型压低，T波直立，其中V_4导联ST段压低最大，>0.3mV。

3. Ⅲ和aVF导联ST段似有抬高。

心电图诊断

1. 窦性心动过速。

2. ST段改变。

3. QT间期延长。

解析

1. 正常时，ST段位于等电位线。心电图测量ST段移位及T波振幅是以TP段和PR段为基线的。ST段移位值的测定，历来取J点后80ms或60ms处（心率>130次/分时），然而按照2007~2009年AHA/ACC/HRS关于心电图标准化的建议，一般取J点测量ST段移位值，而在一些情况下，如运动试验时，取J点后40~80ms处测量ST段移位值。国内将采用哪种测定方法，有待探讨。本心电图ST段压低仍以J点后80ms处为标准。

2. 描述ST段形态的术语包括：抬高、压低、上斜型、水平型、下斜型。同时，必须明确ST段移位的幅度、出现的导联和形态等特点。ST段压低通常描述为水平型、下斜型或上斜型，详见图28-2。本心电图中ST段的识别详见图28-3。AHA/ACC/HRS关于心电图标准化建议，指出正常情况下男性和女性V_2、V_3导联J点异常压低不超过0.05mV，其他导联不超过0.10mV。本病例心电图“ST段改变”的诊断依据是：V_2~V_4导联ST段水平型或下斜型压低>0.1mV。

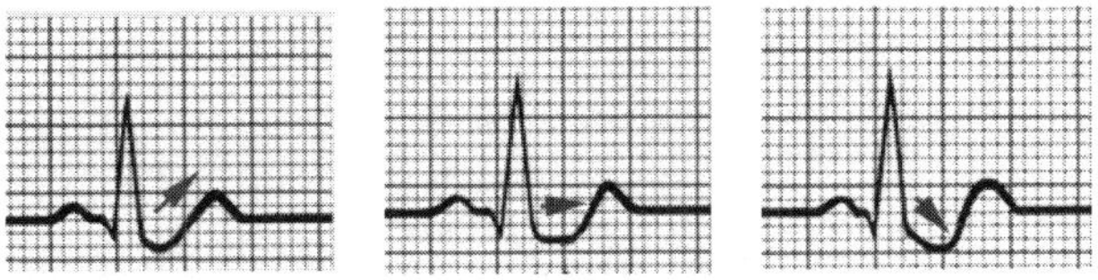

图28-2 ST段压低的形态

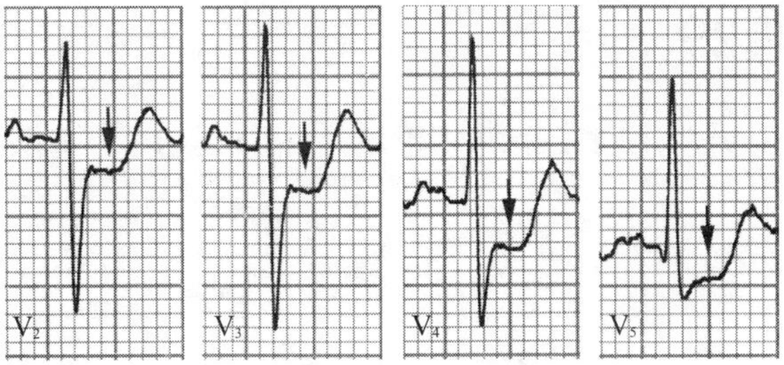

图28-3 ST段压低的识别

箭头所指为压低的ST段（J点后80ms）。

3. ST段和T波代表心室复极过程。ST-T异常反应心室复极异常，动作电位复极相异常或复极顺序改变均可引起ST-T异常。ST-T异常可分为原发性与继发性两类。原发性ST-T改变是指由心室肌细胞动作电位复极部分的形态和（或）时程异常引起的，除极是正常的。原发性复极异常可由心肌缺血、心肌炎、药物、中毒、电解质异常等多种因素引起。继发性复极异常是由心室肌细胞动作电位除极顺序和（或）时程异常所致，主要是由于除极顺序改变导致复极顺序改变。继发性ST-T改变常见于束支阻滞、心室预激、心室异位激动或心室起搏等情况。本心电图上无引起继发性ST-T改变的情况，因此ST-T改变为原发性。

4. 急性心肌缺血/梗死所产生的ST段的改变可有多种表现：抬高、压低，或者既有抬高又有压低，或两者都不存在。本心电图V_2~V_4导联ST段压低，同时Ⅲ和aVF导联ST段有抬高，且有胸痛的临床表现，提示急性心肌缺血的可能性很大。

例29

男性,42岁,运动中胸闷3月,稍加运动后心电图检查见图29-1。

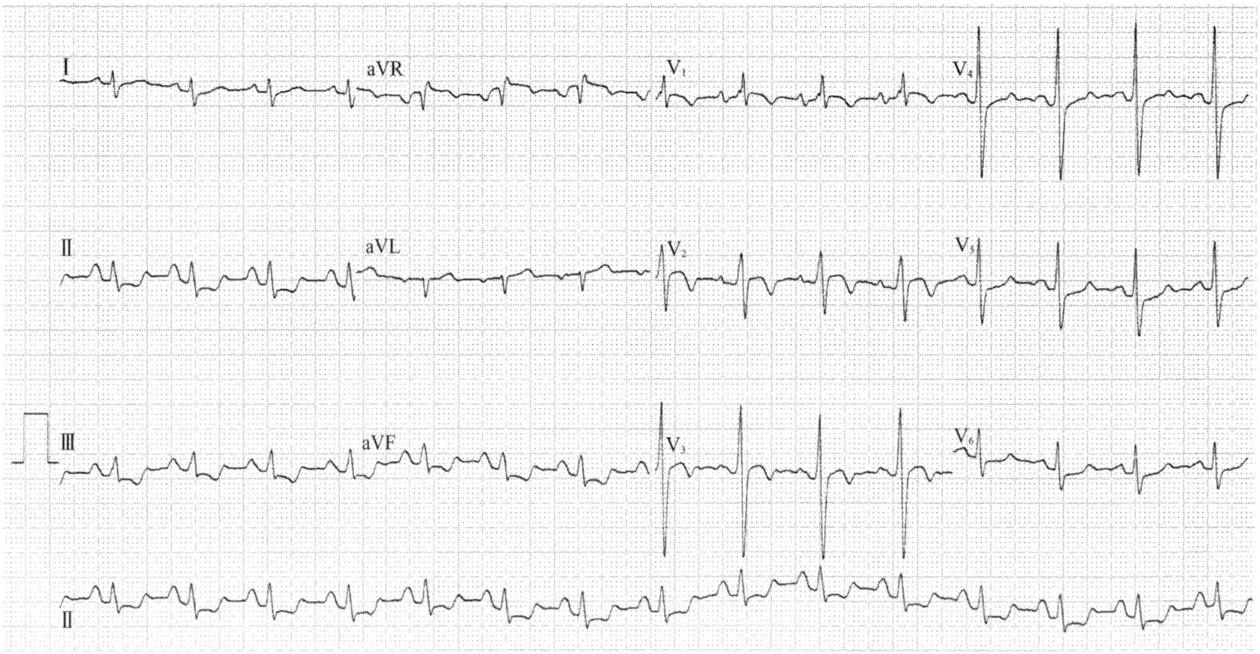

图29-1 例29心电图

心电图特点

1. 基本特点：心率：90次/分；PR间期：156ms；QRS波时间：110ms；QT/QTc间期：370/455ms；QRS波电轴：80°。

2. Ⅱ、Ⅲ和aVF导联ST段下斜型压低>0.1mV，T波负正双向；V_5和V_6导联ST段上斜型压低≥0.1mV，T波直立。

心电图诊断

1. ST-T改变。

2. QT间期延长。

解析

1. 与例28心电图不同，本心电图上ST-T改变主要发生在Ⅱ、Ⅲ和aVF导联上，这是“ST-T改变”主要的诊断依据。

2. 不同导联上出现的ST-T改变，诊断心肌缺血的特异性有所不同，以往的研究表明V_5导联中ST-T改变最有价值。在2007~2009年AHA/ACC/HRS关于心电图标准化的建议中，关于ST改变在不同导联中的价值没有说明，但是关于T波改变则明确指出，V_5和V_6导联T波倒置具有重要的临床意义。结合患者的年龄和症状，本例ST-T改变和QT间期延长，首先考虑心肌缺血所致，明确诊断还需进一步的检查，如运动试验等。

例30

男性，75岁，突发胸痛近1小时，急诊时心电图检查见图30–1，入院后心电图检查见图30–2~图30–4。

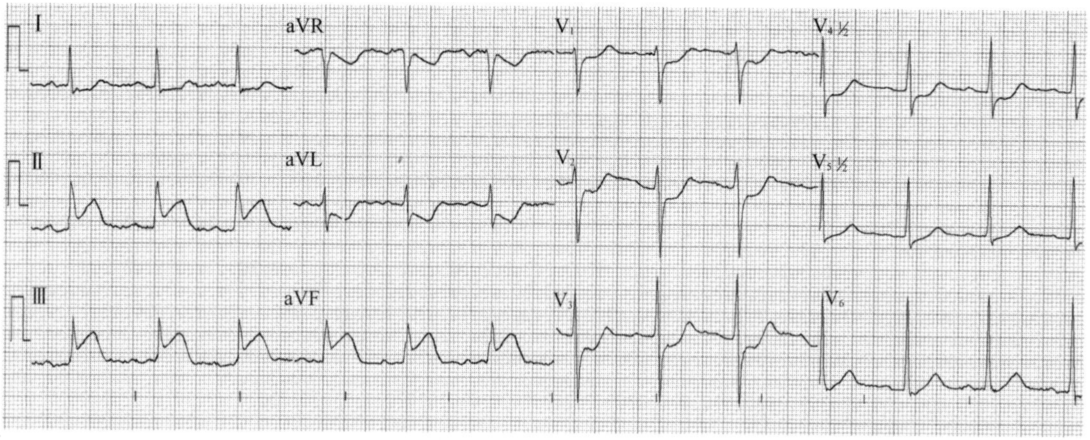

图30–1　急诊时心电图检查

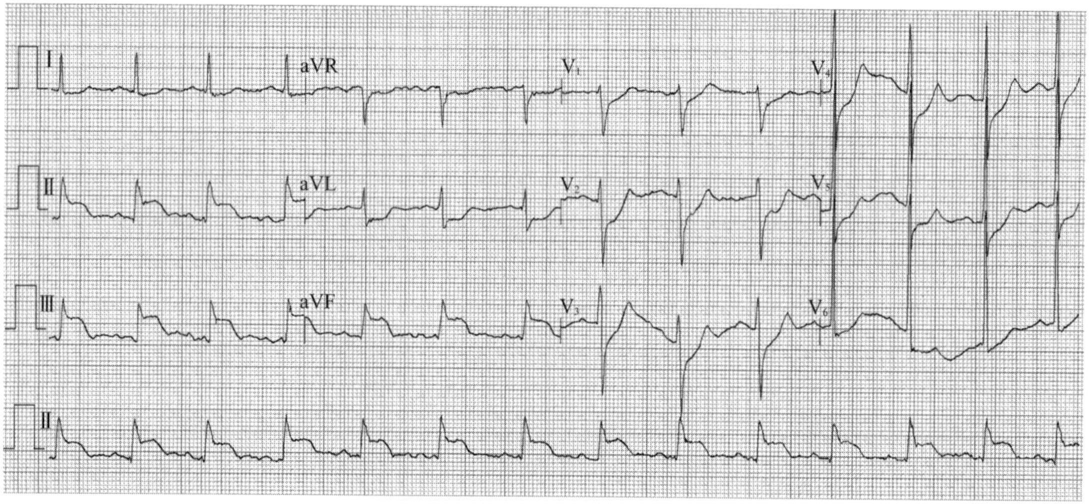

图30–2　入院后第1次心电图检查

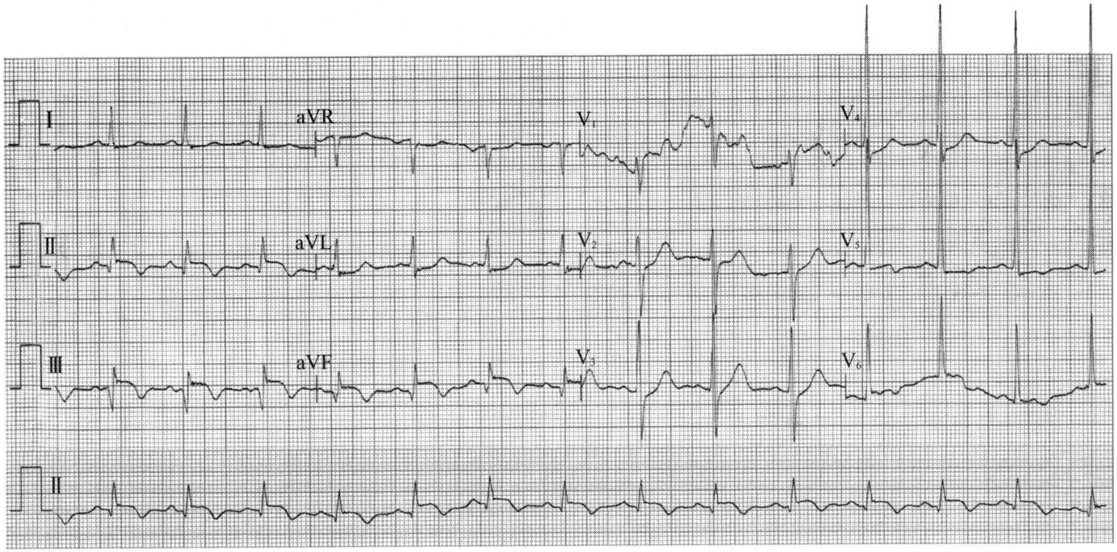

图30-3 入院后第2天心电图检查

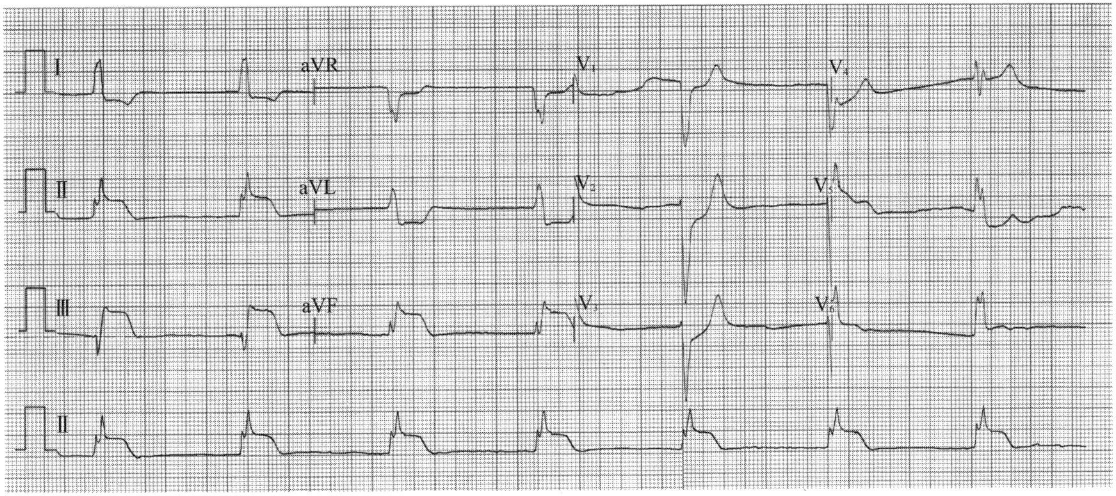

图30-4 入院后第3天，突发神志不清，临终前心电图检查

心电图特点

1. 图30–1

（1）基本特点：心率：75次/分；PR间期：210ms；QRS波时间：110ms；QT/QTc间期：420/469ms；QRS波电轴：42°。

（2）Ⅱ、Ⅲ和aVF导联ST段抬高>0.1mV，T波直立高耸，未见Q波。

（3）Ⅰ、aVL、V_1~V_6导联ST段水平型或上斜型压低，T波直立。

2. 图30–2

（1）基本特点：心率：81次/分；PR间期：196ms；QRS波时间：116ms；QT/QTc间期：380/441ms；QRS波电轴：72°。

（2）Ⅱ、Ⅲ和aVF导联ST段抬高>0.1mV，T波直立，Ⅲ导联q波时间>40ms。

（3）Ⅰ、aVL、V_1~V_6导联ST段上斜型压低，T波直立。

3. 图30–3

（1）基本特点：心率：84次/分；PR间期：165ms；QRS波时间：90ms；QT/QTc间期：401/474ms；QRS波电轴：26°。

（2）Ⅱ、Ⅲ和aVF导联ST段抬高>0.1mV，T波倒置，可见异常Q波。

（3）aVL、V_4、V_5导联ST段水平型或上斜型压低，T波直立或低平。

4. 图30–4

（1）基本特点：心率：42次/分；PR间期：无；QRS波时间：129ms；QT/QTc间期：489/409ms；QRS波电轴：33°。

（2）各导联中均未见P波，RR间期基本相等。

（3）Ⅱ、Ⅲ和aVF导联ST段抬高>0.1mV，T波直立，可见异常Q波。

心电图诊断

1. 图30–1：急性下壁心肌梗死（超急性期），Ⅰ度房室传导阻滞，QT间期延长。

2. 图30–2：急性下壁心肌梗死（急性期）。

3. 图30–3：急性下壁心肌梗死（急性期），QT间期延长。

4. 图30–4：急性下壁心肌梗死（急性期），室性逸搏心律。

解析

1. 连续的心电图记录，可以观察心肌梗死从超急性期向急性期的演变，也即从心肌缺血向心肌坏死的发展过程。急性心肌缺血及心肌梗死特征性的心电图改变包括：T波高尖（超急期T波改变），ST段抬高或压低，QRS波群的改变，以及T波倒置等。根据2007~2009年AHA/ACC/HRS关于心电图标准化的建议，两个或者两个以上相邻导联ST段的改变达到或超过规定的正常上限就可以诊断急性心肌缺血或心肌梗死。

2. 心肌梗死的特点是有时间性和区域性，因此心肌梗死的诊断包括分期诊断和定位诊断。

3. 同一部位心肌发生梗死，在不同的时间心电图改变不同，即有时间性，因此将心肌梗死分为超急期（早期）、急性期、近期和陈旧期。心肌梗死在心电图上先后出现缺血性、损伤性和坏死性改变。超急期的特点是仅有缺血性和损伤性改变，即ST-T改变，而无坏死性改变。急性期的特点是出现坏死性改变，即出现异常Q波。

4. 同一时间不同部位的心肌梗死心电图改变不同，即有区域性。心肌梗死的定位诊断有多种方法，早期的定位诊断以尸检和动物实验结果为依据，而目前由于新的成像技术（心脏核磁、CT、心肌核素扫描及超声心动图等）用于临床，以此为依据的心肌梗死定位更为精确。本书中仍按据传统的分类法作定位诊断，同时介绍新的分类法。传统分类主要包括：间隔壁、前壁（心尖部）、前间壁、广泛前壁、前侧壁、高侧壁、下壁及后壁梗死。梗死区与导联的对应关系分别为：间隔壁对应于V_1~V_2导联，前壁对应于V_3~V_4导联，前间壁对应于V_1~V_4导联，广泛前壁对应于V_1~V_6导联，侧壁对应于V_5和V_6导联，高侧壁对应于I和aVL导联，下壁对应于Ⅱ、Ⅲ和aVF导联，后壁对应于V_7~V_9导联，右心室对应于V_1~V_{5R}导联。

5. 图30-1：按照2007~2009年AHA/ACC/HRS关于心电图标准化建议，ST段改变的阈值是：对40岁以上男性，V_2及V_3导联J点抬高不应超过0.2mV，其他导联不应超过0.1mV。因此本心电图心肌梗死超急性期的诊断依据是：Ⅱ、Ⅲ和aVF导联ST段抬高>0.1mV，T波直立高耸，未见Q波。

6. 图30-2：特征性改变是Ⅱ、Ⅲ和aVF导联出现q波。严重和持续的心肌缺血必将导致心肌坏死，而坏死的心肌无心电活动，故面对该部位的导联中将记录到Q波，见图30-5。目前国内通用的判断异常Q波的

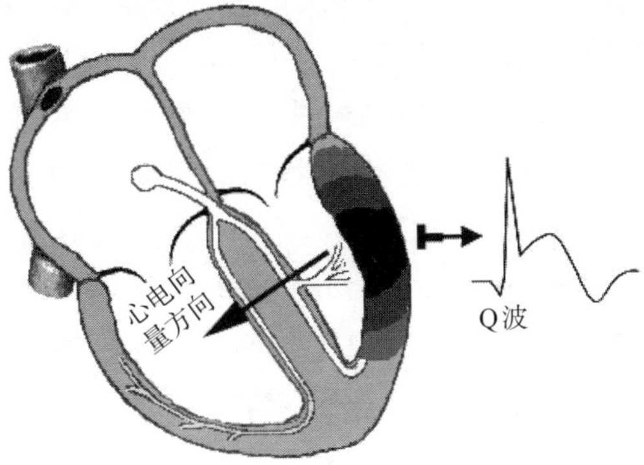

图30-5　Q波的形成

坏死的心肌无心电活动，面对该部位的导联将记录到背离坏死区的心电活动，即负向的Q波。

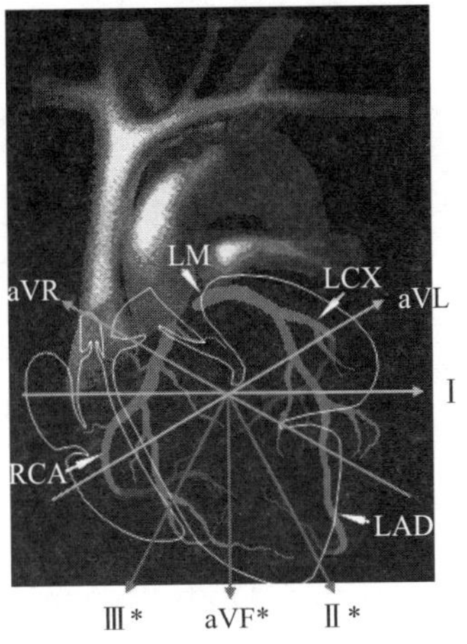

图30-6　下壁心肌梗死的定位诊断

LAD：左前降支；LCX：左回旋支；RCA：右冠脉；LM：左主干。

Ⅱ、Ⅲ和aVF导联的正极端是左下肢，所面对的左心室壁是下壁。该部位心肌梗死，梗死相关冠脉为后降支，其血供大多数人来自右冠脉，少数人来自左回旋支。

标准为：时间>40ms，同一导联中深度大于R波振幅的1/4。本心电图中，Ⅱ、Ⅲ和aVF导联的q波深度均未达R波振幅的1/4，但是Ⅲ导联的q波时间>40ms，表明心肌已经开始坏死，这是心电图诊断急性期的依据。Ⅱ、Ⅲ和aVF导联的正极端是左下肢，所面对的左心室壁是下壁，因此定位诊断是下壁心肌梗死，详见图30-6。关于下壁心肌梗死的定位诊断，传统的分类法和新分类法相同。

7. 图30-3：与图30-2不同的是Ⅲ和aVF导联的Q波深度大于R波振幅的1/4，时间>40ms，T波由直立变成倒置。心肌梗死进入急性期明确。

8. 图30-4：临终前的心电图中P波消失，心率低，QRS波宽大畸形，应诊断为室性逸搏心律。

9. 本心电图中ST-T改变和Q波的识别详见图30-7。

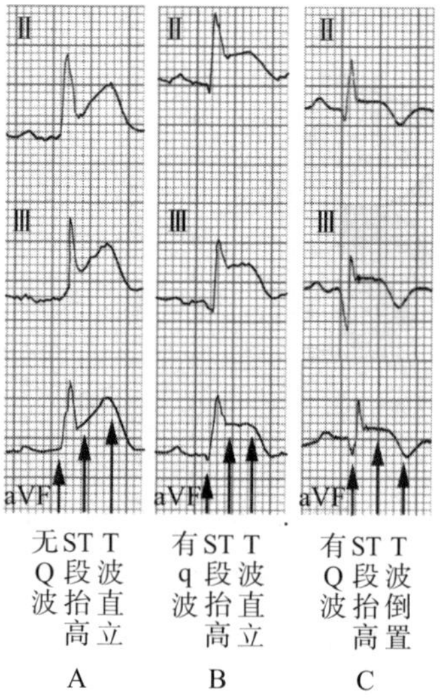

图30-7 ST-T改变和Q波的识别

分图A、B、C分别选自图30-1～30-3的Ⅱ、Ⅲ和aVF导联。从图中可以观察心肌梗死从超急性期向急性期的演变：Q波从无到有，ST段从抬高到回落，T波由直立到倒置。

例31

男性,47岁,突发胸痛近半小时,急诊时和随后心电图检查见图31-1和图31-2。

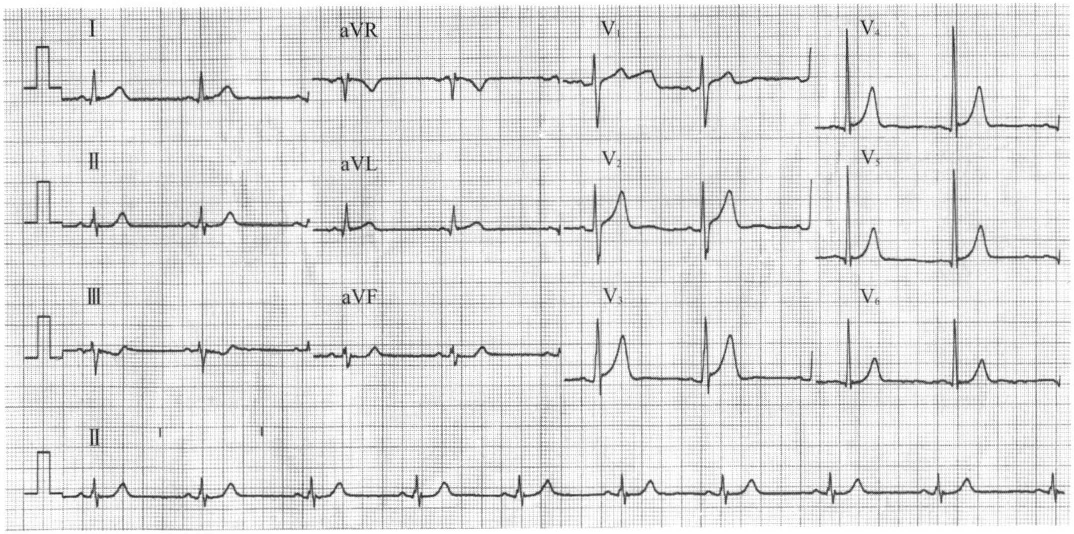

图31-1 2月2日10时59分心电图

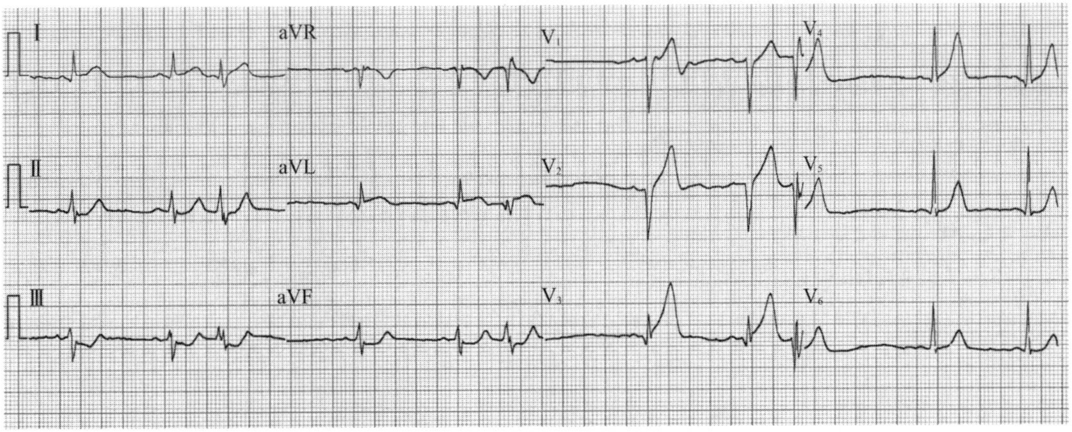

图31-2 2月2日13时46分心电图

心电图特点

1. 图31-1

(1) 基本特点：心率：56次/分；PR间期：145ms；QRS波时间：90ms；QT/QTc间期：405/393ms；QRS波电轴：-3°。

(2) V_2和V_3导联ST段抬高≥0.2mV，V_1和V_4导联ST段抬高≥0.1mV，Ⅰ和aVL导联ST段抬高<0.1mV。V_2~V_4导联中T波高尖。

(3) 上述导联中未见Q波。

2. 图31-2

(1) 基本特点：心率：62次/分；PR间期：150ms；QRS波时间：90ms；QT/QTc间期：390/396ms；QRS波电轴：2°。

(2) V_2和V_3导联ST段抬高≥0.2mV，V_2导联呈QS型，V_3导联呈qRs型，Q波时间>0.04s，深度>R波振幅的1/4。V_1和V_4导联ST段抬高≥0.1mV，V_1导联呈rS型，r波振幅比图31-1明显降低，V_4导联呈qRs型，Q波时间<40ms，深度<R波振幅的1/4。Ⅰ和aVL导联ST段抬高>0.1mV，呈qR型，aVL导联Q波时间>40ms，深度>R波振幅的1/4。

(3) Ⅱ、Ⅲ和aVF导联ST段下斜型压低，T波直立。

(4) 可见提早的QRS-T波群，QRS波宽大畸形，其前无相关P波，代偿间期完全。

心电图诊断

1. 图31-1：ST-T改变。

2. 图31-2：急性前间壁和高侧壁心肌梗死(急性期)，室性早搏。

解析

1. 在心电图诊断上，注意询问病史非常重要。对于有胸痛症状、疑是心肌缺血或心肌梗死的患者，询问胸痛时间非常重要，因为在急性心肌梗死中，不同的时间，心电图可以有很大的改变。本患者胸痛发生仅半小时，按心肌梗死的分期，属于超急性期。此期中仅有心肌缺血或有心肌损伤的心电图改变，而无心肌坏死的改变，因此在这时间段内应注意观察ST-T改变，尤其是提示超急性期的T波高尖。若用这一诊断思路来观察图31-1的心电图，不难发现V_2和V_3导联上有高尖的T波，同时伴有ST段抬高。尽管在图31-1中不能确立心肌梗死的发生，但强烈提示心肌缺血的存在，短时间内复查心电图对于明确诊断极其重要。同时辅以针对心肌梗死的其他实验室检查也极其重要。本心电图的诊断依据是V_2~V_4导联ST段抬高≥0.1mV，伴T波高尖。

2. 通过比较不同时间的心电图，可以观察心肌梗死从超急性期向急性期的演变：Ⅰ、aVL、V_1~V_3导联从仅有ST段抬高，发展到ST段抬高伴异常Q波形成或R波振幅显著降低，见图31–3。本心电图分期诊断的依据是：Ⅰ和aVL、V_2和V_3导联ST段抬高≥0.1mV，并出现异常Q波。

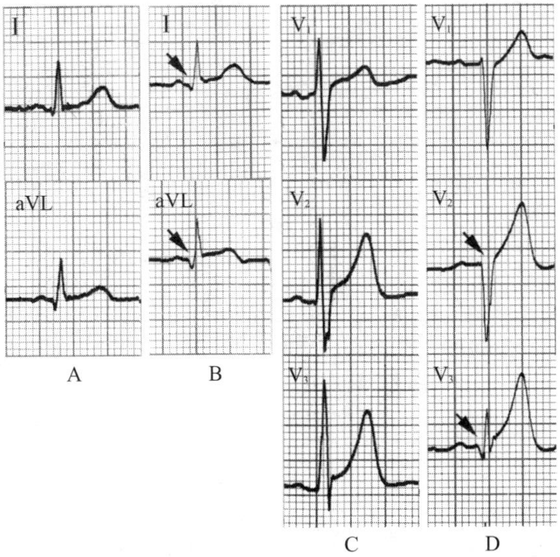

图31–3　ST–T改变和Q波的识别

"↘"示Q波形成。分图A、B、C、D节选自图31–1和31–2中Ⅰ和aVL、V_1~V_3导联的心电图。从图中可以观察心肌梗死从超急性期向急性期的演变：Q波从无到有（箭头所指处），同时可见V_1导联R波振幅显著降低。

3. 急诊入院，第二天心电图检查见图31–4。从图中可以发现Q波累及Ⅰ、aVL、V_1~V_4导联，心肌梗死最终的传统定位诊断是前间壁梗死。对于Ⅰ和aVL导联，是否应定位为高侧壁，目前存在争论，大部分作者认为Ⅰ和aVL导联是侧壁的一部分，新分类对此的定位诊断是前壁心尖部+中部梗死。

4. 本病例的心电图演变提示：急性心肌梗死的早期心电图可以正常或接近正常，不足半数的患者在第一次心电图检查能确诊，连续的心电图可观察动态演变，并最终确诊。

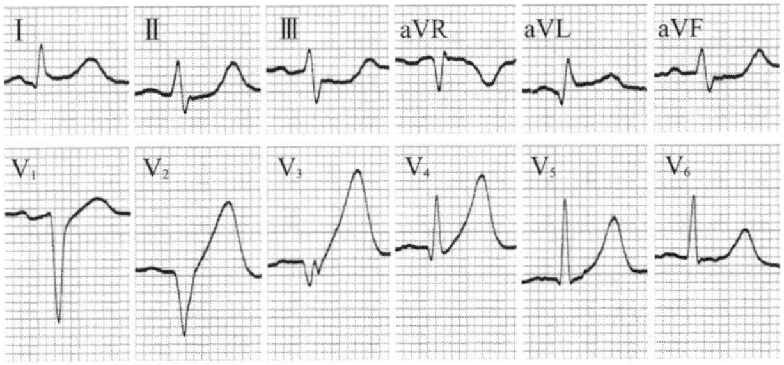

图31–4　入院后第二天心电图检查

从图中可以发现Q波累及Ⅰ、aVL、V_1~V_4导联。

例32

男性,56岁,冠脉介入治疗后5年,再次胸痛发作1天入院。原有高血压史。入院后第一次心电图检查见图32-1。

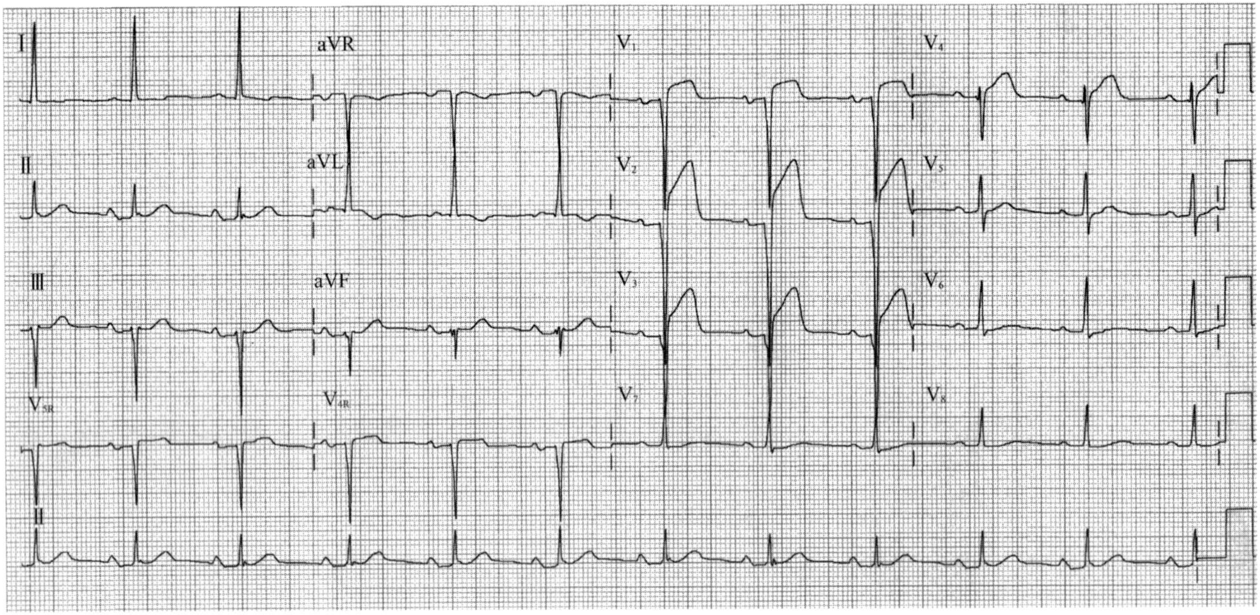

图32-1　例32心电图

心电图特点

1. 基本特点:心率:68次/分;PR间期:206ms;QRS波时间:84ms;QT/QTc间期:439/371ms;QRS波电轴:-6°。

2. V_1~V_3导联ST段抬高>0.2mV,T波直立。V_1~V_3导联QRS波呈QS型。V_4导联ST段抬高≥0.1mV,有q波。

心电图诊断

1. 急性前间壁心肌梗死(急性期)。

2. I度房室传导阻滞。

解析

1. 根据病史,首先考虑有心肌缺血或心肌梗死。

本心电图诊断急性心肌梗死(急性期)的诊断依据是有典型的ST-T改变和异常Q波形成。

2. 心肌梗死的特点是有时间性和区域性。不同的时间,心电图上改变不同,因此根据心电图改变,可以对心肌梗死进行分期诊断;同一时间,不同导联上心电图改变不同,因此根据心电图改变,可以对心肌梗死进行定位诊断,同时判断与梗死相关的冠脉。本心电图中V_1~V_3导联QRS波均呈QS型,表明心肌坏死已经形成,心肌梗死分期诊断是急性期。V_1~V_3导联QS型的识别详见图32-2。

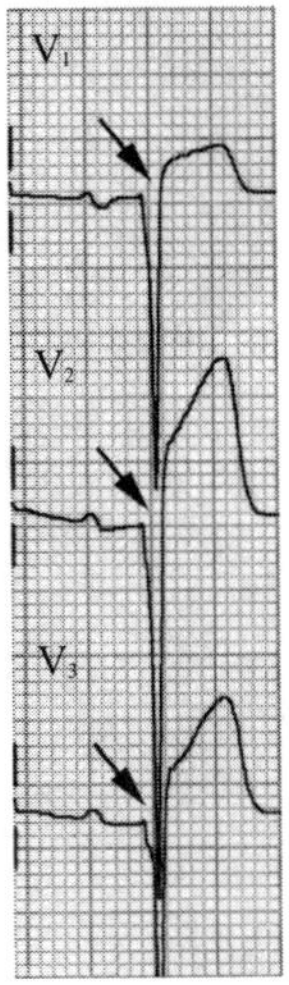

图32-2 QRS波呈QS型的识别

箭头示V_1~V_3导联QRS波呈QS型。

3. 本心电图中ST段显著抬高和Q波形成发生在V_1~V_3导联,按照传统方法定位诊断,应该为前间壁梗死,详见图32-3。按新分类方法定位诊断,是前壁心尖部梗死,梗死部位主要为间隔壁及前壁心尖部。该部位的心肌梗死,梗死相关冠脉为前降支。V_1导联ST段抬高程度,有助于判断左前降支阻塞的部位,若ST段抬高>0.25mV,强烈提示左前降支近段阻塞。本心电图上V_1导联ST段抬高≥0.25mV,提示左前降支近段阻塞。

4. 临床资料:超声心动图示急性心肌梗死(室间隔),显著左心室肥厚;冠脉造影示左前降支近端支架内90%狭窄。心电图上两种定位诊断方法对心肌梗死的定位诊断与超声心电图中所见的室壁运动异常一致。本病例是一例冠脉单支病变的患者,通过心电图对梗死相关冠脉的判断与冠脉造影结果一致。

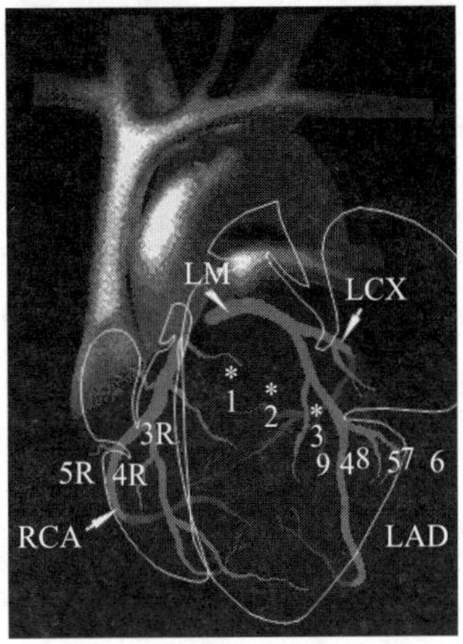

图32-3 前间壁心肌梗死的定位诊断

LAD:左前降支;LCX:左回旋支;RCA:右冠脉;LM:左主干。

"*"标记处示ST段抬高和Q波形成发生在V_1~V_3导联,心肌梗死的定位在前间壁,该部位心肌梗死常提示左前降支近端病变。

例33

男性，60岁，发作性胸痛20天，加重1天，原有高血压史。入院后第一次心电图检查见图33-1。

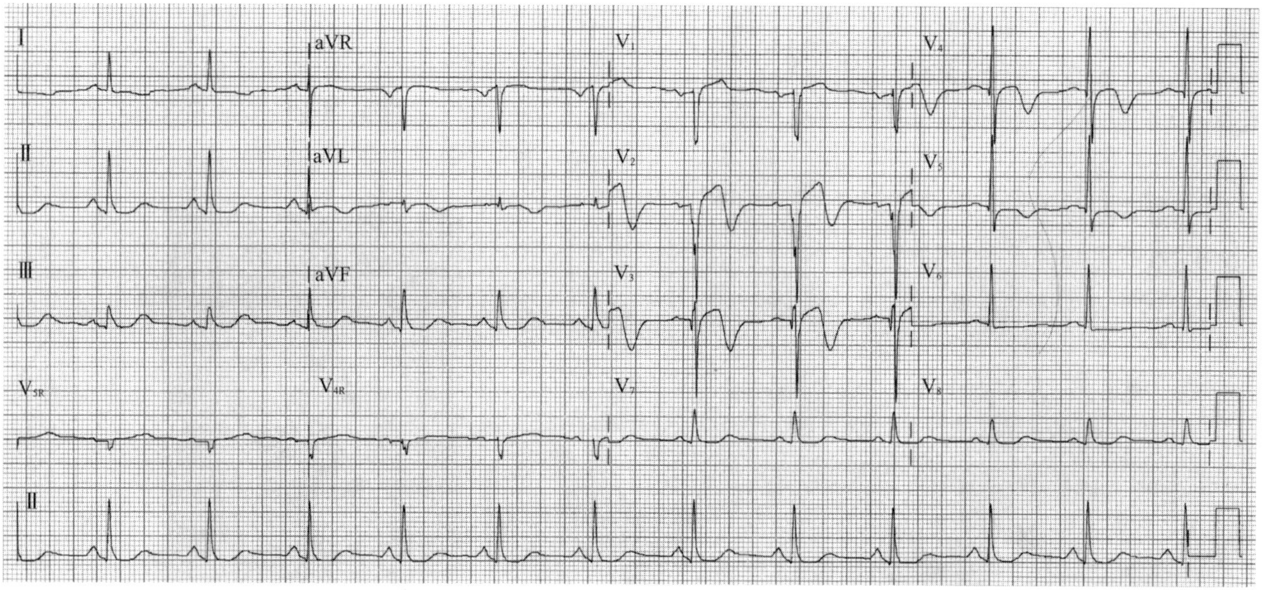

图33-1 例33心电图

心电图特点

1. 基本特点：心率：73次/分；PR间期：162ms；QRS波时间：90ms；QT/QTc间期：438/483ms；QRS波电轴：62°。

2. V_2导联ST段抬高≥0.2mV，V_1和V_3导联ST段抬高≥0.1mV，V_1~V_3导联中T波直立或正负双向。V_1导联呈rS型，V_2导联呈QS型，V_3导联呈qrS型。

3. Ⅰ、aVL、V_4和V_5导联T波倒置，V_6导联T波低平。

心电图诊断

1. 急性间隔壁心肌梗死（急性期）。

2. QT间期延长。

解析

1. 本心电图急性心肌梗死（急性期）的诊断依据是：V_1~V_3导联ST段抬高，V_2导联QRS波呈QS型（图33-2）。

2. 心肌梗死急性期在心电图上的演变是：随着Q波的形成和加深，抬高的ST段开始回落，T波由高耸逐渐降低，然后倒置。本例因无超急性期心电图以作比较，不能观察ST段是否已经回落，但是可以发现T波已经演变成正负双向。

3. 本心电图中ST段抬高发生在V_1~V_3导联，但仅V_2导联有明确的异常Q波，两种定位诊断方法都定位在间隔壁，梗死部位为间隔壁以及前壁的小部分，梗死相关冠脉为左前降支间隔支或发出对角支后的部位（近端）。

4. 临床资料：超声心动图示急性心肌梗死（室间隔）、左心室肥厚、左房增大；冠脉造影示左前降支近端90%狭窄、左回旋支中段30%狭窄、左前降支第二对角支85%狭窄。心电图上对心肌梗死的定位诊断与超声心电图中所见的室壁运动异常一致。本病例是一例多支病变的患者，根据冠脉造影中所见的狭窄程度，推测梗死相关冠脉是左前降支近端，与心电图对梗死相关冠脉的判断一致。

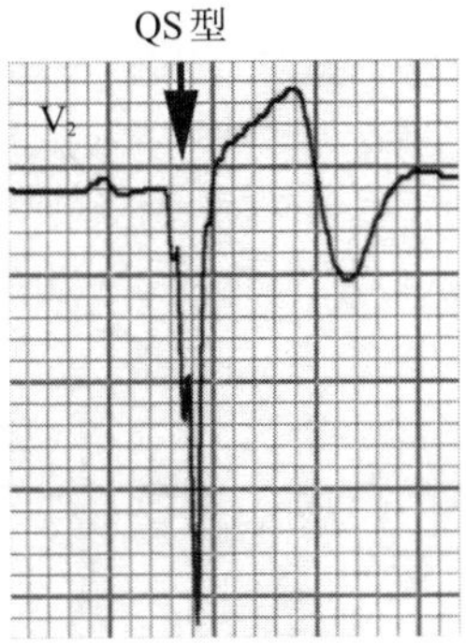

图33-2 V_2导联QRS波呈QS型的识别

例34

男性，50岁，诊断急性心肌梗死20天，由外院转来行冠脉造影术。原有高血压史，入院后第一次心电图检查见图34–1。

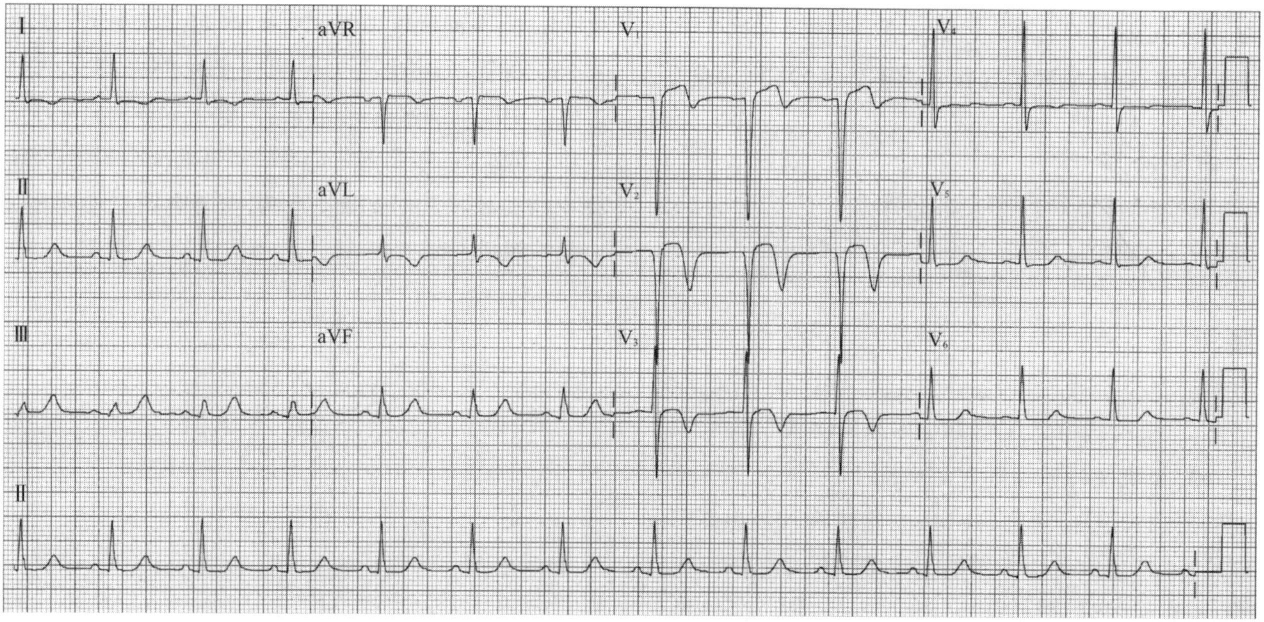

图34–1　例34心电图

心电图特点

1. 基本特点：心率：79次/分；PR间期：166ms；QRS波时间：86ms；QT/QTc间期：386/442ms；QRS波电轴：54°。

2. V_1和V_2导联ST段抬高≥0.1mV，T波倒置，QRS波呈QS型。I、aVL、V_3和V_4导联T波倒置。

心电图诊断

急性间隔壁心肌梗死（近期）。

解析

1. 患者病程已经20天，从病程判断，急性心肌梗死已经进入近期。本心电图的诊断依据是V_1和V_2导联QRS波呈QS型，ST段回落近等电位线，伴T波深倒置。

2. 根据心电图中V_1和V_2导联QRS波呈QS型，心肌梗死应该定位在间隔壁。

3. 临床资料：超声心动图示急性心肌梗死（前壁近心尖部），左心室肥厚，左房增大；冠脉造影示左前降支近端60%狭窄，中段80%狭窄；左回旋支近端70%狭窄，第二边缘支70%狭窄；右冠脉近端85%狭窄，中段99%狭窄。这是一例左心室肥厚伴心肌梗死的患者，心电图上的定位诊断与超声心动图的结果不相一致，原因可能与左心室肥厚伴逆钟向转位有关。该患者冠脉三支病变，根据冠脉造影中所见的狭窄程度，推测梗死相关冠脉是右冠脉中段，根据心电图上的判断是左前降支近端。可见，心电图对梗死相关冠脉的判断，多支病变的正确性低于单支病变者。

例35

男性，64岁，诊断急性心肌梗死2周，因行冠脉造影术入院。入院后第一次心电图检查见图35-1。

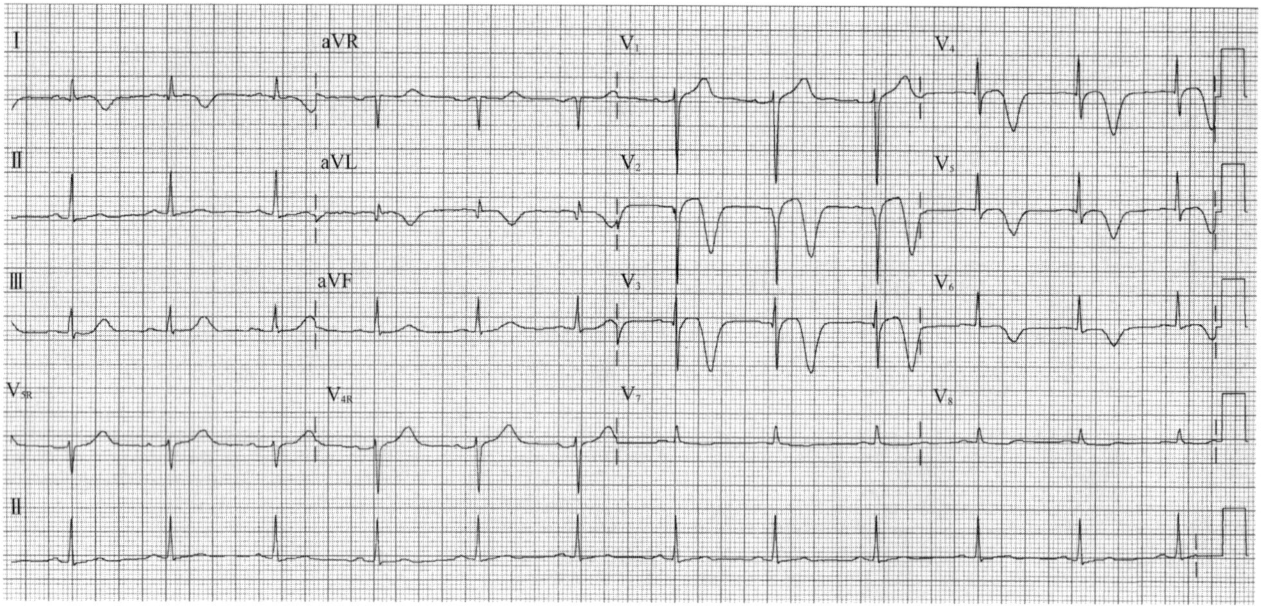

图35-1　例35心电图

心电图特点

1. 基本特点：心率：71次/分；PR间期：178ms；QRS波时间：84ms；QT/QTc间期：430/467ms；QRS波电轴：67°。

2. V_2导联QRS波呈QS型，ST段抬高≥0.2mV，T波巨大倒置。Ⅰ、aVL和V_3~V_6导联T波巨大、深倒置或倒置，V_3导联QRS波呈qRS型，aVL导联QRS波呈qr型。

心电图诊断

1. 急性间隔壁心肌梗死（近期）。

2. QT间期延长。

解析

1. 患者病程已经2周，从病程判断，心肌梗死已经进入近期。本心电图中除了V_2导联外，其他导联中ST段已基本回落至等电位线，但T波仍处于巨大或深倒置状态，通过对T波的观察，仍能发现心肌梗死的心电图特点。本心电图的诊断依据是V_2导联QRS波呈QS型，ST段抬高伴T波巨大倒置。对于心肌梗死中QRS波的改变，本心电图上仅有V_2导联有明显的表现，故分析心电图时应逐一导联观察QRS波的形态（图35-2）。

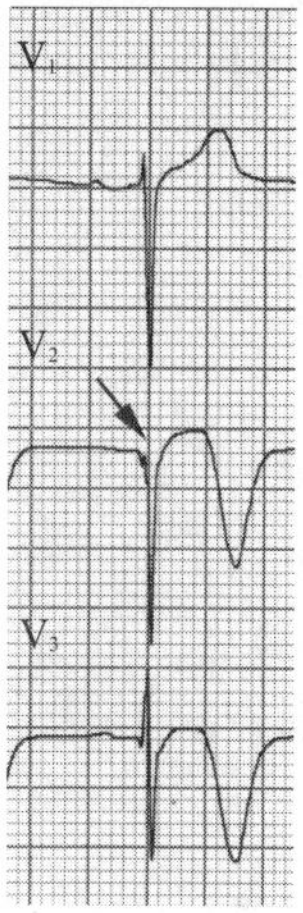

图35-2　V_2导联中的心电图改变

箭头示V_2导联QRS波呈QS型。

2. 对于心肌梗死的定位诊断，异常Q波仅见于V_2导联，可诊断为间隔壁梗死。按照新分类方法定位诊断，结合V_3和aVL导联有q波，定位诊断是前壁心尖部或中部梗死，梗死部位主要为间隔壁及前壁心尖部或中部。梗死相关冠脉为前降支中段或第一对角支。

3. 临床资料：超声心动图示急性心肌梗死（前壁和心尖部）；冠脉造影示左前降支第一对角支100%阻塞。定位诊断的新分类方法与超声心电图的结果更为一致。单支第一对角支阻塞的典型心电图改变是Ⅰ、aVL和V_2导联ST段抬高的同时伴V_3和V_4导联ST段位于等电位线或压低。本心电图记录时已进入近期，ST段已基本回落至等电位线，仅能依据Q波来判断梗死相关冠脉。

例36

男性，60岁，诊断急性心肌梗死半年，因行冠脉造影术入院。原有高血压史，入院后第一次心电图检查见图36-1。

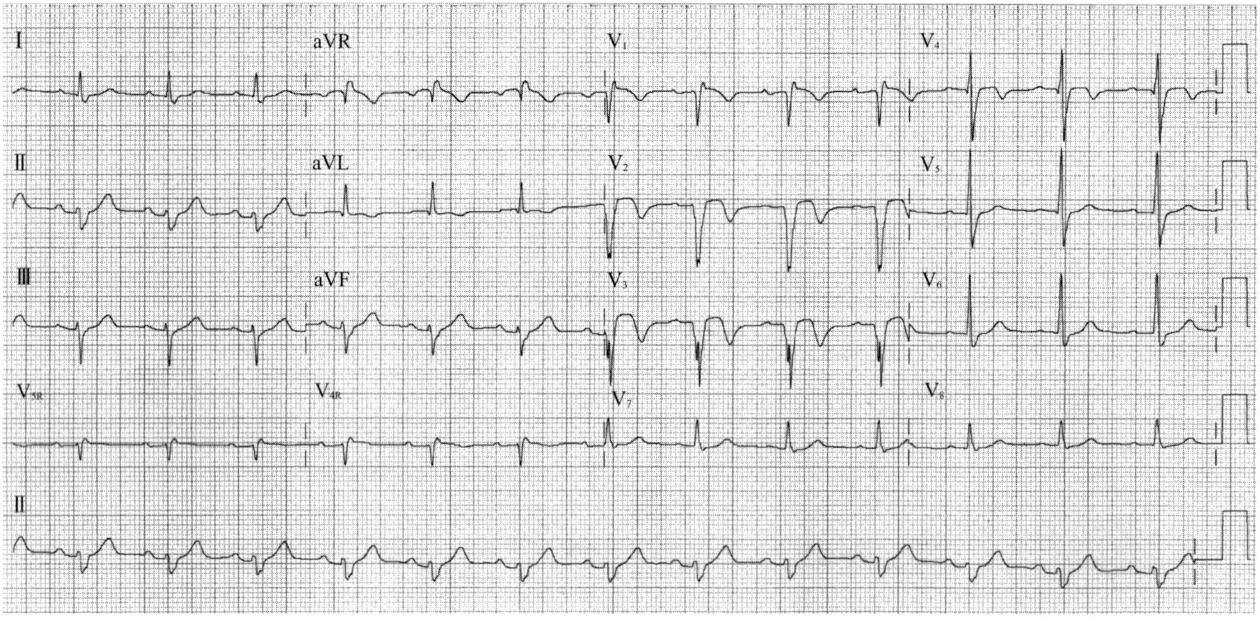

图36-1 例36心电图

心电图特点

1. 基本特点：心率：80次/分；PR间期：197ms；QRS波时间：107ms；QT/QTc间期：361/416ms；QRS波电轴：-69°。

2. V_1导联QRS波呈Qr型，V_2和V_3导联QRS波呈QS型，V_1~V_3导联ST段无明显抬高，T波倒置。

3. V_6导联QRS波呈Rs型，S波粗钝。

心电图诊断

1. 陈旧性前间壁心肌梗死。

2. 不完全性右束支阻滞。

解析

1. 患者病程已经有半年，从病程判断，心肌梗死已经进入陈旧期。本心电图中V_1~V_3导联仅有QSR波形态改变，ST段已无抬高，符合陈旧性心肌梗死的特点。本心电图中异常Q波在V_1~V_3导联上，按传统分类法，定位诊断是前间壁梗死；按新分类法，定位诊断是前壁心尖部梗死，梗死部位主要为间隔壁及前壁心尖部，梗死相关冠脉为前降支中段。

2. 在V_1导联上，右束支阻滞的典型特征是QRS波呈rsR'，当该部位发生梗死后，起始部r波消失，呈Qr型。心肌梗死合并右束支传导阻滞，提示左前降支（近端）近第一间隔支处阻塞。

3. 临床资料：超声心动图示急性心肌梗死（前壁），左心室肥厚和扩大，左房增大；冠脉造影示左前降支近端99%狭窄，中段90%狭窄；左回旋支近端80%狭窄；右冠脉近端80%狭窄。定位诊断的新分类方法与超声心电图的结果更为一致。这是一例三支病变的患者，根据心电图上Q波的定位诊断，梗死相关冠脉为前降支中段，根据合并右束支传导阻滞推断梗死相关冠脉是左前降支近端，但其实该患者左前降支近端和中段都有严重的病变。由此可见，一些心电图的特征性改变能提高判断梗死相关冠脉的正确性。

例 37

男性，74岁，急诊诊断急性心肌梗死4小时入院，原有高血压和2次脑梗塞史。入院后第一次心电图检查见图37-1。

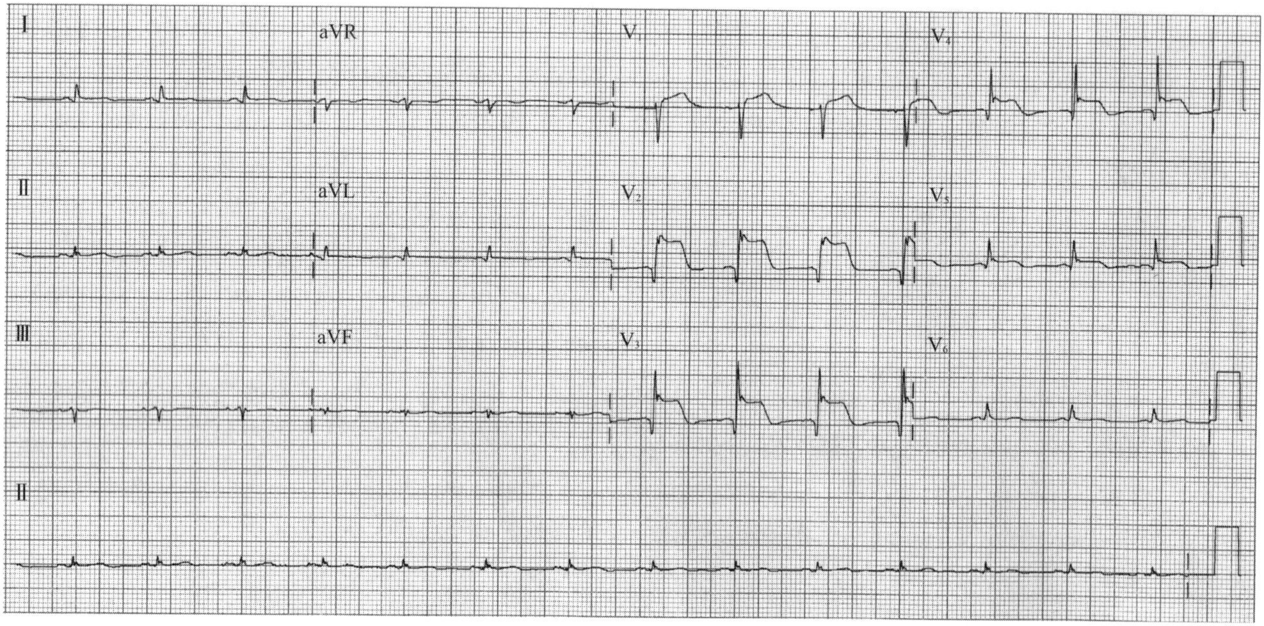

图37-1　例37心电图

心电图特点

1. 基本特点：心率：86次/分；PR间期：142ms；QRS波时间：80ms；QT/QTc间期：350/419ms；QRS波电轴：5°。

2. V_2~V_5导联ST段抬高，其中V_2导联ST段抬高最显著，≥0.5mV，T波直立。V_2~V_4导联QRS波均呈qR型，Q波时间>40ms，V_2和V_3导联Q波深度>R波振幅的1/4。

3. V_1导联ST段抬高，≥0.1mV，T波直立，QRS波呈rS型。

心电图诊断

急性前壁心肌梗死（急性期）。

解析

1. 本心电图上急性心肌梗死（急性期）的诊断依据是：V_2~V_5导联有典型的ST-T改变和QRS波改变。

2. 前壁心肌梗死心电图改变主要出现V_3和V_4导联，但常累及V_2和V_5导联。本心电图中ST段抬高发生在V_1~V_5导联，但Q波发生在V_2~V_4导联，按照传统方法定位诊断应为前壁梗死，按照新方法则应为前壁心尖部梗死，梗死部位主要为间隔壁及前壁心尖部，梗死相关冠脉为左前降支中段（图37-1）。

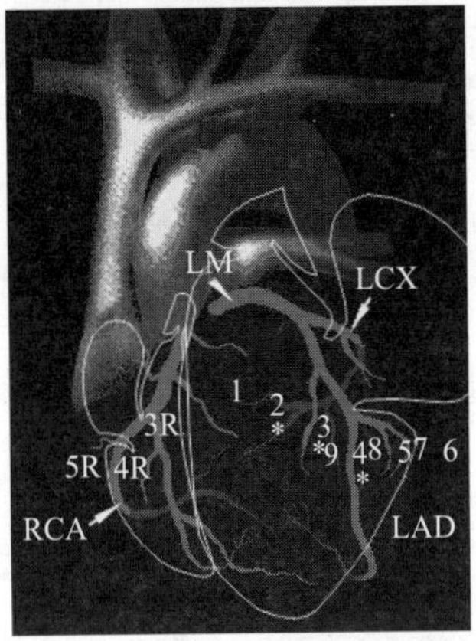

图37-2 前壁心肌梗死的定位诊断

LAD：左前降支；LCX：左回旋支；RCA：右冠脉；LM：左主干。"*"标记处示ST段抬高和Q波形成发生在V_2~V_4导联，心肌梗死的定位诊断在前壁，梗死相关冠脉为左前降支中段。

例38

男性，71岁，胸痛4小时急诊，原有高血压史。入院后第2天心电图检查见图38-1。

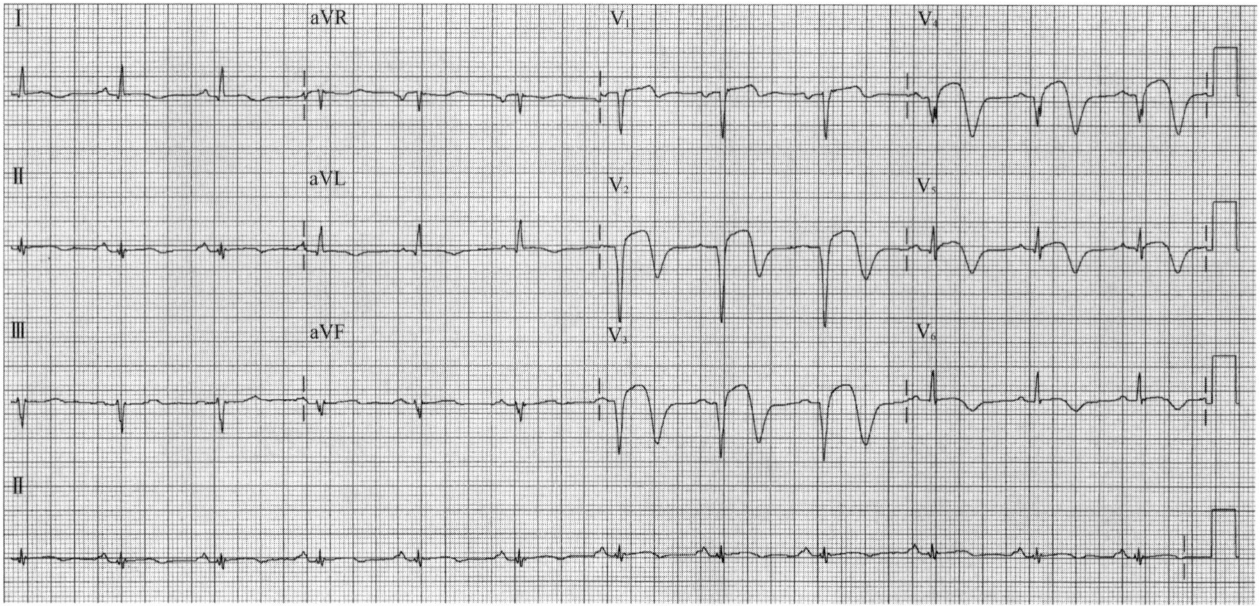

图38-1　例38心电图

心电图特点

1. 基本特点：心率：70次/分；PR间期：173ms；QRS波时间：77ms；QT/QTc间期：442/477ms；QRS波电轴：-29°。

2. V_1~V_5导联ST段抬高，其中V_2~V_4导联ST段抬高显著，≥0.2mV，T波深倒置，同时V_1~V_4导联QRS波均呈QS型。

3. Ⅰ和aVL导联ST段呈弓背型，T波浅倒置。

心电图诊断

1. 急性前间壁心肌梗死（急性期）。

2. QT间期延长。

解析

1. 本心电图上急性心肌梗死（急性期）的诊断依据

是：V_1~V_4导联有典型的ST-T改变和QRS波改变。

2. 本心电图中Q波发生在V_1~V_4导联，按照传统方法定位诊断应为前间壁梗死。按照新方法则可考虑两种定位诊断，一是前壁心尖部梗死，梗死部位主要为间隔壁及前壁心尖部，如果左前降支较长，也可累及下壁心尖部，但一般不累及侧壁，因此在心电图上Q波仅出现在V_1~V_4导联上，I和aVL导联无Q波，梗死相关冠脉为左前降支中段；二是广泛前壁梗死，梗死部位累及心尖部、间隔壁和侧壁，Q波出现在V_1~V_6导联及aVL导联，有时出现在I导联，梗死相关冠脉为左前降支近段。

3. 心肌梗死急性期在演变过程中心电图上可以出现T波深倒置的现象。本心电图中V_2~V_4导联出现该现象。

4. 临床资料：超声心动图示急性心肌梗死（前壁及心尖部，累及下壁），显著左心室肥厚；冠脉造影示左前降支近端100%阻塞，左回旋支中段60%，右冠脉近端30%，右冠脉侧枝至左前降支。超声心动图中可见梗死累及的范围广泛，因此在心电图上诊断广泛前壁梗死更为恰当。左前降支近端阻塞会引起左室基底部位的病变，同时累及前壁、侧壁及室间隔，在心电图上表现为V_1~V_4、Ⅰ和aVL导联，通常还有aVR导联ST段抬高，同时在正极位于下壁的导联如Ⅱ、Ⅲ和aVF导联，以及V_5导联，出现ST段压低。由于ST段空间向量更可能转向左侧，所以通常ST段抬高在aVL导联较aVR导联明显，ST段压低在Ⅲ导联较Ⅱ导联明显。在本心电图上ST段抬高出现在V_1~V_5导联，aVL导联ST段呈弓背型，aVR导联ST段无抬高，Ⅲ导联ST段压低较Ⅱ导联明显，符合左前降支近端阻塞的心电图特点。

5. 2007~2009年AHA/ACC/HRS关于心电图标准化的建议指出，在心肌缺血或梗死后，在ST段抬高的导联出现一过性或永久性T波倒置。部分患者会在V_2~V_4导联，偶在V_5导联，出现较为明显的T波倒置（>0.5mV），通常还会在胸骨后疼痛过后出现明显的QT间期延长，出现这种心电图改变的患者，冠状动脉造影通常显示左前降支近端严重狭窄并伴有侧枝循环形成。该建议将这一特殊的现象称为"缺血后T波的变化"。本心电图心肌梗死后同时有T波深倒置和QT延长，符合缺血后T波变化的特点。冠脉造影示左前降支近端阻塞，右冠脉有侧支至左前降支，符合该建议的标准。本心电图中缺血后T波变化的识别详见图38-2。

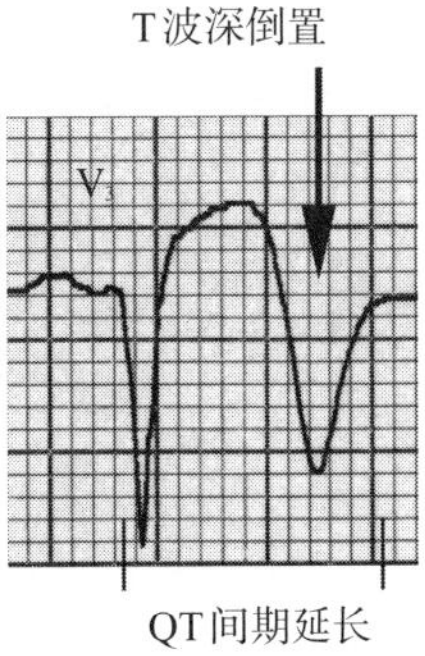

图38-2　缺血后T波变化的识别

V_3导联中ST段抬高，T波深倒置，QRS波呈QS型，同时有QT间期延长。

例39

男性，72岁，胸痛18小时急诊入院，原有高血压史。入院后第二天心电图检查见图39-1。

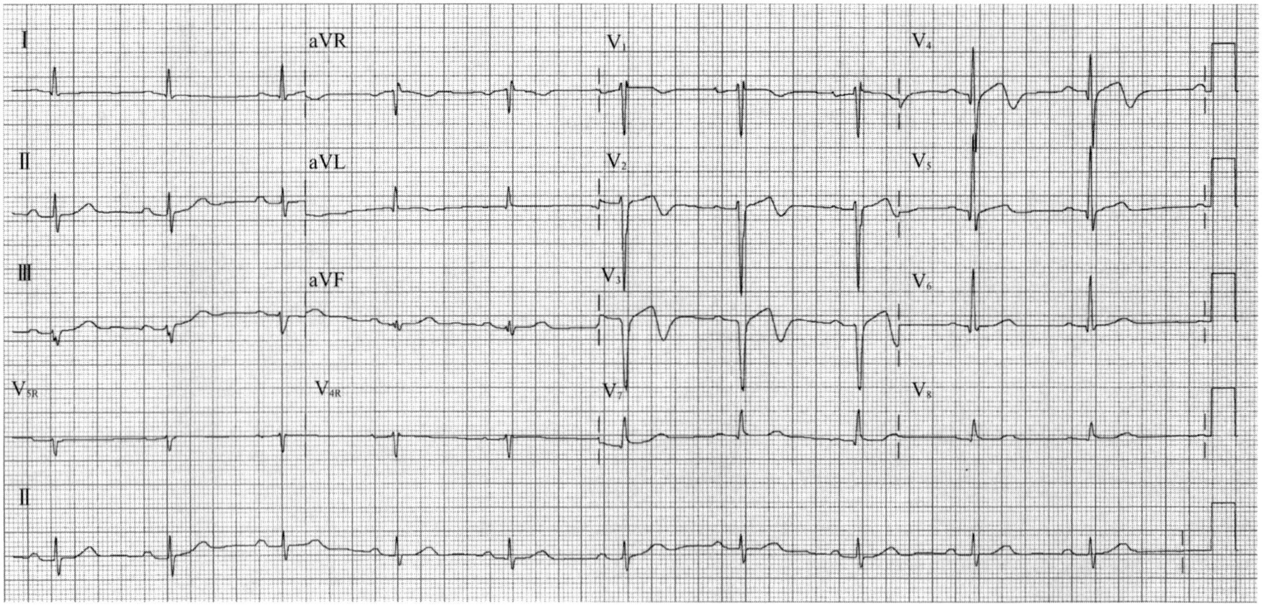

图39-1　例39心电图

心电图特点

1. 基本特点:心率:61次/分;PR间期:210ms;QRS波时间:88ms;QT/QTc间期:457/460ms;QRS波电轴:-17°。

2. V_3~V_5导联ST段抬高,≥0.1mV,T波倒置。V_2导联QRS波呈rS型,V_3导联QRS波呈QS型,V_4导联QRS波呈qRS,q波时间<40ms,深度<R波振幅的1/4。

心电图诊断

1. 急性前壁心肌梗死(急性期)。

2. I度房室传导阻滞。

3. QT间期延长。

解析

1. 本心电图的诊断依据是V_3导联QRS波呈QS型,V_3~V_5导联ST段抬高。正常时,V_1~V_6导联QRS波形态改变的特点是R波振幅逐一增高。本心电图中V_1和V_2导联均有r波,而V_3导联无r波,提示该部位发生了心肌梗死。本心电图中心肌梗死的改变细小,诊断时应注意观察(图39-1)。

2. 本心电图上明确的Q波发生在V_3导联上,按照传统方法定位诊断,应诊断为前壁(心尖部)梗死,按照新方法则诊断为前壁心尖部梗死,梗死部位主要为间隔壁及前壁心尖部,梗死相关冠脉为左前降支中段。

3. 临床资料:超声心动图示急性心肌梗死(室间隔近心尖部和心尖部),左心房增大伴轻度二尖瓣关闭不全,肺动脉高压伴轻度三尖瓣关闭不全;冠脉造影示左前降支近端80%狭窄,中段100%狭窄,左回旋支近端80%狭窄,左前降支第一对角支80%狭窄。两种定位诊断方法与超声心电图的结果都有良好的一致性。这是一例多支病变的患者,根据冠脉造影中所见的狭窄程度,推测梗死相关冠脉是左前降支中段,与心电图上的判断一致。

4. 2007~2009年AHA/ACC/HRS关于心电图标准化的建议推荐:若ST段的抬高在V_3~V_6导联更明显,而在V_2导联并不显著,同时Ⅱ、Ⅲ和aVF导联未出现ST段压低,自动化分析应当提示是由于左前降支中段或者远端阻塞导致的前壁心肌缺血或梗死。本心电图是典型的左前降支中段阻塞的实例,V_3~V_5导联ST段抬高,异常Q波主要累及V_3导联,V_2导联无异常Q波,Ⅱ、Ⅲ和aVF导联未出现ST段压低。

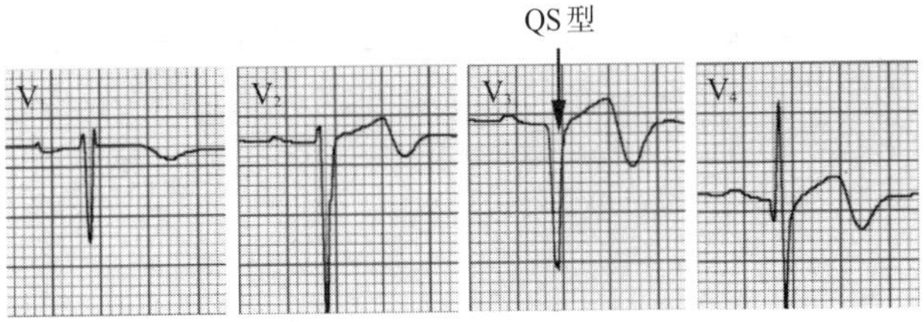

图39-2 V_3导联心电图变化的识别

V_2导联QRS波呈rS型,V_3导联中QRS波呈QS型,V_4导联QRS波呈qRS。异常Q波主要累及V_3导联。

例40

男性，60岁，胸痛3小时急诊入院。入院后在胸痛后约12小时时，心电图记录见图40-1。

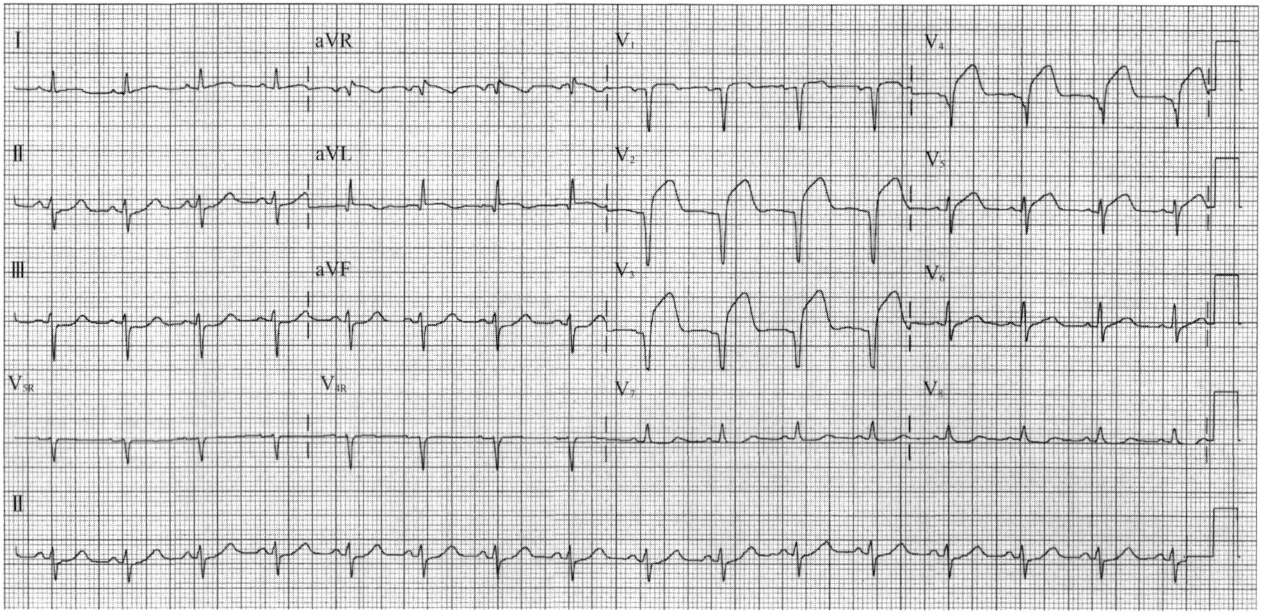

图40-1　例40心电图

心电图特点

1. 基本特点:心率:95次/分;PR间期:150ms;QRS波时间:76ms;QT/QTc间期:341/429ms;QRS波电轴:−49°。

2. V_2~V_4导联ST段抬高,≥0.2mV,T波直立,QRS波均呈QS型。V_1和V_5导联ST段抬高,≥0.1mV,T波直立,V_1导联QRS波呈QS型,V_5导联QRS波呈rS型。

3. aVL导联ST段抬高<0.1mV,QRS波呈qR型,q波时间<40ms,深度<R波振幅的1/4。

心电图诊断

急性前壁心肌梗死(急性期)。

解析

1. 本心电图在胸痛发生后约12小时时记录的,心电图上已经具有典型的急性期心肌梗死的特点,心电图的诊断依据是V_1~V_5导联ST段抬高,V_1~V_4导联QRS波呈QS型。两种定位诊断方法都诊断为前壁或广泛前壁梗死。梗死相关冠脉可能是左前降支中段或近端,但ST段抬高累及V_1和aVL导联,梗死相关冠脉为左前降支近端的可能性大。

2. 临床资料:超声心动图示急性心肌梗死(室间隔基底段和心尖部);冠脉造影示左前降支近端100%狭窄,右冠脉近端30%狭窄。这是一例典型的左前降支近端阻塞的实例,左前降支近端阻塞可引起左室基底部位的梗死,同时前壁、侧壁及室间隔也会有受累,导致V_1~V_4导联、I和aVL导联ST段抬高。本患者心电图上V_1和aVL导联ST段抬高,提示左室基底部位的梗死,与超声心电图的结果一致,同时也是判断左前降支近端阻塞的重要依据。

例 41

男性，35岁，1月前因急性心肌梗死入外院住院，为行冠脉造影而转入本院。原有高血压史，入院后心电图检查见图41-1。

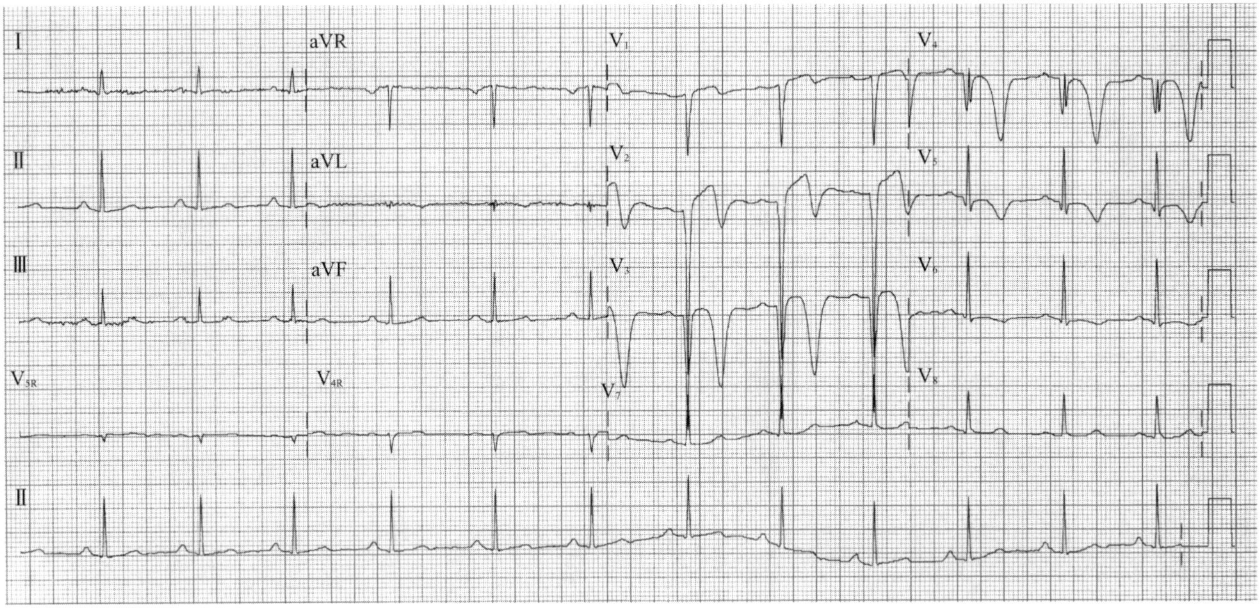

图41-1　例41心电图

心电图特点

1. 基本特点：心率：73次/分；PR间期：194ms；QRS波时间：85ms；QT/QTc间期：409/451ms；QRS波电轴：59°。

2. V_2导联ST段抬高，≥0.2mV，T波深倒置，QRS波呈QS型。V_1和V_3导联ST段抬高，≥0.1mV，T波倒置或巨大倒置，QRS波呈QS型。V_4导联ST段已接近等电位线，T波巨大倒置，QRS波呈QrS型。

心电图诊断

急性前间壁心肌梗死（近期）。

解析

1. 本心电图的诊断依据是：V_1~V_4导联有异常Q波。本患者心肌梗死病程已近1个月，从时间上分期，是近期向陈旧期移行的时间。近期急性心肌梗死的心电图特点是抬高的ST段回落近等电位线，但本心电图中仅V_4导联ST段回落近等电位线，V_2和V_3导联ST段仍抬高。ST段持续抬高不回落，若持续时间更长，应注意心肌梗死后室壁瘤形成的可能。

2. 本心电图另一特点是V_3和V_4导联T波巨大倒置，符合缺血后T波变化的特点，提示左前降支近端病变。

3. 临床资料：超声心动图示急性心肌梗死（室间隔、前壁和心尖部）；冠脉造影示左前降支近端85%狭窄，右冠脉近端70%狭窄。本病例心电图上异常Q波累及V_1~V_4导联，传统分类法的定位诊断是前间壁梗死，新分类法的定位诊断是前壁心尖部梗死，梗死部位主要为间隔壁及前壁心尖部，新分类方法与超声心电图的结果更为一致。对于梗死相关冠脉的判断，结合ST段抬高累及V_1和缺血后T波变化，考虑梗死相关冠脉为左前降支近端的可能性大，与冠脉造影结果一致。

例42

男性，56岁，1个多月前因急性心肌梗死入外院住院，为行冠脉造影而转入本院。原有高血压史，入院后心电图检查见图42-1。

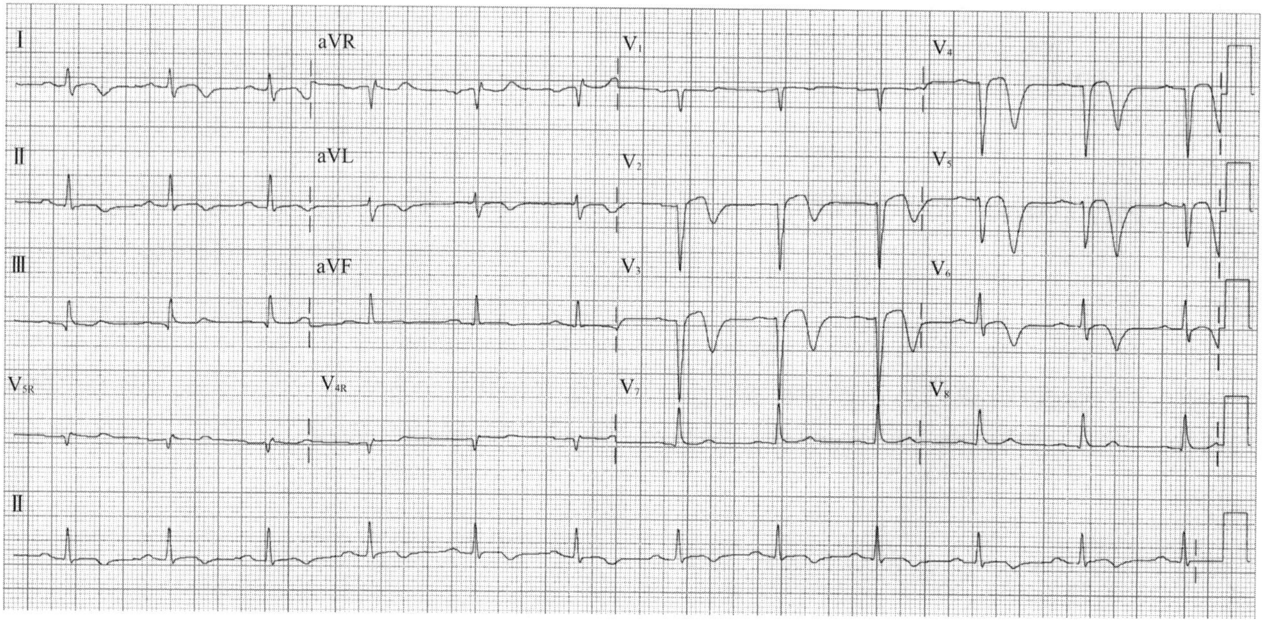

图42-1　例42心电图

心电图特点

1. 基本特点：心率：71次/分；PR间期：207ms；QRS波时间：89ms；QT/QTc间期：420/455ms；QRS波电轴：84°。

2. V_2~V_5导联ST段抬高，≥0.1mV，T波深倒置或巨大倒置，QRS波呈QS型。Ⅰ、aVL、V_6导联ST段弓背型，T波倒置。

心电图诊断

1. 陈旧性前壁心肌梗死。

2. Ⅰ房室传导阻滞。

解析

1. 本患者心肌梗死病程已经1个多月，已经进入陈旧期。陈旧性心肌梗死的心电图特点是：Q波存在，但无ST-T改变。但本心电图中V_2~V_5导联ST段仍抬高，应注意心肌梗死后室壁瘤形成的可能。急性心肌梗死心电图的演变详见图42-2。

2. 本心电图另一特点是V_4和V_5导联T波巨大倒置，符合缺血后T波变化的特点，提示左前降支近端病变。

3. 临床资料：超声心动图示急性心肌梗死（室间隔和心尖部）伴心尖部室壁瘤形成，左心房和左心室增大伴左心室收缩功能低下。冠脉造影示左前降支近端100%阻塞，左回旋支中段50%狭窄。本病例的心电图特点有两方面的临床意义：第一，急性心肌梗死后持续的ST段抬高提示室壁瘤形成；第二，缺血后T波变化提示左前降支近端病变。

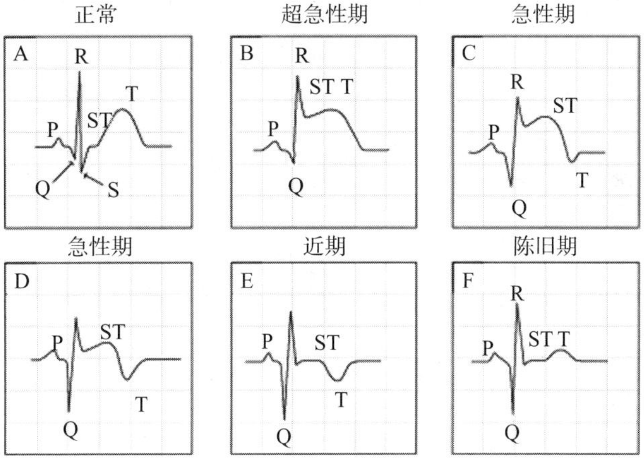

图42-2　急性心肌梗死心电图演变

A. 正常；

B. 超急性期：ST段抬高，T波直立高耸，Q波未出现；

C、D. 急性期：出现Q波，抬高的ST段逐渐下降近基线，直立高耸的T波演变成倒置；

E. 近期：Q波持续存在，ST段恢复至基线，倒置的T波逐渐变浅；

F. 陈旧期：Q波持续存在，ST段和T波不再变化。

例43

患者，男性，47岁。晨起空腹时或活动中发作性胸骨后痛4月余，疼痛程度较剧，伴有明显的全身乏力。近2个月另出现心动过速，尤其活动中明显。以往无心脏病史和高血压史。发病初就诊时曾接受常规12导联心电图检查，结果正常。此后多次就诊均未予心电图检查。因诊断不明，来院接受运动试验，试验前心电图记录见图43-1。本次就诊前2周曾接受动态心电图检查见图43-2。

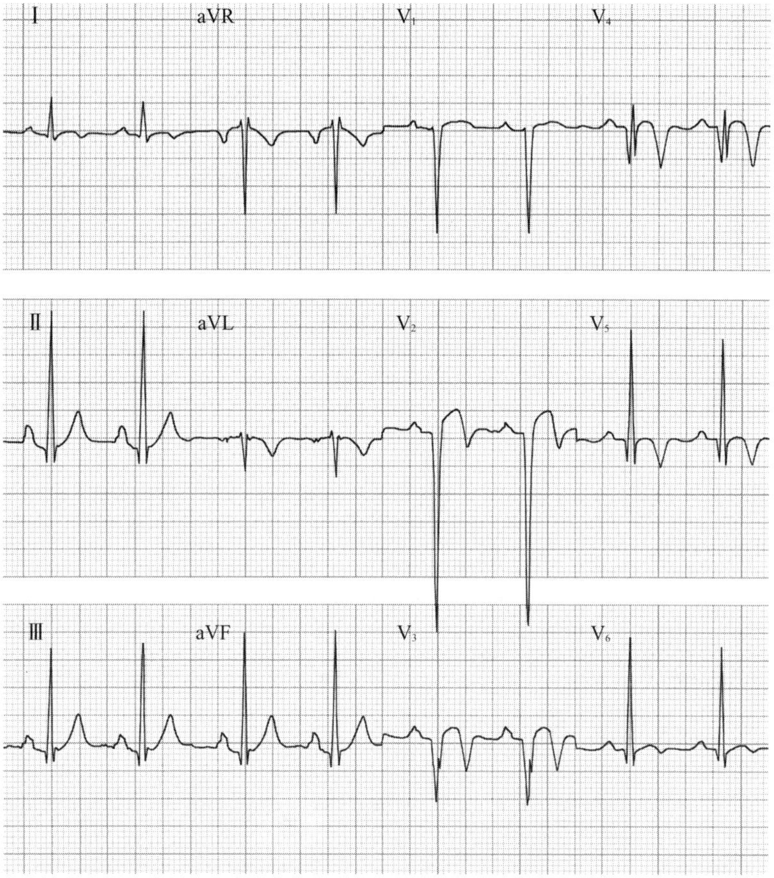

图43-1　例43心电图

心电图特点

1. 基本特点：心率：89次/分；PR间期：180ms；QRS波时间：100ms；QT/QTc间期：340/412ms；QRS波电轴：82°。

2. V_2~V_4导联ST段显抬高≥0.1mV，T波正负双向或倒置。V_2和V_3导联QRS波均呈QS型，V_4导联QRS波呈Qrs型。Ⅰ、aVL、V_5和V_6导联T波倒置。

心电图诊断

陈旧性前壁心肌梗死。

解析

1. 该患者在接受运动试验前体检：心率104次/分，第一心音明显降低，无心脏杂音，血压105/75mmHg。结合运动试验前心电图结果，立即急查肌酸磷酸激酶，结果正常。因此临床诊断为陈旧性心肌梗死。

2. 2周前接受动态心电图检查，动态心电图的记录导联选择为CC_5和模拟V_1导联。检查结果是：平均心率为108次/分，最高心率（146次/分）见于夜间00时05分，最低心率（60次/分）见于18时59分，夜间心率高于白昼。总记录时间为23小时37分，见2次房早，另见V_1导联发作性ST段压低，共见发作3阵，但均持续不足1分钟，见图43-1。

3. 该患者心肌梗死漏诊的原因是未及时查12导联心电图。尽管动态心电图能记录长时间的心电活动，但就目前而言，12导联动态心电图尚未普及，通常使用的是二或三导联。该患者显著的心电图改变在V_2~V_4导联，而动态心电图则记录的是CC_5和模拟V_1导联，无法观察在V_2~V_4导联中心电图改变。依据平均窦性心动过速，最高心率见于夜间（提示心功能不良），推断该患者在接受动态心电图检查时已发生心肌梗死，由于记录的导联缘故，动态心电图无法发现异常。该患者漏诊给人的启示是，在目前动态心电图已相当普及的情况下，仍不可忽视常规12导联心电图的价值。

4. 临床资料：超声心动图示陈旧性心肌梗死（前壁），室壁瘤形成。

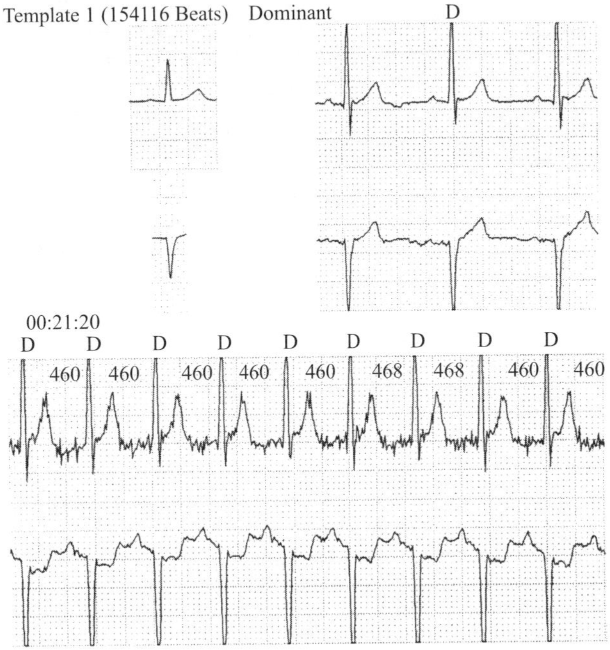

图43-2　动态心电图中的模板和条图

上图：CC_5和模拟V_1导联QRS波模板图；下图：V_1导联发作性ST段压低。

例44

女性，67岁，胸痛3天急诊，原有高血压史。入院后第1次心电图检查见图44-1。

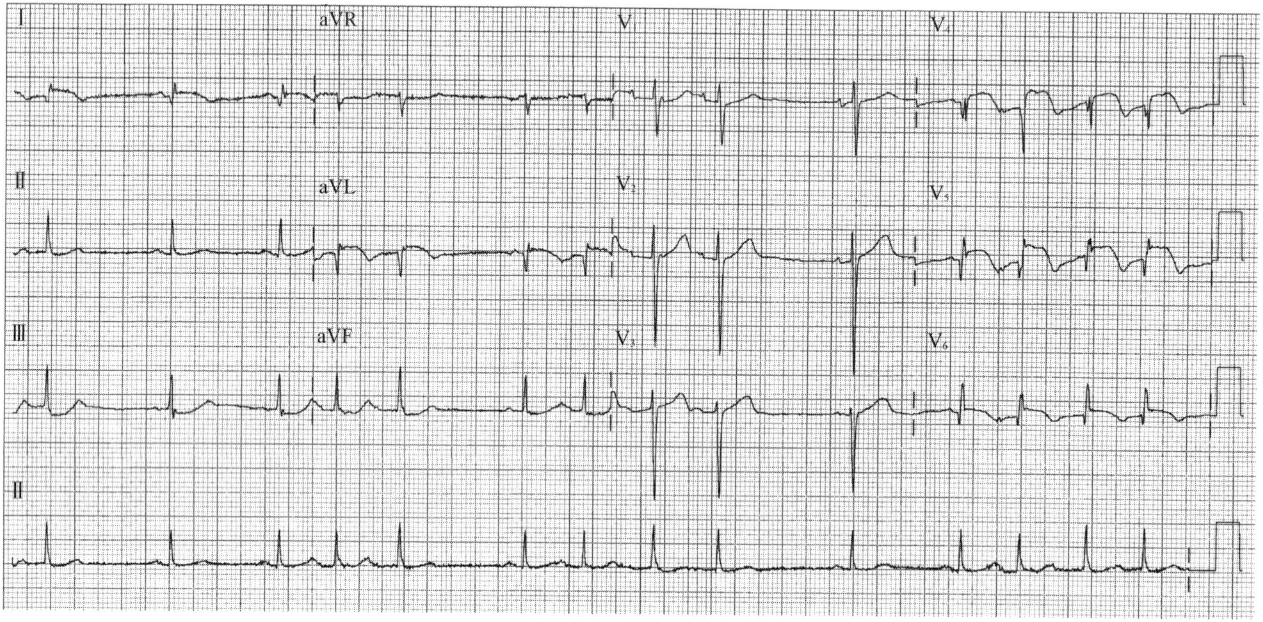

图44-1　例44心电图

心电图特点

1. 基本特点：平均心率：60次/分；PR间期：148ms；QRS波时间：68ms；QT/QTc间期：349/349ms；QRS波电轴：84°。

2. V_4~V_6导联ST段抬高>0.1mV，T波倒置，QRS波呈QS型、Qr和qR型，V_5和V_6导联Q波深度>R波振幅的1/4。

3. V_3导联呈rS型，r波振幅<V_2导联r波振幅。

4. Ⅰ和aVL导联ST段抬高>0.1mV，T波倒置，QRS波呈qR型，q波深度>R波振幅的1/4。

5. 可见提早的P′-QRS-T波群，QRS波形态正常。

心电图诊断

1. 急性前侧壁和高侧壁心肌梗死。

2. 房性早搏连发。

3. 短阵房性心动过速。

解析

1. 本心电图的诊断依据是V_4~V_6、Ⅰ和aVL导联ST段抬高和Q波形成。Ⅰ和aVL导联，V_5和V_6导联出现ST段抬高和Q波形成，按传统的分类法，应诊断为高侧壁和侧壁梗死，因本心电图中累及V_4导联，定位诊断为前侧壁+高侧壁梗死；按新分类法，两者同诊断为侧壁梗死，梗死部位为侧壁；梗死相关冠脉为非优势的回旋支或钝缘支(图44-2)。

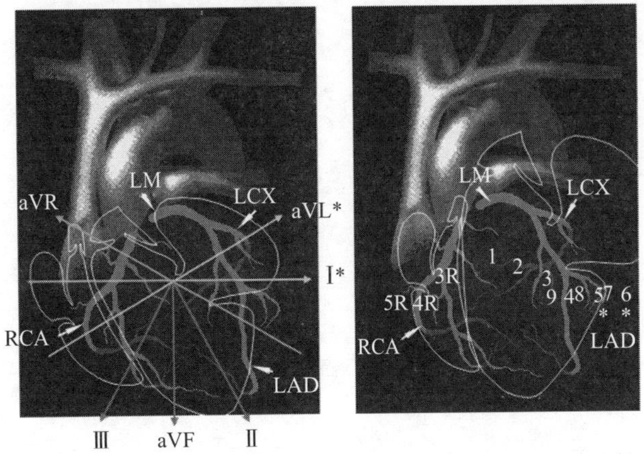

图44-2 前侧壁+高侧壁心肌梗死的定位诊断

LAD：左前降支；LCX：左回旋支；RCA：右冠脉；LM：左主干。图中“*”标记处示ST段抬高和Q波形成发生在V_4~V_6，Ⅰ和aVL导联，心肌梗死的定位诊断在前侧壁+高侧壁。该部位发生心肌梗死常提示左回旋支病变。

2. 房性早搏和短阵房性心动过速的解析详见后续(见例80和96)。

3. 临床资料：超声心动图示急性心肌梗死(侧壁中下段、后壁中下段及心尖部)，轻度二尖瓣关闭不全，肺动脉高压伴中度三尖瓣关闭不全；冠脉造影示左前降支第一对角支开口处70%狭窄；左回旋支第一边缘支开口99%，第二边缘支近段90%。按新分类方法的诊断结果与超声心电图的结果更为一致。本病例梗死相关冠脉是左回旋支的分支，与心电图上的判断基本一致。

例45

女性,77岁,上腹痛近1周,伴有胸痛15小时就诊。原有胆囊炎史,自按“胆囊炎”治疗,服药已经5天。心电图检查见图45-1。

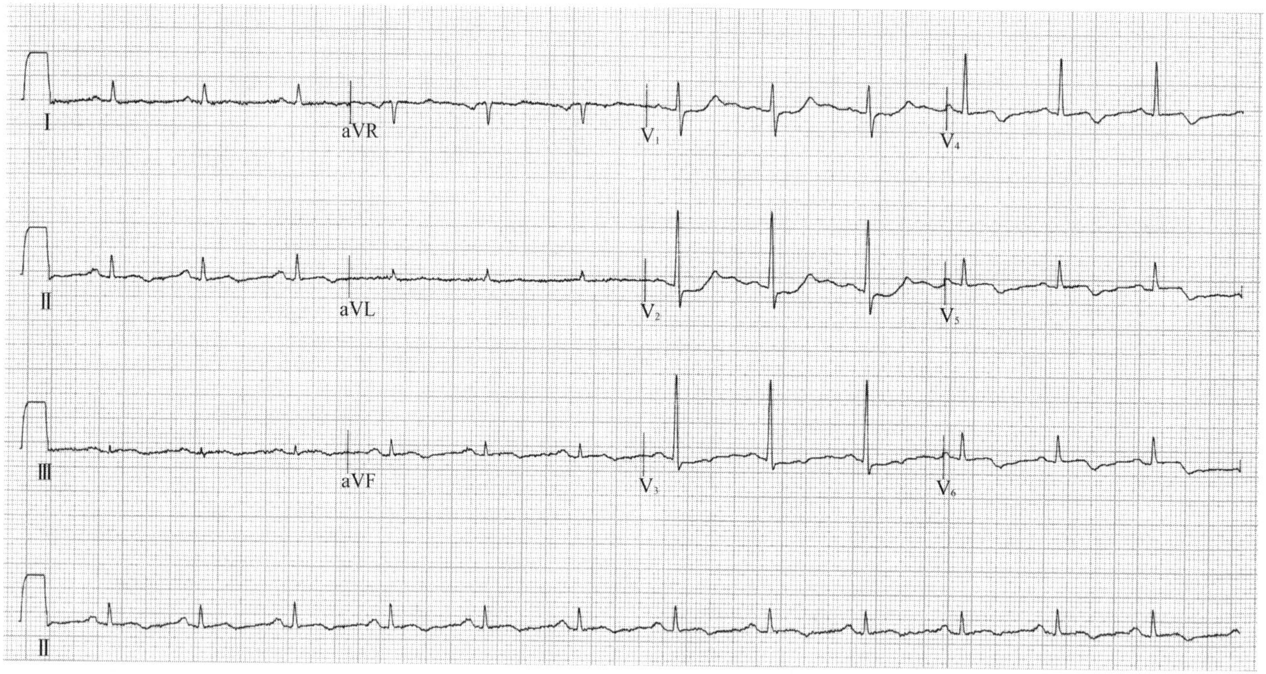

图45-1 例45心电图

心电图特点

1. 基本特点：心率：75次/分；PR间期：146ms；QRS波时间：72ms；QT/QTc间期：408/455ms；QRS波电轴：49°。

2. 6个肢体导联的QRS波振幅均≤0.5mV。Ⅱ、Ⅲ和aVF导联略呈弓背型，T波浅倒置。

3. V_f和V_2导联R波宽大，R/S>1。V_1~V_3导联ST段压低≥0.1mV，T波直立；V_4~V_6导联ST段呈弓背型，T波倒置。

心电图诊断

1. 急性后壁心肌梗死（急性期）。

2. 提示急性下壁心肌梗死。

3. 肢体导联低电压。

解析

1. 根据患者胸痛的症状，临床上考虑急性心肌缺血或心肌梗死。根据心电图中V_1和V_2导联R波宽大伴ST段压低和V_4~V_6导联ST段呈弓背型，推测后壁可能存在急性心肌梗死，因此附加V_7~V_9导联，可见V_7~V_9导联ST段呈弓背型，V_8和V_9导联可见q波（图45-2）。结合患者出现胸痛的时间和V_8和V_9导联中的q波，诊断为急性心肌梗死（急性期）。

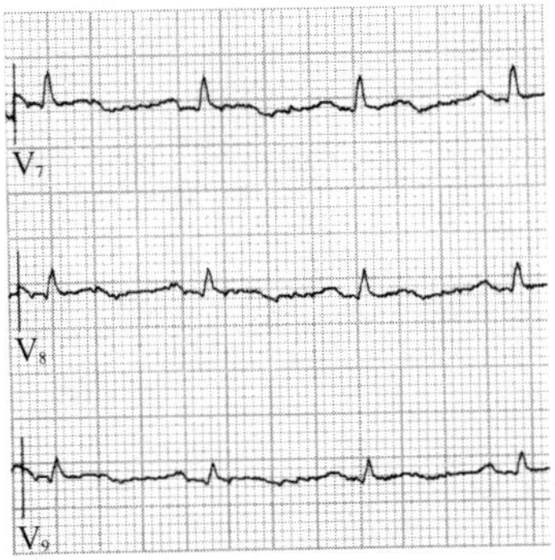

图45-2 V_7~V_9导联心电图

2. 本心电图中V_8和V_9导联有Q波，V_1和V_2导联R波宽大伴ST段压低，按传统方法定位诊断是后壁梗死。晚近包括超声心动图等成像技术的在体研究成功显示心脏在胸腔内的解剖位置，有学者建议将后壁心肌梗死更名为侧壁、下侧壁、基底侧壁及下壁基底部梗死等，但最终2007~2009年AHA/ACC/HRS关于心电图标准化建议仍保留“后壁梗死”这个名称。

3. 本心电图上尽管ST段无抬高，但V_4~V_9，Ⅱ、Ⅲ和aVF导联都呈弓背型，范围广泛，根据这些导联所对应的室壁，心肌缺血或梗死累及下壁、侧壁和后壁。定位诊断的明确有待于继续观察心电图上的动态演变。

例46

女性，76岁，有心肌梗死史，心电图检查见图46-1。

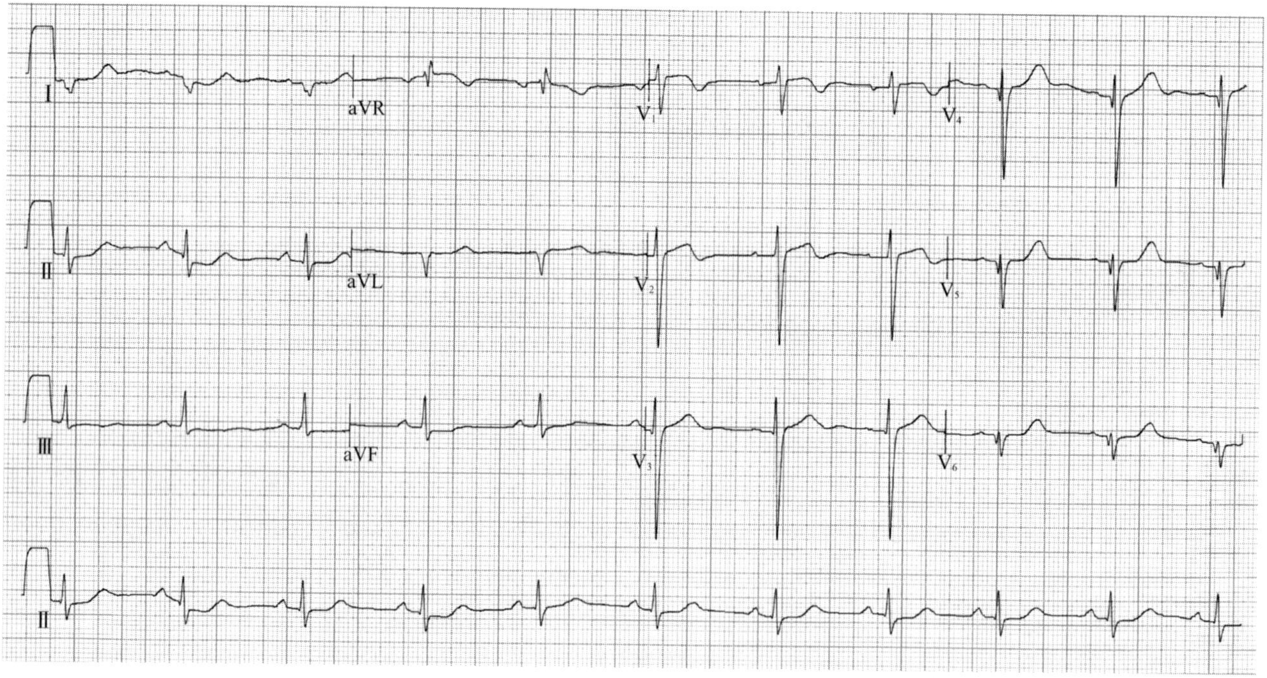

图46-1　例46心电图

心电图特点

1. 基本特点：心率：62次/分；PR间期：182ms；QRS波时间：112ms；QT/QTc间期：466/472ms；QRS波电轴：132°。

2. V_4~V_6导联QRS波呈qrS型，从V_4到V_6导联r波振幅逐渐降低。ST段无移位，T波直立。

3. Ⅰ和aVL导联QRS波呈QS型，ST段无移位，T波直立。

心电图诊断

陈旧性前侧壁和高侧壁心肌梗死。

解析

1. 陈旧性心肌梗死在心电图上只有Q波的存在。本心电图的诊断依据是V_4~V_6导联有异常Q波。

2. 在不同的心电图上，Q波的大小有很大的差异。本心电图上Q波比较小，主要是R波振幅的改变，在心电图诊断上应注意观察。

3. 本心电图中Q波发生在V_4~V_6导联，以及Ⅰ和aVL导联，传统定位诊断是前侧壁和高侧壁梗死。新分类定位诊断是前侧壁。

4. 应注意V_6导联中r波振幅极低，应附加V_7~V_9导联以观察侧后壁的心电图改变。本患者的V_7~V_9导联心电图仅V_7导联有极小q波（图46-2），因此心肌梗死的定位仍定在前侧壁。

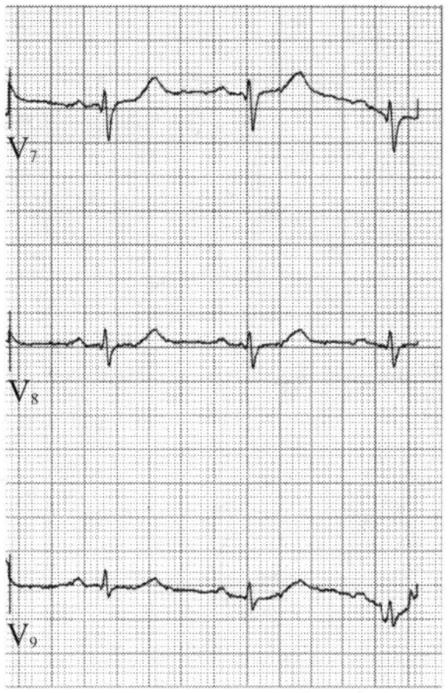

图46-2 附加V_7~V_9导联心电图

仅V_7导联有极小q波。

例 47

男性，84岁，胸痛9小时急诊，原有心肌梗死史20年。3天后入院，入院后心电图检查见图47-1。

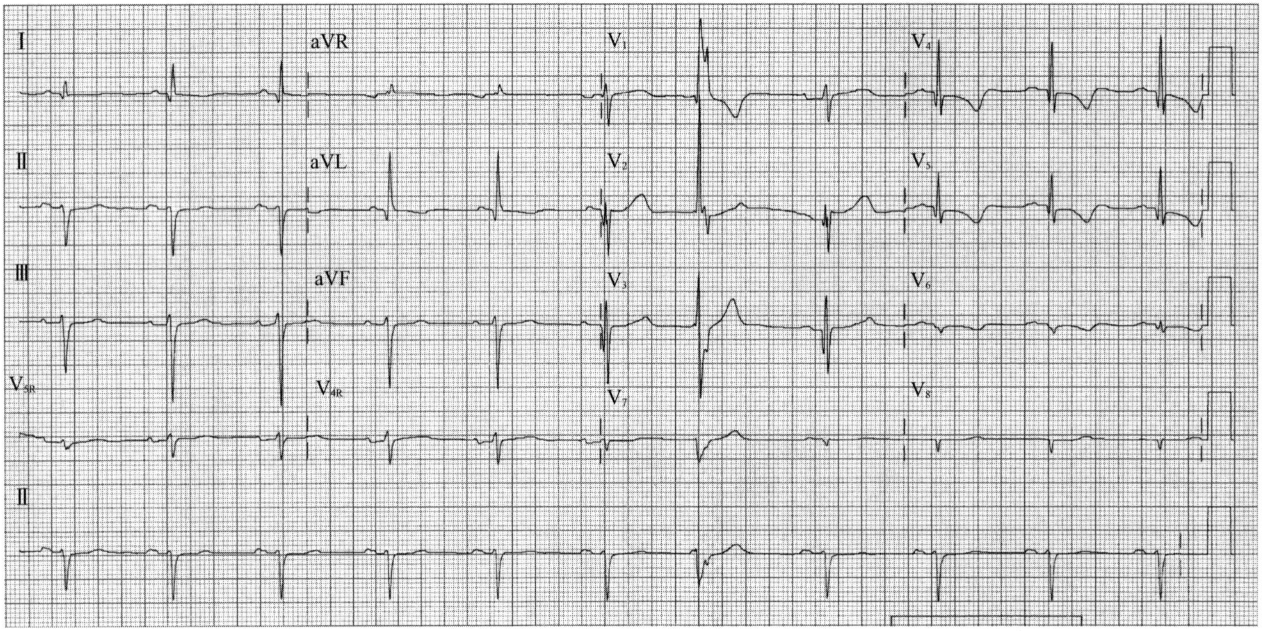

图47-1　例47心电图

心电图特点

1. 基本特点：心率：63次/分；PR间期：189ms；QRS波时间：85ms；QT/QTc间期：409/419ms；QRS波电轴：-73°。

2. V_2~V_5导联有q波，V_6~V_8导联QRS波呈QS型。V_2导联ST段抬高，余胸导联无明显抬高。V_4和V_5导联ST段压低，T波倒置。

3. Ⅰ和aVL导联呈qR型，q波深度<R波振幅的1/4，无明显ST段改变，T波浅倒置。

4. Ⅱ、Ⅲ和aVF导联QRS波呈rS型，无ST-T改变。

5. 可见提早的QRS-T波群，QRS波宽大畸形，代偿间期完全。

心电图诊断

1. 急性广泛前壁和侧后壁心肌梗死（急性期）。

2. 左前分支阻滞。

3. 室性早搏。

解析

1. 本心电图中Q波发生在V_2~V_8导联，按两种心肌梗死的定位诊断方法，定位诊断分别为广泛前壁和侧后壁，或广泛前壁和侧壁。

2. 本病例有心肌梗死病史20年，但心肌梗死的部位不详，在现有的心电图上对于陈旧性心肌梗死的定位诊断存在二种可能。一种可能是本次急性心肌梗死是陈旧性部位的再次梗死或梗死范围的扩大，也即梗死发生在同一部位；另一种可能是二次心肌梗死在不同部位。若是不同部位，哪一部位有陈旧性心肌梗死？

3. 通常心肌梗死的Q波是坏死的征象，应持久存在。但是较为局限的心肌梗死，在修复过程中，由于瘢痕组织收缩，Q波可消失，最常见的局限性下壁心肌梗死。根据本心电图上Ⅱ、Ⅲ和aVF导联QRS波的特点，尽管可以用左前分支阻滞来解释，但是不能排除陈旧性心肌梗死的可能。按照新的概念，单独的后壁梗死不常见，常伴发在下壁梗死中。关于左前分支阻滞的诊断将在例153中详细解释。

4. 临床资料：超声心动图示左心室室壁活动异常（下壁和后壁），左心房增大，肺动脉高压，主动脉瓣退行性变伴轻度关闭不全；冠脉造影示左前降支近端80%狭窄、中段100%阻塞，左回旋支中段100%阻塞，右冠脉近端50%狭窄、远端80%狭窄。由于发生两次心肌梗死，两种心肌梗死的定位诊断方法，其定位诊断与超声心电图的结果有所偏差。

例48

男性,52岁,突发胸痛1天急诊。急诊时心电图检查见图48-1。

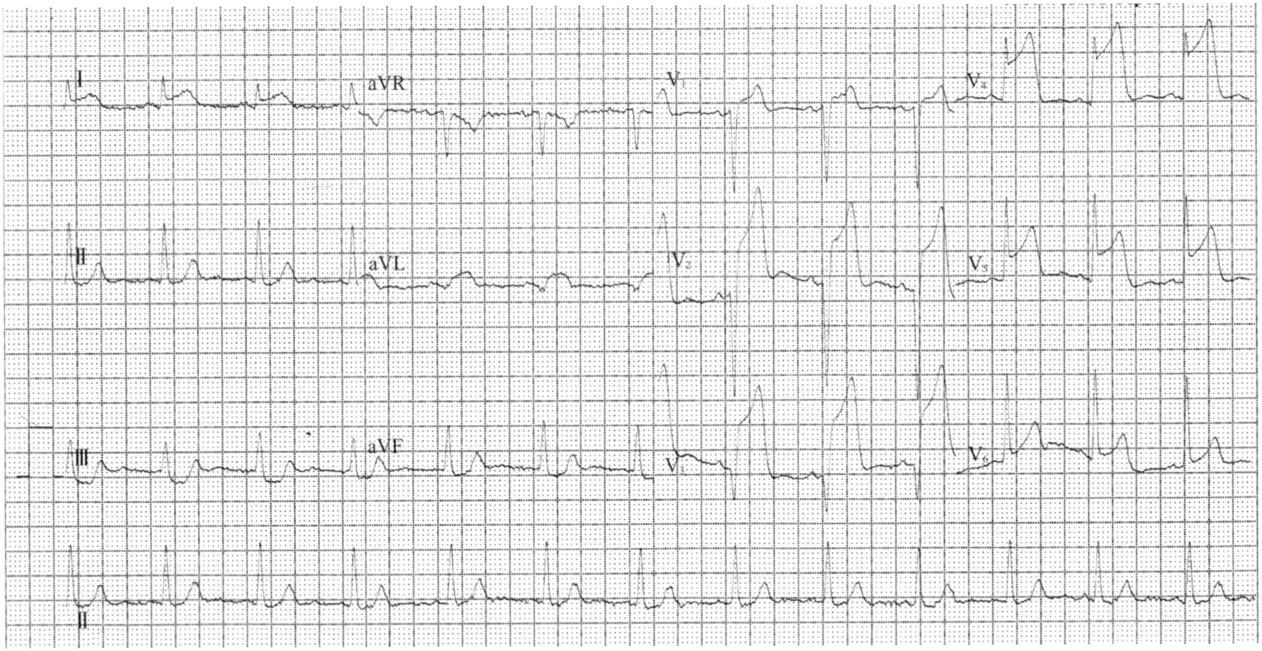

图48-1 例48心电图

心电图特点

1. 基本特点：心率：76次/分；PR间期：122ms；QRS波时间：90ms；QT/QTc间期：464/412ms；QRS波电轴：65°。

2. Ⅰ和aVL导联，V_1~V_6导联ST段抬高，其中V_2~V_5导联ST段抬高显著，T波直立。V_1导联有r波，V_2和V_3导联QRS波呈QS型，V_4~V_6导联QRS波均呈R型。

心电图诊断

急性广泛前壁心肌梗死（急性期）。

解析

1. 本心电图上胸导联中有显著的ST段抬高，急性心肌梗死的诊断明确。

2. 广泛前壁心肌梗死，心电图改变发生在Ⅰ、aVL、V_1~V_6导联，部分病例可仅累及V_1~V_6导联。本心电图中Ⅰ、aVL、V_1~V_6导联均有ST段抬高，两种心肌梗死的定位诊断方法，都定位诊断为广泛前壁梗死，梗死部位累及心尖部、间隔壁和侧壁；梗死相关冠脉为前降支近段，详见图48-2。

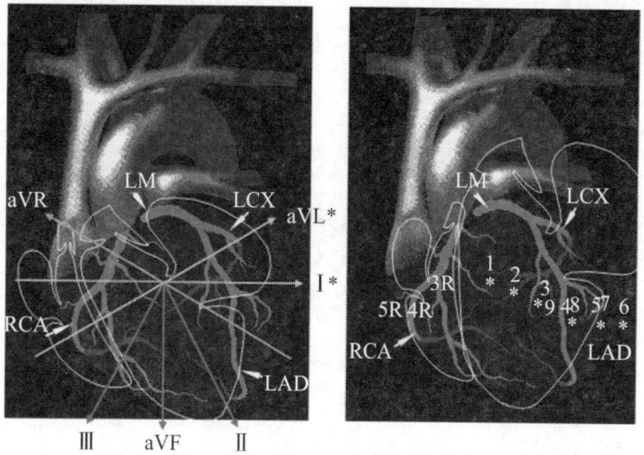

图48-2　广泛前壁心肌梗死的定位诊断

LAD：左前降支；LCX：左回旋支；RCA：右冠脉；LM：左主干。图中“*”标记处示ST段抬高发生在V_1~V_6、Ⅰ和aVL导联，心肌梗死的定位诊断是广泛前壁。该部位心肌梗死，常提示左前降支病变。

3. 正常时，V_1导联有R波，V_2和V_3导联的R波振幅应大于V_1导联的R波振幅。本心电图中V_2和V_3导联QRS波呈QS型，提示心肌梗死已经进入急性期。

例49

男性,62岁,上腹不适8天,突然晕厥1次急诊入院。入院后心电图检查见图49-1。

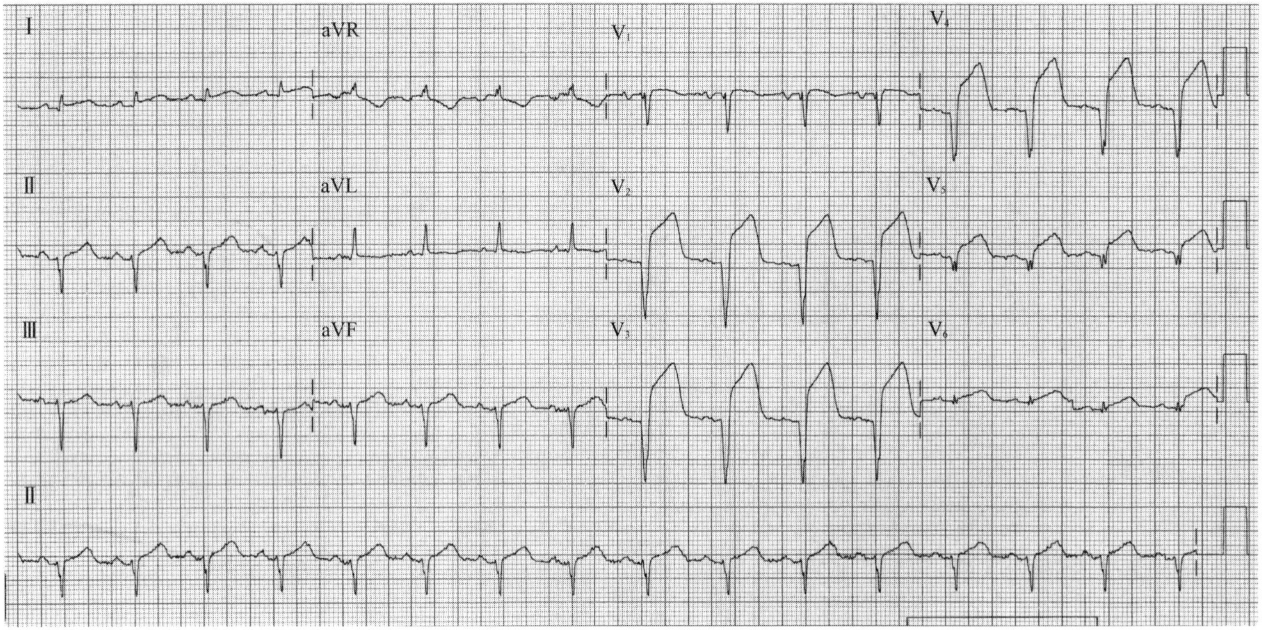

图49-1　例49心电图

心电图特点

1. 基本特点：心率：95次/分；PR间期：159ms；QRS波时间：76ms；QT/QTc间期：336/422ms；QRS波电轴：-72°。

2. Ⅰ、aVL、V_1~V_6导联ST段抬高，其中V_2~V_4导联ST段抬高显著，T波直立。V_1导联有q波，V_2~V_5导联QRS波呈QS型，V_6导联QRS波振幅极低。

心电图诊断

1. 急性广泛前壁心肌梗死（急性期）。

2. 左前分支阻滞。

解析

1. 本心电图中ST段抬高显著，急性心肌梗死不易漏诊。

2. 本心电图上Ⅰ、aVL、V_1~V_6导联均有ST段抬高，定位诊断应该是广泛前壁。按照心电图判断梗死部位累及心尖部、间隔壁和侧壁，梗死相关冠脉为前降支近段。

3. 正常时，V_1导联QRS波呈rS型，也可以呈QS型，但不能呈qrS型，即V_1导联不能有q波。本病例V_1导联有q波，即为异常Q波。V_1导联中的异常q波的识别详见图49-2。

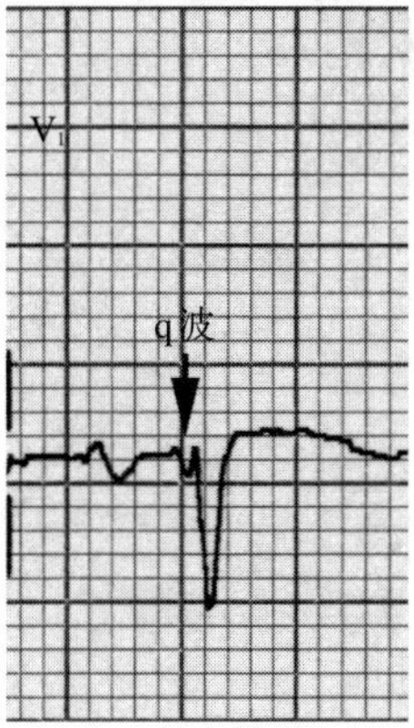

图49-2　V_1导联中的异常q波

V_1导联QRS波呈qrS型。

4. 临床资料：超声心动图示急性心肌梗死（室间隔近心尖部和心尖部），主动脉增宽，轻度二尖瓣和三尖瓣关闭不全，肺动脉高压，左心室收缩功能不全；冠脉造影示左前降支近端100%狭窄，左回旋支第一边缘支70%狭窄。本病例心电图诊断与超声心电图和冠脉造影的结果一致。

例50

男性,54岁,发作性胸痛3个月,剧烈胸痛4小时急诊。入院后突发心室颤动,经电复律治疗后恢复窦性心律,心电图检查见图50-1。

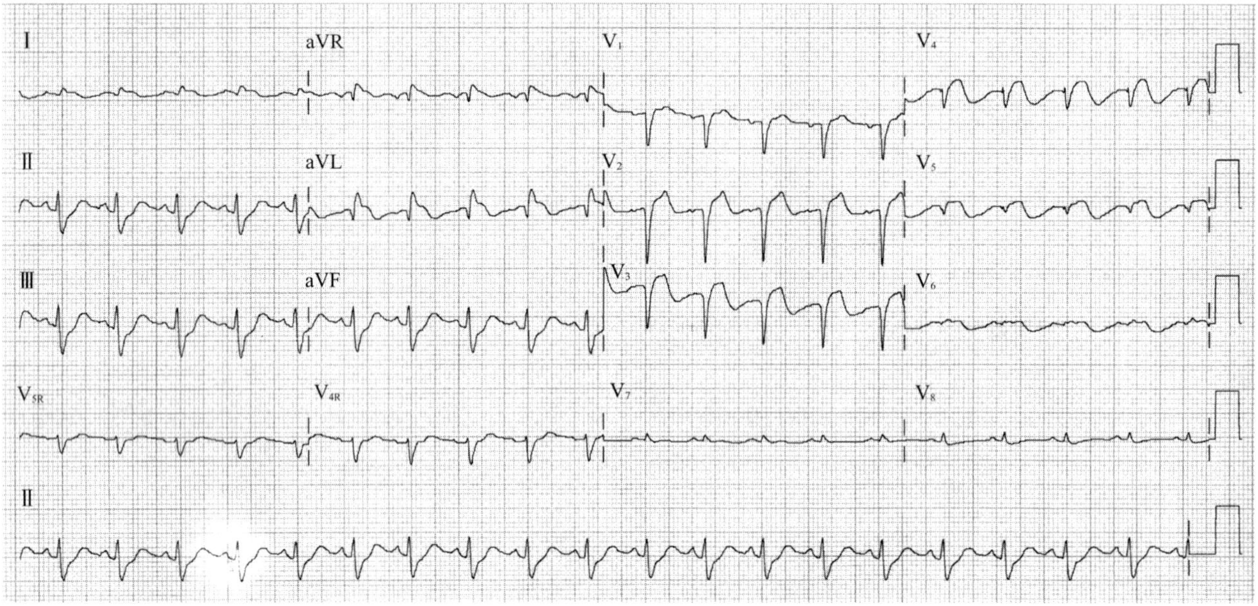

图50-1　例50心电图

心电图特点

1. 基本特点：心率：119次/分；PR间期：132ms；QRS波时间：105ms；QT/QTc间期：307/432ms；QRS波电轴：-71°。

2. Ⅰ、aVL、V_1~V_6导联ST段抬高，其中V_2~V_4导联ST段抬高显著，T波直立。Ⅰ和aVL导联QRS波呈qr型，V_1~V_5导联QRS波呈QS型，V_6导联QRS波振幅极低。

心电图诊断

1. 窦性心动过速。

2. 急性广泛前壁心肌梗死（急性期）。

3. 左前分支阻滞。

解析

1. 本心电图中ST段抬高显著，异常Q波分布广泛，急性心肌梗死不易漏诊。

2. 本心电图上Ⅰ、aVL、V_1~V_6导联均有ST段抬高，定位诊断应该是广泛前壁。

3. 临床资料：患者住院期死于心肺功能衰竭。本心电图上异常Q波分布广泛，提示心肌梗死范围广泛。由于梗死面积大，常易引起急性心功能不全或心源性休克。

例51

男性,71岁,胸痛20小时急诊入院。原有高血压史。入院后连续4天的心电图记录见图51-1～图51-4。

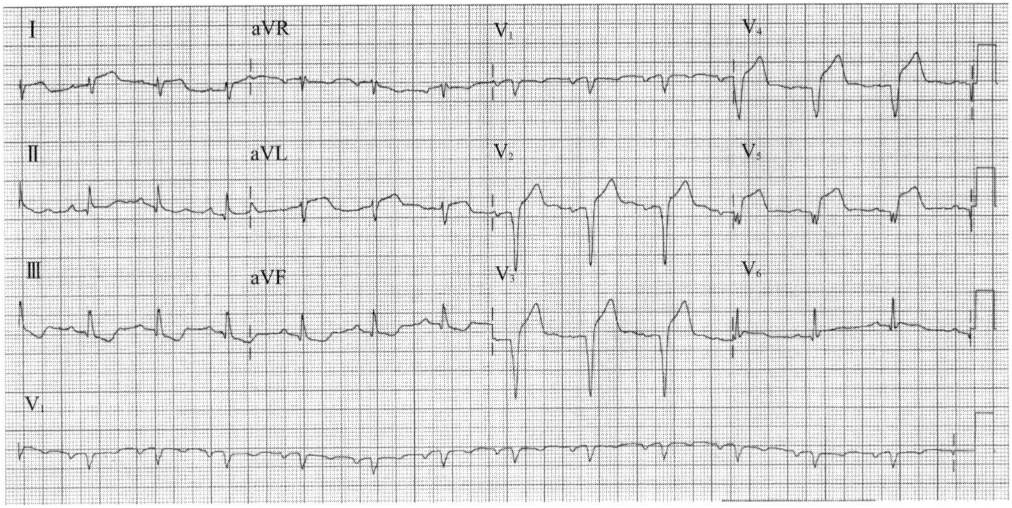

图51-1　7月24日
17时57分心电图

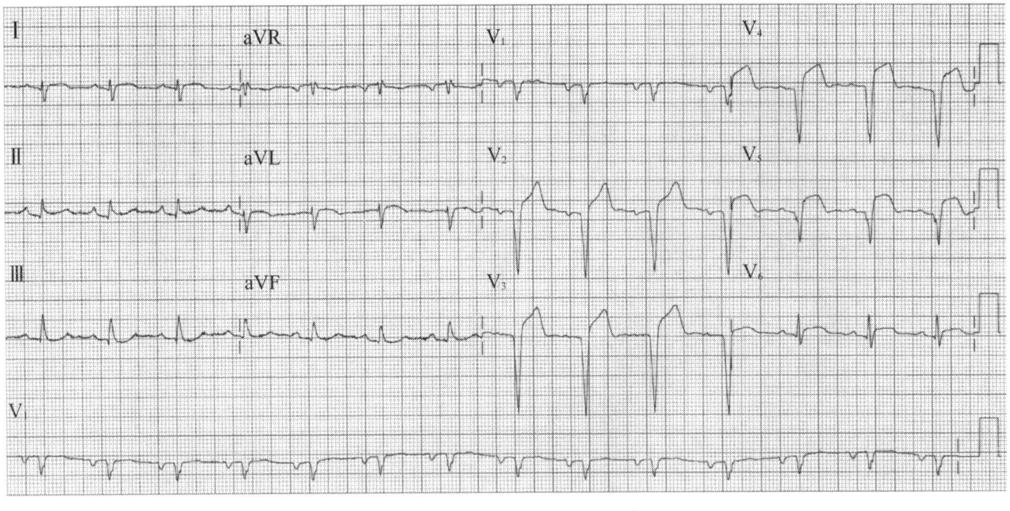

图51-2　7月25日
16时35分心电图

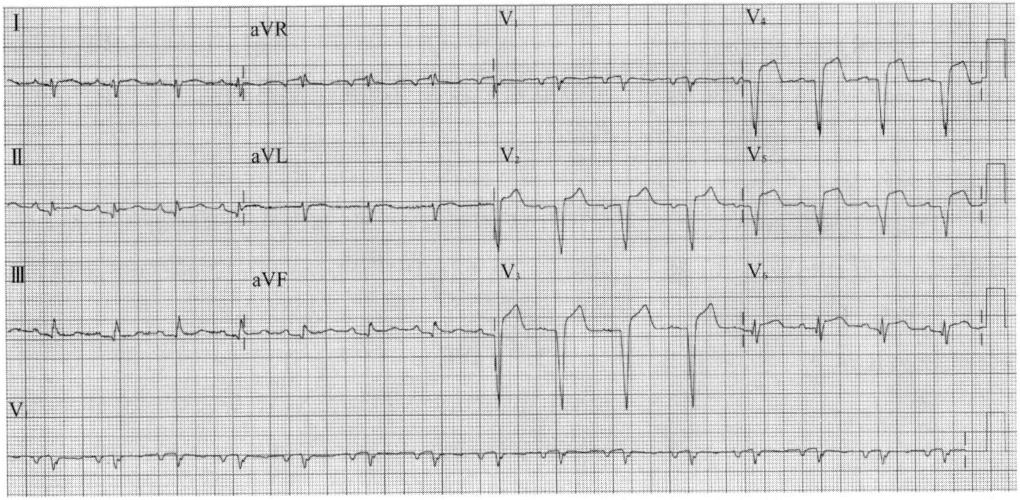

图51-3　7月26日
10时59分心电图

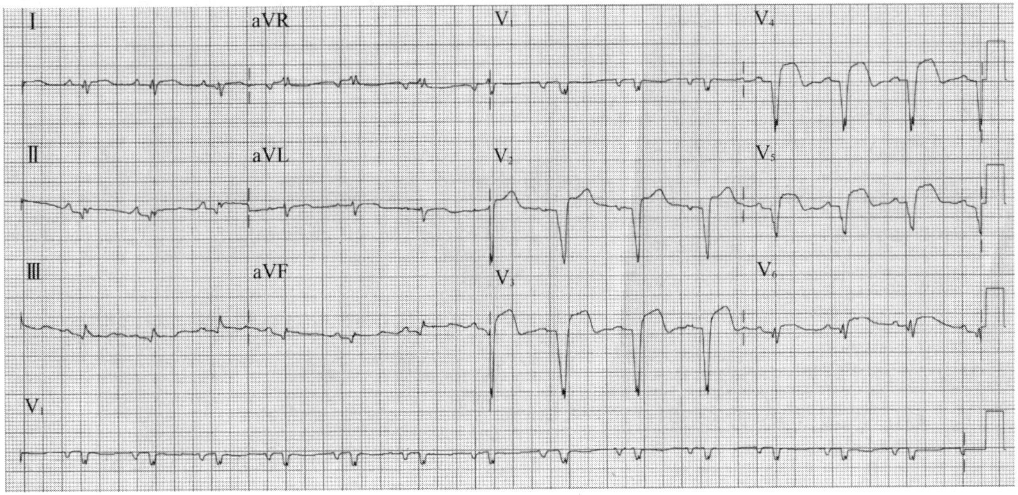

图51-4　7月27日
9时23分心电图

心电图特点

1. 图51–1

(1)基本特点：心率：79次/分；PR间期：202ms；QRS波时间：93ms；QT/QTc间期：354/406ms；QRS波电轴：103°。

(2)Ⅰ、aVL、V_1~V_6导联ST段抬高，其中V_2~V_4导联ST段抬高显著，T波直立。Ⅰ和aVL导联QRS波呈rS型，V_1~V_5导联QRS波呈QS型，V_6导联QRS波呈qRs型。

(3)Ⅱ、Ⅲ和aVF导联ST段压低，T波负正双向。

(4) ST段抬高aVL导联较aVR导联明显，ST段压低在Ⅲ导联较Ⅱ导联明显。

2. 图51–2

(1)基本特点：心率：84次/分；PR间期：183ms；QRS波时间：89ms；QT/QTc间期：348/411ms；QRS波电轴：103°。

(2)Ⅰ、aVL、V_1~V_6导联ST段抬高，其中V_2~V_4导联ST段抬高显著，T波直立。Ⅰ和aVL导联QRS波呈rS型，V_1~V_5导联QRS波呈QS型，V_6导联QRS波呈qRs型。

(3)Ⅱ、Ⅲ和aVF导联ST段无明显压低，T波直立；Ⅱ、Ⅲ和aVF导联QRS波振幅较图51–1为低。

3. 图51–3

(1)基本特点：心率：91次/分；PR间期：185ms；QRS波时间：94ms；QT/QTc间期：321/395ms；QRS波电轴：119°。

(2)Ⅰ、aVL、V_1~V_6导联ST段仍抬高，T波直立。Ⅰ和aVL导联QRS波呈rS型，V_1~V_5导联QRS波呈QS型，V_6导联QRS波呈qRs型，q波深度较图51–2为深，R波振幅较图51–2为低。

(3)Ⅱ和aVF导联ST段抬高，Ⅲ导联ST段无明显抬高，T波直立。Ⅱ和aVF导联QRS波振幅较图51–1和图51–2为低。

4. 图51–4

(1)基本特点：心率：84次/分；PR间期：181ms；QRS波时间：93ms；QT/QTc间期：363/429ms；QRS波电轴：125°。

(2)Ⅰ、aVL、V_1~V_6导联ST段仍抬高，T波直立。Ⅰ和aVL导联QRS波呈rS型，V_1~V_5导联QRS波呈QS型，V_6导联QRS波呈qRs型，q波深度较图51–3为深，R波振幅较图51–3为低。

(3)Ⅱ和aVF导联ST段抬高，Ⅲ导联ST段无明显抬高，T波低平。Ⅱ、Ⅲ和aVF导联QRS波振幅极低，呈qr型。

心电图诊断

1. 图51–1：急性广泛前壁心肌梗死(急性期)，Ⅰ度房室传导阻滞。

2. 图51–2：急性广泛前壁心肌梗死(急性期)。

3. 图51–3：急性广泛前壁和急性下壁心肌梗死(急性期)。

4. 图51–4：急性广泛前壁和急性下壁心肌梗死(急性期)。

解析

1. 本病例心电图的连续记录，可以发现心肌梗死面积的扩大：由广泛前壁发展至下壁。根据这一特点，推测梗死相关冠脉是左前降支。左前降支的长度在不同的患者中是不同的。只有长左前降支或对角支占优势者，近端阻塞时心肌损伤才可延伸至前侧壁，即所谓的广泛前壁心肌梗死，在心电图上表现为$V_1 \sim V_6$导联ST段抬高。长左前降支还可延伸并包绕至下壁或心尖部，梗死范围可累及下壁–心尖部，此时下壁导联中ST段抬高。短左前降支者或边缘支粗大者，左前降支阻塞，心肌损伤相对局限，即所谓的前间壁心肌梗死，在心电图上仅有$V_1 \sim V_3$导联ST段抬高。

2. 图51–1中，胸前各导联同时存在ST段抬高，并且ST段抬高延伸至高侧壁并伴有下壁导联ST段压低，提示左前降支近端阻塞。随后根据图51–2~图51–4，可以发现心肌梗死向下壁延伸，下壁导联ST段由压低转变成抬高。以上提示本病例为长左前降支。

3. 临床资料：超声心动图示急性广泛前壁心肌梗死，提示心尖部室壁瘤形成，肺动脉高压伴轻–中度三尖瓣反流。尽管患者未接受冠脉造影，但根据心电图特点，最可能的梗死相关冠脉是左前降支近端。在第一份心电图上，ST段抬高aVL导联较aVR导联明显，ST段压低在Ⅲ导联较Ⅱ导联明显，提示梗死相关冠脉是左前降支近端。此后心肌梗死由广泛前壁发展至下壁，进一步提示梗死相关冠脉是左前降支近端。根据2007~2009年AHA/ACC/HRS关于心电图标准化的建议，当Ⅰ和aVL导联、$V_1 \sim V_4$导联（有时V_6导联）出现ST段的抬高，同时Ⅱ、Ⅲ和aVF导联出现ST段的压低，自动化分析应当提示是由于冠状动脉左前降支近端闭塞导致的广泛前壁或前基底部的心肌缺血或梗死。

例52

女性，65岁，急性心肌梗死冠脉搭桥术后7个月，再发胸闷、心悸3小时急诊。入院第一次心电图见图52-1。

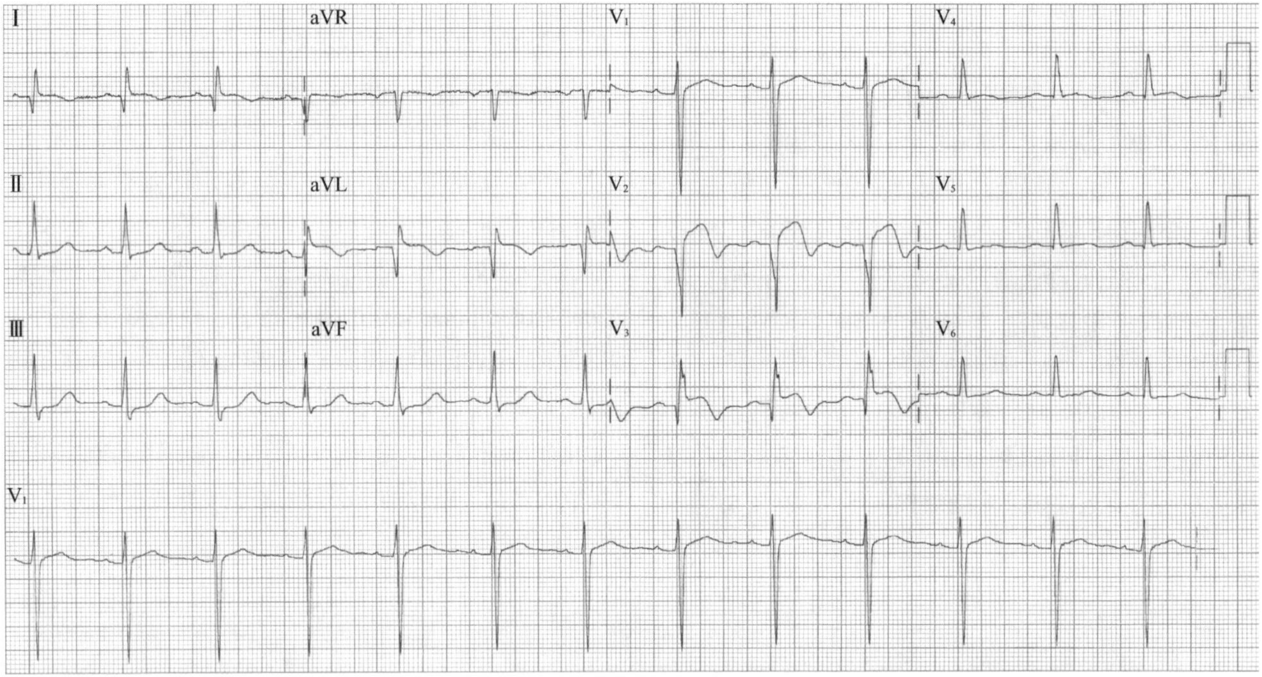

图52-1　例52心电图

心电图特点

1. 基本特点：心率：77次/分；PR间期：187ms；QRS波时间：100ms；QT/QTc间期：414/468ms；QRS波电轴：68°。

2. V_2和V_3导联ST段抬高≥0.1mV，T波倒置。V_4导联ST段抬高<0.1mV，T波低平。V_2导联QRS波呈QS型，V_3导联QRS波呈QR型。Ⅰ和aVL导联ST段抬高<0.1mV，T波倒置，QRS波呈QR型。

心电图诊断

再次急性前壁心肌梗死。

解析

1. 陈旧性心肌梗死再发心肌梗死和陈旧性心肌梗死伴室壁瘤形成在心电图上有时难以鉴别。本患者再次出现胸痛，因此首先考虑再次心肌梗死，连续的心电图记录有助鉴别诊断。

2. 本病例在连续的心电图记录（图52–2）中发现除了V_2和V_3导联ST段抬高和异常Q波外，V_4和V_5导联也先后出现了ST段抬高和异常Q波，因此提示再次心肌梗死，并伴有梗死面积的扩大。按照传统方法定位诊断，应为前壁梗死。按照新方法定位诊断，应为前壁心尖部梗死，梗死部位主要为间隔壁及前壁心尖部。

3. 本心电图上Ⅰ和aVL导联无明显ST段抬高和动态演变，但异常Q波始终存在，可能受累于前次心肌梗死。

4. 临床资料：超声心动图示心肌梗死（前壁、室间隔近心尖部和心尖部），左心室增大，左心室收缩功能降低，肺动脉高压伴轻度三尖瓣关闭不全。新的定位诊断方法与超声心动图的结果更为一致。

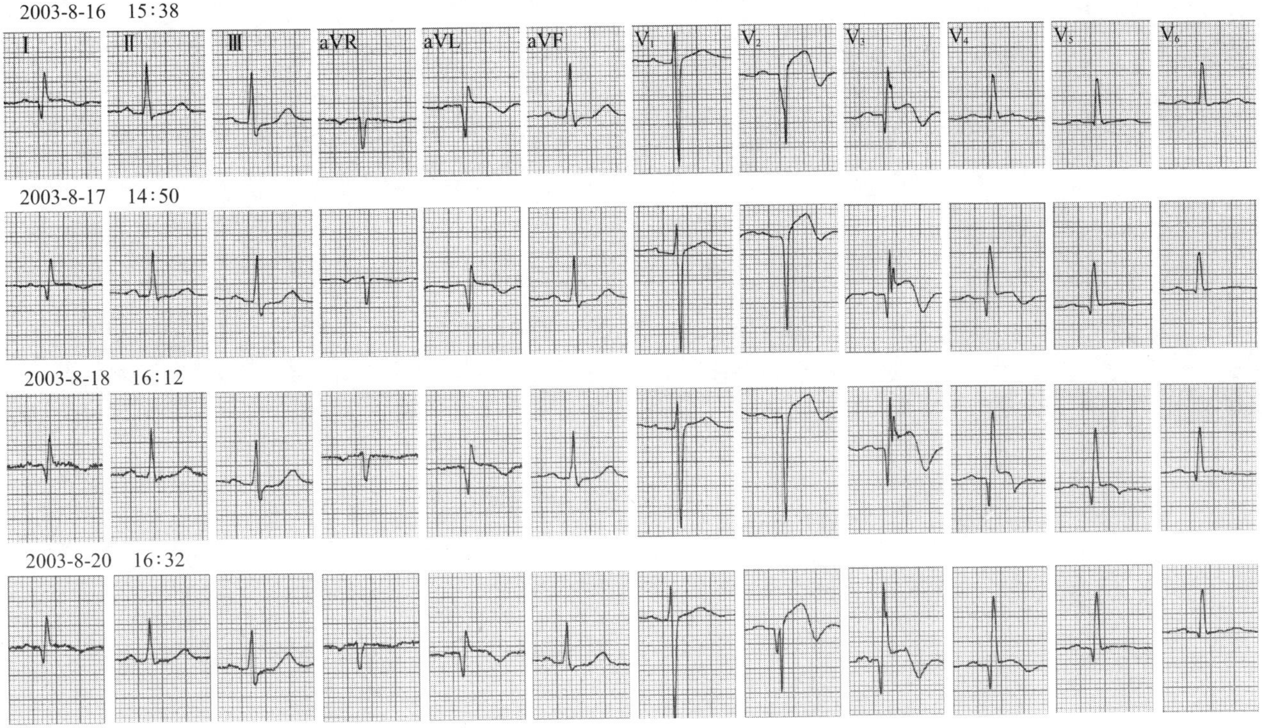

图52–2 后续心电图

例53

男性,52岁,有心肌梗死史8年,近感觉胸痛2周,入院接受冠脉造影。原有高血压史和冠脉介入治疗。入院后心电图记录见图53-1。

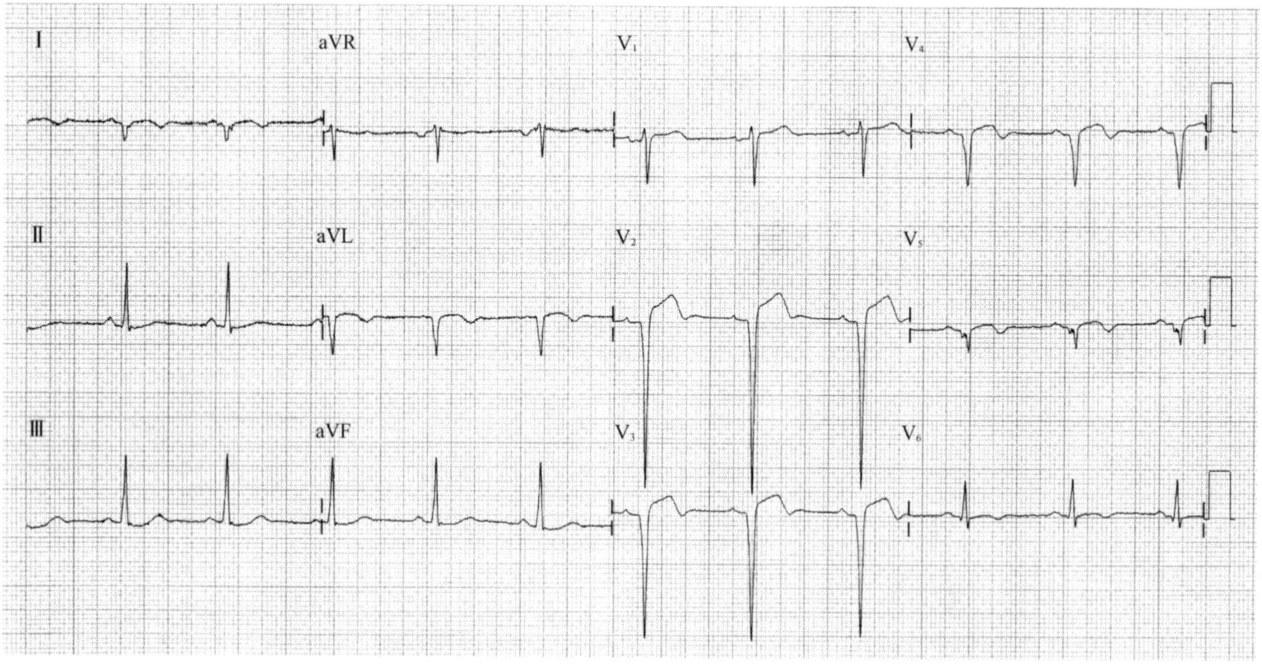

图53-1 例53心电图

心电图特点

1. 基本特点：心率：67次/分；PR间期：144ms；QRS波时间：94ms；QT/QTc间期：424/448ms；QRS波电轴：109°。

2. Ⅰ、aVL、V_2~V_5导联ST段抬高，其中V_2和V_3导联>0.1mV，T波正负双向，QRS波均呈QS型。

心电图诊断

1. 陈旧性广泛前壁心肌梗死。

2. 提示室壁瘤形成。

解析

1. 由于患者再次出现胸痛，心电图中ST段抬高考虑两个诊断：陈旧性心肌梗死再发心肌梗死和陈旧性心肌梗死伴室壁瘤形成。若为原部位再发心肌梗死，ST段抬高和异常Q波并存在同一导联中，这类心电图与陈旧性心肌梗死伴室壁瘤形成很难鉴别。连续心电图记录以动态观察ST段抬高的演变，对鉴别诊断有重要的价值。该患者心电图ST段无明显的动态演变，因此诊断提示室壁瘤形成可能，明确诊断还需要依赖其他影像技术。

2. 临床资料：超声心动图示陈旧性心肌梗死（前壁中部、基底部和心尖），心尖部室壁瘤形成，左心室增大，中度二尖瓣关闭不全；冠脉造影示左前降支中段支架内95%狭窄，右冠脉近端90%狭窄，中段50%狭窄。本从心电图上可以了解到，心肌梗死后ST段持续抬高与室壁瘤形成有关，但应与再发梗死相鉴别。

例54

男性，68岁，突发胸痛3小时急诊。急诊心电图检查见图54-1。

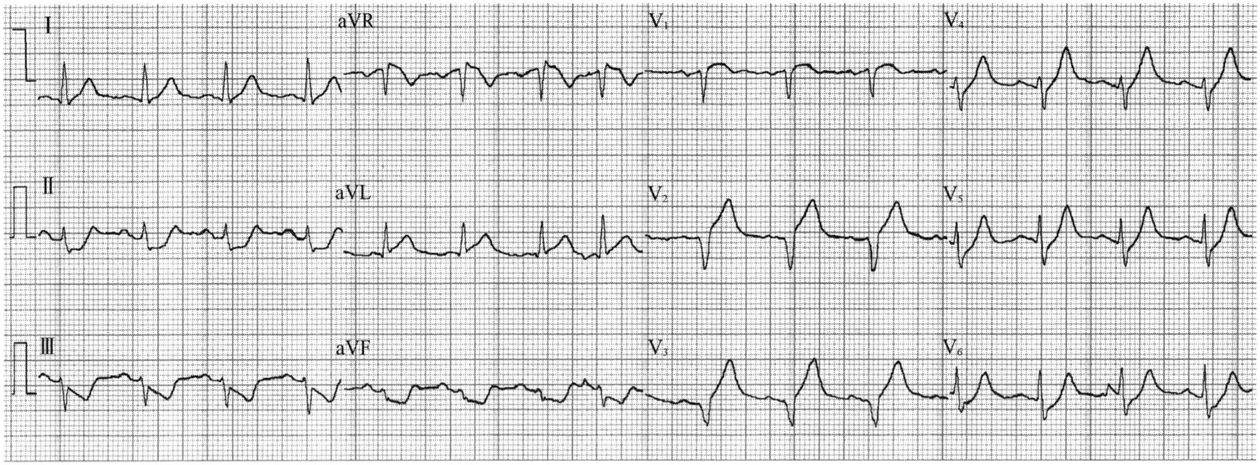

图54-1 例54心电图

心电图特点

1. 基本特点：心率：88次/分；PR间期：182ms；QRS波时间：110ms；QT/QTc间期：356/430ms；QRS波电轴：1°。

2. Ⅰ和aVL导联ST段抬高，aVL导联ST段抬高≥0.1mV；Ⅱ、Ⅲ和aVF导联压低≥0.1mV，最大压低见于Ⅲ导联；V_1~V_3导联ST段抬高≥0.1mV，T波直立高耸；V_4~V_6导联ST上斜型压低≥0.1mV，T波直立高耸。

3. V_1导联可见极小r波，V_2和V_3导联QRS波呈QS型，V_4导联有极小q波。余导联未见异常Q波。

心电图诊断

急性前壁心肌梗死。

解析

1. 本心电图上，除了急性心肌梗死特有的ST段抬高外，另有ST段压低。关于急性心肌梗死心电图中ST段抬高和压低之间的关系，有两种不同的解释。2007~2009年AHA/ACC/HRS关于心电图标准化的建议认为ST段压低是抬高ST段的对应性改变。这一观点认为在梗死区外膜面导联出现的ST段抬高，通常会伴有相对应导联ST段压低，存在ST段压低的导联与ST段抬高的导联正极的方向相反（差180°）。如果某一导联没有与之相背离的导联，那么常规心电图只能显示孤立存在的ST段抬高或压低。正极在左上方的aVL导联对应的导联是正极在右下方的Ⅲ导联，因此本心电图中Ⅲ导联的ST段明显压低，可以用aVL导联抬高的对应面改变来解释。但是也有观点认为是多支冠脉病变引起的非梗死区心肌缺血。

2. 连续记录心电图以观察ST段变化的演变，对于解释ST段抬高和压低之间的关系有一定意义，本病例第2天的心电图记录见图53-2，图中可以发现Ⅱ、Ⅲ和aVF导联压低有所恢复，同时Ⅰ、aVL、V_1~V_3导联的ST段抬高也有所恢复。

3. 第一次心电图上，异常Q波累及V_2和V_3导联，定位诊断是前壁或前壁心尖部梗死。第2天心电图上V_4导联QRS波也呈QS型，V_5导联q波>r波振幅的1/4，因此诊断急性广泛前壁心肌梗死。

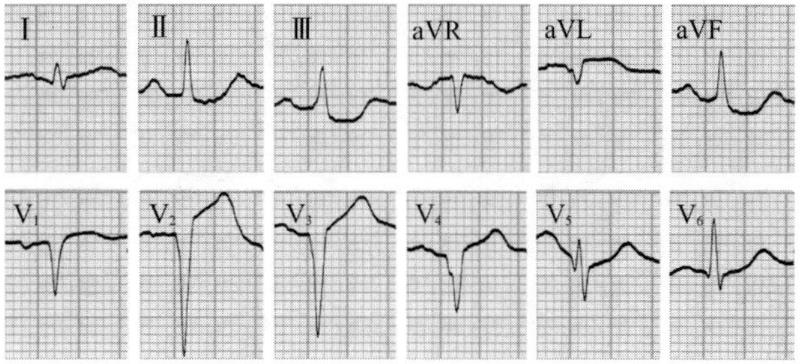

图54-2　发病后第2天心电图

例55

男性,51岁,晨起胸痛就诊。心电图检查见图55-1。

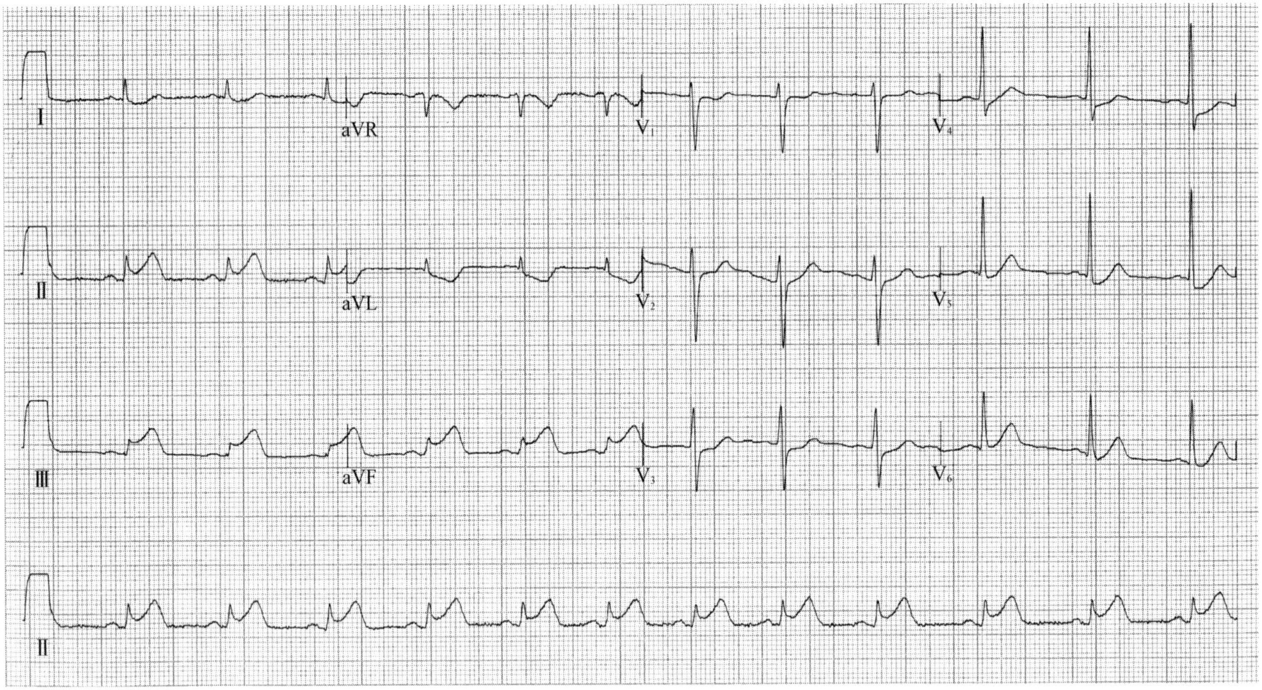

图55-1　例55心电图

心电图特点

1. 基本特点：心率：73次/分；PR间期：150ms；QRS波时间：92ms；QT/QTc间期：396/436ms；QRS波电轴：54°。

2. 6个肢体导联的QRS波振幅均＜0.5mV。Ⅱ、Ⅲ和aVF导联ST段抬高≥0.1mV，T波直立高耸。Ⅰ和aVL导联压低≥0.1mV。

3. Ⅱ、Ⅲ和aVF导联未见异常Q波。

心电图诊断

1. 急性下壁心肌梗死（超急性期）。

2. 肢体导联低电压。

解析

1. 患者出现胸痛后立即就诊，心电图记录距胸痛出现的时间约1小时，因此急性心肌梗死可能仍处于超急性期。

2. 由于心电图中Ⅱ、Ⅲ和aVF导联仅有ST段抬高，而无异常Q波，因此心电图诊断为急性下壁心肌梗死（超急性期）。

例 56

男性，84岁，突发胸痛2小时急诊。入院后第1次心电图检查见图56-1，第2天心电图检查见图56-2。

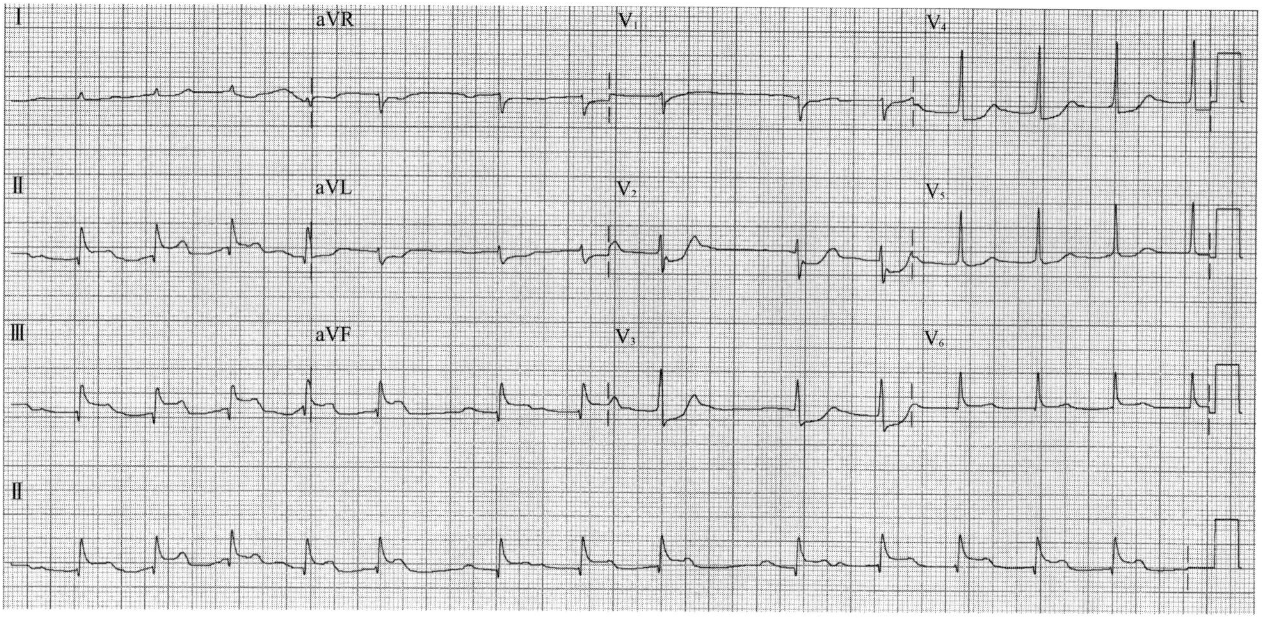

图56-1　入院第一天心电图(1月13日14时18分)

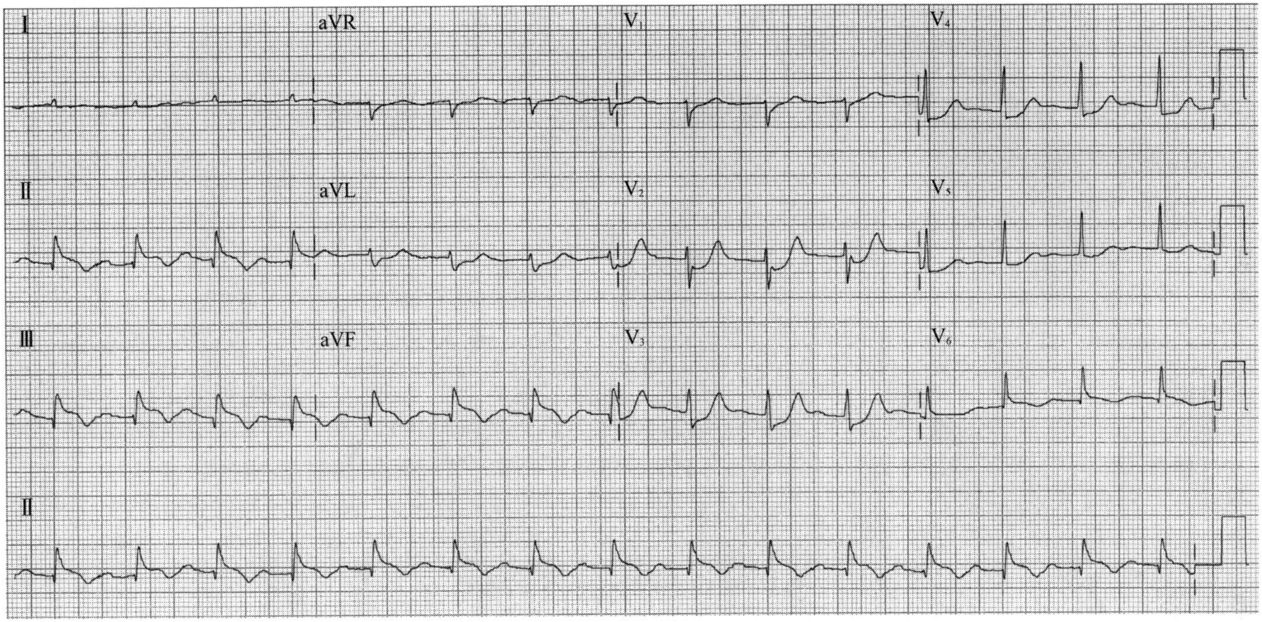

图56-2　入院第二天心电图(1月14日15时03分)

心电图特点

1. 图56–1

（1）基本特点：心率：92次/分；PR间期：不定；QRS波时间：101ms；QT/QTc间期：392/485ms；QRS波电轴：88°。

（2）Ⅱ、Ⅲ和aVF导联ST段抬高≥0.1mV，$ST_{Ⅲ}>ST_{Ⅱ}$，T波直立，有异常Q波。aVL、V_1~V_5导联ST段压低≥0.1mV，T波直立，无异常Q波。

（3）PR间期逐一延长，直到P波后脱落一次QRS波，该现象周而复始出现。

2. 图56–2

（1）基本特点：心率：90次/分；PR间期：230 ms；QRS波时间：94ms；QT/QTc间期：362/443ms；QRS波电轴：89°。

（2）Ⅱ、Ⅲ和aVF导联ST段抬高≥0.1mV，$ST_{Ⅲ}>ST_{Ⅱ}$，T波倒置，有异常Q波。aVL、V_1~V_5导联ST段压低≥0.1mV，T波直立，无异常Q波。

（3）PR间期延长。

心电图诊断

1. 图56–1：急性下壁心肌梗死，Ⅱ度Ⅰ型房室传导阻滞。

2. 图56–2：急性下壁心肌梗死，Ⅰ度房室传导阻滞。

解析

1. 患者有胸痛，结合心电图特点，急性下壁心肌梗死诊断可以确定。但是图56–1中由于PR间期长，心率较快，P波叠入前一心动的T波上，房室传导阻滞不易被识别。此时单导联长节律图有助于诊断（图56–3）。Ⅱ度Ⅰ型房室传导阻滞的解析详见例130。

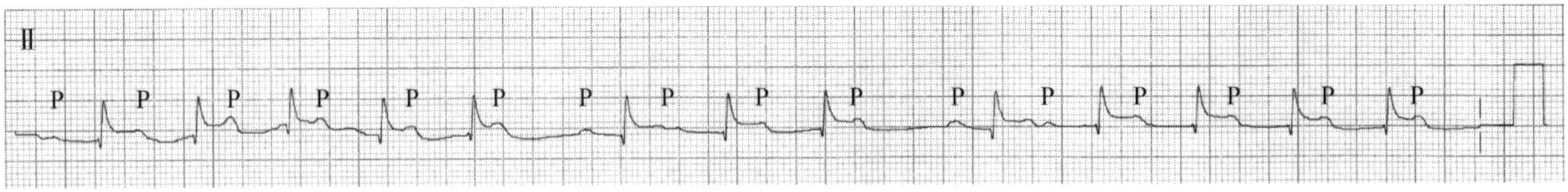

图56–3　Ⅱ度Ⅰ型房室传导阻滞的识别

图中P–R间期逐一延长，直到P波后脱落一次QRS波，周而复始出现。这是Ⅱ度Ⅰ型房室传导阻滞的典型改变。

2. 心肌梗死常并发心律失常，不同部位心律失常好发类型不同。对于下壁心肌梗死，梗死相关冠脉以右冠脉占绝大多数，少数为左回旋支，偶尔为左前降支。若梗死相关冠脉是右冠脉，常可并发窦性缓慢性心律失常和房室传导阻滞，原因是大部分人窦房结和房室结的血供来自右冠脉。因此，从下壁心肌梗死合并房室传导阻滞可以推测右冠脉是梗死相关冠脉。

3. 右冠脉引起的心肌梗死位于下壁的右侧段（图

56-4中灰色标注区)，Ⅲ导联面对下壁的右侧段，而Ⅱ导联面对下壁的左侧段和高侧壁的下部，因此与右冠脉相关的心肌梗死在Ⅲ导联中改变更为明显，表现为Ⅲ导联ST段抬高大于Ⅱ导联ST段抬高。aVL导联是Ⅲ导联的对应导联，常会出现ST段的压低(图56-4)。本心电图中$ST_{Ⅲ}>ST_{Ⅱ}$，aVL导联ST段压低，同时合并房室传导阻滞，强烈提示右冠脉是梗死相关冠脉。

4. 临床资料：超声心动图示左心室下壁收缩活动明显降低。心电图定位诊断与超声心电图结果一致。

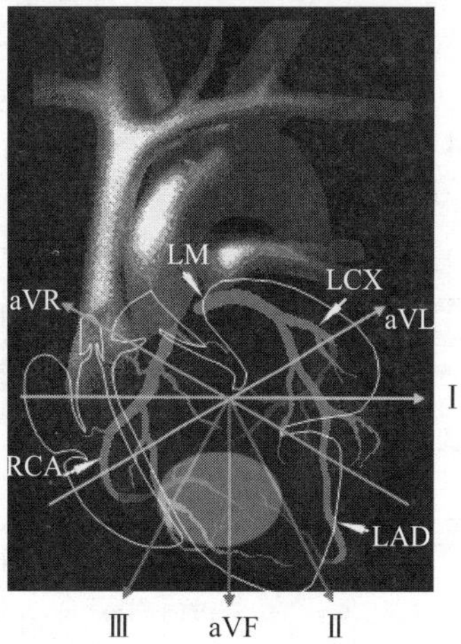

图56-4　下壁心肌梗死梗死相关冠脉的鉴别

LAD：左前降支；LCX：左回旋支；RCA：右冠脉；LM：左主干。

例 57

男性，84 岁，突发胸痛 2 小时急诊。入院后第 4 天接受冠脉造影前心电图检查见图 57–1。

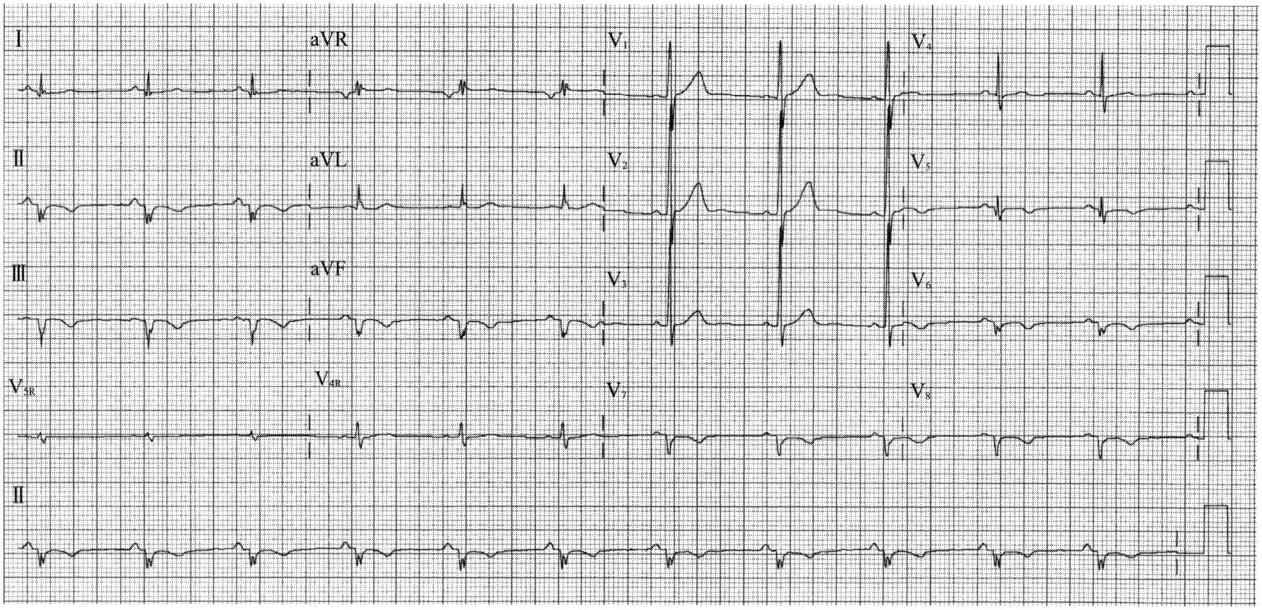

图 57–1　例 57 心电图

心电图特点

1. 基本特点：心率：66次/分；PR间期：141ms；QRS波时间：77ms；QT/QTc间期：380/399ms；QRS波电轴：-85°。

2. Ⅱ、Ⅲ和aVF导联ST段呈弓背型，T波倒置，QRS波呈QS型。V_1导联R/S>1，V_5~V_8导联ST段呈弓背型，T波倒置，V_5导联R波振幅明显降低，V_6~V_8导联QRS波呈qs型。

心电图诊断

急性下壁+侧后壁心肌梗死。

解析

1. 本心电图上，心肌梗死的部位包括下壁和侧后壁。下壁心肌梗死相关冠脉以右冠脉为绝大多数，少数为左回旋支，偶尔可以是左前降支。若左回旋支是梗死相关冠脉，由于左回旋支的血供向左室侧后壁延伸，因此左回旋支闭塞引起的下壁心肌梗死，aVL、V_5和V_6导联常也有心肌梗死的相应改变（图57-1灰色标注区）。本心电图距发病时间较长，抬高的ST段已基本回复至等电位线。根据Q波所累及的导联，心肌梗死的定位诊断是下壁和侧后壁梗死，梗死相关冠脉推测是左回旋支。

2. 临床资料：超声心动图示左心室下壁收缩活动明显降低；冠脉造影示左回旋支中段95%狭窄。对梗死部位的定位诊断和对梗死相关冠脉的判断，心电图有重要的价值。

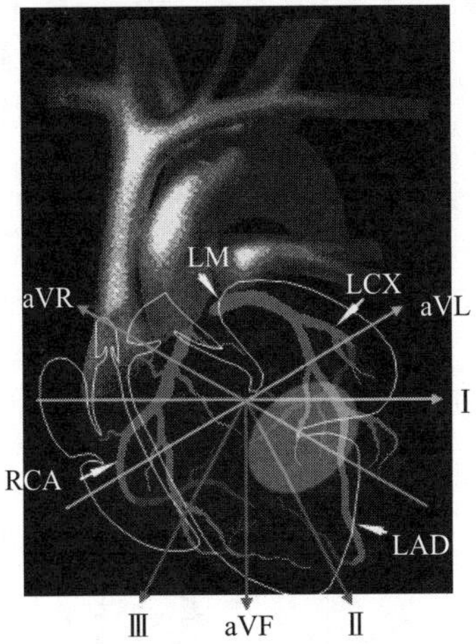

图57-1　下壁心肌梗死梗死相关冠脉的鉴别

LAD：左前降支；LCX：左回旋支；RCA：右冠脉；LM：左主干。

例58

男性,55岁。胸痛7天不能缓解而至门诊就诊。心电图记录见图58-1。

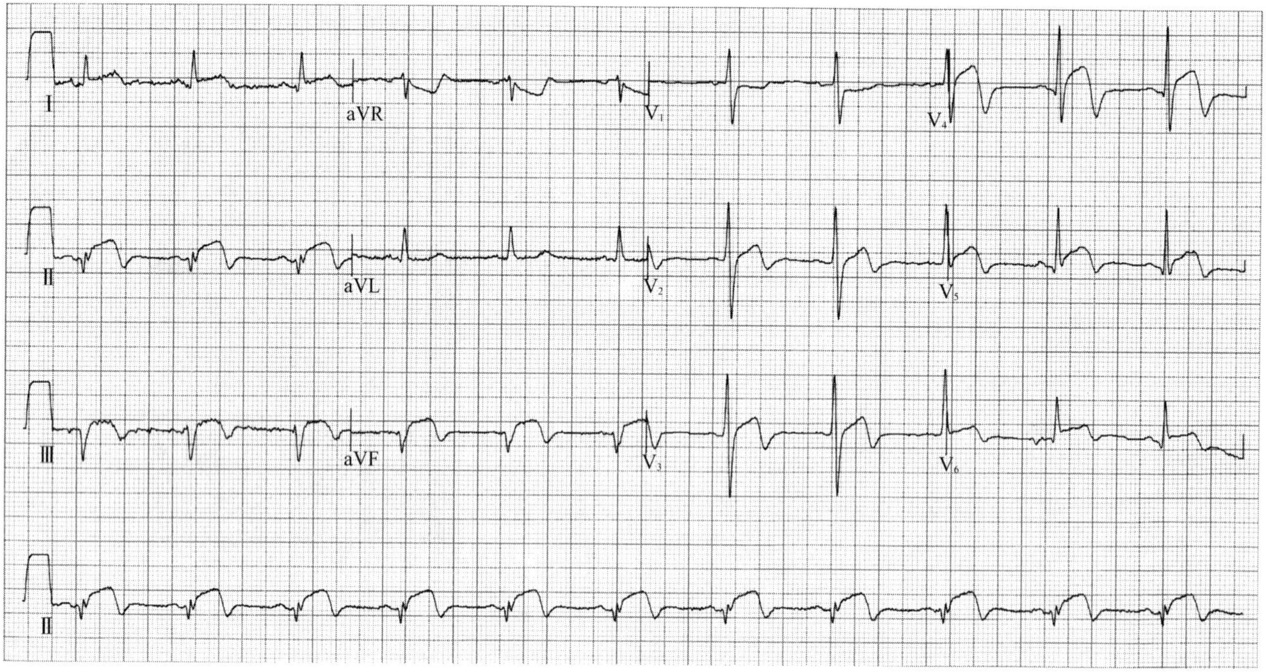

图58-1　例58心电图

心电图特点

1. 基本特点：心率：66次/分；PR间期：138ms；QRS波时间：102ms；QT/QTc间期：434/454ms；QRS波电轴：-30°。

2. Ⅱ、Ⅲ和aVF导联ST段抬高≥0.1mV，T波倒置，异常Q波形成。

3. Ⅰ、V_2~V_6导联ST段抬高≥0.1mV，T波直立或倒置，无异常Q波形成。V_1导联ST段压低≥0.1mV，T波倒置。V_1和V_2导联R波振幅较高。

心电图诊断

急性广泛前壁和下壁心肌梗死。

解析

1. 尽管本心电图诊断"急性广泛前壁和下壁心肌梗死"并无异议，但是根据V_1和V_6导联的心电图特点，考虑梗死范围延伸至侧后壁，因此加做V_7~V_9导联心电图（图58-2），根据V_7~V_9导联心电图，本病例心肌梗死的定位诊断应是"急性广泛前壁、下壁和侧后壁心肌梗死"。目前统一的认识是，对于心肌梗死，尤其是下壁心肌梗死，应常规加做V_7~V_9导联心电图。

2. 心电图对于心肌梗死的价值是：识别心肌梗死的发生，提示梗死心肌的范围和提示梗死相关冠脉。下壁心肌梗死相关冠脉以右冠脉占绝大多数，少数为左回旋支，偶尔可以是左前降支。左前降支引起下壁心肌梗死的原因是左前降支长，包绕至心尖部，甚至延伸至侧后壁。本例心电图改变所分布的导联涉及广泛前壁、下壁和侧后壁，因此考虑梗死相关冠脉位于左前降支。

3. 临床资料：超声心动图示左心室增大，室间隔近心尖部、前壁近心尖部和心尖部收缩降低；冠脉造影示左前降支远端80%狭窄。

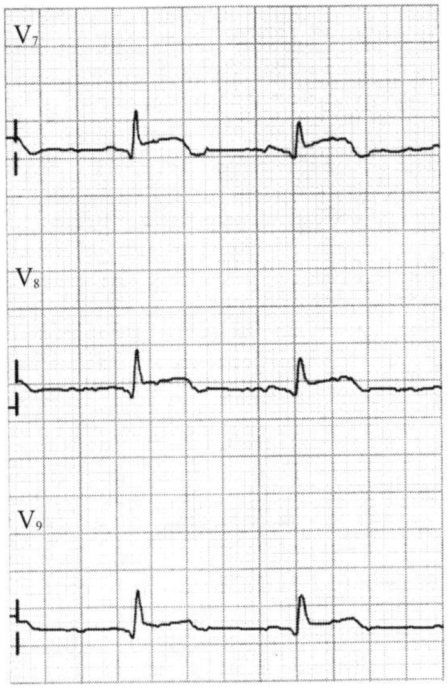

图58-2 V_7~V_9导联心电图

V_7~V_9导联中ST段抬高，异常Q波形成。

例59

女性,50岁,冠脉搭桥术后3年,又发胸痛10天。原有高血压史。入院后心电图检查见图59-1。

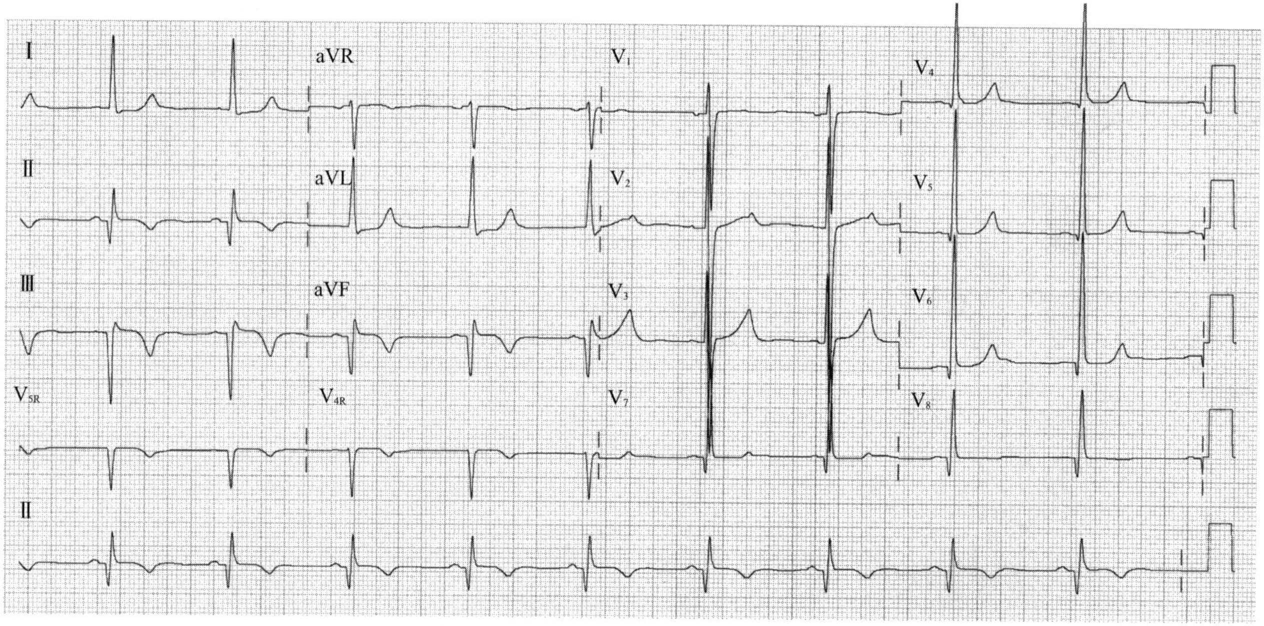

图59-1 例59心电图

心电图特点

1. 基本特点：心率：58次/分；PR间期：149ms；QRS波时间：101ms；QT/QTc间期：439/431ms；QRS波电轴：−22°。

2. Ⅱ、Ⅲ和aVF导联异常Q波，ST段无移位，T波倒置。

3. V_5导联R波振幅>2.5mV，$R_{V5}+S_{V1}$>3.5mV（女性），Ⅰ导联R波振幅>1.5mV，aVL导联R波振幅>1.1mV。

心电图诊断

1. 窦性心动过缓。

2. 急性下壁心肌梗死（近期）。

3. 左心室肥厚。

解析

1. 由于患者就诊较晚，心电图上有异常Q波，但ST段已经回落至等电位线。根据胸痛症状出现的时间和心电图特点，应诊断为急性心肌梗死（近期）。

2. 在诊断心肌梗死的同时，仍应注意其他异常心电图的诊断，本患者同时有提示左心室肥厚的心电图改变。

3. 临床资料：超声心动图示左心室下壁活动异常，左心房和左心室增大，左心室收缩功能降低；冠脉造影示左前降支近端血栓形成，右冠脉中段100%阻塞。由于异常Q波位于下壁导联，因此不影响心电图对左心室肥厚的诊断。

例60

男性，49岁，心肌梗死后1个月余，门诊复查，心电图检查见图60-1。

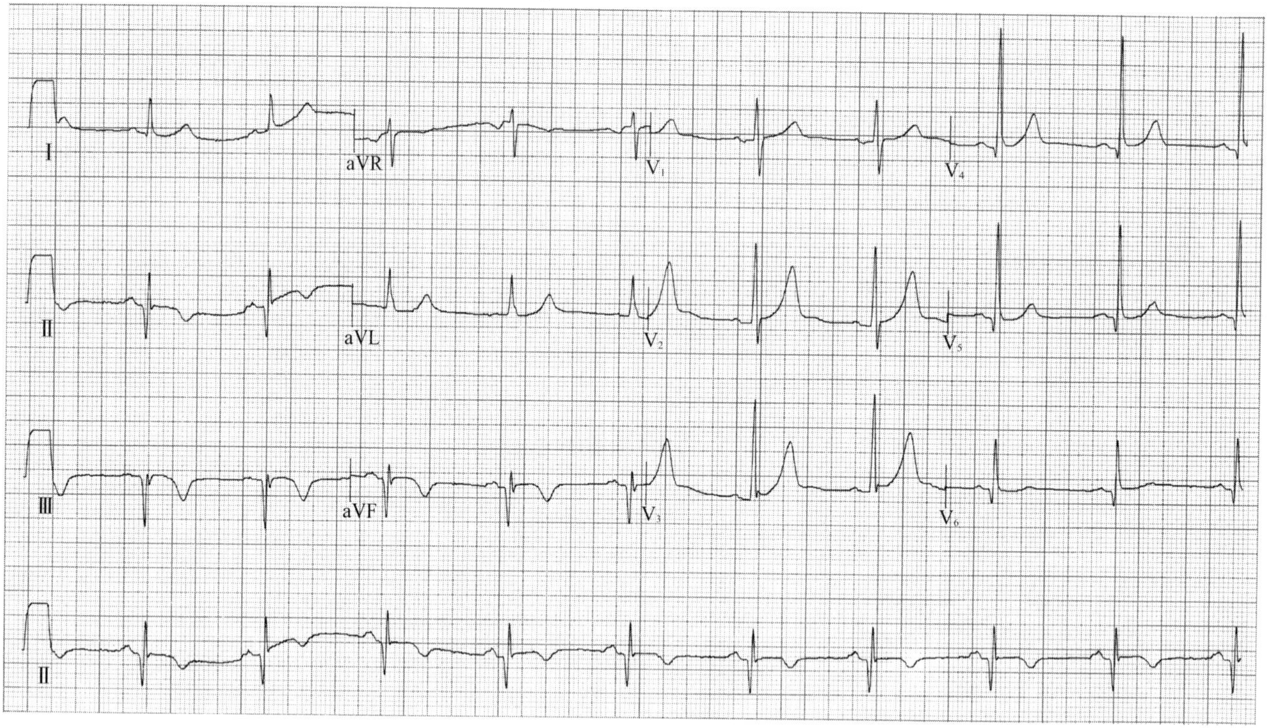

图60-1 例60心电图

心电图特点

1. 基本特点：心率：59次/分；PR间期：166ms；QRS波时间：90ms；QT/QTc间期：438/433ms；QRS波电轴：-13°。

2. Ⅱ、Ⅲ和aVF导联异常Q波，ST段无移位，T波倒置。

3. V_6导联QRS波呈qR型，Q波深度>R波振幅1/4。V_1导联R/S>1。

心电图诊断

1. 陈旧性下壁心肌梗死。

2. 提示陈旧性后侧壁心肌梗死。

解析

1. 根据心电图特点，陈旧性下壁心肌梗死的诊断明确。由于V_6导联QRS波呈qR型，V_1导联R/S>1，应考虑后壁是否也累及，因此附加V_7~V_9导联（图60-2）。根据图60-2中V_7~V_9导联的异常Q波，陈旧性侧后壁心肌梗死也能明确。

2. 本例心电图提示，附加导联有助于心肌梗死的诊断和定位诊断。

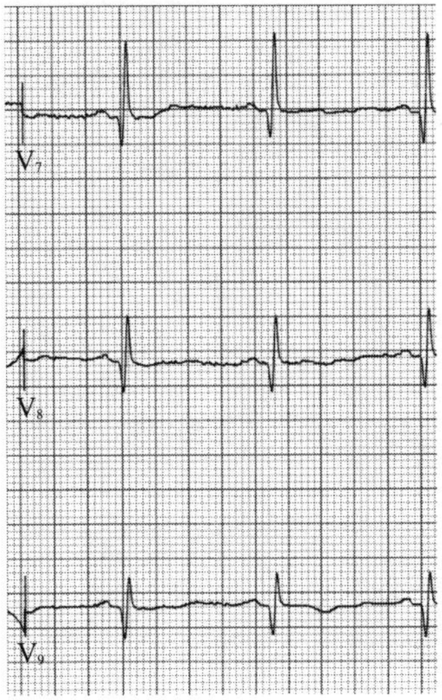

图60-2　V_7~V_9导联心电图

V_7~V_9导联上有异常Q波。

例 61

男性，50岁，突发胸痛伴头晕急诊，心电图检查见图61-1。

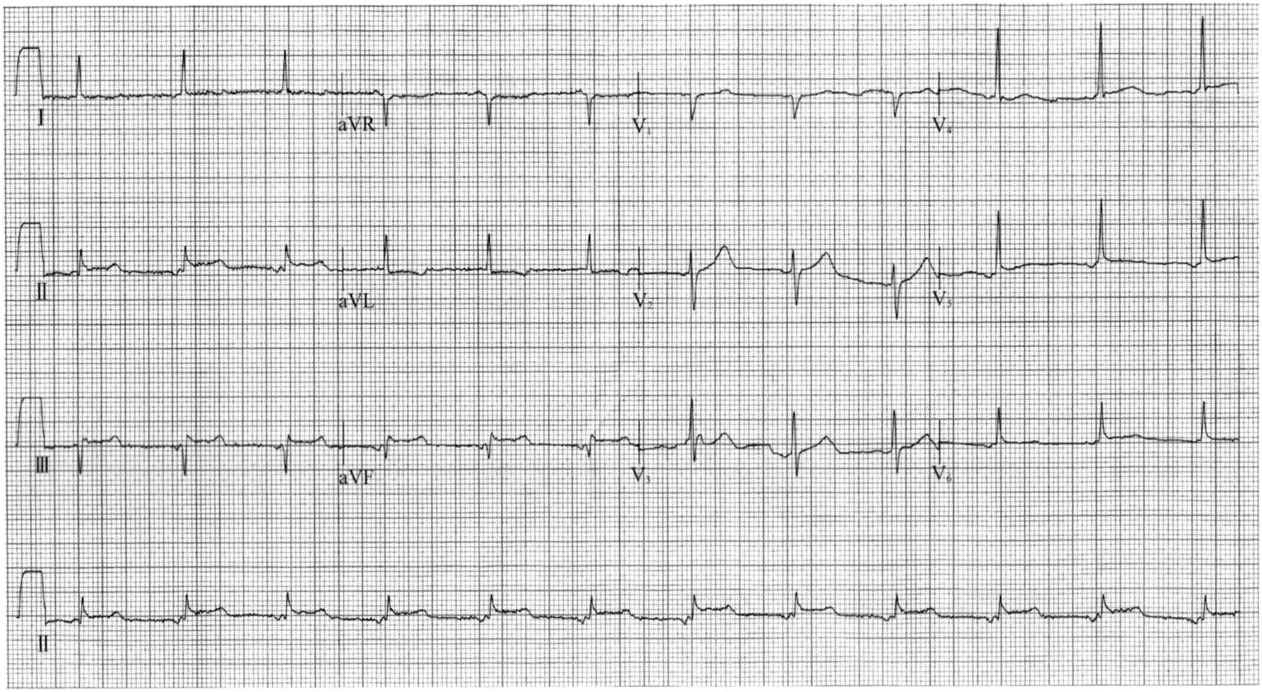

图61-1　例61心电图

心电图特点

1. 基本特点:心率:70次/分;PR间期:110ms;QRS波时间:70ms;QT/QTc间期:410/442ms;QRS波电轴:7°。

2. Ⅱ、Ⅲ和aVF导联P波倒置,aVR导联P波直立,PR间期<120ms。

3. Ⅱ、Ⅲ和aVF导联ST段抬高,T波直立,有异常Q波。aVL导联ST段压低,T波倒置。

心电图诊断

1. 急性下壁心肌梗死。

2. 非阵发性交界性心动过速。

解析

1. 心肌梗死常并发心律失常,不同部位心肌梗死好发心律失常的类型不同。对于下壁心肌梗死,梗死相关冠脉以右冠脉为多,少数为左回旋支,偶尔可以是左前降支。若梗死相关冠脉是右冠脉,常可并发窦性缓慢性心律失常和交界性心律失常,原因是大部分人窦房结和房室结的血供来自右冠脉。本心电图中主导心律是非阵发性交界性心动过速,潜在的心律失常可能是窦性缓慢性心律失常。

2. 关于非阵发性交界性心动过速将在例101中详细解析。

例62

女性，75岁，急性心肌梗死后半年，急性期曾行冠脉支架术，本次因心动过缓而入院。原有高血压史，入院后心电图检查见图62-1。

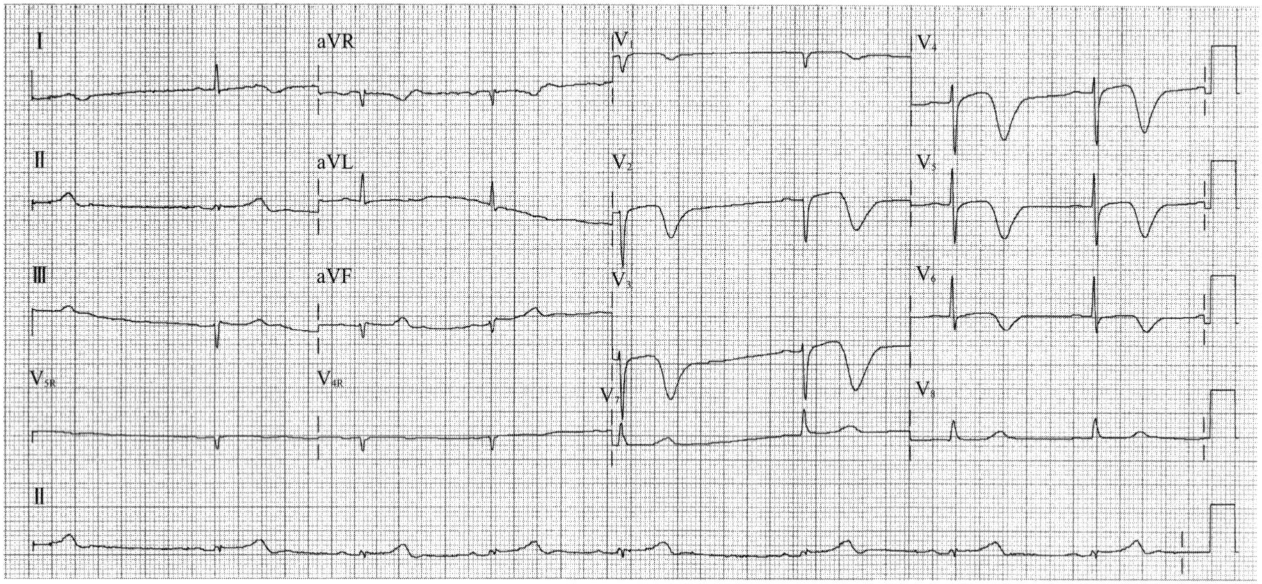

图62-1　例62心电图

心电图特点

1. 基本特点：平均心率：50次/分；PR间期：188ms；QRS波时间：87ms；QT/QTc间期：600/547ms；QRS波电轴：-11°。

2. PP间期逐一缩短，直至出现一长PP间期，长PP间期与短PP间期不成倍数，长PP间期<最短PP间期的2倍。

3. V_1和V_2导联ST段呈弓背型，QRS波呈QS型。V_1~V_6导联T波深倒置或巨大倒置。

4. QT间期延长。

心电图诊断

1. 窦性心动过缓。

2. Ⅱ度Ⅰ型窦房阻滞。

3. 陈旧性间隔壁心肌梗死。

解析

1. 本患者心肌梗死病程已半年，属于陈旧性心肌梗死，但是V_1和V_2导联ST段仍呈弓背型，提示室壁瘤的可能。另外，V_3和V_4导联T波巨大、倒置，符合缺血后T波变化的特点，提示左前降支近端病变。

2. 根据PP间期变化的规律，应诊断为Ⅱ度Ⅰ型窦房阻滞。PP间期周期性变化的识别见图62-2，详细解析见例77。

3. 临床资料：超声心动图示心肌梗死（前壁、室间隔和心尖部）伴室壁瘤形成；冠脉造影示左前降支近端99%狭窄，中段90%狭窄，第一对角支支架内无狭窄。心电图与超声心动图和冠脉造影结果有良好的相关性。

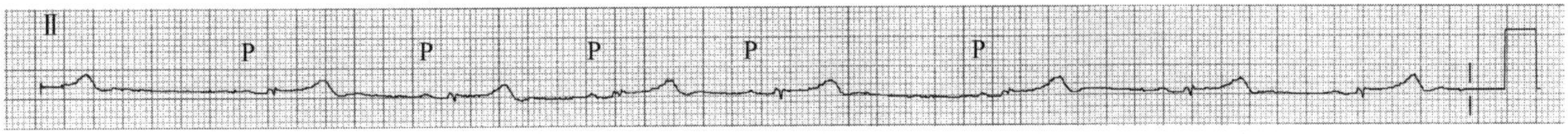

图62-2　PP间期周期性变化的识别

图中PP间期逐一缩短，直至出现一长PP间期，长PP间期与短PP间期不成倍数，长PP间期<最短PP间期的2倍。

例63

男性,66岁,急性心肌梗死后出院不久,突感心悸和胸痛急诊,心电图检查见图63-1。

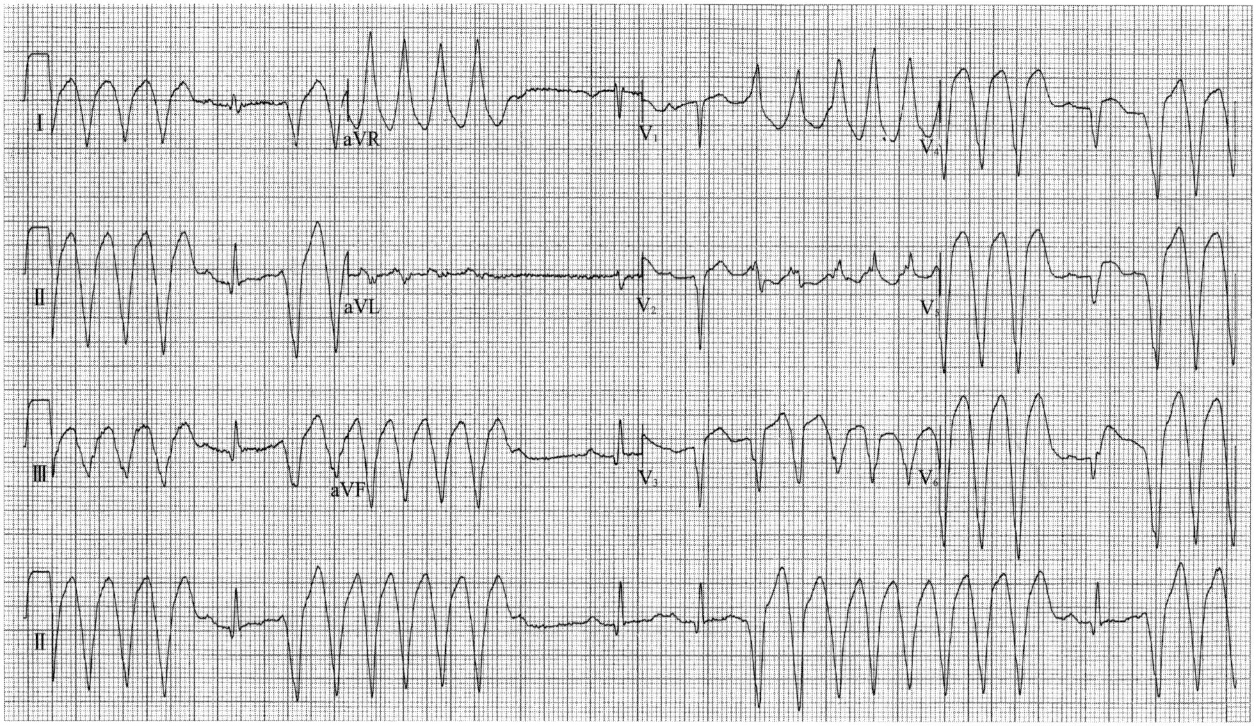

图63-1　例63心电图

心电图特点

1. 基本特点：平均心率：141次/分；PR间期：232ms；QRS波时间：100ms；QT/QTc间期：358/548ms；QRS波电轴：81°。

2. V_1~V_6导联ST段抬高，T波直立，QRS波均呈QS型。Ⅱ、Ⅲ和aVF导联有异常Q波，无明显ST段抬高。

3. 连续出现快速的、宽大畸形的QRS-T波群，其前无相关P波，宽大畸形的QRS波形态有所不同。

心电图诊断

1. 陈旧性广泛前壁和下壁心肌梗死。

2. 短阵多形性室性心动过速。

3. Ⅰ度房室传导阻滞。

解析

1. 本心电图中室性心动过速为短阵发作，可以观察室性心动过速的开始和终止，因此对于室性心动过速诊断并不难，详细解析见例93。本心电图中，室性心动过速的QRS波形态有所不同，按照室性心动过速的分类属于多形性室性心动过速，此类室性心动过速常与急性心肌缺血有关。室性心动过速是心肌梗死后常见的心律失常，也是急性心肌梗死发生猝死的主要原因，临床上应高度重视。

2. 频发的短阵室性心动过速给观察心肌梗死的心电图改变带来了困难。本心电图上仅有4次窦性心动，恰分别出现在12导联中，因此能发现心肌梗死的心电图改变。否则，建议记录12导联同步节律图。

例 64

女性，69岁，心前区及剑突下疼痛13小时，由外院转来急诊。疼痛呈持续性隐痛，伴有发作性剧痛，每次发作性剧痛持续半小时至1小时，伴有大汗、恶心和呕吐。有高血压史30年，不规则服降压药，近来自行停药已近1个月，另有胆囊炎史。图64-1中上条图为急诊时第1次心电图记录，下条图为入院后第1次心电图记录。

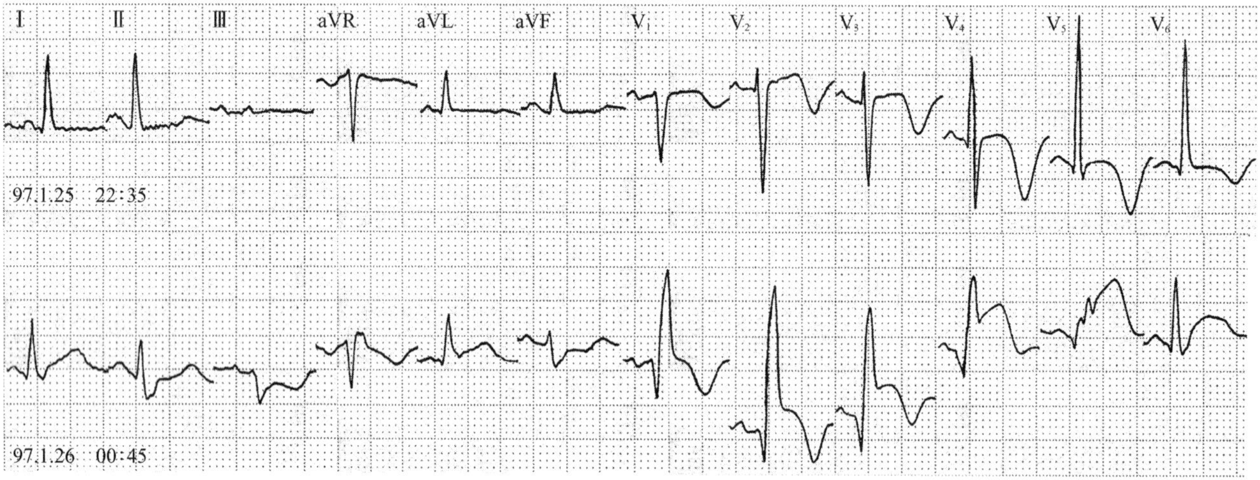

图64-1 例64心电图

心电图特点

1. 上条图：V_1~V_6导联ST段弓背型，T波倒置，其中V_4和V_5导联为深倒置。除aVR导联外，肢体导联T波均低平。

2. 下条图：Ⅰ、aVL、V_1~V_6导联ST段抬高，V_1~V_3导联T波倒置，Ⅰ、aVL、V_4~V_6导联T波直立高耸；V_1~V_4导联QRS波呈qR型，V_5导联R波有顿挫。QRS波增宽，V_6导联S波粗钝。Ⅲ和aVF导联ST段压低。

心电图诊断

1. 上条图：ST-T改变。

2. 下条图：急性广泛前壁心肌梗死，完全性右束支阻滞。

解析

1. 本患者在发生急性心肌梗死前出现了频发的梗死前心绞痛，也即在经历了10余小时的急性心肌缺血后，最终在约2小时内由急性心肌缺血进展成急性心肌梗死。从本病例的病程中可以看出，严重的持续心肌缺血是心肌梗死的基础。因此，对疑是急性心肌缺血（梗死）的胸痛患者，短时间内复查心电图极为重要。

2. 急性心肌梗死可以并发束支阻滞，本病例并发右束支阻滞，提示左前降支近端阻塞。急性心肌梗死合并束支阻滞通常提示预后不良。

3. 通常来说，右束支阻滞不影响急性心肌梗死所致ST段改变。右束支阻滞的典型图形是V_1导联QRS波呈rSR'型，伴继发性ST段压低和T波倒置。本病例为广泛前壁心肌梗死，累及V_1导联，其结果是起始r波丧失，QRS波呈qR型，原有的继发性ST段压低将变成ST段抬高。本心电图V_1导联呈典型的右束支阻滞合并广泛前壁心肌梗死的图形（图64-2）。

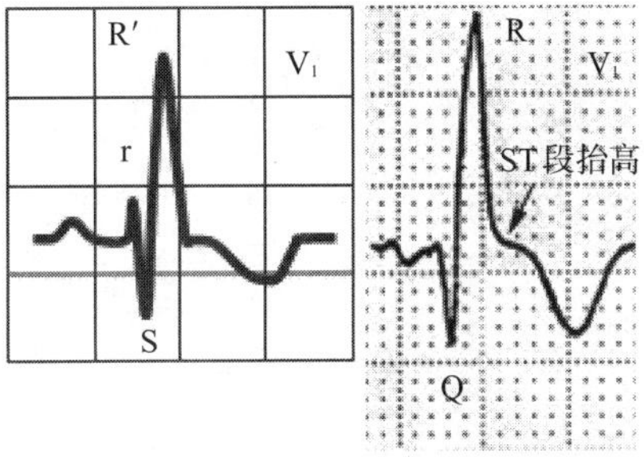

图64-2　右束支阻滞合并广泛前壁心肌梗死时V_1导联的图形改变

左图：右束支阻滞V_1导联QRS波的模式图（呈rSR'型）；右图：本病例下条图中V_1导联QRS波的图形（呈qR型）。

例 65

男性，66 岁，再发胸痛 1 天，于 2004 年 3 月 8 日入院。有发作性胸痛史 14 年，1990 年首次发生急性下壁心肌梗死。1995 年下壁再次发生急性心肌梗死，同期接受冠脉支架术。1997 年发生侧壁急性心肌梗死，同期再次接受冠脉支架术。入院后心电图检查见图 65-1。

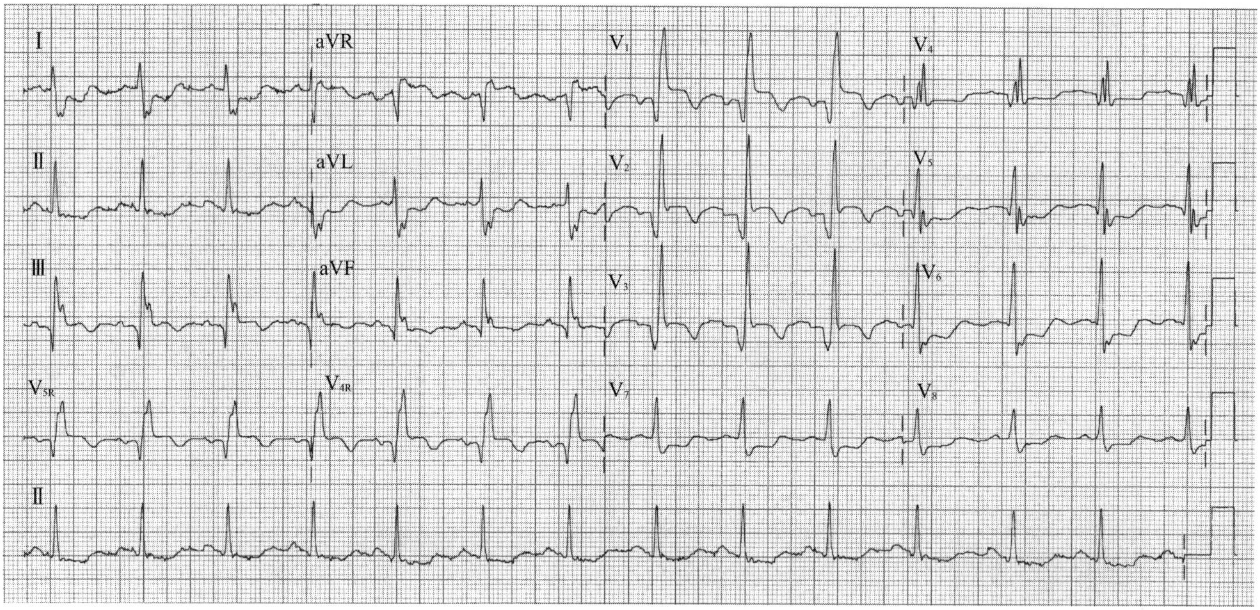

图 65-1　例 65 心电图

心电图特点

1. 基本特点：心率：81次/分；PR间期：164ms；QRS波时间：161ms；QT/QTc间期：439/510ms；QRS波电轴：119°。

2. V_1~V_3、V_{4R}~V_{5R}导联ST段抬高≥0.1mV，T波倒置，QRS波形态呈qR型；V_4~V_8导联ST段压低，T波直立，V_4和V_5导联有异常Q波。

3. Ⅰ和aVL导联ST段压低，T波直立。Ⅱ导联ST段压低，Ⅲ和aVF导联ST段无明显移位，有异常Q波。

4. QRS波增宽，V_1导联QRS波呈QR型，V_6导联QRS波呈RS型，S波粗钝。

心电图诊断

1. 急性前间壁心肌梗死。

2. 陈旧性下壁和侧壁心肌梗死。

3. 完全性右束支阻滞。

解析

1. 本患者有多次心肌梗死史，同时又合并有右束支阻滞，如何判断本次是否为再次心肌梗死，是心电图诊断的难点。通常急性心肌梗死所致ST段改变，不会因右束支阻滞而受到影响。右束支阻滞典型的图形是V_1导联QRS波呈rSR'型，伴继发性ST段压低和T波倒置。若急性心肌梗死累及V_1导联，起始r波将丧失，QRS波呈qR型，原有的继发性ST段压低将变成ST段抬高。本心电图V_1导联呈典型的右束支阻滞合并急性心肌梗死的图形（图65-2），因此本次胸痛发作，是前间壁发生了再次急性心肌梗死。

2. 临床资料：超声心动图示陈旧性前壁和下壁心肌梗死，左心房和左心室增大，左心收缩功能降低。冠脉造影：左前降支远端100%阻塞，第一对角支90%狭窄；左回旋支近端90%狭窄，远端原支架内无狭窄，侧枝循环至右冠脉；右冠脉近端100%阻塞。这是一例多次心肌梗死和冠脉三支病变的患者，尽管如此，心电图仍与超声心动图和冠脉造影有良好的相关性。对于本次再发心肌梗死的梗死相关冠脉，从冠脉造影结果上判断是左前降支远端阻塞，从心电图上判断是左前降支中段阻塞，两者之间无明显偏差。

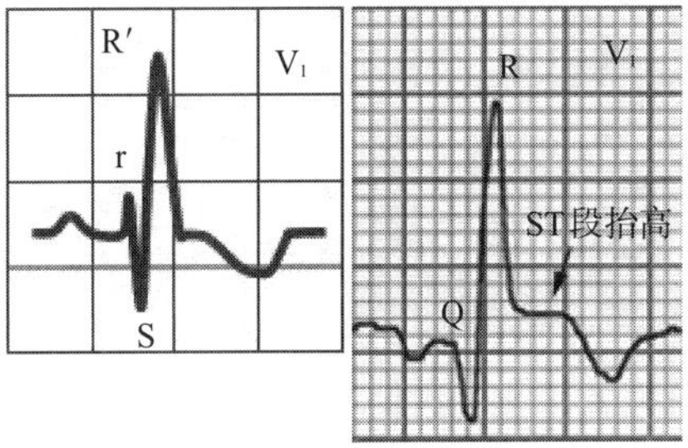

图65-2　右束支阻滞合并前间壁心肌梗死时V_1导联的图形改变

左图：右束支阻滞V_1导联QRS波的模式图（呈rSR'型）；右图：本病例心电图中V_1导联QRS波的图形（呈qR型）。

例66

男性，77岁，发作性胸闷4年，1年前发生急性心肌梗死，同期接受冠脉支架术。本次入院为复查冠脉造影，入院后心电图检查见图66-1。

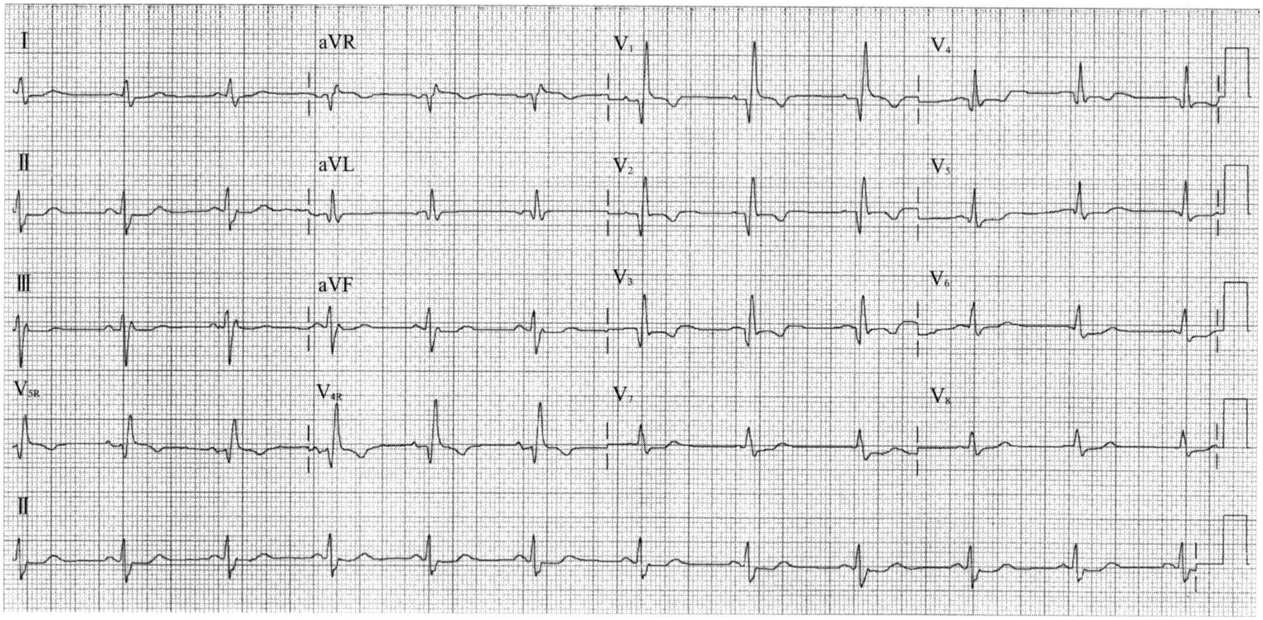

图66-1 例66心电图

心电图特点

1. 基本特点:心率:68次/分;PR间期:128 ms;QRS波时间:121ms;QT/QTc间期:491/522ms;QRS波电轴:76°。

2. V_1~V_4导联QRS波形态呈QR型,ST段无移位,T波倒置。

3. QRS波增宽,V_1导联QRS波呈QR型,V_6导联QRS波呈RS型,S波粗钝。

心电图诊断

1. 陈旧性前间壁心肌梗死。

2. 完全性右束支阻滞。

解析

1. 本患者为陈旧性前间壁心肌梗死,合并有右束支阻滞,V_1导联将无ST段抬高的改变,仅有QRS波呈qR型的特点。

2. 临床资料:超声心动图示左心室下壁收缩运动异常,轻度主动脉瓣关闭不全,肺动脉高压伴轻度三尖瓣关闭不全。冠脉造影示左前降支近端支架内100%阻塞,远端血管不显影;右冠脉中段50%狭窄。尽管本患者心电图上的定位诊断与超声心动图的结果有偏差,但是对梗死相关冠脉的判断,仍不失重要性。本患者心肌梗死合并右束支阻滞,强烈提示左前降支近端阻塞,这从冠脉造影的结果中得到了证实。

例67

男性，57岁，胸闷气急3年，1年前心电图发现有心肌梗死，为接受冠脉造影而入院，入院后心电图检查见图67-1。

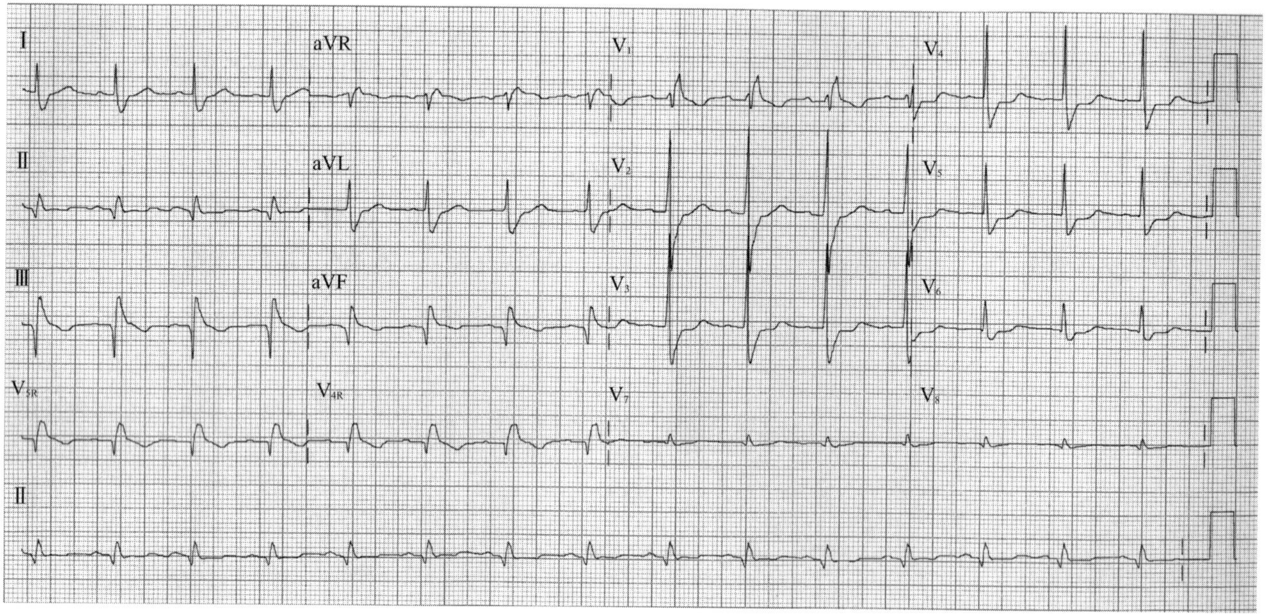

图67-1 例67心电图

心电图特点

1. 基本特点:心率:89次/分;PR间期:174 ms;QRS波时间:139ms;QT/QTc间期:374/455ms;QRS波电轴:120°。

2. QRS波增宽,V_1导联QRS波呈rsR’型,V_5导联S波粗顿。

3. Ⅱ、Ⅲ和aVF导联QRS波呈QR型,R波粗顿。

心电图诊断

1. 陈旧性下壁心肌梗死。

2. 完全性右束支阻滞。

解析

1. 本患者为下壁心肌梗死,合并有右束支阻滞,并不影响心肌梗死的诊断。

2. 临床资料:超声心动图示左心室下壁收缩运动异常。冠脉造影示左前降支近端80%狭窄,中段70%狭窄;左回旋支中段和远端90%狭窄;右冠脉中段100%阻塞。本患者心电图上的定位诊断与超声心动图的结果一致,由于是陈旧性心肌梗死,已无ST段移位,不能通过ST段抬高来判断梗死相关冠脉。

例68

女性,71岁,胸闷1周,加重8小时急诊。急诊入院后,第2天心电图检查见图68-1。

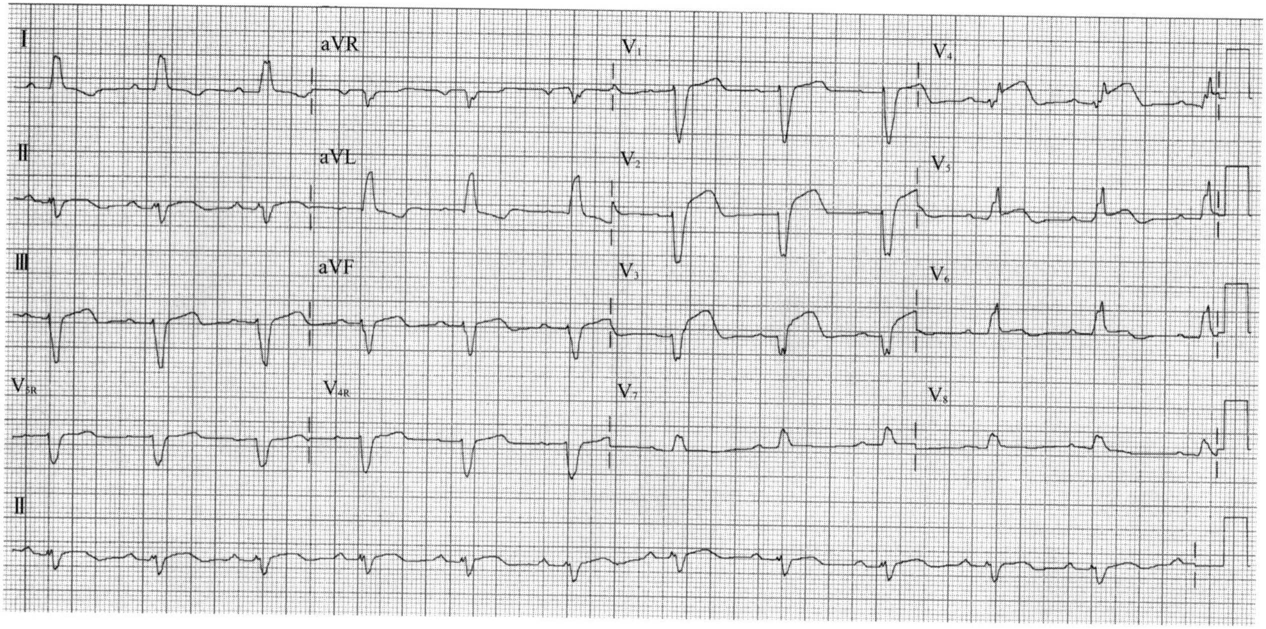

图68-1 例68心电图

心电图特点

1. 基本特点：心率：69次/分；PR间期：215 ms；QRS波时间：131ms；QT/QTc间期：412/441ms；QRS波电轴：-39°。

2. QRS波增宽，V_1导联QRS波呈rS型，V_5导联QRS波呈单向R波型，R波粗钝。

3. V_4~V_6导联ST段抬高≥0.1mV，T波直立。V_4导联R波起始部有顿挫。

心电图诊断

1. 急性前侧壁心肌梗死。

2. Ⅰ度房室传导阻滞。

3. 完全性左束支阻滞。

解析

1. 由于左束支阻滞有继发性ST段及T波的改变，可影响急性心肌梗死的诊断。左束支阻滞QRS波形态改变是：V_1导联QRS波呈rS或QS型，V_5导联QRS波呈单向R波型，R波粗钝。左束支阻滞继发性ST-T改变的特点是：R波为主的导联中，ST段压低，T波倒置；S波为主的导联中，ST段抬高，T波直立。有回顾性研究提出了左束支阻滞合并心肌梗死的诊断标准：①协调的ST段改变：QRS波以R波为主的导联ST段抬高≥0.1mV，以S波为主的导联，即V_1~V_3导联ST段压低≥0.1mV；②不协调的ST段改变：QRS波以S波为主的导联，ST段抬高≥0.5mV。2007~2009年AHA/ACC/HRS关于心电图标准化的建议，也建议用此诊断标准。本心电图中V_4~V_6导联以R波为主，ST段抬高≥0.1mV，符合左束支阻滞合并急性前侧壁心肌梗死的诊断（图68-2）。

2. 临床资料：超声心动图示急性前壁心肌梗死（室间隔、前壁和心尖部）伴心尖部室壁瘤形成；轻度二尖瓣关闭不全，肺动脉高压伴轻度三尖瓣关闭不全。冠脉造影：左前降支近端99%狭窄。本心电图上左束支阻滞的继发性ST-T改变，未影响心肌梗死的诊断，但仍影响心肌梗死的定位诊断。

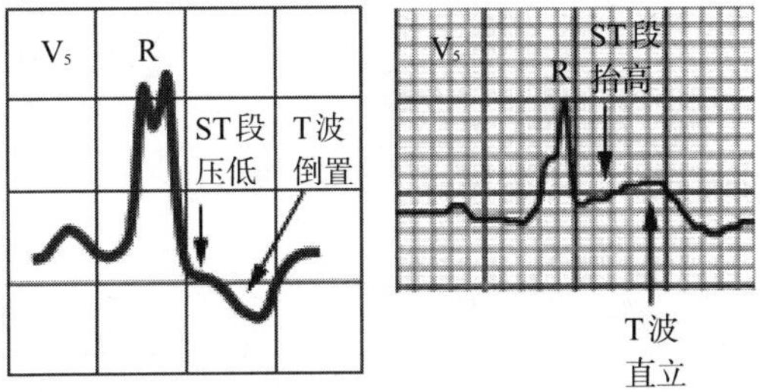

图68-2　左束支阻滞合并急性前侧壁心肌梗死的识别

左图：左束支阻滞V_5导联QRS波和继发性ST-T改变的模式图（单向粗钝的R波型伴ST段压低和T波倒置）；右图：本病例V_5导联的图形（单向粗钝的R波型伴ST段抬高和T波直立）。

例 69

男性，60岁，突然晕厥一次急诊。入院后第2天心电图检查见图69-1。

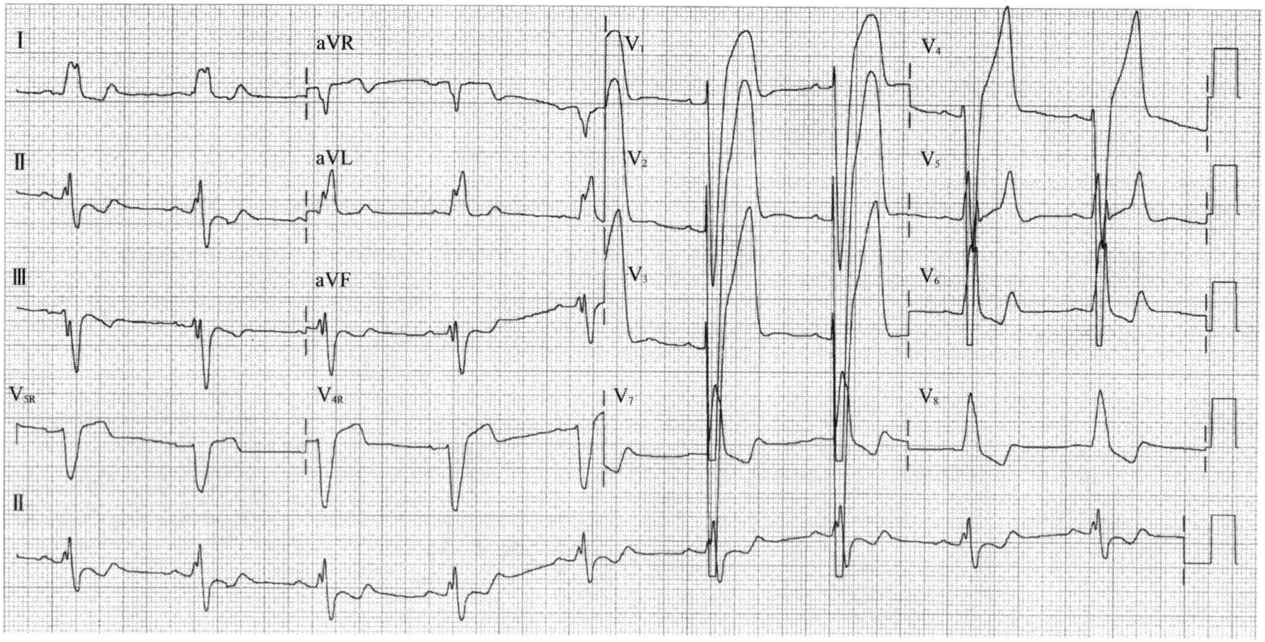

图69-1 例69心电图

心电图特点

1. 基本特点：心率：55次/分；PR间期：181ms；QRS波时间：179ms；QT/QTc间期：505/487ms；QRS波电轴：-36°。

2. QRS波增宽，V_1导联QRS波呈rS型，V_5导联QRS波呈单向R波型，R波粗钝。

3. V_1~V_4导联ST段抬高≥0.5mV，T波直立。V_3和V_4导联R波振幅小于V_2导联R波振幅。

心电图诊断

1. 窦性心动过缓。
2. 提示急性前壁心肌梗死。
3. 完全性左束支阻滞。

解析

1. 由于左束支阻滞有继发性ST段及T波改变，可影响急性心肌梗死的诊断。左束支阻滞QRS波形态改变是：V_1导联QRS波呈rS或QS型，V_5导联QRS波呈单向粗顿R波型。左束支阻滞继发性ST-T改变的特点和合并心肌梗死诊断标准见例68。本心电图中V_1~V_3导联以S波为主，ST段抬高≥0.5mV，符合左束支阻滞合并急性前间壁心肌梗死的诊断（图69-2）。除ST段抬高外，本心电图上V_3和V_4导联R波振幅小于V_2导联R波振幅，提示心肌梗死已经进入急性期。

2. 临床资料：超声心动图示左心房和左心室增大，左心室前壁和心尖部收缩活动明显降低，轻-中度二尖瓣关闭不全，轻度主动脉瓣关闭不全，左心室收缩功能降低；冠脉造影未见明显冠脉病变；左心室造影示左心室显著增大。本患者由于左心室增大又伴左束支阻滞，因此在心电图上难以确诊心肌梗死。同样由于左心室收缩功能的普遍降低，不利于局限性室壁运动异常的判断，在超声心动图上也难以确诊心肌梗死。

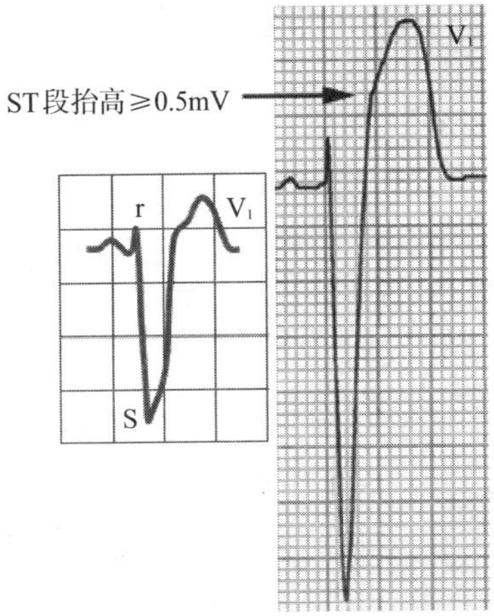

图69-2 左束支阻滞合并急性前间壁心肌梗死的识别

左图：左束支阻滞V_1导联QRS波和继发性ST-T改变的模式图（呈rS型伴ST段抬高和T波直立）；右图：本病例V_1导联的图形（呈rS型，ST段抬高≥0.5mV）。

第四章

心律失常

第一节　窦性心律失常

例70

女性，38岁，甲状腺功能亢进2年，近有发作性心悸，心电图示“心房扑动”，入院接受进一步治疗后，入院后心电图检查见图70–1。

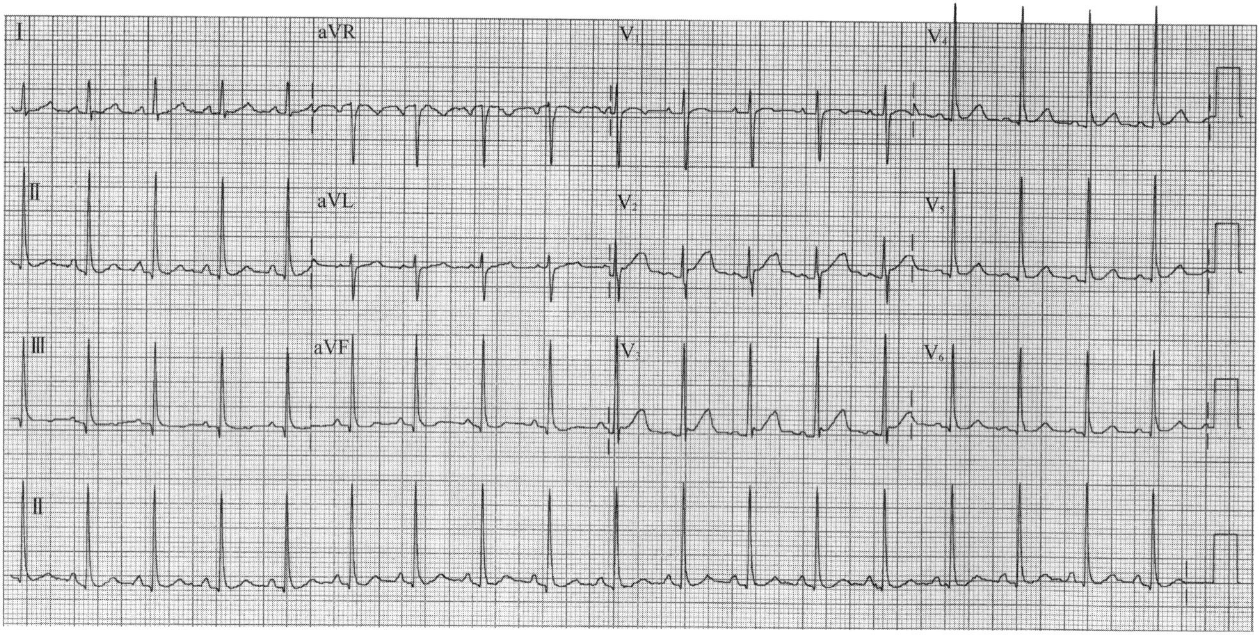

图70–1　例70心电图

心电图特点

1. 基本特点：心率：107次/分；PR间期：137ms；QRS波时间：75ms；QT/QTc间期：304/405ms；QRS波电轴：74°。

2. P波在Ⅱ导联中直立，在aVR导联中倒置。

心电图诊断

窦性心动过速。

解析

1. 心电图心律失常分析的要点：无论图形如何复杂，首先应明确主导心律。主导心律可以是窦性心律，也可是某种类型的异位心律。假如主导心律是异位心律，必须明确异位心律的产生是被动性还是属主动性的。最为常见的主导心律是窦性心律，其次是心房颤动心律，再后是心房扑动心律。偶尔在同一心电图上可见两种主导心律交替存在。在某些时候，尤其是存在复杂的心律失常时，很难确认主导心律，此时，即使是偶尔可见窦性心律，也应首先分析窦性心律，这将有助于明确是否有窦性心律存在。

2. 心电图分析有两项“金规则”。① 寻找P波，判定P波的形态是否正常，以及P波与QRS波的关系。② 观察QRS波的形态。QRS波形态正常，意味着心室激动循生理的通路；QRS波增宽，提示束支传导阻滞或心室内传导障碍；QRS波的宽度变化不等，提示心律失常的起源在希氏束以下。

3. 本心电图的特点是心率 > 100次/分，P波特点符合窦性P波的特点，因此诊断窦性心动过速。

4. 窦性心动过速可以是生理性的，也可以是病理性。病理性的原因可以是心脏本身的疾病，也可以是心脏以外的全身性疾病，本患者引起窦性心动过速的原因是甲状腺功能亢进。

5. 临床资料：超声心动图示左心房增大。甲状腺功能亢进性心脏病的特点包括：心律失常、心脏扩大和心力衰竭。窦性心动过速和心房扑动是甲状腺功能亢进性心脏病常见的心律失常。尽管在心电图上未见心房和心室的增大，但超声心动图中已经发现有左心房增大，表明患者已经进入甲状腺功能亢进性心脏病的阶段。

例 71

女性，24 岁，发热 2 天就诊，心电图检查见图 71-1。

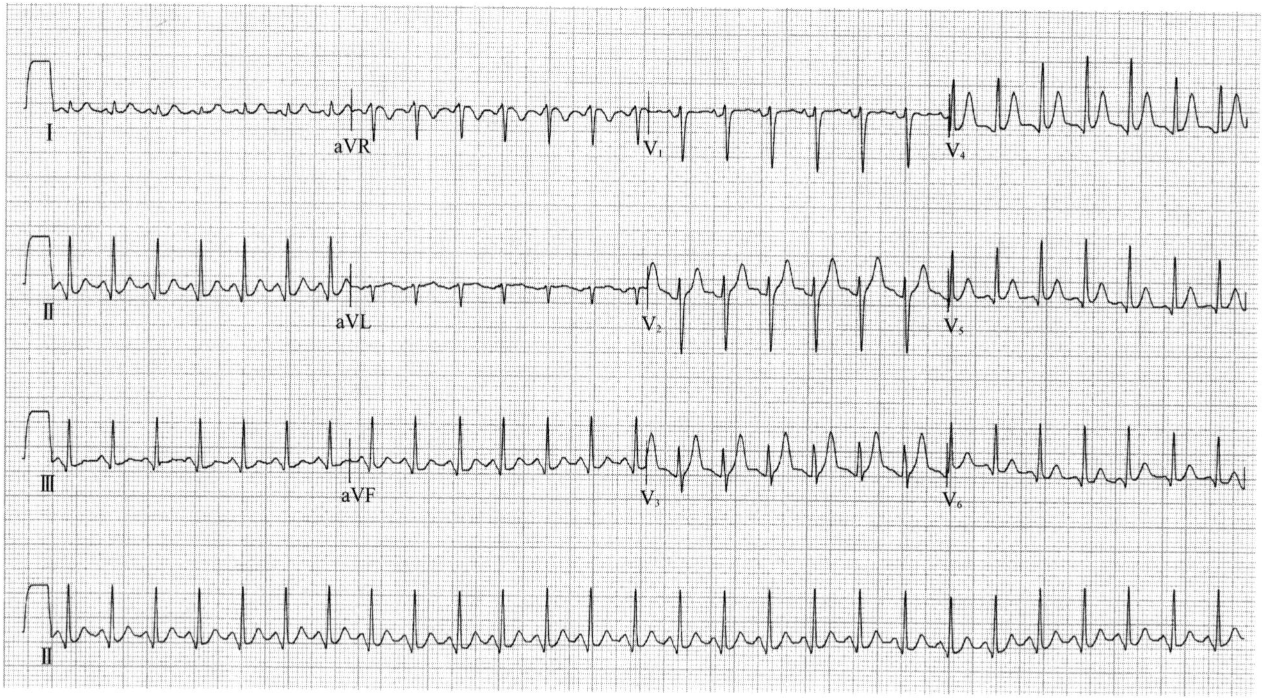

图 71-1　例 71 心电图

心电图特点

1. 基本特点：心率：162次/分；PR间期：112ms；QRS波时间：75ms；QT/QTc间期：260/428ms；QRS波电轴：79°。

2. P波在Ⅱ导联中直立，在aVR导联中倒置。

心电图诊断

窦性心动过速。

解析

1. 通常窦性心动过速时心率范围为100～160次/分，但年轻人在运动中心率可达180次/分。本患者是年轻人，所以窦性心动过速的频率较快。

2. 正常心率时(60~100次/分)时，PR间期正常值是0.12~0.20s。在心率极快时，PR间期随心率增快而相应缩短，本患者为年轻人，在极快的心率中PR间期缩短至0.12s以下，属正常现象。

3. 本心电图窦性心动过速的诊断依据是心率>100次/分，且P波特点符合窦性P波的特点。

例72

男性,64岁,高血压史,长期服用β受体阻滞剂,近自测心率较慢而就诊,心电图检查见图72-1。

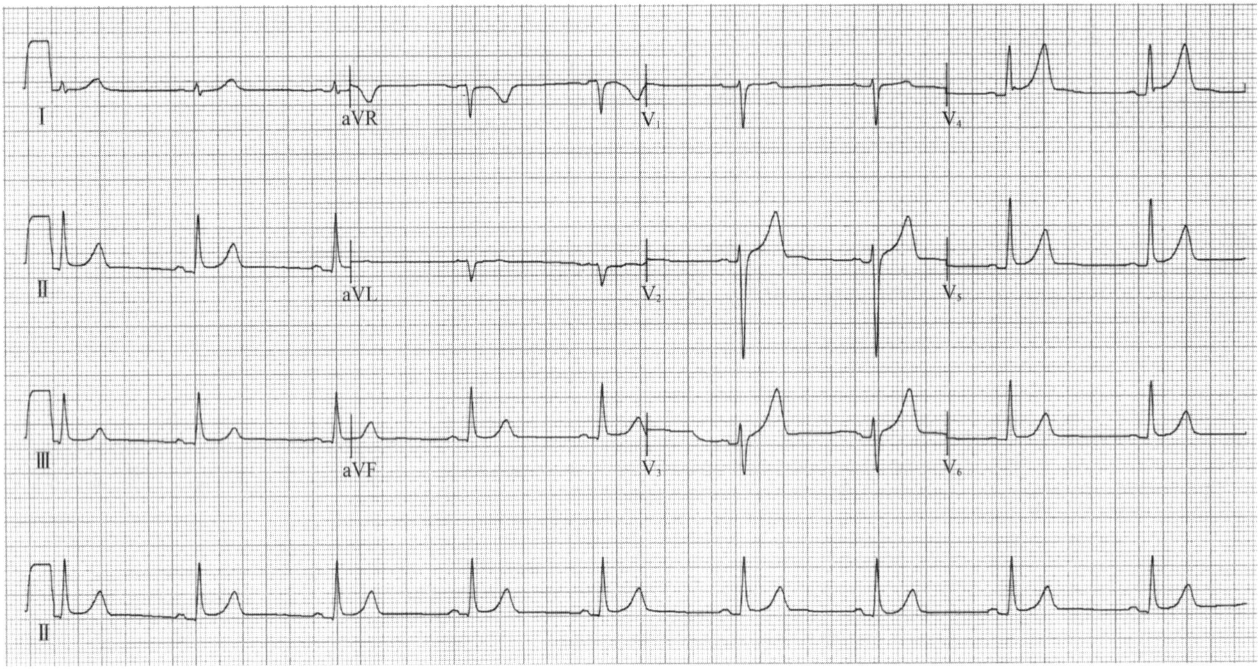

图72-1 例72心电图

心电图特点

1. 基本特点：心率：53次/分；PR间期：160ms；QRS波时间：94ms；QT/QTc间期：426/399ms；QRS波电轴：83°。

2. P波在Ⅱ导联中直立，在aVR导联中倒置。

心电图诊断

窦性心动过缓。

解析

1. 窦性心率<60次/分即为窦性心动过缓。窦性心率轻微下降并不是严重的心律失常；若成人清醒状态下窦性心率<50次/分，是较重的窦性心动过缓。

2. 引起窦性心动过缓的原因分为生理性和病理性两类。病理性的原因包括：①窦房结病变；②引起窦房结病变的心脏疾病；③全身性疾病；④药物影响，其中β受体阻滞剂是常见的药物。本病例窦性心动过缓的原因最可能与β受体阻滞剂有关，是否长期高血压引起窦房结病变，有待通过停药后随访观察来确定。

3. 本心电图窦性心动过缓的诊断依据是心率<60次/分，P波特点符合窦性P波的特点。

例73

女性，55岁，心率减慢14年，近发生晕厥1次，有高血压史。入院心电图检查见图73-1。

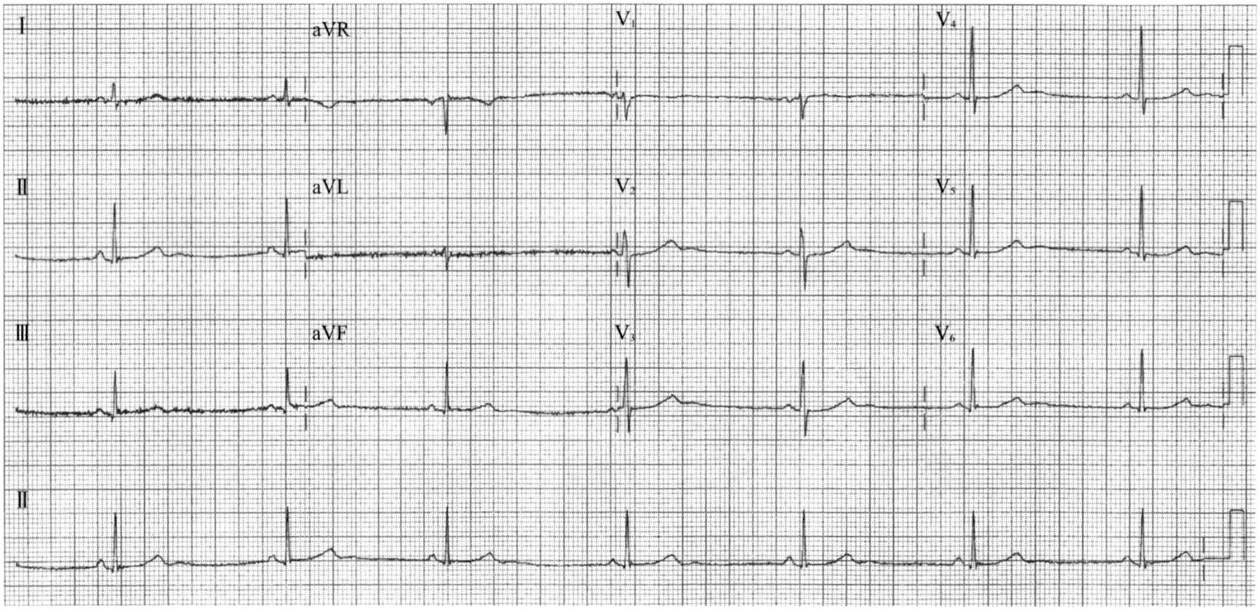

图73-1 例73心电图

心电图特点

1. 基本特点：心率：42次/分；PR间期：147ms；QRS波时间：73ms；QT/QTc间期：500/418ms；QRS波电轴：76°。

2. P波在Ⅱ导联中直立，在aVR导联中倒置。

心电图诊断

窦性心动过缓。

解析

1. 本心电图窦性心动过缓的诊断依据是心率<60次/分，P波特点符合窦性P波的特点。

2. 成人清醒状态下，窦性心率<50次/分时是较重的窦性心动过缓。本患者心动过缓明显，晕厥可能与窦性心动过缓有关，也可能与其他心律失常有关。

3. 当窦性心动过缓心率明显降低时，诊断窦性心动过缓时要注意与窦房阻滞相鉴别，因窦房阻滞呈2:1传导时心电图上表现为窦性心动过缓。

4. 本病例窦性心动过缓最可能的原因是窦房结本身的病变。

例74

女性，65岁，胸闷不适就诊。心电图检查见图74-1。

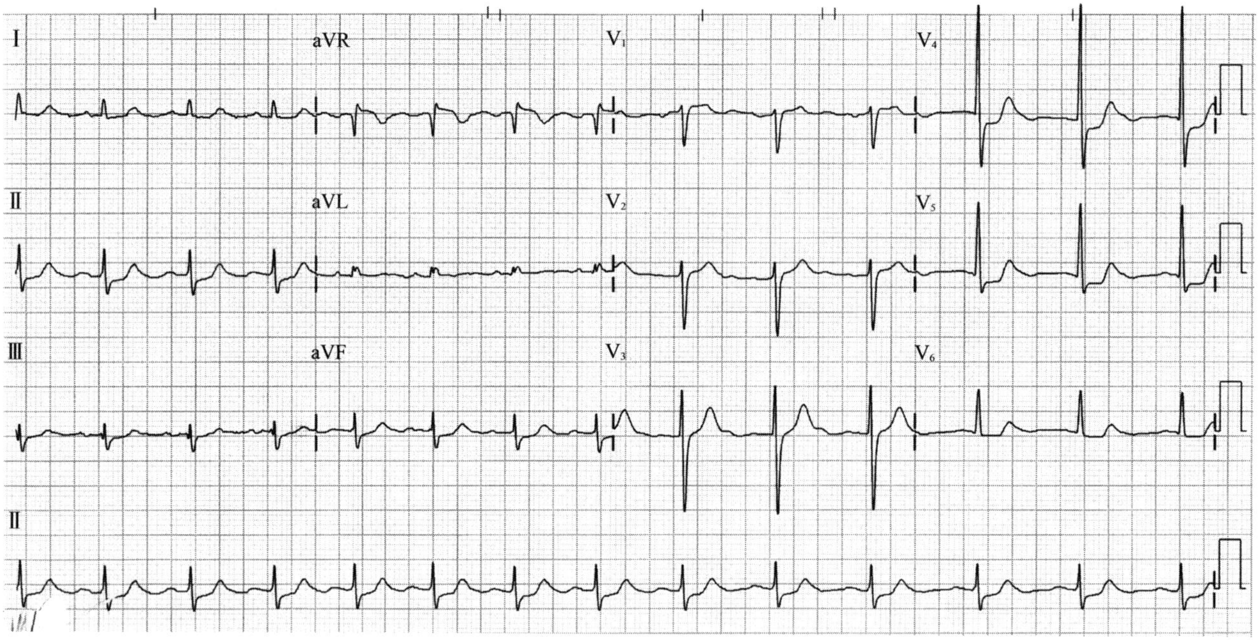

图74-1　例74心电图

心电图特点

1. 基本特点：平均心率：81次/分；PR间期：200ms；QRS波时间：96ms；QT/QTc间期：408/474ms；QRS波电轴：-34°。

2. P波在Ⅱ导联中直立，在aVR导联中倒置。PP间期不等，差值>120ms。

3. Ⅱ、aVF、V_4~V_6导联ST段压低>0.1mV，T波直立。

心电图诊断

1. 窦性心律不齐。

2. ST段改变。

3. 电轴左偏。

解析

1. 窦性心律不齐的心电图特点是：窦性周期长短不一，其差值超过120ms。窦性心律不齐分两类：呼吸性和非呼吸性。呼吸性窦性心律不齐是指与呼吸运动有关的心律不齐，通常是吸气时心率加快，呼气时心率减慢。这类窦性心律不齐是正常的生理性变化，常见于年轻人。非呼吸性窦性心律不齐常出现在某些心脏病中，可同时伴有其他心电图异常。

2. 本心电图窦性心律不齐的诊断依据是PP间期不等，差值超过120ms。由于患者年龄较大、同时伴有ST段改变，故考虑并非生理性的窦性心律不齐。

因心率不等时，QTc测量可能存在偏差，故本心电图暂不诊断QT间期延长。

例 75

女性，25岁，体检发现心律不齐就诊。心电图检查见图75-1。

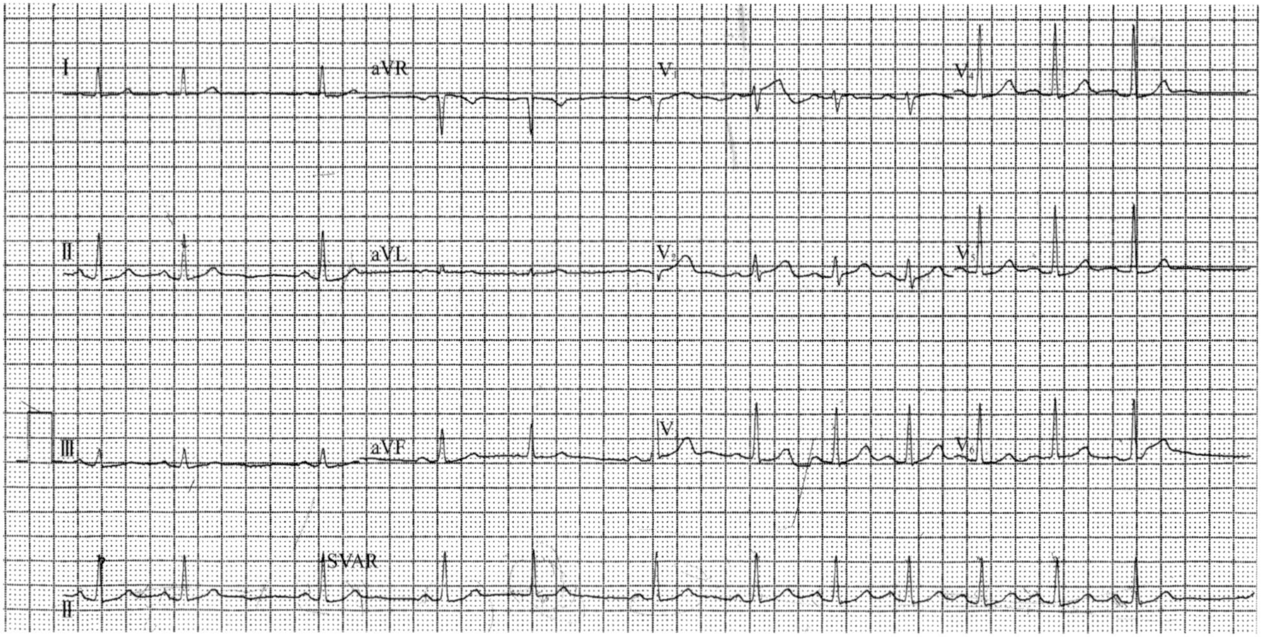

图75-1　例75心电图

心电图特点

1. 基本特点：平均心率：75次/分；PR间期：174ms；QRS波时间：78ms；QT/QTc间期：380/396ms；QRS波电轴：50°。

2. P波在Ⅱ导联中直立，在aVR导联中倒置。各导联中P波形态基本相同。PP间期不等，差值>120ms。

心电图诊断

窦性心律不齐。

解析

1. 由于P波的形态基本相同，PP间期明显不等，且患者为年轻人，故考虑有窦性心律不齐的可能。

2. 在年轻人中出现的窦性心律不齐，通常是呼吸性的。为了进一步明确窦性心律不齐是否为呼吸性的，可嘱患者吸气后屏气片刻，同时记录心电图。若吸屏时心律规则，则原有的窦性心律不齐为呼吸性窦性心律不齐。本患者在吸屏时所记录的心电图见图75-2，图中可见PP间期规则。

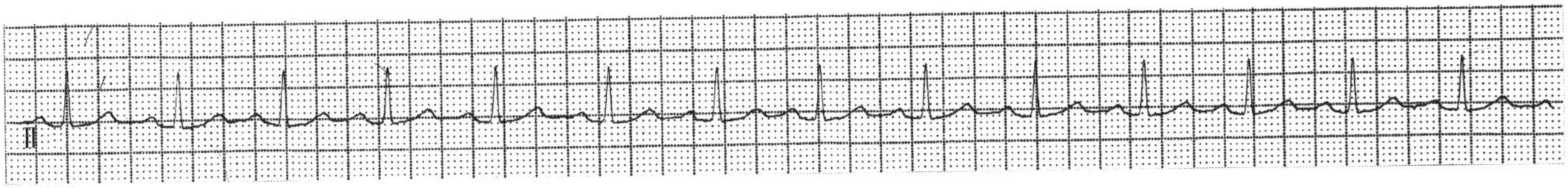

图75-2 吸屏时记录的心电图

例76

男性，75岁，长期高血压史，近来有心跳停顿感而就诊。心电图检查见图76-1。

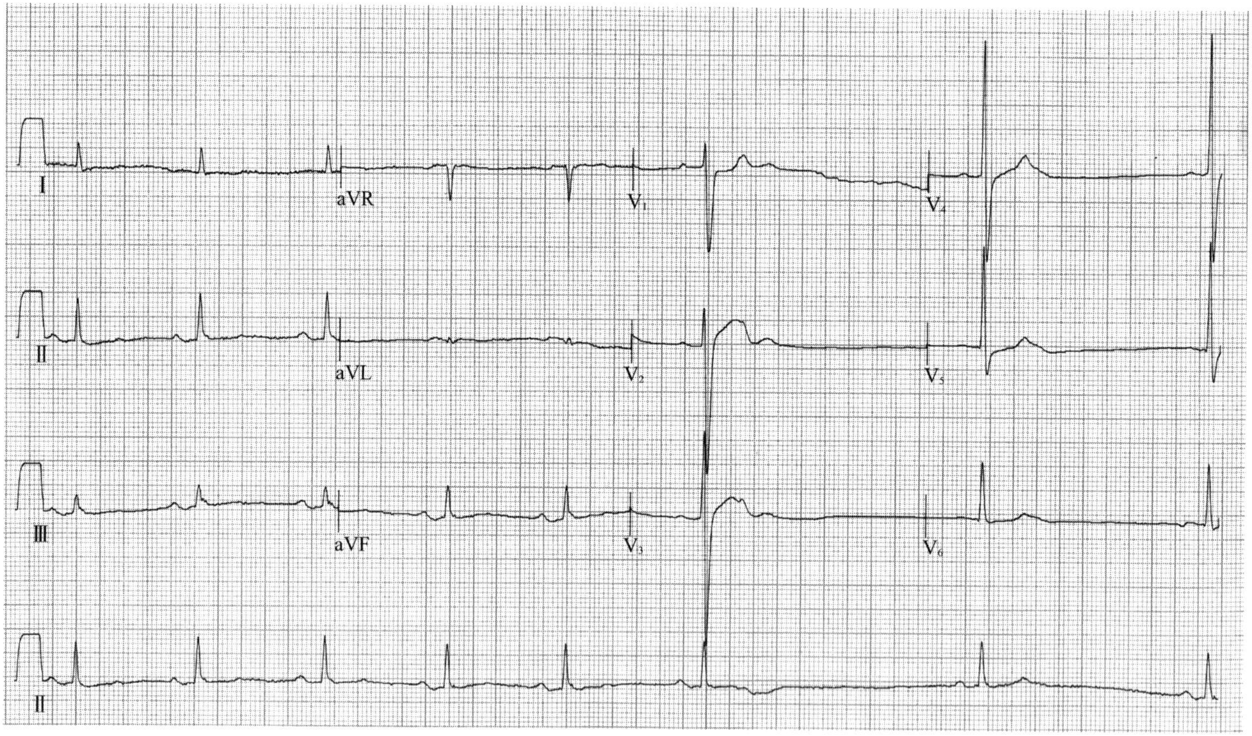

图76-1　例76心电图

心电图特点

1. 基本特点：平均心室率：44次/分；PR间期：200ms；QRS波时间：110ms；QT/QTc间期：456/447ms；QRS波电轴：60°。

2. P波在Ⅱ导联中直立，在aVR导联中倒置。各导联中P波形态基本相同。规则的PP间期中出现两个长PP间期，长PP间期与短的规则的PP间期不成整倍数。

心电图诊断

1. 窦性心动过缓。

2. 窦性静止。

解析

1. 长PP间期的鉴别诊断涉及窦房阻滞和窦性静止。窦房阻滞有Ⅱ度Ⅰ型和Ⅱ度Ⅱ型之分：Ⅱ度Ⅰ型窦房阻滞的特点是PP间期逐渐缩短，直至出现一长PP间期，长PP间期小于最短PP间期的2倍；Ⅱ度Ⅱ型窦房阻滞的特点是PP间期规则，突然出现长PP间期，长PP间期是短PP间期的整倍数。窦性静止的长PP间期与短PP间期之间无上述关系。本心电图中短PP间期基本规则，无长短逐渐变化的特点，第1个长PP间期长于短PP间期的2倍，而第2个长PP间期则短于短PP间期的2倍，长PP间期与短的规则的PP间期不成整倍数，因此诊断窦性静止。

2. 为了进一步鉴别诊断，再次记录12导联同步节律图（图76-2），记录初均为长PP间期，长PP间期略有不等（1.88~1.92s），然后记录到规则的短PP间期（1.04~1.16s），长PP间期与短PP间期不成整倍数，进一步证实为窦性静止。

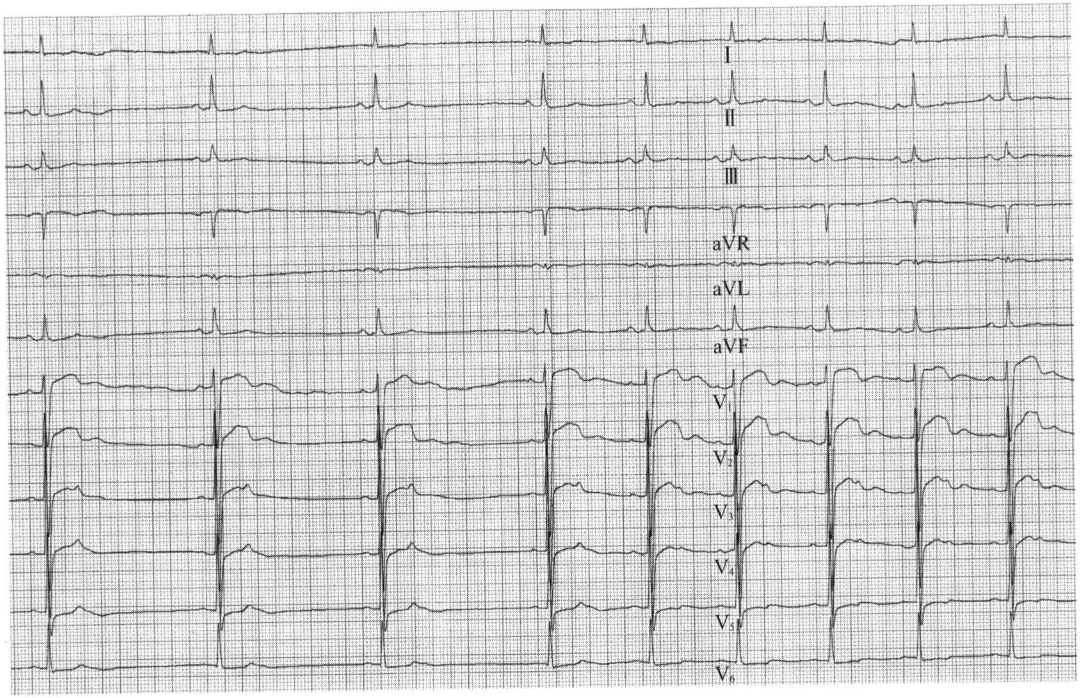

图76-2　12导联同步节律图

12导联同步节律图中，长PP间期与短PP间期不成整倍数，心电图诊断为窦性静止。

例77

男性，65岁，近自觉心动过缓和心跳停顿而就诊。心电图检查见图77-1。

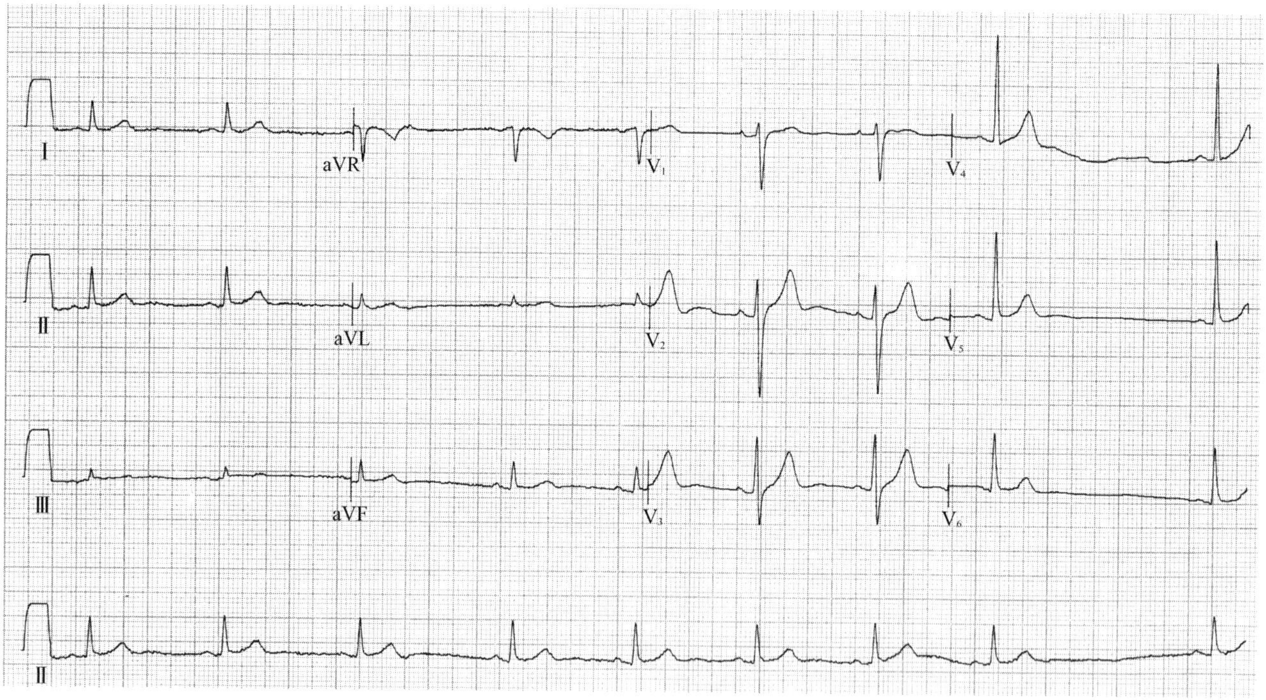

图77-1 例77心电图

心电图特点

1. 基本特点：平均心室率：51次/分；PR间期：138ms；QRS波时间：96ms；QT/QTc间期：416/410ms；QRS波电轴：41°。

2. P波在Ⅱ导联中直立，在aVR导联中倒置。各导联中P波形态基本相同。PP间期不等，可见一长PP间期，长PP间期小于最短PP间期的2倍。

心电图诊断

1. 窦性心动过缓。

2. Ⅱ度Ⅰ型窦房阻滞。

解析

1. 窦房阻滞的定义是窦房结的冲动向心房传导中发生延缓或阻断(图77-2)。由于常规心电图上无法记录到窦房结的电活动,因此常规心电图上无法诊断Ⅰ度(传导延缓)和Ⅲ度窦房阻滞(传导完全阻断),仅能诊断Ⅱ度窦房阻滞。

2. Ⅱ度窦房阻滞有两类表现。Ⅰ型(又称文氏型):窦房结冲动传到心房的时间逐渐延长,直至冲动不能到达心房,在心电图上表现为PP间期逐一缩短,直至出现一长PP间期,长PP间期的长度短于其前短PP间期的2倍。Ⅱ型:在规则的窦性心律中突然脱落一次或一次以上P-QRS-T波群,形成一长PP间期,长PP间期是原PP间期的整倍数。

3. 本心电图上尽管PP间期有所不等,但PP间期基本呈逐渐缩短的趋势(图77-3),长PP间期小于最短PP间期的2倍,故诊断Ⅱ度Ⅰ型窦房阻滞。

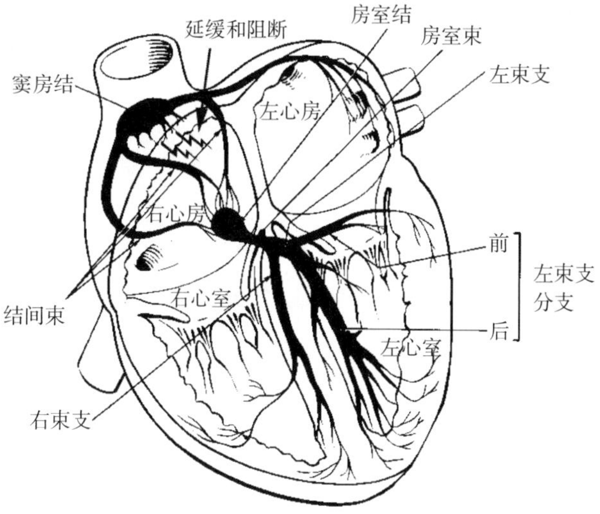

图77-2 窦房阻滞的定义

图中" "示窦房结的冲动向心房传导中发生延缓或阻断。

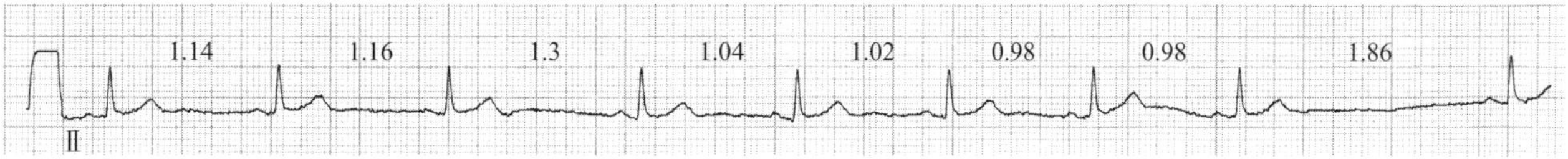

图77-3 PP间期的变化趋势

根据图中所标注的PP间期,可见PP间期基本呈逐渐缩短的趋势,长PP间期小于最短PP间期的2倍。

例78

女性，65岁，频发心跳停顿感而就诊。心电图检查见图78-1。

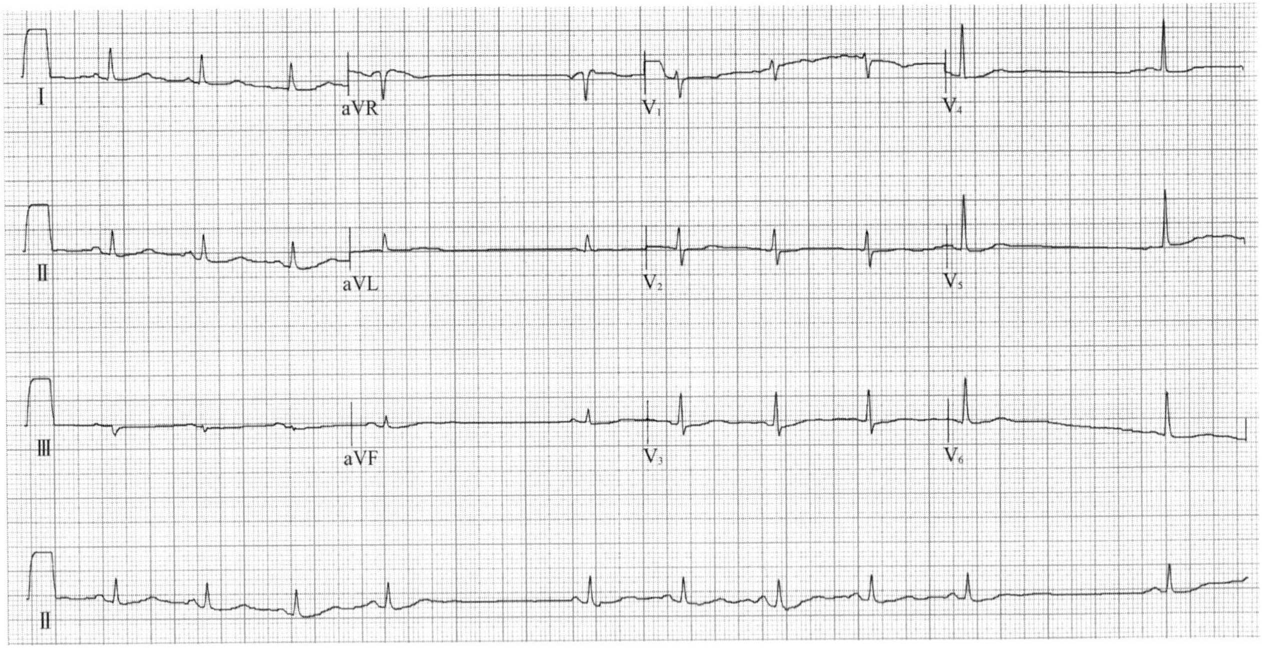

图78-1　例78心电图

心电图特点

1. 基本特点：平均心室率：61次/分；PR间期：152ms；QRS波时间：66ms；QT/QTc间期：410/458ms；QRS波电轴：27°。

2. P波在Ⅱ导联中直立，在aVR导联中倒置。

3. 规则的PP间期中，出现一长PP间期，长PP间期基本为短PP间期的2倍。

心电图诊断

Ⅱ度Ⅱ型窦房阻滞。

解析

1. Ⅱ度Ⅱ型窦房阻滞的心电图特点是：在规则的窦性心律中突然脱落一次或一次以上P－QRS－T波群，形成一长PP间期，长PP间期是原PP间期的倍数。本心电图中长短PP间期的测量见图78-2，根据长短PP间期之间的倍数关系诊断为Ⅱ度Ⅱ型窦房阻滞。

2. 尽管诊断基本明确，为了排除其他引起长PP间期的可能原因，又附加记录长12导联节律图，截选其Ⅱ导联部分心电图，见图78-3。

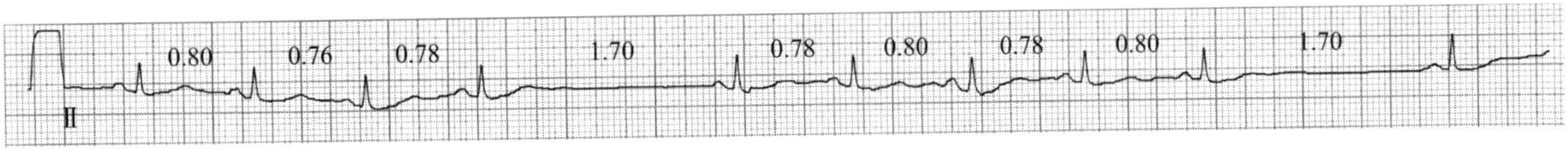

图78-2　长短PP间期的测量

图中规则的PP间期中，出现一长PP间期，长PP间期基本为短PP间期的2倍。

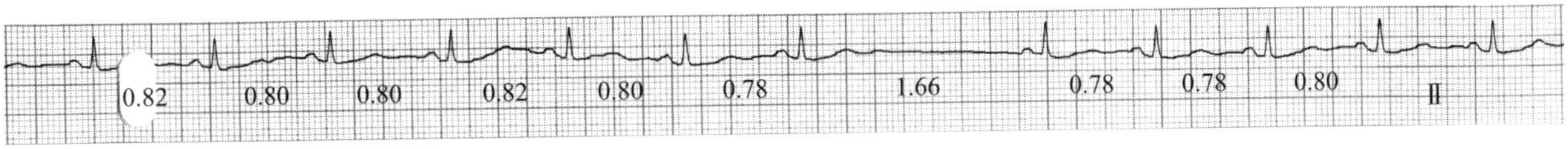

图78-3　附加长节律图

图中规则的PP间期中，出现一长PP间期，长PP间期基本为短PP间期的2倍。

例79

男性，70岁，胸痛1年，加重2个月，拟诊“病态窦房结综合征”而入院，原有高血压史。入院后心电图检查见图79-1。

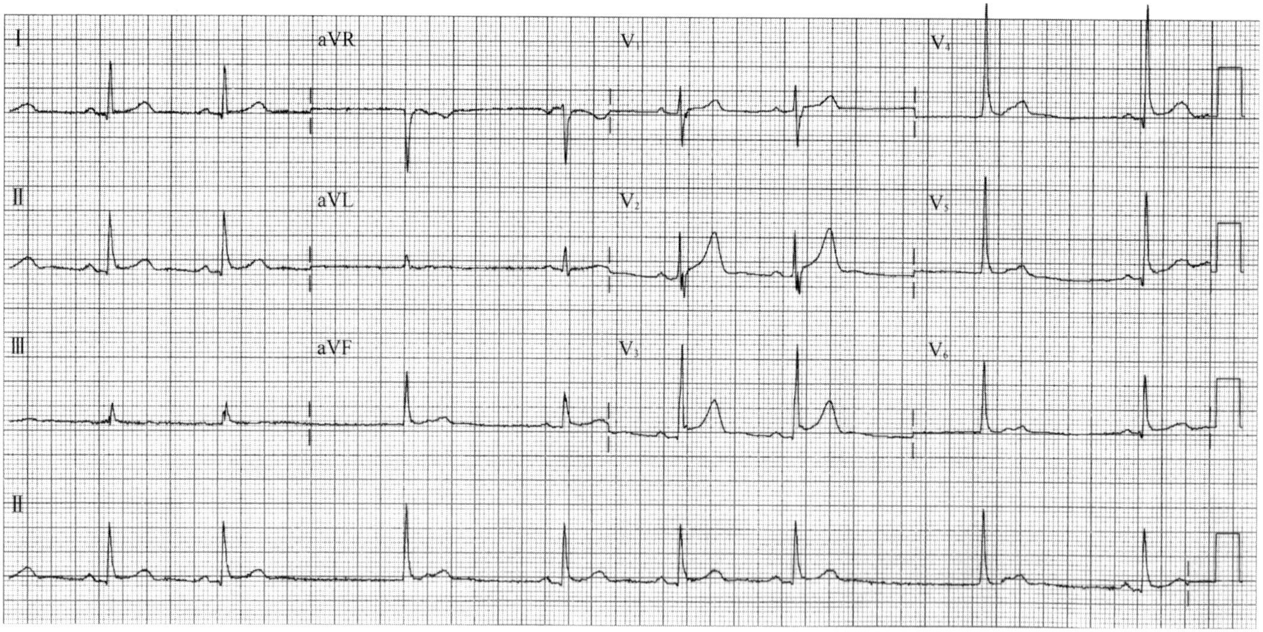

图79-1　例79心电图

心电图特点

1. 基本特点:平均心室率:62次/分;PR间期:178ms;QRS波时间:89ms;QT/QTc间期:414/420ms;QRS波电轴:53°。

2. P波在Ⅱ导联中直立,在aVR导联中倒置。

3. 规则的PP间期中,出现一长PP间期,长PP间期基本为短PP间期的2倍。

4. 长PP间期中可见逸搏的QRS-T波群,前无P波,QRS波形态基本正常。

心电图诊断

1. Ⅱ度Ⅱ型窦房阻滞。

2. 交界性逸搏。

解析

1. 本心电图诊断Ⅱ度Ⅱ型窦房阻滞的依据是长短PP间期之间呈整倍数关系。

2. 诊断本心电图首先要识别交界性逸搏。在长PP间期中,潜在的节律点(最常见的是交界区)可以发放逸搏,或形成逸搏心律。本心电图上逸搏的QRS波形态正常,前无P波,应诊断为交界性逸搏。其次,要在交界性逸搏的ST段中识别窦性P波(图79-2)。

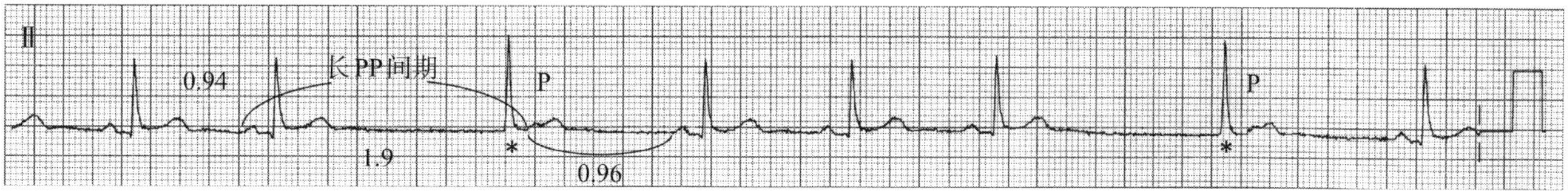

图79-2 P波的识别

图中标有"*"的QRS-T波群前无相关P波,为交界性逸搏。在交界性逸搏的ST段中可见窦性P波。长PP间期的测量见图中弧形标注。

第二节 快速型心律失常

例80

女性，70岁，心悸加重2个月就诊。心电图检查见图80-1。

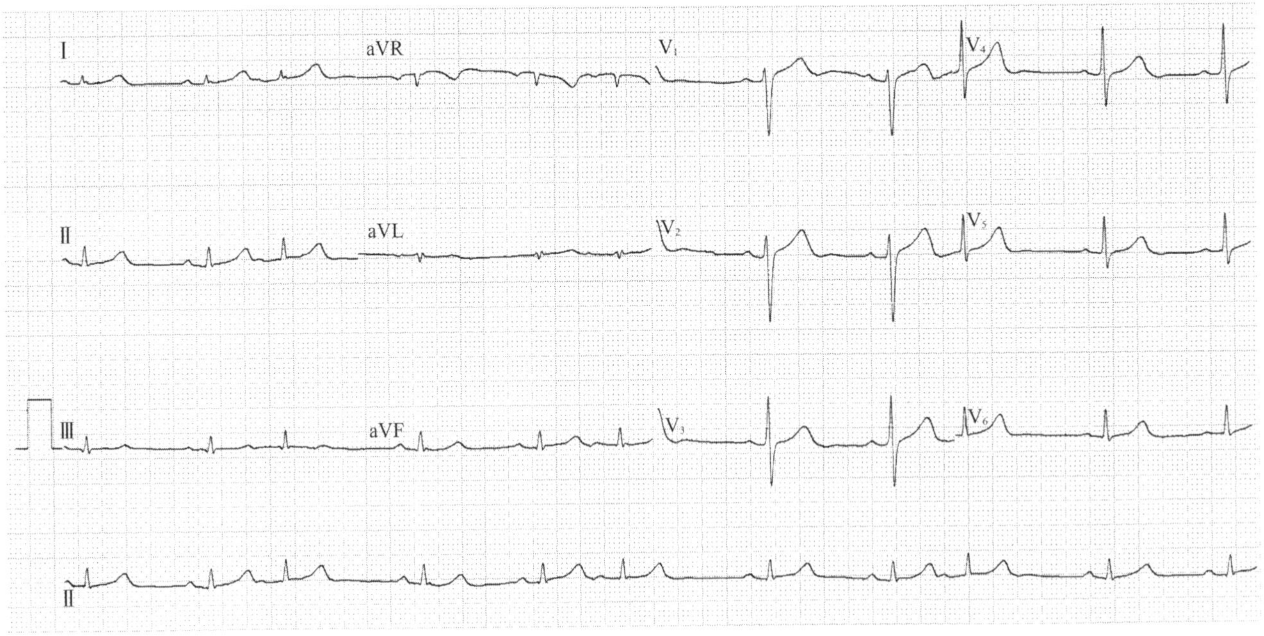

图80-1 例80心电图

心电图特点

1. 基本特点:心率:60次/分;PR间期:178ms;QRS波时间:104ms;QT/QTc间期:450/450ms;QRS波电轴:80°。

2. P波在Ⅱ导联中直立,在aVR导联中倒置。

3. 可见提早的P′-QRS-T波群,P′波与窦性P波不同,P′R间期>120ms,QRS波形态正常,代偿间期不完全。

心电图诊断

房性早搏。

解析

1. 房性早搏起源于窦房结以外的任何心房部位。

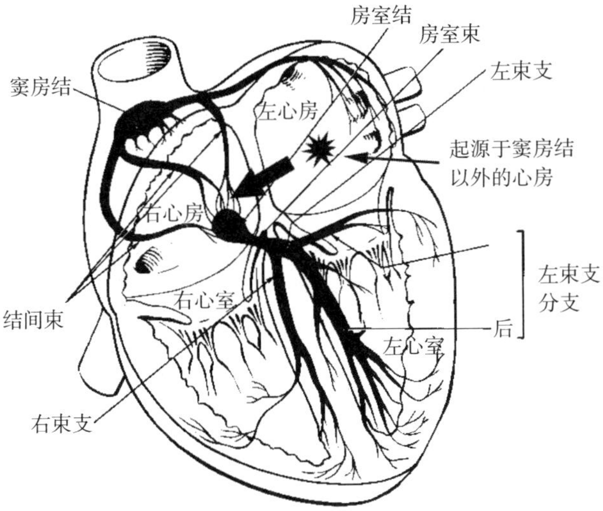

图80-2 房性早搏的定义

图中“*”标记示早搏起源于左心房。

由于心房提前激动,因此有提前的P′波。由于起源于窦房结以外(图80-2),因此P′波与窦性P波形态不同。提早的心房异位激动需经房室结下传心室,因此P′R间期≥120ms。经房室结下传心室后,激动在心室内的传导是正常的,因此QRS波形态正常。起源于心房的异位激动可以逆行提早激动窦房结,窦房结将重整自身的节律,提前发放窦性激动,因此夹有房性早搏的PP间期小于基本PP间期2倍,称为代偿间期不完全(图80-3)。

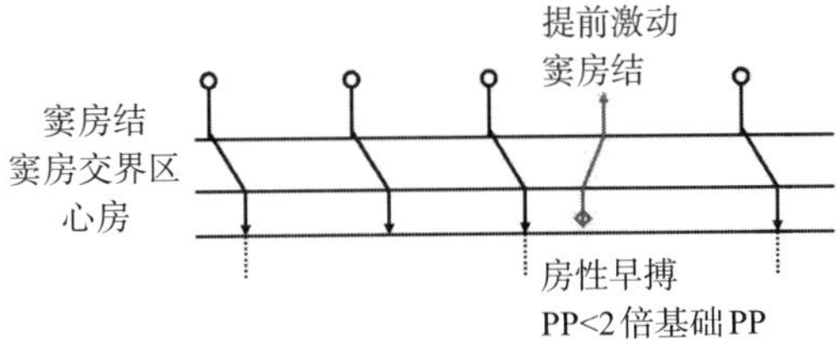

图80-3 房性早搏代偿间期不完全

“◇”示起源于心房的异位激动。

2. 本心电图的诊断依据是可见提早的P′-QRS-T波群,P′波与窦性P波不同,P′R间期>120ms,QRS波形态正常,代偿间期不完全。P′波的识别见图80-4。

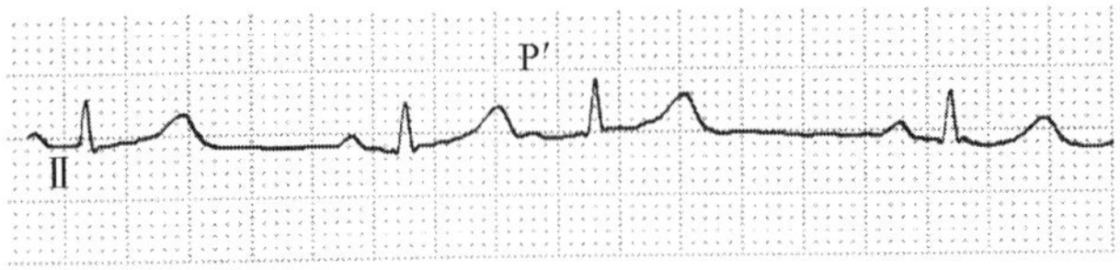

图80-4 房性早搏P′波的识别

例81

男性，79岁，胸闷、气急2个月就诊，为接受冠脉造影而入院。入院心电图检查见图81-1。

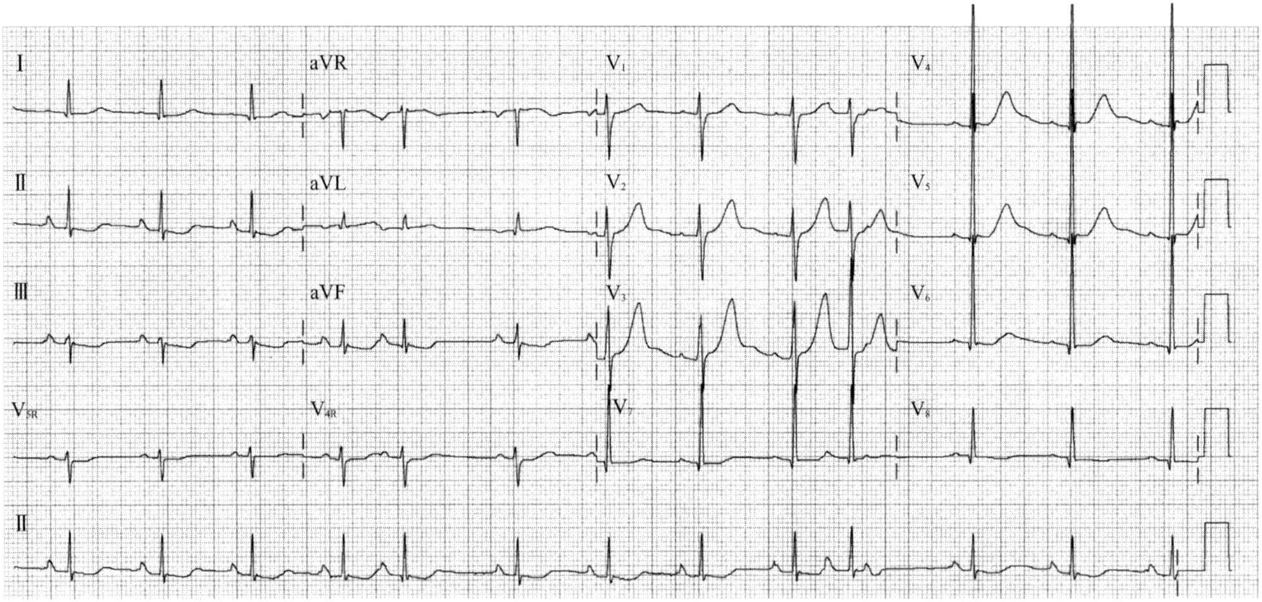

图81-1　例81心电图

心电图特点

1. 基本特点：心率：75次/分；PR间期：182ms；QRS波时间：82ms；QT/QTc间期：390/436ms；QRS波电轴：34°。

2. 可见提早的P′-QRS-T波群，P′波与窦性P波不同，P′R间期>120ms，QRS波形态正常，代偿间期不完全。

心电图诊断

房性早搏，连发和未下传。

解析

1. 提早的P′波有时叠在前一心动的T波上，不易被识别，此时仔细观察、比较T波形态有助于发现P′波。本心电图中P′波叠在前一心动的T波上，在T波上形成高尖的突起，识别并不难（图81-2）。

2. 本心电图中第2个房性早搏后再见一个提早的P′波（图81-2），称为房性早搏连发。由于该P′波在下传心室时，在房室交界区遇到不应期，因此未下传心室，在心电图上仅见P′波，其后未见QRS-T波群，应诊断为房性早搏未下传。房性早搏未下传是生理性的传导阻滞。

3. 临床资料：超声心动图示左心室收缩和舒张功能降低，轻-中度二尖瓣关闭不全；冠脉造影示左前降支中段80%狭窄，左回旋支近端90%~99%狭窄，右冠脉中段80%狭窄。左心室收缩和舒张功能降低以及冠心病是本病例频发房性早搏的基础疾病。

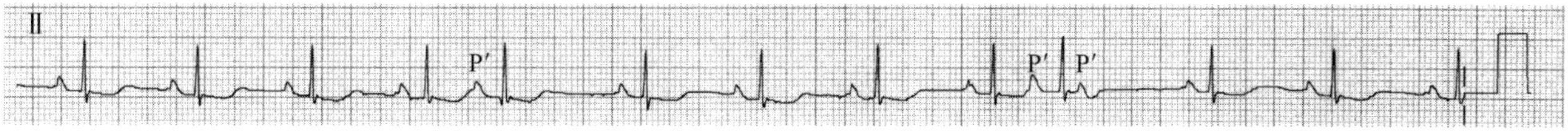

图81-2 P′波的识别

P′波叠在前一心动的T波上；后两个P′波连续出现，为房性早搏连发，其中后一个未见QRS-T波群，为房性早搏未下传。

例 82

男性,69岁,胸闷心悸2个月就诊。心电图检查见图82-1。

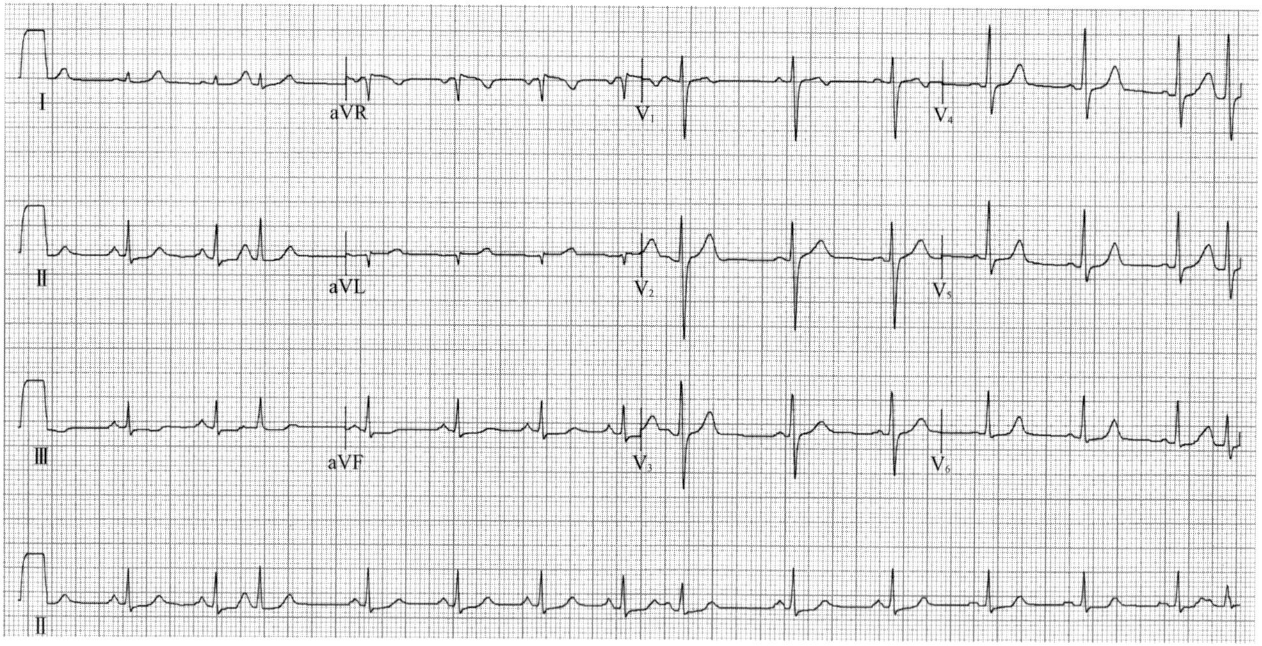

图82-1 例82心电图

心电图特点

1. 基本特点：心率：85次/分；PR间期：142ms；QRS波时间：82ms；QT/QTc间期：372/442ms；QRS波电轴：74°。

2. 可见提早的P′-QRS-T波群，P′波与窦性P波不同，P′R间期>120ms，QRS波形态正常，代偿间期不完全。

3. 提早的P′波形态不同，联律间期不等。

心电图诊断

多源房性早搏。

解析

来源于心房内不同部位的早搏在心电图上表现为不同形态的提早出现的P′波，联律间期不等，称之为多源房性早搏。本心电图中共有房性早搏3个，在Ⅱ导联中观察，P′波的形态不同，联律间期也不等，第1个和第2个房性早搏的联律间期分别为380ms和500ms，因此诊断为多源房性早搏(图82-1)。

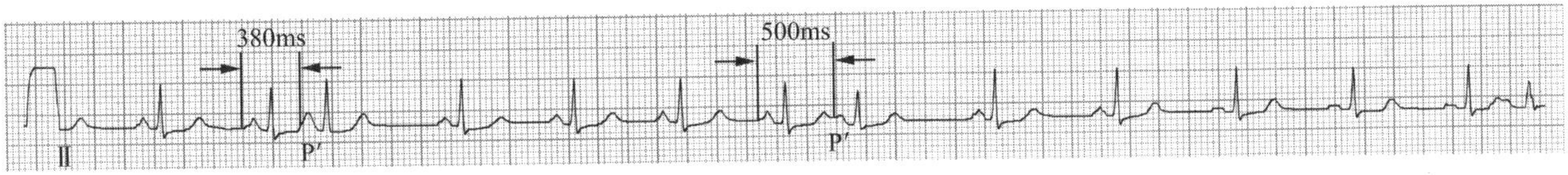

图82-2 多源房性早搏的识别

例 83

女性,70岁,胸闷心悸1个月就诊。心电图检查见图83-1。

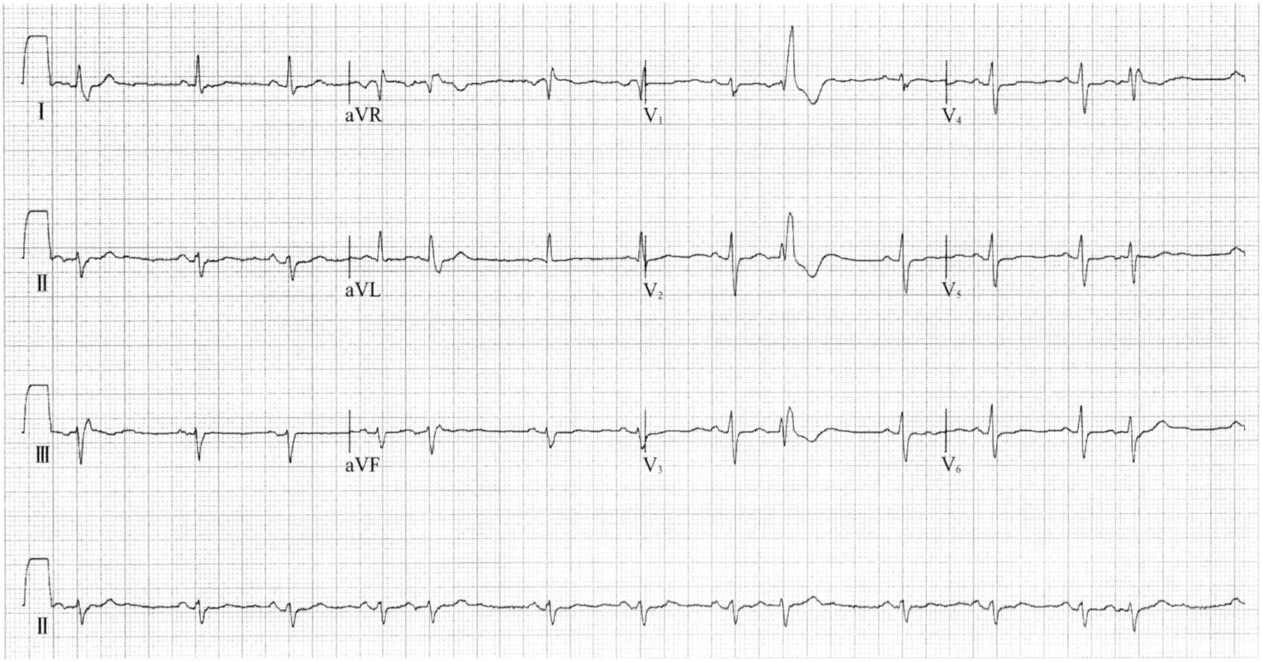

图83-1　例83心电图

心电图特点

1. 基本特点：心率：82次/分；PR间期：146ms；QRS波时间：84ms；QT/QTc间期：392/457ms；QRS波电轴：-38°。

2. 可见提早的P′-QRS-T波群，P′波与窦性P波不同，P′R间期>120ms，QRS波形态宽大畸形，代偿间期不完全。

心电图诊断

1. 房性早搏伴心室内差异传导。

2. 电轴左偏。

解析

1. 当提早的心房激动经交界区下传到达心室时，心室内束支或心室肌可能仍处于不应期，此时激动在心室内的传导速度减慢或激动顺序改变，其结果是心电图上QRS波宽大畸形，称为心室内差异传导。通常右束支的不应期略长于左束支，因此提早的心房激动常落入右束支的不应期，在心电图上心室内差异传导常呈右束支阻滞型。

2. 本心电图上共有2个房性早搏，均见QRS波宽大畸形，第2个房性早搏的QRS波在V_1导联上呈典型的右束支阻滞的rsR′型。本心电图诊断为房性早搏伴心室内差异传导的依据是可见提早的P′-QRS-T波群，P′波与窦性P波不同，P′R间期>120ms，QRS波宽大畸形，代偿间期不完全。

例84

女性,70岁,胸闷心悸1个月就诊。心电图检查见图84-1。

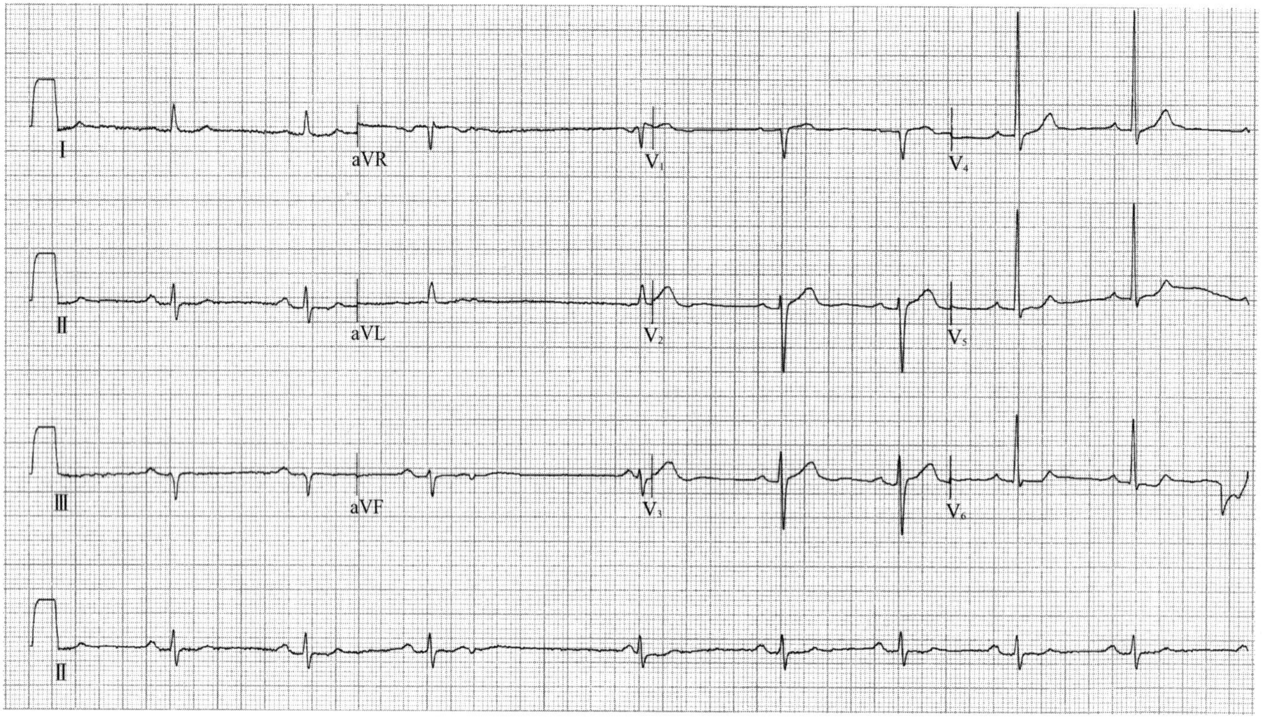

图84-1　例84心电图

心电图特点

1. 基本特点：心率：52次/分；PR间期：204ms；QRS波时间：86ms；QT/QTc间期：392/457ms；QRS波电轴：-29°。

2. 可见提早出现的P′波，P′波形态与窦性P波不同，P′波后无QRS-T波群，代偿间期不完全。

3. PP间期不等，差值>120ms。

心电图诊断

1. 窦性心动过缓。

2. 窦性心律不齐。

3. 房性早搏未下传。

4. Ⅰ度房室传导阻滞。

5. 交界性逸搏。

解析

1. 当提早的心房激动到达交界区时，若交界区仍处于不应期，该心房激动将被阻断，在心电图上表现为仅有P′波，无QRS-T波群，称为房性早搏未下传。本心电图中可见一长PP间期，P′波落入前一心动的T波上，其后无QRS-T波群，为未下传心室的房性早搏（图84-2）。

2. 本心电图上，原有房室传导延迟，因此易发生房性早搏未下传心室。房性早搏未下传心室所形成的长RR间期后，第一个心动的PR间期<120ms，为交界性逸搏。

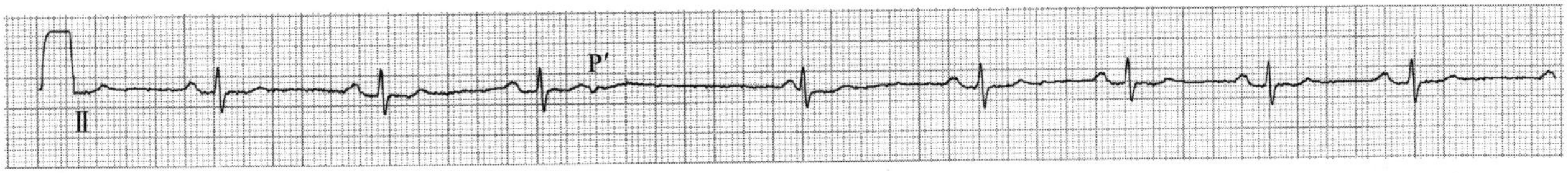

图84-2　房性早搏未下传

例 85

女性，70岁，胸闷心悸1个月就诊。心电图检查见图85-1。

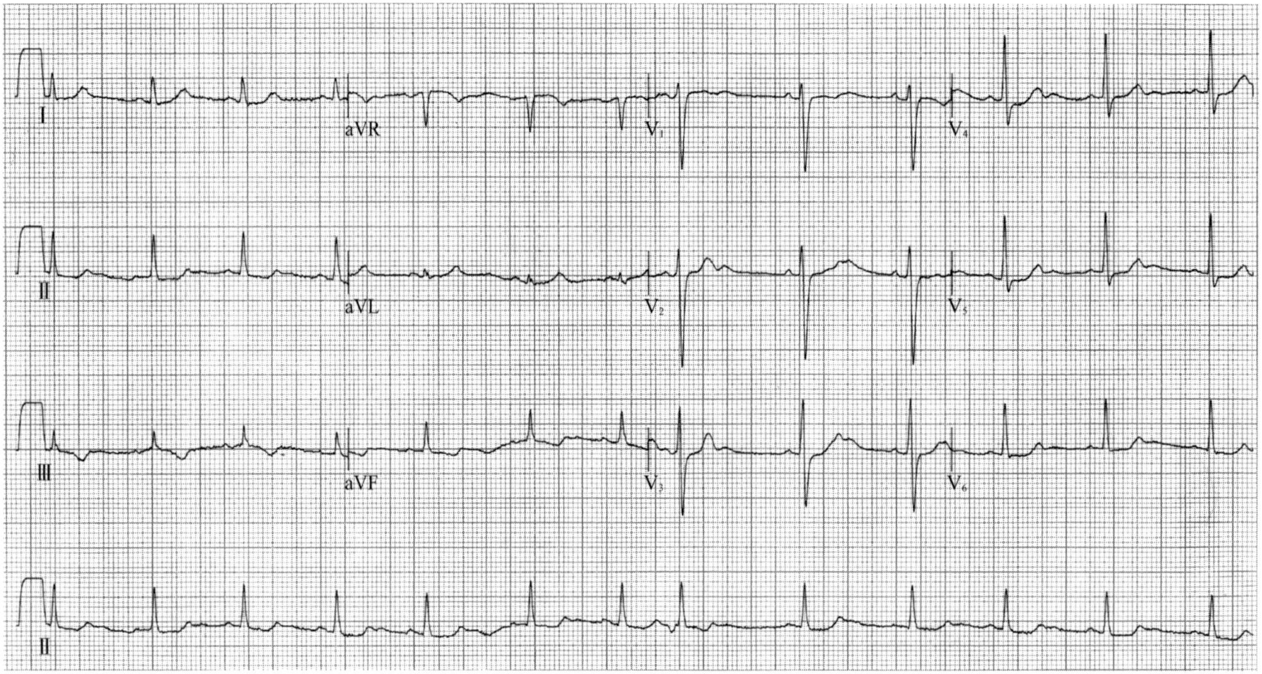

图85-1 例85心电图

心电图特点

1. 基本特点：心率：75次/分；PR间期：126ms；QRS波时间：88ms；QT/QTc间期：370/413ms；QRS波电轴：57°。

2. 可见提早的P⁻波，P⁻波在Ⅱ导联中倒置，P⁻R间期<120ms，代偿间期完全。

心电图诊断

交界性早搏。

解析

1. 来自于房室交界区提早的异位激动称为交界性早搏。交界区异位激动逆传激动心房，形成逆行P波（P⁻波），前传激动心室，形成QRS-T波群（图85-2）。

2. 逆传和前传的时间差决定P⁻波与QRS波之间的关系。当逆传快于前传，P⁻波在QRS波前，P⁻R间期<120ms；当逆传慢于前传，P⁻波在QRS波后，RP⁻间期<200ms；当逆传与前传相同时，P⁻波与QRS波重叠（图85-3）。本心电图中P⁻波在QRS波前，P⁻R间期<120ms，（图85-4）。

3. 来自房室交界区的异位激动很少能逆传提前激动窦房结，因此交界性早搏常代偿间期完全。

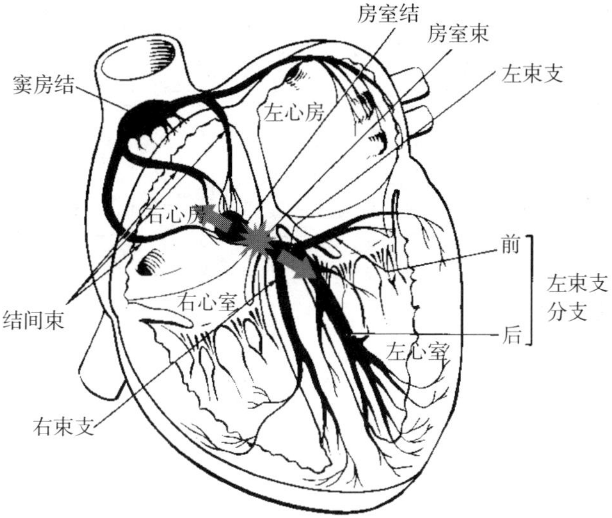

图85-2　交界性早搏的起源

图中灰色"*"示早搏起源于房室交界区。

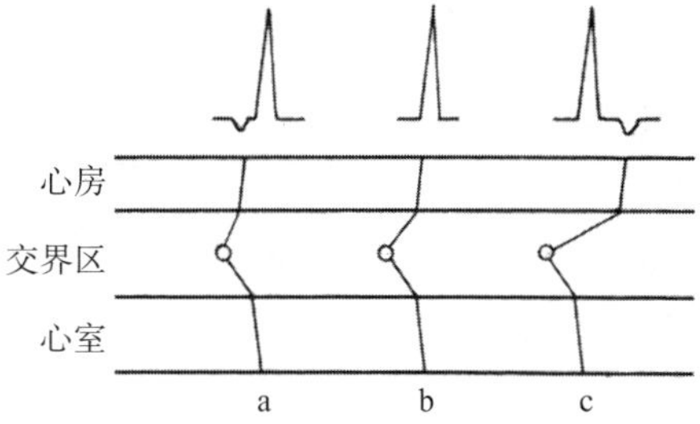

图85-3　P⁻波与QRS波之间的关系

"a"：当逆传快于前传，P⁻波在QRS波前，P⁻R间期<120ms；
"b"：当逆传与前传相同时，P⁻波与QRS波重叠；
"c"：当逆传慢于前传，P⁻波在QRS波后，RP⁻间期<200ms；

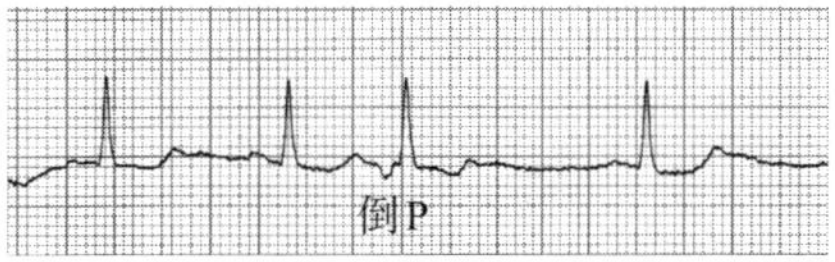

图85-4　交界性早搏的识别

图中"倒P"在Ⅱ导联中倒置，P⁻R间期<120ms。

例86

女性,50岁,心悸1周就诊。心电图检查见图86-1。

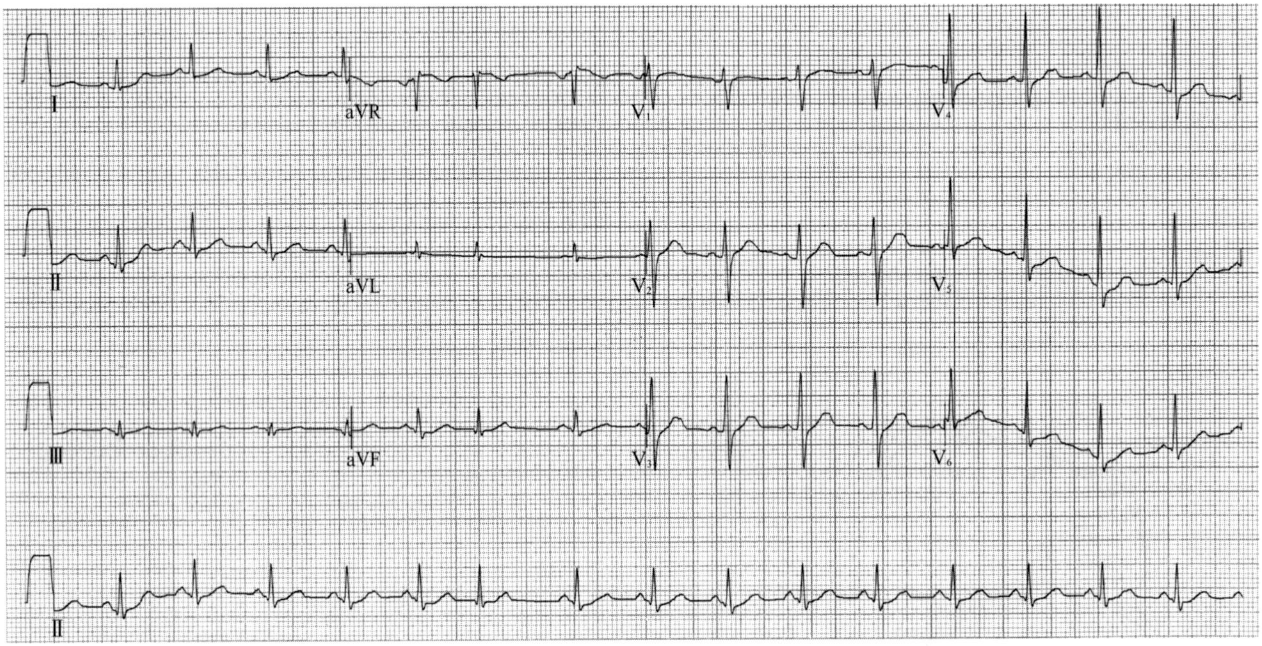

图86-1　例86心电图

心电图特点

1. 基本特点：心率：95次/分；PR间期：124ms；QRS波时间：92ms；QT/QTc间期：354/444ms；QRS波电轴：37°。

2. 可见提早出现的QRS-T波群，QRS波形态正常，代偿间期完全。

心电图诊断

交界性早搏。

解析

1. 本心电图的特点是提前出现的QRS-T波群前后均未见异位P波(图86-2)。根据QRS波形态正常，判断异位激动来自心室以上；根据代偿间期完全，判断最可能的来源是交界区。本心电图交界性早搏的诊断依据是提早的QRS-T波群，QRS波形态正常，代偿间期完全。

2. 交界性早搏未见P⁻波，可能有两种情况：一是P⁻波与QRS波重叠，二是交界性早搏未逆行激动心房(逆传阻滞)。

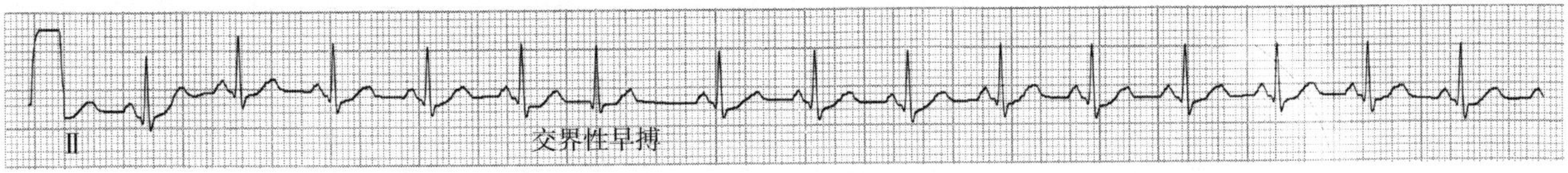

图86-2 交界性早搏的识别

提前的QRS-T波群前后均未见异位P波，QRS波形态正常。

例 87

女性，45岁，心悸2周就诊。心电图检查见图87-1。

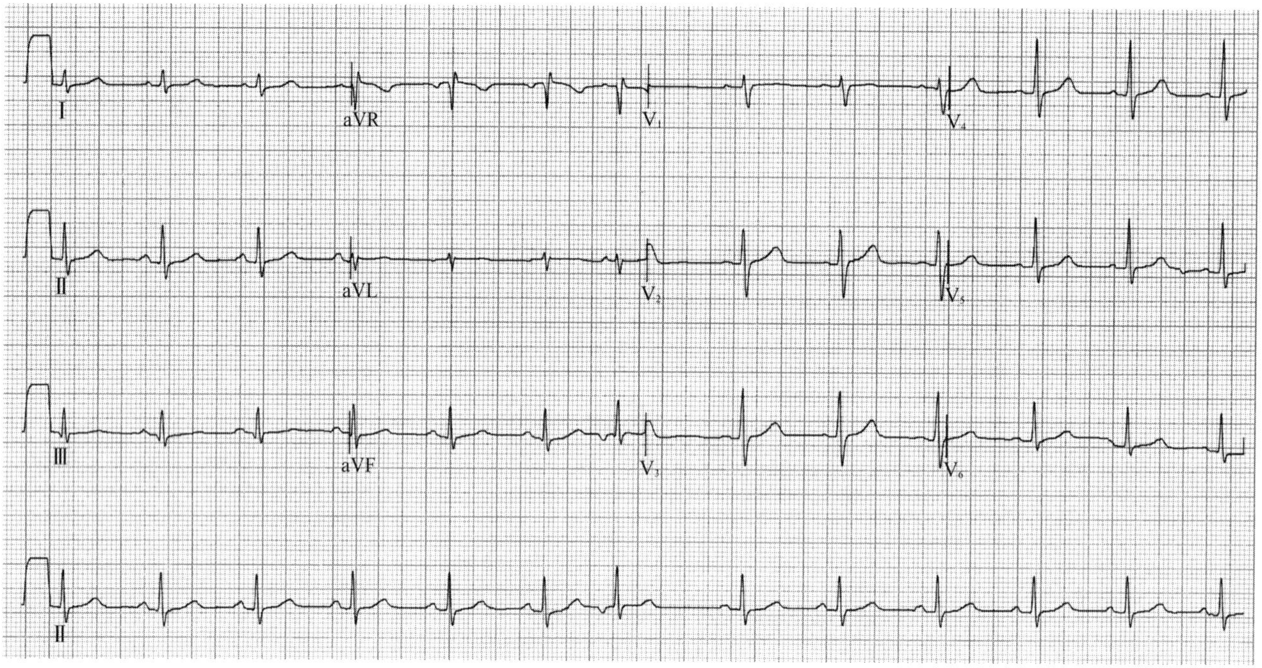

图87-1　例87心电图

心电图特点

1. 基本特点：心率：74次/分；PR间期：156ms；QRS波时间：90ms；QT/QTc间期：396/439ms；QRS波电轴：74°。

2. 可见提早的P⁻-QRS-T波群，P⁻在Ⅱ导联中倒置，在aVR导联中直立，P⁻R间期为120ms，QRS波形态正常，代偿间期完全。

心电图诊断

交界性早搏。

解析

1. 本心电图的特点是P⁻R间期为120ms（图87-2），须与房性早搏鉴别。此时有助于鉴别诊断的是代偿间期，本心电图中代偿间期完全，是诊断交界性早搏的依据。

2. 交界性早期伴有前传延缓时，可使P⁻R间期>120ms。

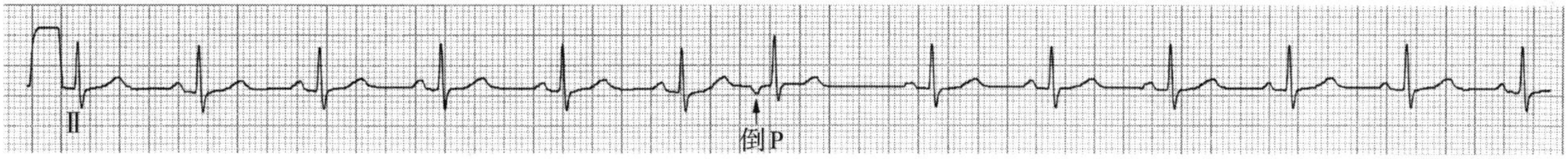

图87-2 交界性早搏的识别

“倒P”在Ⅱ导联中倒置，P⁻R间期为120ms。

例88

女性，77岁，胸痛49天，原有高血压史，为接受冠脉造影而入院。入院后心电图检查见图88-1。

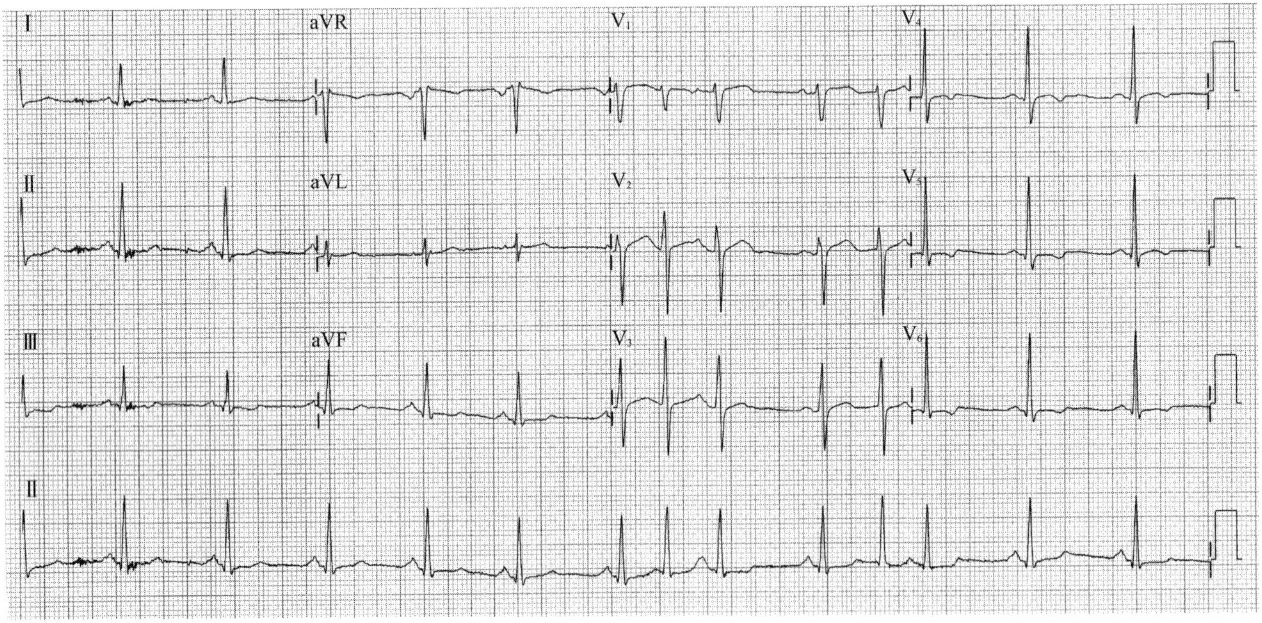

图88-1　例88心电图

心电图特点

1. 基本特点：平均心率：89次/分；PR间期：152ms；QRS波时间：101ms；QT/QTc间期：366/446ms；QRS波电轴：51°。

2. 可见提早的QRS-T波群，QRS波形态正常，无代偿间期。

心电图诊断

交界性早搏(插入性)。

解析

1. 本心电图的特点是提前的QRS-T波群前后未见异位P波，无代偿(图88-2)。根据QRS波形态正常，判断异位激动来自心室以上；根据无代偿(插入性)，判断最可能的来源是交界区。本心电图交界性早搏诊断依据是插入性提前的QRS-T波群前后未见异位P波，QRS波形态正常。

2. 交界性早搏的T波上可见P波，提示该交界性早搏未能逆传激动心房。

3. 本心电图容易被误诊为房性早搏连发，正确识别P波和正确测定PP间期是本心电图的诊断关键(图88-2)。

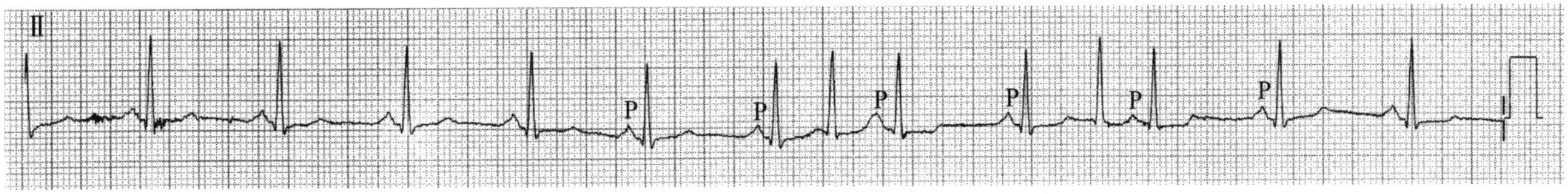

图88-2 交界性早搏中窦性P波的识别

插入性提前的QRS-T波群前后未见异位P波，该心动的T波上可见窦性P波。

例 89

男性，74岁，胸痛7年，气急2周，有高血压史十余年，为接受冠脉造影而入院。入院后心电图检查见图89-1。

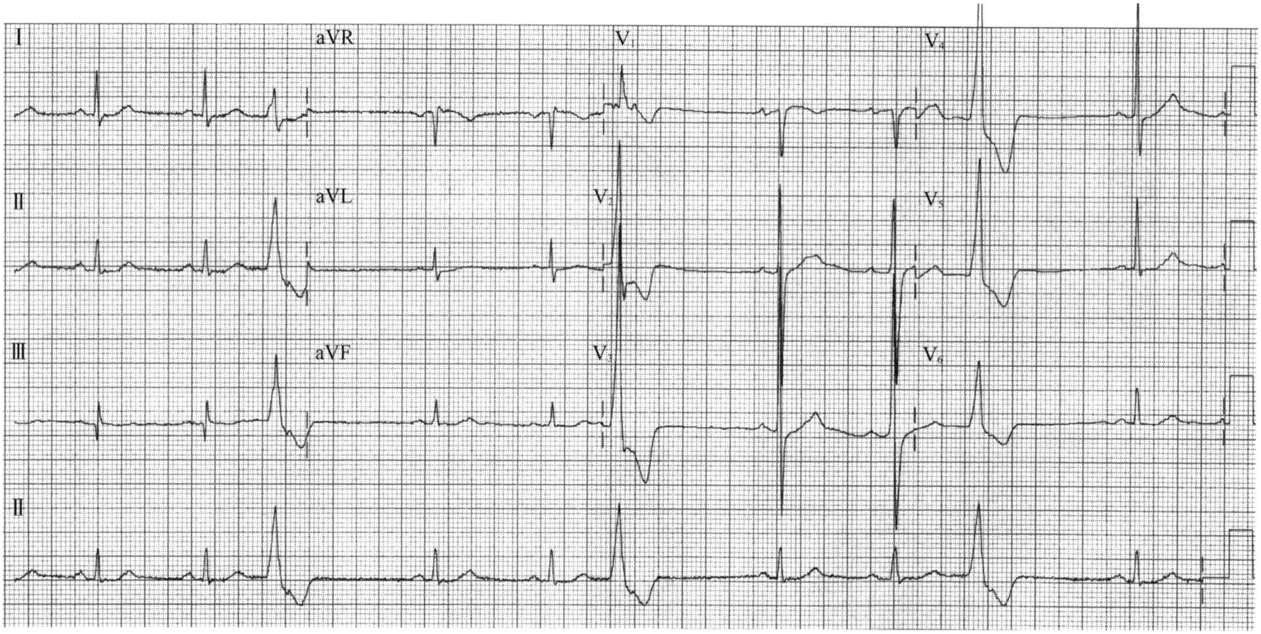

图89-1　例89心电图

心电图特点

1. 基本特点：心率：63次/分；PR间期：173ms；QRS波时间：88ms；QT/QTc间期：406/416ms；QRS波电轴：40°。

2. 可见提早的QRS-T波群，其前无相关P波，QRS波宽大畸形，代偿间期完全。

3. V_1导联中P波呈正负双向，Ptf≥0.04mm·s；V_2~V_4导联P波双峰。

心电图诊断

1. 室性早搏（三联律）。

2. 左心房异常。

解析

1. 提早的起源于心室的异位激动，称为室性早搏（图89-2）。由于起源于心室，因此其前无相关P波。

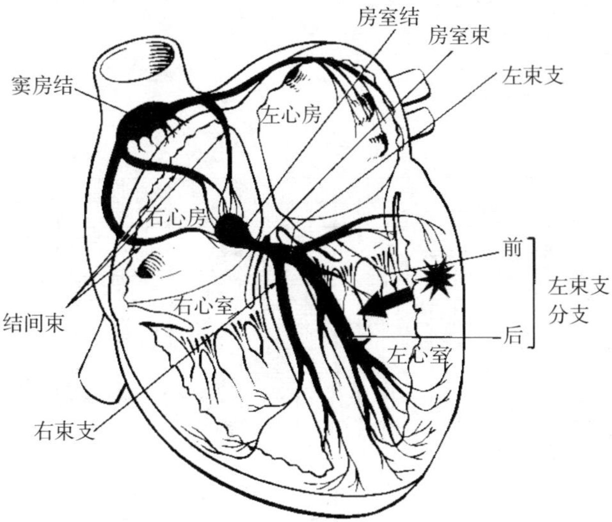

图89-2　室性早搏的定义

“*”示早搏起源于左心室。

正常时，激动经束支传导至左右心室，左右心室几乎是同步激动。起源于心室的异位激动不能经束支传导而同步激动左右心室，因此QRS波宽大畸形。提早的心室异位激动很少能经房室交界区逆传而提前激动窦房结，因此代偿间期是完全的。本心电图符合室性早搏的心电图特点。

2. 在室性异位激动激动心室的同时，心房仍由窦房结或其他心室以上的节律点所激动，这一现象称为房室分离，心电图上可以发现在室性早搏中有P波叠入其中。本心电图中，在室性早搏的ST段中可见P波。在心电图上发现房室分离现象是诊断室性早搏的重要依据（图89-3）。

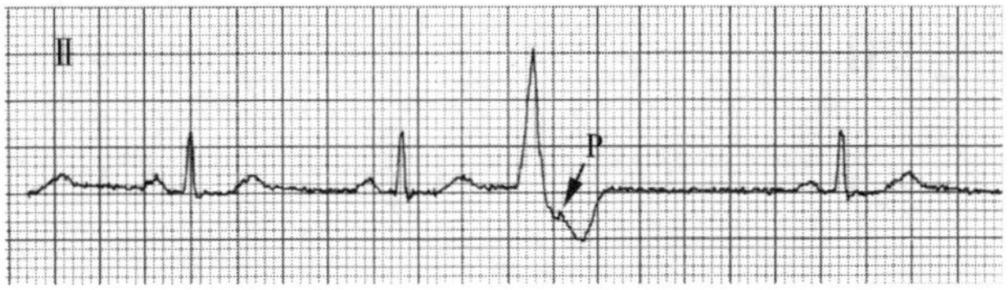

图89-3　室性早搏中的房室分离现象

可见提早的QRS-T波群，QRS波宽大畸形，在其ST段中可见P波，为房室分离现象。

3. 图中每2个窦性心动间隔1个早搏，称为三联律（假三联律）。若每1个窦性心动间隔2个室性早搏，也称为三联律（真三联律，图89-4）。

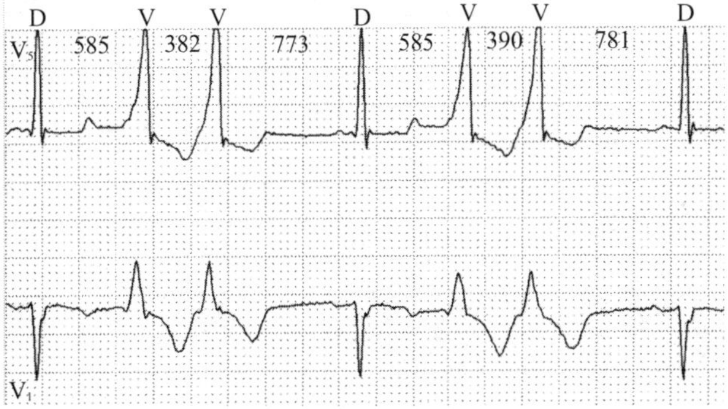

图89-4　室性早搏真三联律

标注“V”的心动为室性早搏。每1个窦性心动间隔2个室性早搏，称为真三联律。

4. 临床资料：超声心电图示左心房增大，主动脉瓣退行性变伴轻度关闭不全；冠脉造影示左回旋支远端75%狭窄。高血压和冠心病可能是本病例频发室性早搏的基础疾病。

例90

女性，54岁，有高血压和早搏史3年。入院后心电图检查见图90-1。

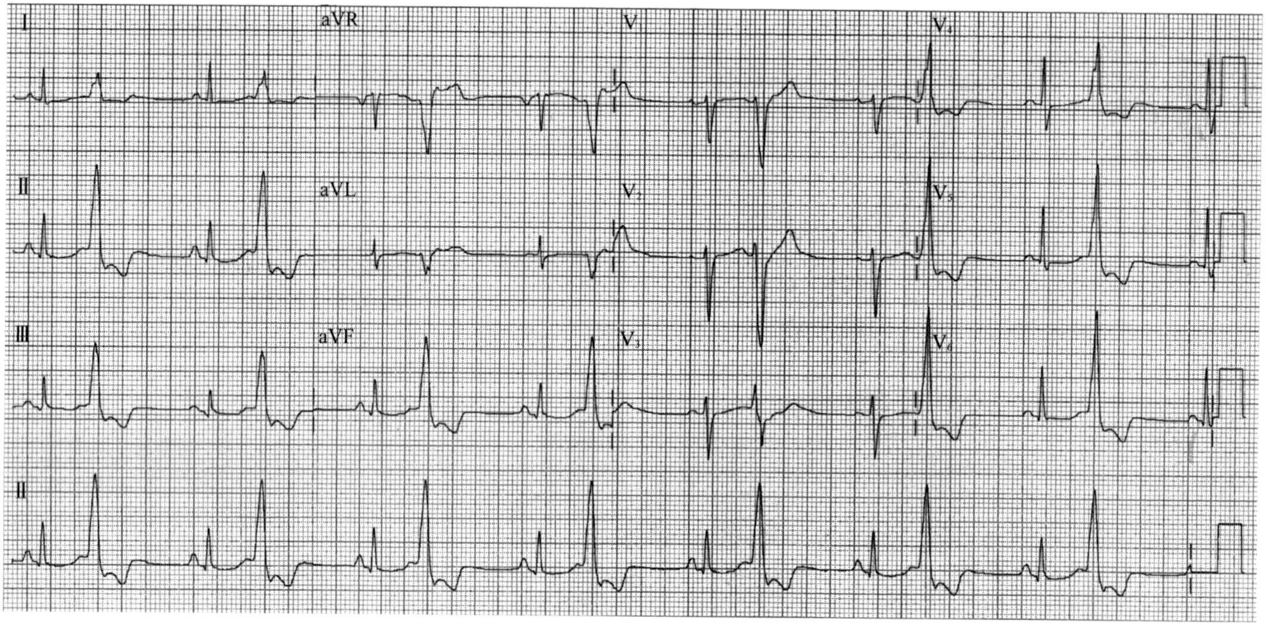

图90-1　例90心电图

心电图特点

1. 基本特点：心率：85次/分；PR间期：146ms；QRS波时间：90ms；QT/QTc间期：370/440ms；QRS波电轴：62°。

2. 可见提早的QRS-T波群，其前无相关P波，QRS波宽大畸形，代偿间期完全。

心电图诊断

室性早搏（二联律）。

解析

1. 本心电图室性早搏的诊断依据是可见提早的QRS-T波群，其前无相关P波，QRS波宽大畸形，代偿间期完全。

2. 本心电图中每个窦性心动间隔1个早搏，称为二联律。

3. 本心电图中，在室性早搏的ST段中可见P波，称为房室分离现象（图90-2）。

4. 临床资料：超声心动图示左房增大伴轻-中度二尖瓣反流。临床上仅能推测高血压可能是本病例频发室性早搏的基础疾病。

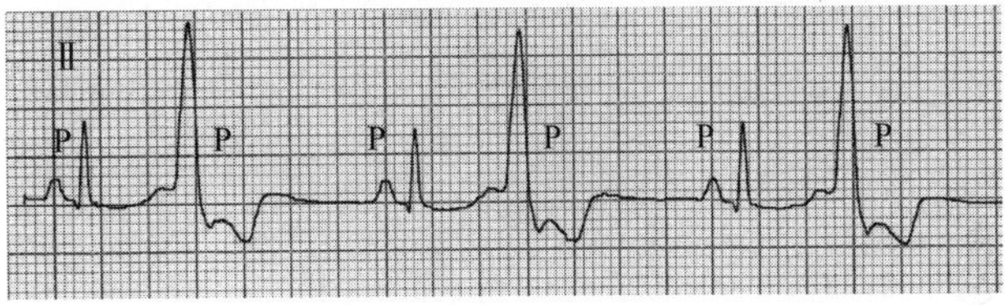

图90-2　室性早搏二联律和房室分离现象

每个窦性心动间隔1个早搏，称为二联律。在室性早搏的ST段中可见P波，称为房室分离现象。

例91

男性,54岁,有高血压史5年,因近来心悸就诊。心电图检查见图91-1。

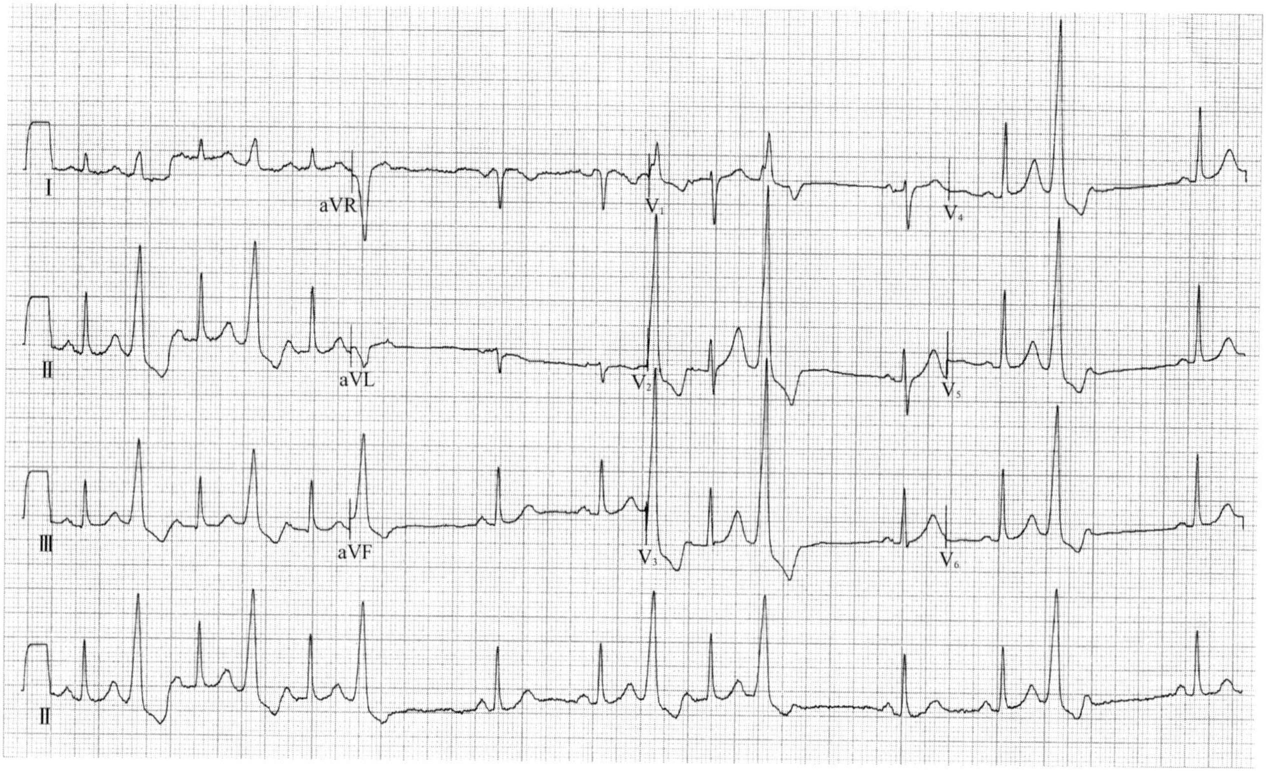

图91-1　例91心电图

心电图特点

1. 基本特点：平均心率：90次/分；PR间期：154ms；QRS波时间：76ms；QT/QTc间期：378/403ms；QRS波电轴：75°。

2. 可见提早的QRS–T波群，其前无相关P波，QRS波宽大畸形，部分代偿间期完全，部分无代偿。

心电图诊断

室性早搏。

解析

1. 本心电图室性早搏的诊断依据是有提早出现的QRS–T波群，其前无相关P波，QRS波宽大畸形。

2. 本心电图中部分室性早搏无代偿间期，称为插入性室性早搏(图91–2)。

3. 图中插入性室性早搏后的PR间期略长于其他PR间期，原因是室性早搏对房室交界区的隐匿激动产生一不应期，使窦性激动下传心室延缓，从而使PR间期延长(图91–2)。

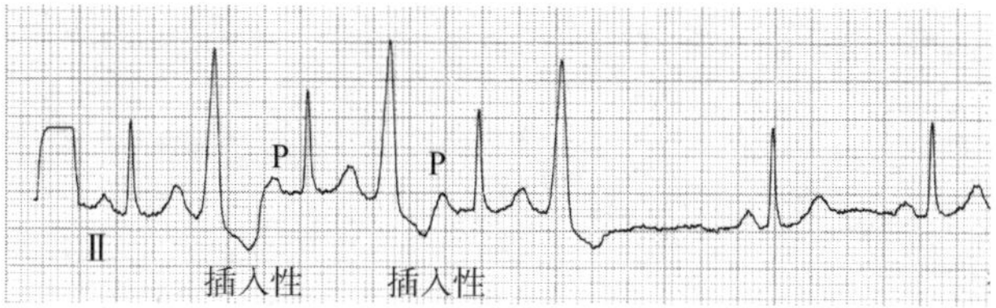

图91–2　插入性室性早搏的识别

图中插入性室性早搏后PR间期略长于其他PR间期，原因是室性早搏对房室交界区的隐匿激动。

例 92

男性，78岁，胸闷、气急1个月入院。入院后心电图检查见图92-1。

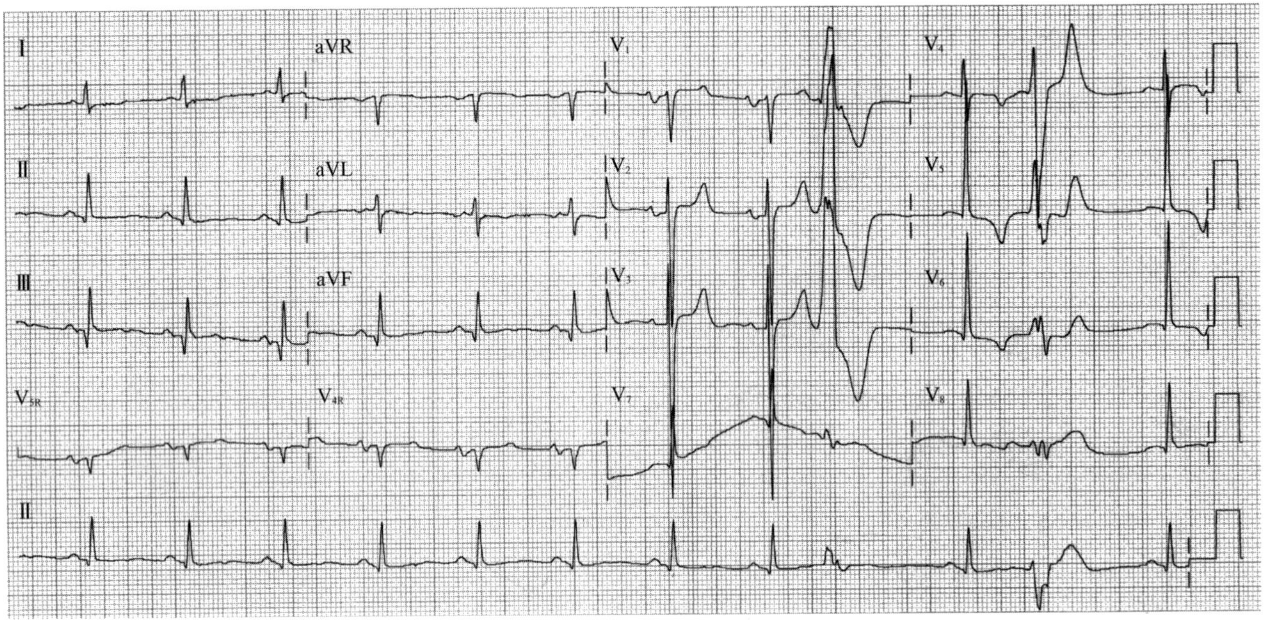

图92-1 例92心电图

心电图特点

1. 基本特点:心率:73次/分;PR间期:168ms;QRS波时间:90ms;QT/QTc间期:395/435ms;QRS波电轴:62°。

2. 可见提早的QRS-T波群,其前无相关P波,QRS波宽大畸形,代偿间期完全。

3. 在Ⅱ导联中,提早的宽大畸形的QRS波呈两种形态,联律间期不等。

心电图诊断

多源室性早搏。

解析

1. 本心电图的诊断依据是提早出现的QRS-T波群,其前无相关P波,QRS波宽大畸形。

2. 本心电图中共有2次室性早搏,Ⅱ导联中提早出现的宽大畸形的QRS波形态不同,联律间期不等,提示室性早搏并非起源于同一部位,属于多源室性早搏(图92-2)。

3. 临床资料:超声心动图示全心扩大,尤其是左心房和左心室;中重度二尖瓣关闭不全和中度主动脉瓣关闭不全;中度肺动脉高压伴中重度三尖瓣关闭不全。冠脉造影示左主干90%狭窄,病变延伸至左前降支和左回旋支近端;右冠脉中段100%阻塞。多源室性早搏提示心肌可能存在弥漫性病变,心脏扩大和冠心病是本病例多源室性早搏的基础疾病。

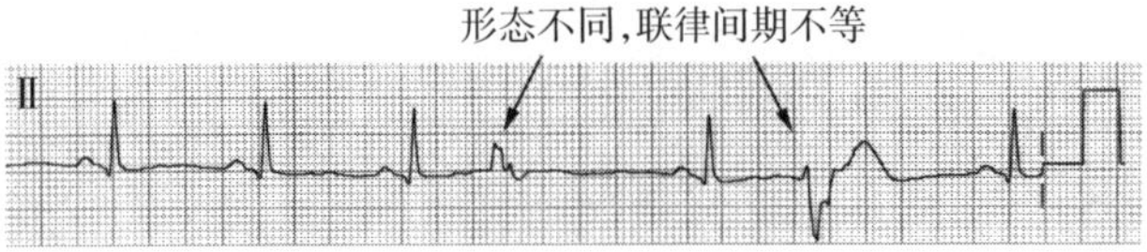

图92-2　多源室性早搏的识别

例93

男性，34岁，健康体检发现室性早搏1年。入院后心电图检查见图93-1。

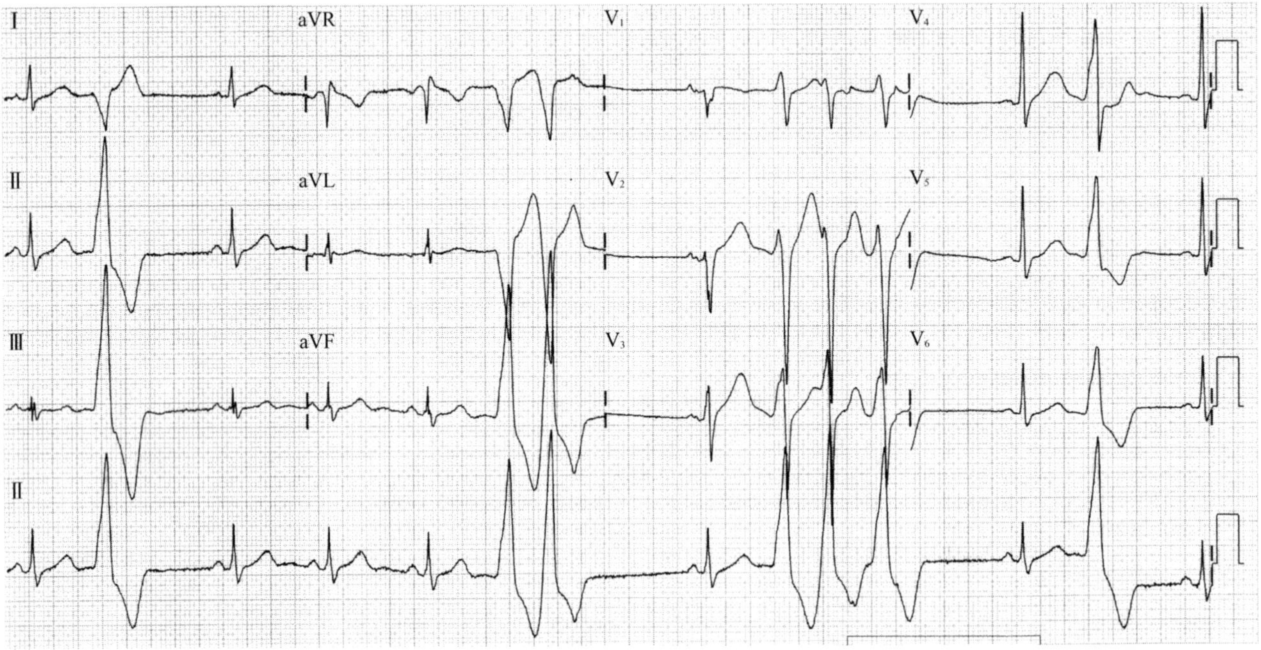

图93-1　例93心电图

心电图特点

1. 基本特点：平均心率：100次/分；PR间期：148ms；QRS波时间：100ms；QT/QTc间期：400/436ms；QRS波电轴：27°。

2. 可见提早的QRS-T波群，其前无相关P波，QRS波宽大畸形，代偿间期完全。

3. 提早的QRS-T波群连发2次或连续3次。

心电图诊断

1. 室性早搏。

2. 室性早搏连发。

3. 短阵室性心动过速。

解析

1. 本心电图室性早搏的诊断依据是提早的QRS-T波群，其前无相关P波，QRS波宽大畸形。

2. 连续2次室性早搏，称为室性早搏连发。连续3次室性早搏，则称为短阵室性心动过速。根据QRS波形态相同、联律间期相等，推测室性早搏和室性心动过速为同一起源。

3. 临床资料：超声心动图示心脏结构和功能未见异常。心律失常的基础疾病有时临床上难以确立。

例94

女性，72岁，高血压40余年，胸痛5年。入院后心电图检查见图94-1。

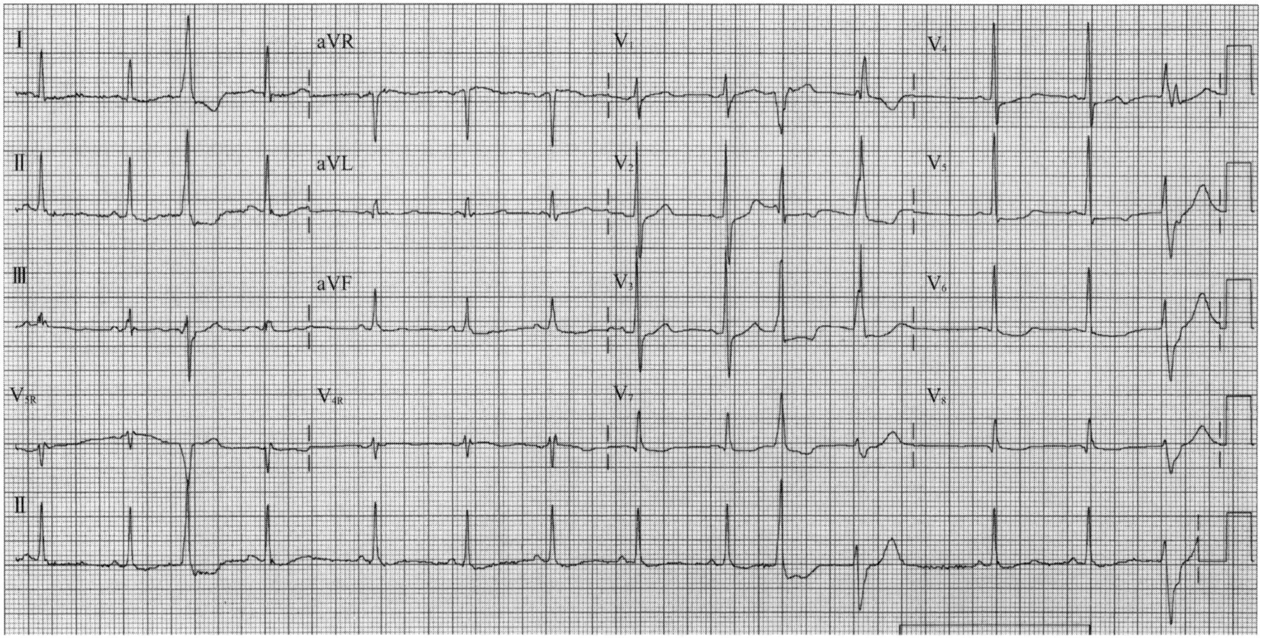

图94-1　例94心电图

心电图特点

1. 基本特点:平均心率:76次/分;PR间期:146ms;QRS波时间:89ms;QT/QTc间期:373/419ms;QRS波电轴:46°。

2. 可见提早的QRS-T波群,其前无相关P波,QRS波宽大畸形,代偿间期完全。

3. 在Ⅱ导联中,提早出现的宽大畸形的QRS波形态呈两种形态,联律间期不等。

4. 提早的QRS-T波群连发2次。

5. Ⅰ、Ⅱ、Ⅲ、aVF、V_4~V_6导联T波低平,V_4~V_6导联ST段压低≥0.1mV。

心电图诊断

1. 多源室性早搏。

2. 多源室性早搏连发。

3. ST-T改变。

解析

1. 本心电图室性早搏的诊断依据是提早的QRS-T波群,其前无相关P波,QRS波宽大畸形。

2. 与例93的心电图不同,本心电图中室性早搏连发呈两种形态,属于多源室性早搏连发。

3. 临床资料:超声心动图示左心房增大,中度二尖瓣关闭不全。高血压和可能存在的冠心病是本病例频发多源室性早搏的基础疾病。

例 95

女性,52岁,发热心悸就诊。心电图检查见图95-1。

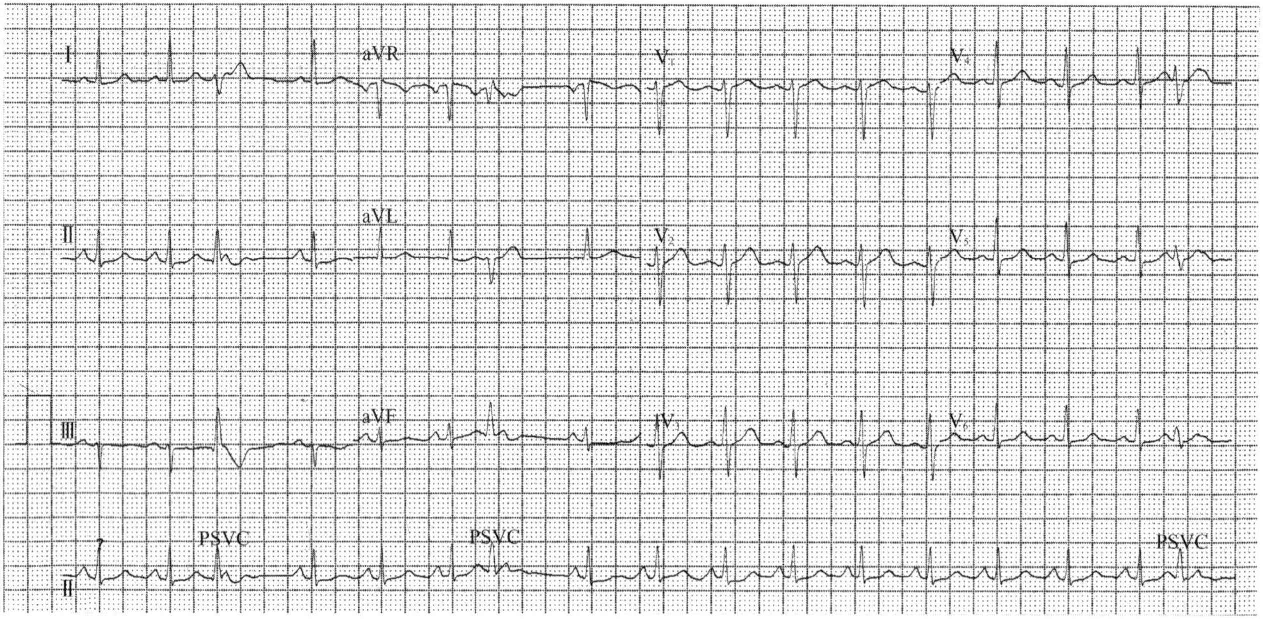

图95-1 例95心电图

心电图特点

1. 基本特点:平均心率:104次/分;PR间期:156ms;QRS波时间:86ms;QT/QTc间期:342/430ms;QRS波电轴:10°。

2. 可见提早的QRS-T波群,其前无相关P波,QRS波畸形,代偿间期完全。

心电图诊断

1. 窦性心动过速。

2. 室性早搏。

解析

1. 本心电图计算机的自动诊断是"室上性早搏"(PSVC)。被误诊的原因是QRS波宽大并不明显。然而仔细观察各导联中提早出现的QRS波形态，仍能发现形态上的差异，同时能发现P波叠在QRS波终末，即存在房室分离现象（图95-1），这是诊断室性早搏的重要依据。

2. 除了本心电图上所见的房室分离现象外，融合现象也是室性早搏的特点。融合现象是指窦性或心房异位节律点激动和心室异位节律点激动同时激动心室，所形成的QRS-T波群形态介于正常和室性心动之间，称为心室融合波（图95-1、图95-2）。本心电图上未见心室融合波。

3. 本心电图室性早搏的诊断依据是提早的QRS-T波群，QRS波畸形，有房室分离现象。

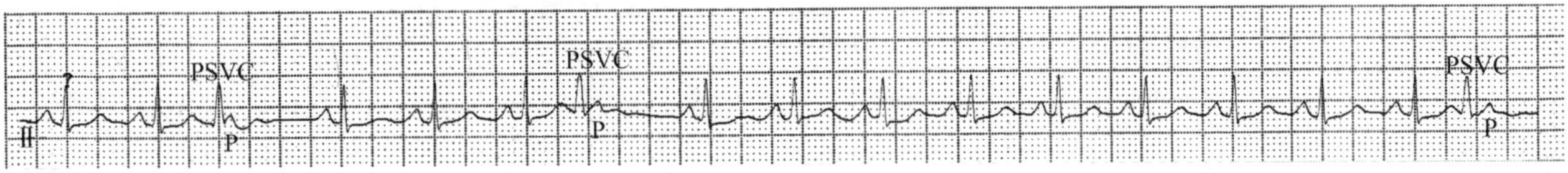

图95-2 房室分离现象

"PSVC"标记处为室性早搏，在其QRS波终末可见P波，即房室分离现象。

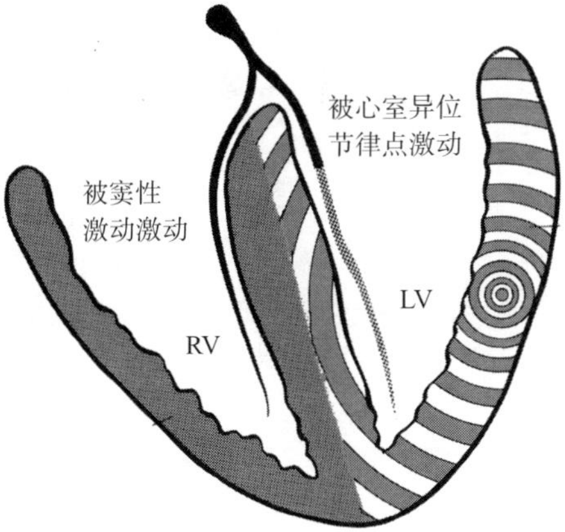

图95-3 融合现象图解

融合现象是指窦性或心房异位节律点激动和心室异位节律点激动同时激动心室，所形成的QRS-T波群形态介于正常和室性心动之间。

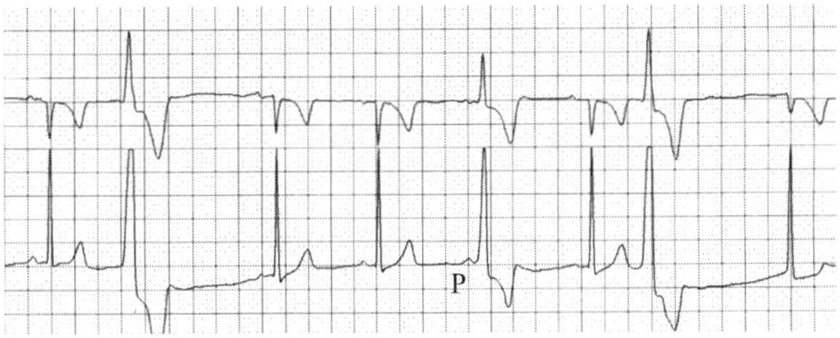

图95-4 融合现象和心室融合波

图中共有室性早搏3次，其QRS波主波方向一致，宽大程度不同。第2次室性早搏前可见P波，由于融合现象，其QRS波宽大程度轻。

例96

男性,59岁,心悸2个月就诊。心电图检查见图96-1。

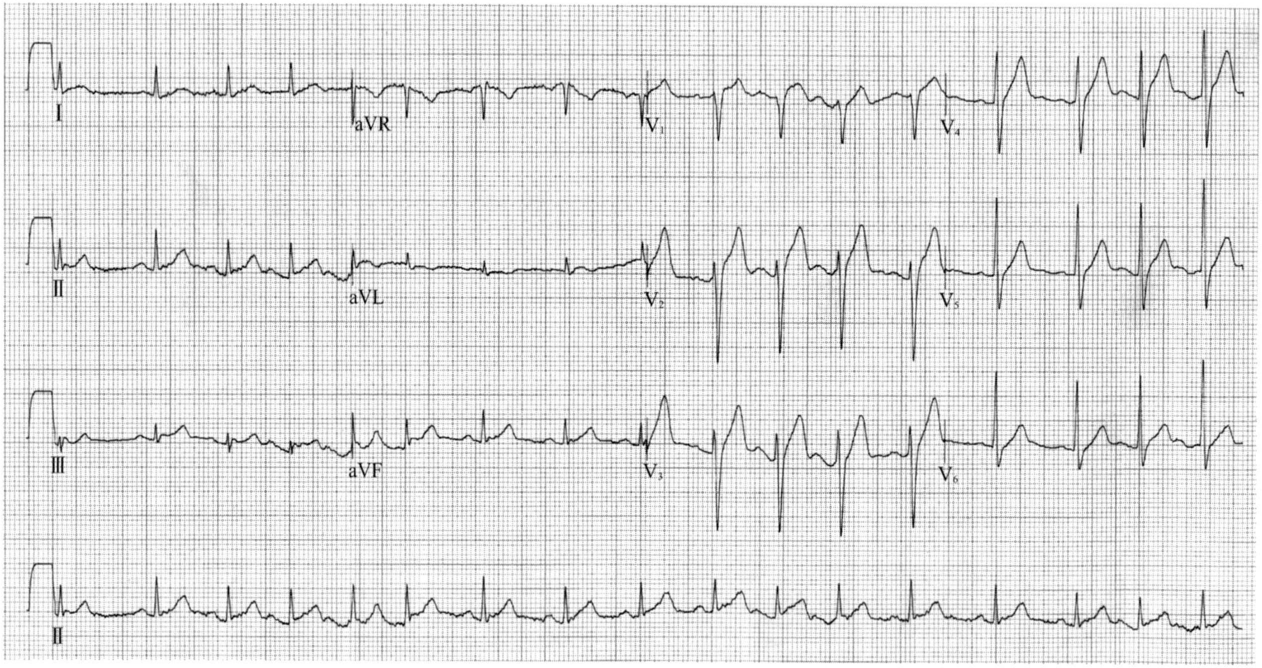

图96-1 例96心电图

心电图特点

1. 基本特点：平均心率：100次/分；PR间期：160ms；QRS波时间：84ms；QT/QTc间期：316/407ms；QRS波电轴：47°。

2. 可见连续提早的P′-QRS-T波群，P′波与窦性P波不同，P′R间期>120ms，QRS波形态正常。

心电图诊断

1. 短阵房性心动过速。

2. 房性早搏连发。

解析

1. 连续快速的心房异位心动≥3次，称为房性心动过速。根据房性心动过速持续的时间长度，可称为短阵和阵发性房性心动过速，但时间长度的划分没有统一标准。本心电图中房性心动过速仅连续3个心动（图96-2），因此诊断为短阵房性心动过速。

2. P′波与窦性P波在形态上的差异有时并不明显。除了P波形态和PP间期，在心电图上PR间期的变化也有助于发现房性心动过速。房性心动过速是提早的和快速的，因此房性心动过速中的P′R间期通常大于窦性的PR间期，本心电图中也同样如此（图96-2）。

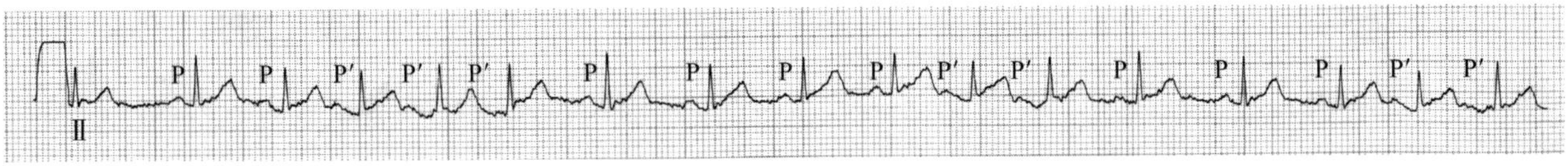

图96-2 短阵房性心动过速的识别

图中可见P′波连续出现3次，P′波与窦性P波不同，P′R间期大于窦性的PR间期，QRS波形态正常。

例97

女性,72岁,妇科手术术前准备。心电图检查见图97-1。

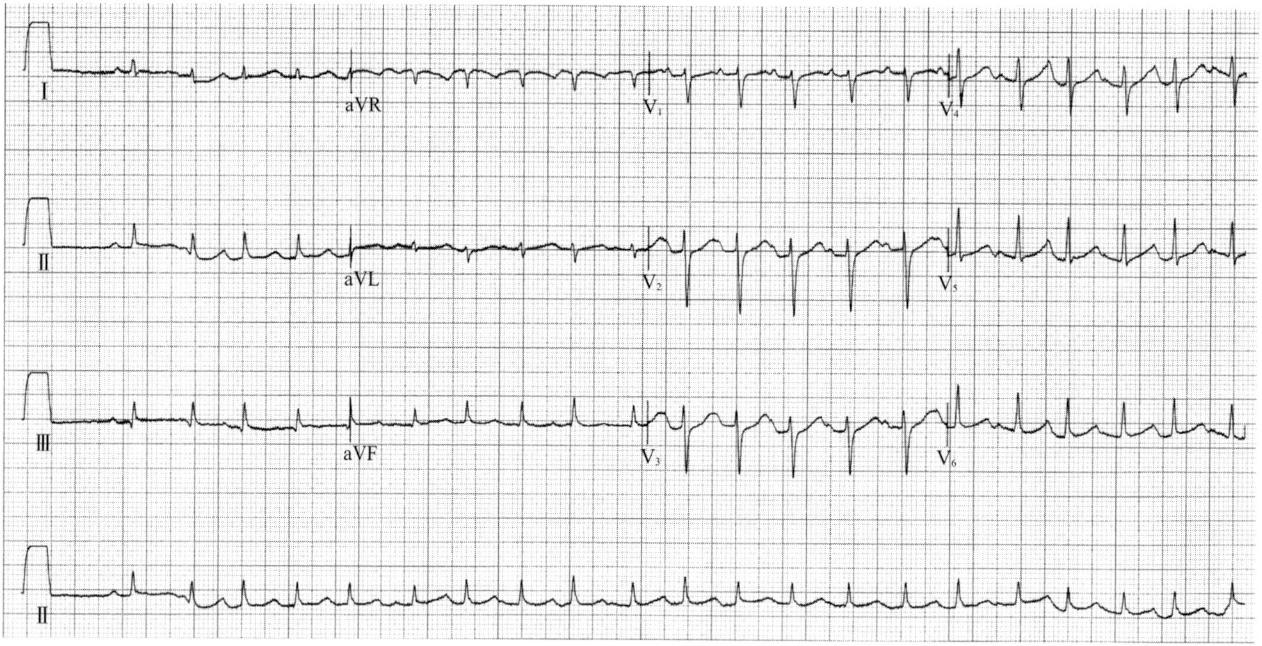

图97-1 例97心电图

心电图特点

1. 基本特点：平均心率：130次/分；PR间期：180ms；QRS波时间：70ms；QT/QTc间期：300/442ms；QRS波电轴：70°。

2. 可见连续提早的P′-QRS-T波群，P′波与窦性P波不同，P′R间期>120ms，QRS波形态正常。

心电图诊断

阵发性房性心动过速。

解析

1. 尽管仅记录到一次窦性P波，但是它对诊断和鉴别诊断极为重要。若无该次P波，窦性心动过速和房性心动过速将很难鉴别（图97-2）。

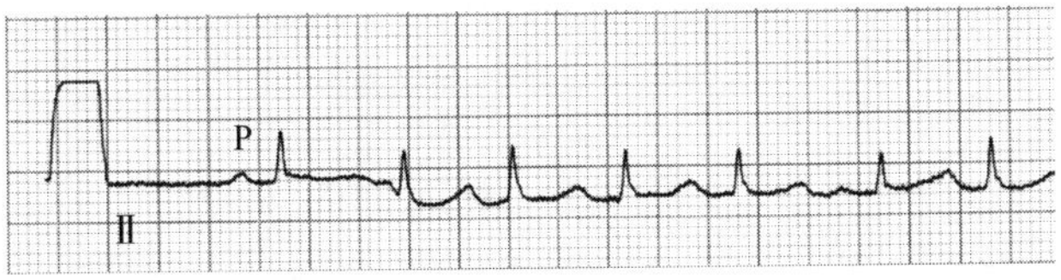

图97-2 阵发性房性心动过速的识别

第1个P波与其后的P′波形态不同。

2. 对本心电图还须在房性和交界性心动过速之间进行鉴别诊断，鉴别要点是异位P波的方向和异位PR间期。在本心电图中，部分P′波与前T波重叠，不易观察P′波的形态和测量P′R间期（图97-2）。

3. P波在Ⅱ导联上的方向是诊断窦性P波的重要依据，因此是分析心律失常最常采用的导联，此外V_1导联也是分析心律失常常用的导联。本心电图V_1导联P′波清晰可辨，P′R间期>120ms，因此最可能的诊断是房性心动过速（图97-3）。

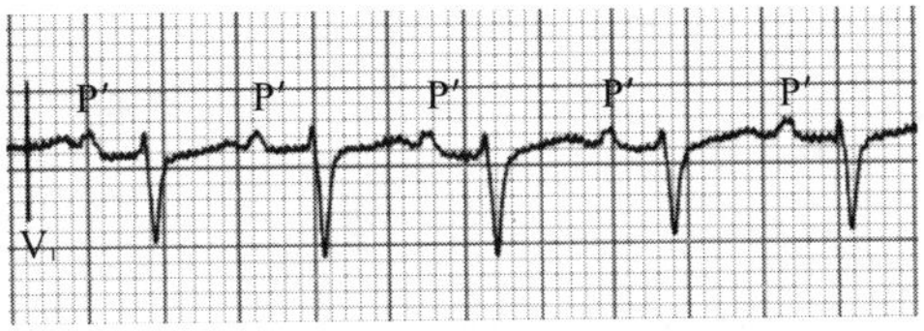

图97-3 V_1导联中P′波的识别

在V_1导联中P′波清晰可辨。

4. 异位心动过速有阵发性和非阵发性二类。心动过速突然发生、突然终止，称为阵发性，通常频率较快。从本心电图中可以观察心动过速突然发生的特点，因此诊断为阵发性房性心动过速。

例 98

男性,65岁,突发心动过速急诊就诊。心电图检查见图98-1。

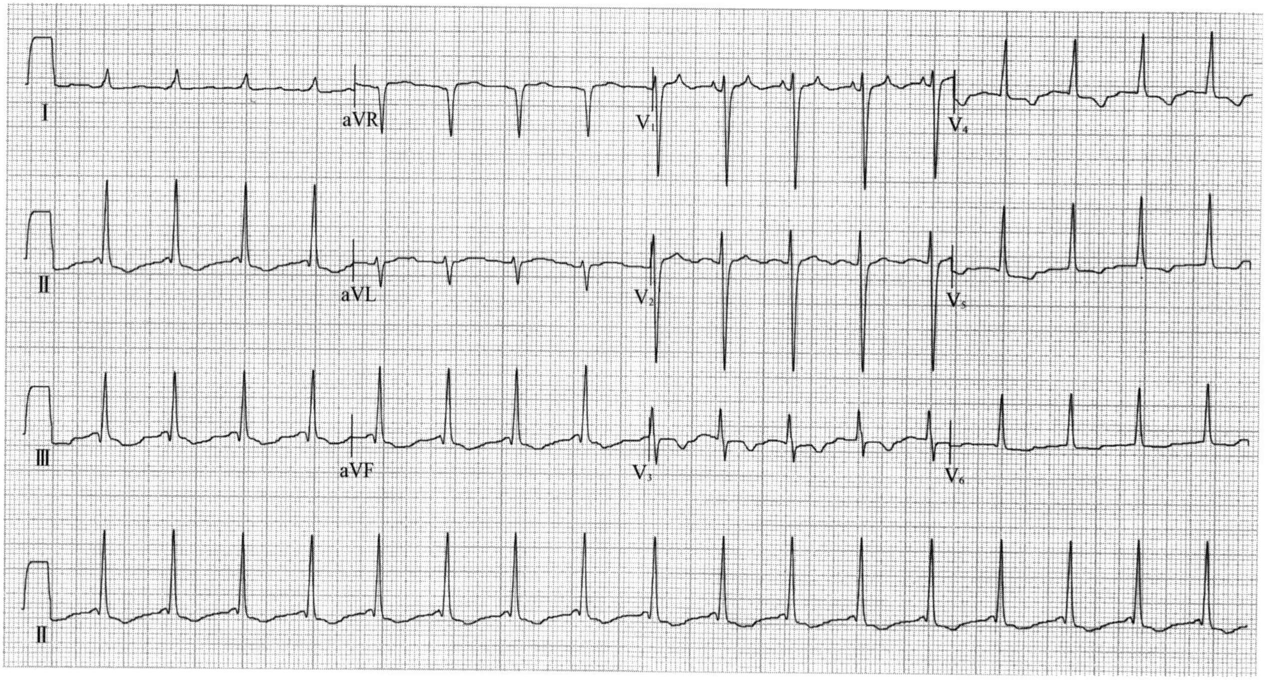

图98-1　例98心电图

心电图特点

1. 基本特点：心室率：104次/分；PR间期：不定；QRS波时间：96ms；QT/QTc间期：350/460ms；QRS波电轴：77°。

2. 每2个P′波中有1个QRS–T波群，QRS波形态正常。

心电图诊断

阵发性房性心动过速(2:1传导)。

解析

1. 本心电图诊断难点在于仅V_1导联能清晰发现每次P′波。在V_1导联观察，P′波分别在QRS波前和T波上(图98–2)。根据P′波的频率(208次/分)，最可能的诊断是房性心动过速。由于心房异位激动的频率高，下传心室时在交界区遇到不应期，因此每2次P′仅有一次下传而形成QRS–T波群，这种下传的方式称为2:1传导。

2. 除了V_1导联外，Ⅱ、Ⅲ和aVF导联中也能发现P′波，但是仅能发现QRS波前的P′波，T波上的P′波无法发现，因此可能发生误诊断。

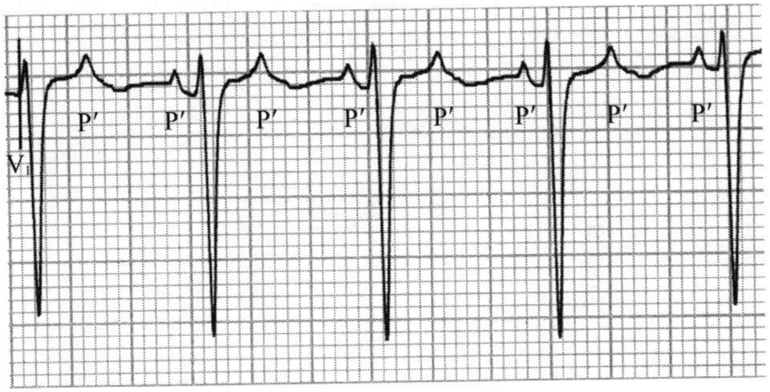

图98–2 阵发性房性心动过速的识别

P′波分别在QRS波前和在T波上。

例99

男性，69岁，心悸6~7年，拟诊“病态窦房结综合征”，为安装人工起搏器入院。心电图检查见图99-1。

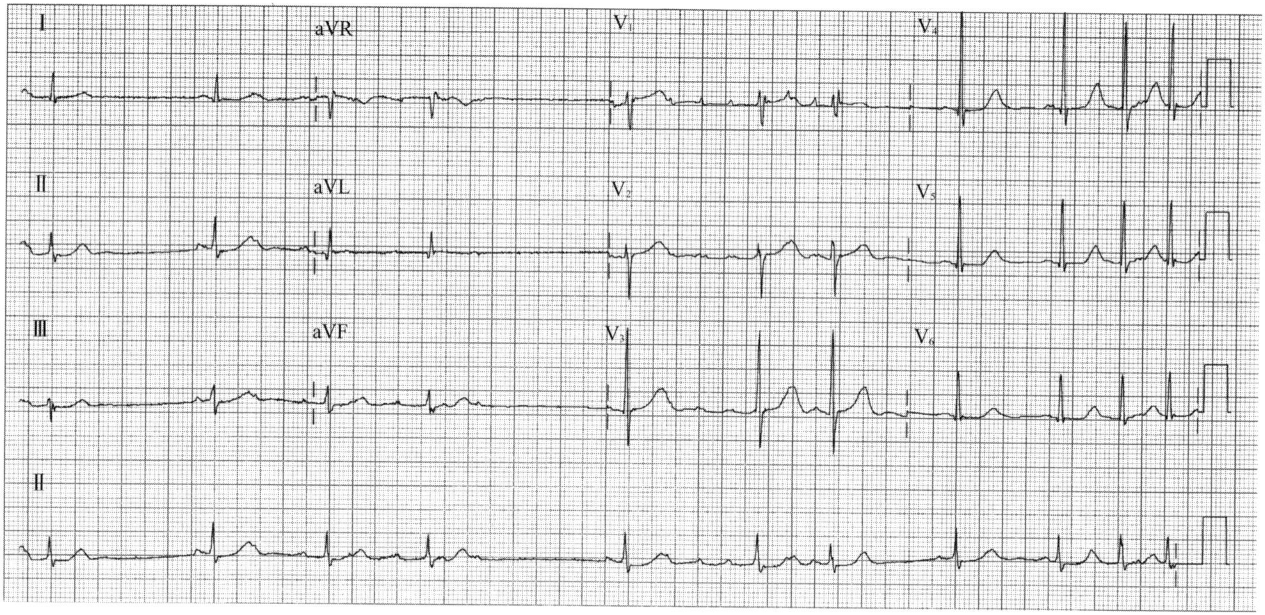

图99-1　例99心电图

心电图特点

1. 基本特点：平均心室率：74次/分；PR间期：150 ms；QRS波时间：80ms；QT/QTc间期：407/450ms；QRS波电轴：10°。

2. 可见连续提早出现的P′波，部分P′波后有QRS-T波群，部分P′波后无QRS-T波群，QRS波形态正常。

心电图诊断

短阵房性心动过速(不等比传导)。

解析

1. 本心电图中完整的短阵房性心动过速共有2阵，特点是P′波后并非都有QRS-T波群(图99-2)。

2. 图99-2中P′P′间期不等，逐渐缩短。P′波能否下传至心室，与P′P′间期的长短有关。第1阵房性心动过速中，第1个提早的P′波叠在前T波上，理论上讲，此时心室应处于绝对不应期，因此该P′波并未下传心室。第2个P′波与第1个P′波间隔时间较长，P′波能下传心室。第2阵房性心动过速中，第1个P′波未能下传心室。尽管未下传心室，但是该P′波在交界区仍有隐匿传导，其结果是产生一个不应期，若随后到达的P′波遇到该不应期，也不能下传心室。这阵房性心动过速的第2个P′波与第1个P′波间隔时间短，遇到隐匿传导产生的不应期而不能下传心室。

3. 本心电图中隐匿传导使得房性心动过速呈不等比传导，图中第1阵房性心动过速呈2:1传导，第2阵房性心动过速呈3:1传导。由于连续的隐匿传导，部分房性心动过速可以连续不能下传心室，此时心电图上仅见P′波而无QRS-T波群，称为房性心动过速伴隐匿传导，实例见图99-3。

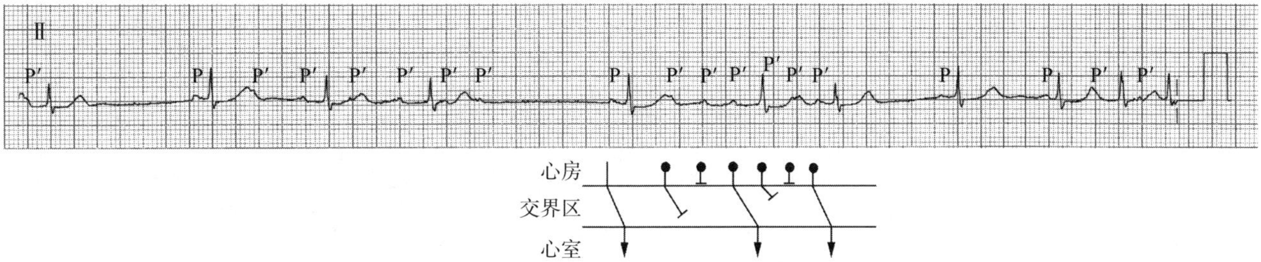

图99-2 房性心动过速的不等比传导

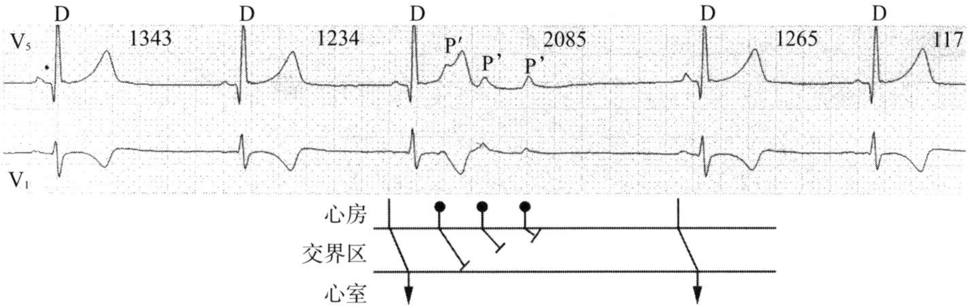

图99-3 房性心动过速隐匿传导

例 100

男性，72岁，因阵发性心悸加重而就诊。心电图检查见图100–1。

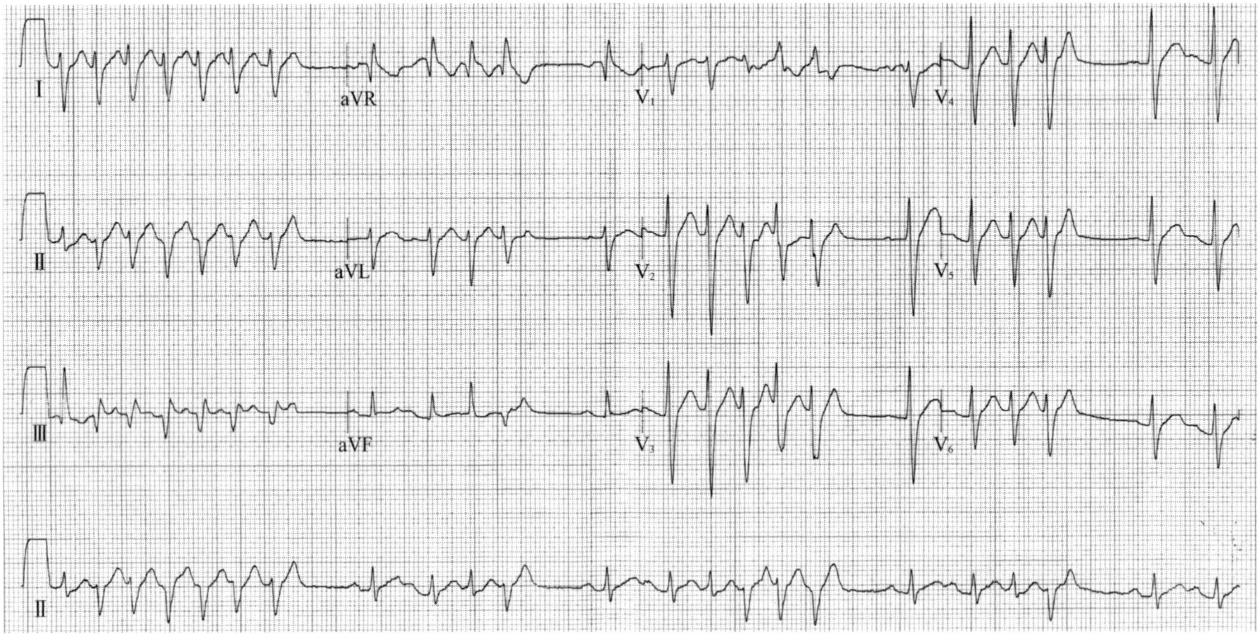

图100–1　例100心电图

心电图特点

1. 基本特点:平均心室率:136次/分;PR间期:192ms;QRS波时间:102ms;QT/QTc间期:不定;QRS波电轴:125°。

2. 可见连续提早出现的P′波,P′波与窦性P波不同,部分QRS-T波群形态宽大畸形,部分QRS波形态正常。

心电图诊断

1. 窦性心动过速。

2. 短阵房性心动过速(心室内差异传导伴蝉联现象)。

3. 电轴右偏。

解析

1. 本心电图短阵房性心动过速的诊断依据是连续出现快速的P′波。本心电图的特点是部分房性心动过速的QRS-T波群宽大畸形,并连续出现,QRS-T波群宽大畸形的机制是心室内差异传导,连续心室内差异传导的机制是蝉联现象。

2. 蝉联现象是指激动沿一侧束支下传,并经室间隔向对侧束支连续隐匿性传导,使其连续产生不应期,发生持续功能性阻滞。本心电图中心室内差异传导呈右束支阻滞图形,即激动沿左束支下传,经室间隔向右束支连续隐匿传导,使其连续产生不应期,发生持续性功能性右束支阻滞,心电图表现为QRS-T波群形态连续宽大畸形,呈右束支阻滞型(图100-2)。

3. 对于心室内差异传导伴蝉联现象的心电图,在分析中应注意与室性心动过速相鉴别。同时应认识到连续的束支阻滞是功能性的。

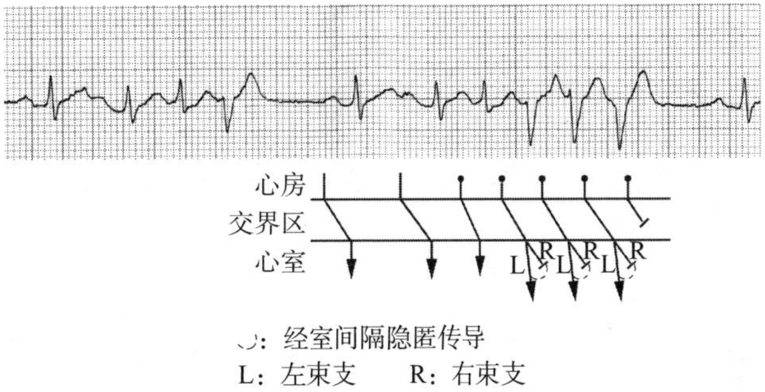

图100-2 房性心动过速心室内差异传导伴蝉联现象

例 101

女性，73岁，原有高血压史，心悸2个月就诊。心电图检查见图101-1和图101-2。

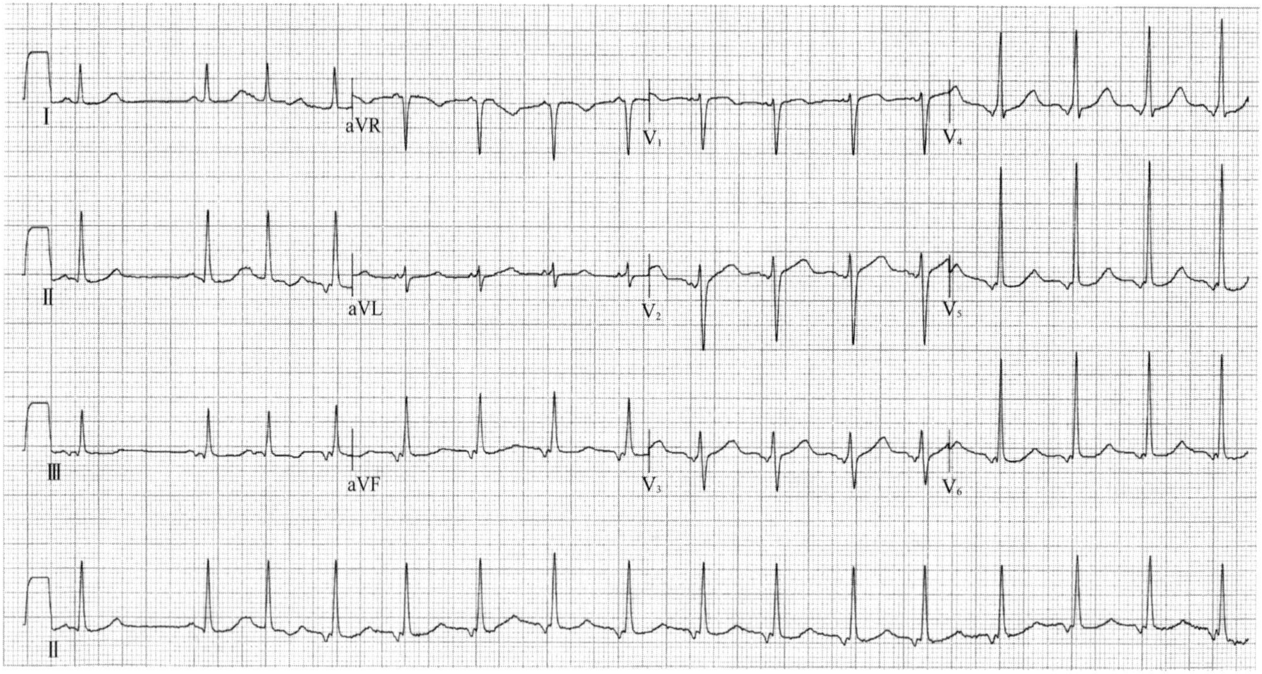

图101-1　11时02分40秒心电图

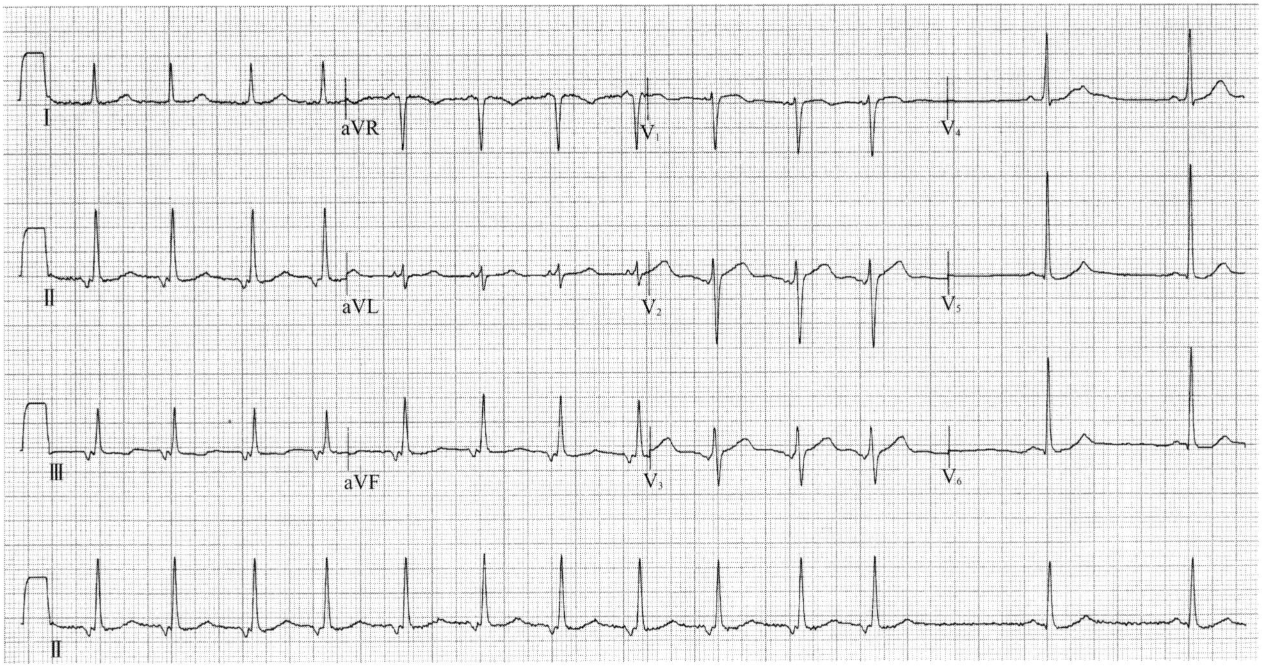

图101-2　11时03分09秒心电图

心电图特点

1. 基本特点：平均心率：79次/分；PR间期：170ms；QRS波时间：110ms；QT/QTc间期：440/402ms；QRS波电轴：64°。

2. 连续出现快速的P⁻-QRS-T，其P波在Ⅱ、Ⅲ和aVF导联中倒置，在aVR导联中直立，PR间期<120ms。QRS波形态正常。

3. 图101-1中可见心动过速的开始，图101-2中可见心动过速的终止。

心电图诊断

1. 窦性心动过缓。

2. 非阵发性交界性心动过速。

解析

1. 首先根据P波和PR间期的特点判断心动过速的起源。异位P波在Ⅱ、Ⅲ和aVF导联中倒置，在aVR导联中直立，异位节律点可能是交界性，也可能是心房，鉴别的关键是看PR间期。本心电图中PR间期<120ms，异位节律点位于交界区的可能性大，因此诊断为交界性心动过速。

2. 心动过速有阵发性和非阵发性之分，两者之间的区别之一是非阵发性心动过速开始与终止时心率呈逐渐变化，而阵发性心动过速是突然发作、突然终止，区别之二是频率，通常非阵发性心动过速的频率较慢，为70～130次/分，大多数为100次/分，发作及终止不是突然性的。本病例记录到发作开始和发作终止，从发作和终止的形式上看也有“突然性”，但从心率上来判断，属于非阵发性心动过速范围。

3. 非阵发性交界性心动过速的发生机制主要是房室结自律性增高，与房室结内折返性心动过速不同，自律性增高的交界性心动过速前传心室可以伴有不等比传导，实例见图101-3。

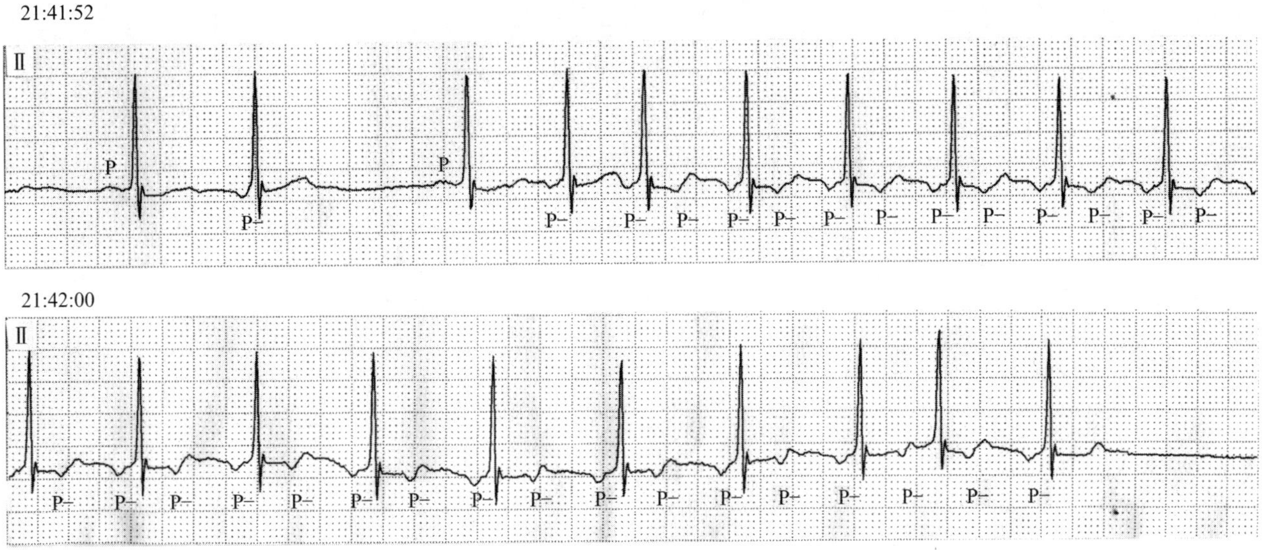

图 101-3　交界性心动过速伴不等比传导

患者是一位72岁的女性，有病态窦房结综合征史5年，不接受起搏器治疗。该图为定期复查时所记录的动态心电图。图中可见交界性早搏和交界性心动过速呈不等比传导，其中绝大部分呈2:1传导。由于有窦房结功能不全，心动过速终止后长时间未见窦性心律。

例 102

男性,77岁,自觉心率增快3天就诊。心电图检查见图102-1。

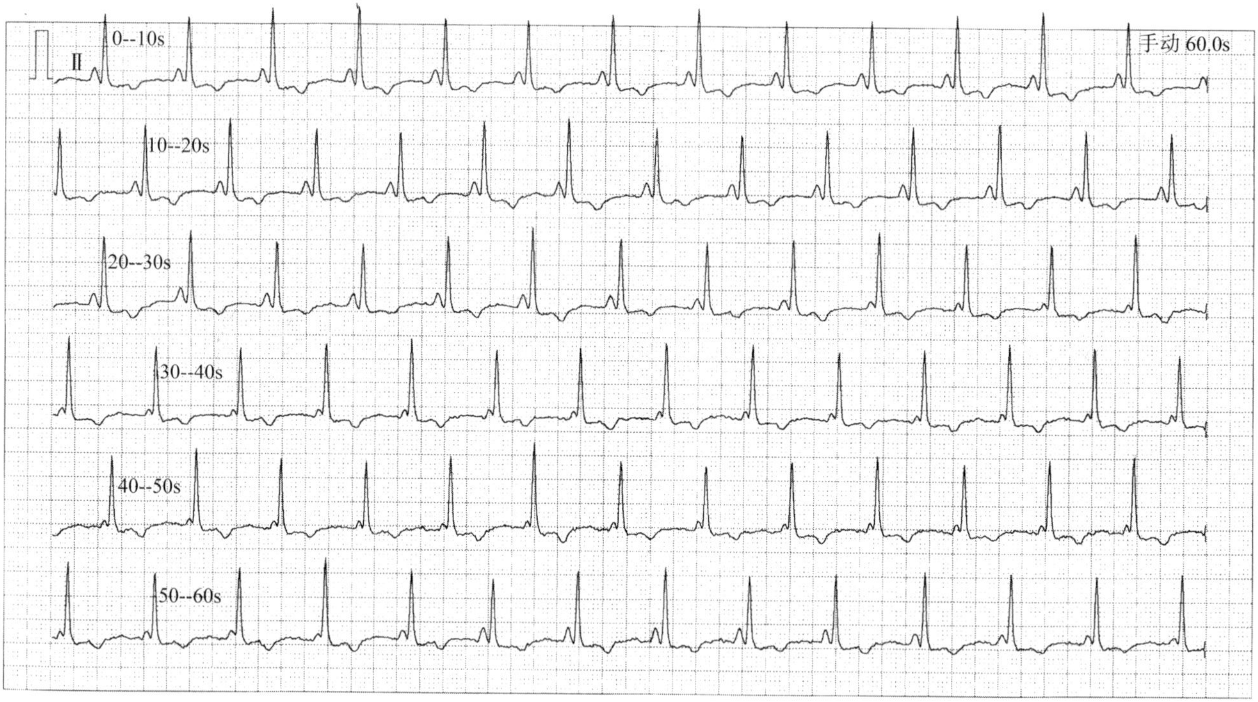

图102-1　例102心电图

心电图特点

1. 基本特点:心率:83次/分;PR间期:无;QRS波时间:88m;QT/QTc间期:340/400ms。

2. P波在Ⅱ导联中倒置,PP间期相等。

3. P波与QRS波无关,RR间期相等,RR间期<PP间期,QRS波形态正常。

心电图诊断

非阵发性交界性心动过速。

解析

1. 本心电图的特点是P波与QRS波无关,RR间期<PP间期,QRS波正常,这是交界性心动过速所特有的心电图特点。从频率上来判断,属于非阵发性心动过速范围。

2. 由于窦性心率和交界区异位节律点的频率接近,P波出现在QRS波前或重叠在QRS波中。在记录刚开始时,P波在QRS波前,很易被误认为P波与QRS波有关。但是PR间期<120ms,不支持P波与QRS波有关。在记录到"30~40s"时,P波逐渐重叠在QRS波中,揭示P波肯定与QRS波无关,即房室分离。交界性心动过速中出现的房室分离现象,与室性心动早搏或室性心动过速的房室分离不同之处是:心房由窦性激动所激动,心室由交界性激动所激动。

3. 记录刚开始时,P波与QRS波的关系产生于频率接近的巧合,随着记录时间的延长,这种关系将发生变化,因此延长记录时间是鉴别诊断的方法。

例103

女性，58岁，反复发作性心动过速史，今因再次发作急诊就诊，心电图检查见图103-1。

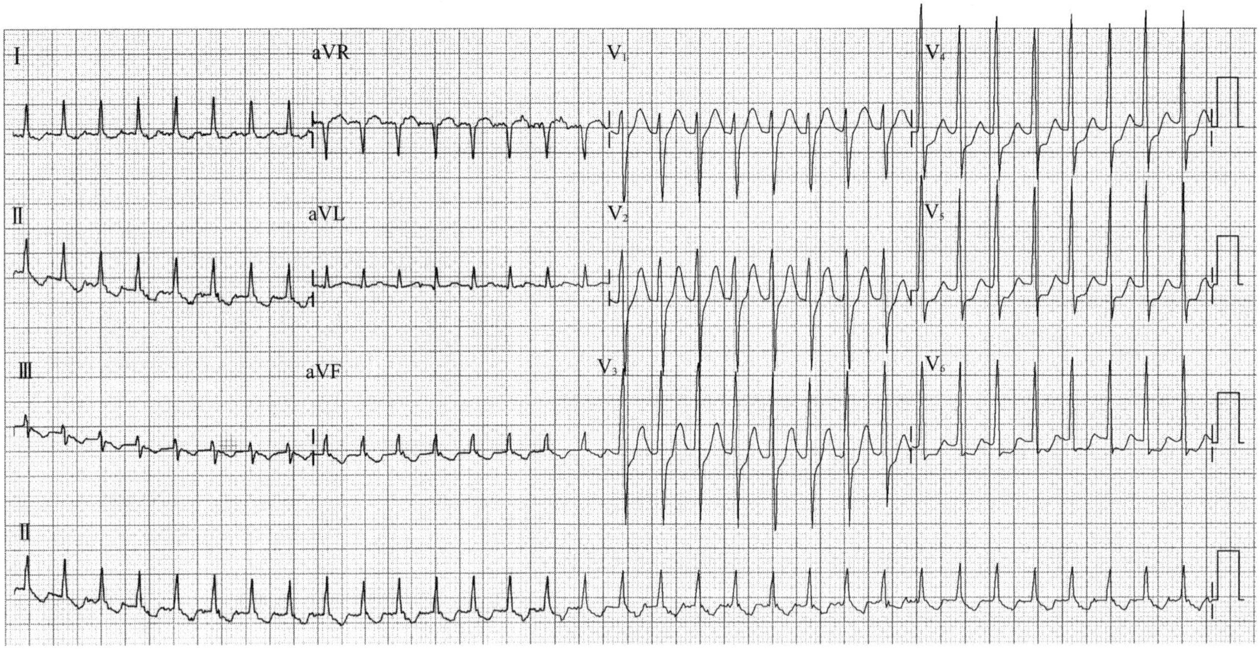

图103-1　例103心电图

心电图特点

1. 基本特点：心率：193次/分；PR间期：无；QRS波时间：92ms；QT/QTc间期：248/441ms；QRS波电轴：34°。

2. 快速而节律规则的心动过速，QRS波形态正常，无法识别P波。

3. Ⅰ、Ⅱ、aVF、V_4~V_6导联ST段压低，T波倒置或直立。

心电图诊断

1. 阵发性室上性心动过速。

2. ST-T改变。

解析

1. 房性和交界性心动过速在心电图上的区别是P

波和PR间期不同，若心率快，P波重叠在T波或QRS波中，在心电图上无法识别P波和测量PR间期，此时的心动过速称为“室上性心动过速”。因此室上性心动过速包括多种不同类型的心动过速。

2. 室上性心动过速通常是阵发性心动过速，但是在常规心电图上，很难记录到发作开始，偶尔能记录到终止。动态心电图是长时间心电图，有机会记录到开始和终止的全过程。为了增加对阵发性心动过速的认识，特附加一动态心电图的实例(图103–2)。

3. 图103–2所示的阵发性室上性心动过速，最可能的类型是房室结内折返性心动过速。形成这类心动过速的条件是：房室结内存在快慢双径道。通常快径道不应期长，慢径道不应期短。传导速度和不应期不同，在某些特定的条件下，激动在房室结内折返，形成心动过速。图103–2中心动过速在一次房性早搏后发生，机制是提早的房性激动到达房室结近端时，在快径道遇到不应期，激动从慢径道下传。当激动到达房室结远端时，快径道脱离不应期，激动再经快径道逆传到房室结近端，由此连续折返形成心动过速。

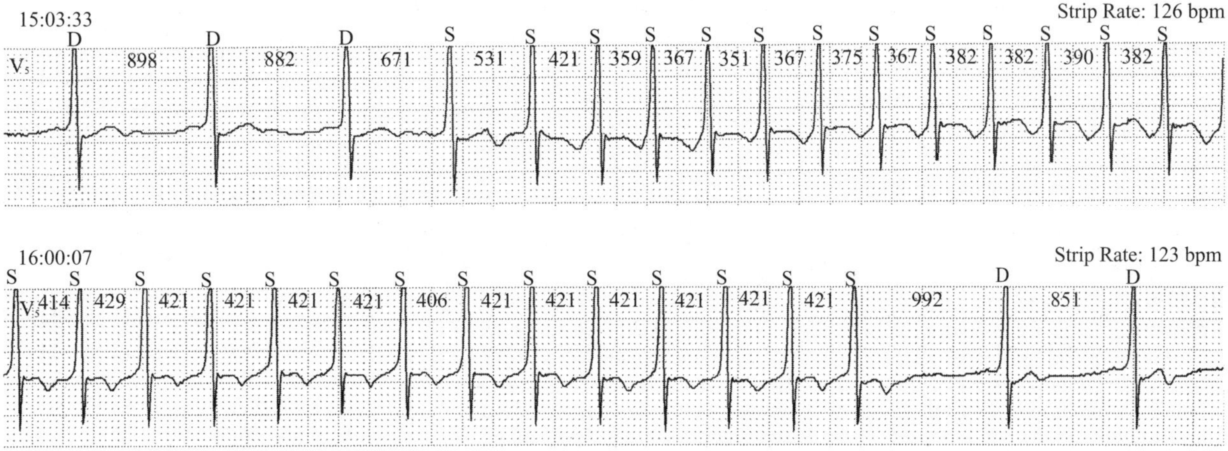

图103–2 阵发性室上性心动过速的开始和终止

图中标注“S”的心动为阵发性室上性心动过速。该心动过速在15:03突然发生，直至16:00突然终止。

例 104

男性，78 岁，原有心动过缓，今自觉心率增加而就诊。心电图检查见图 104-1。

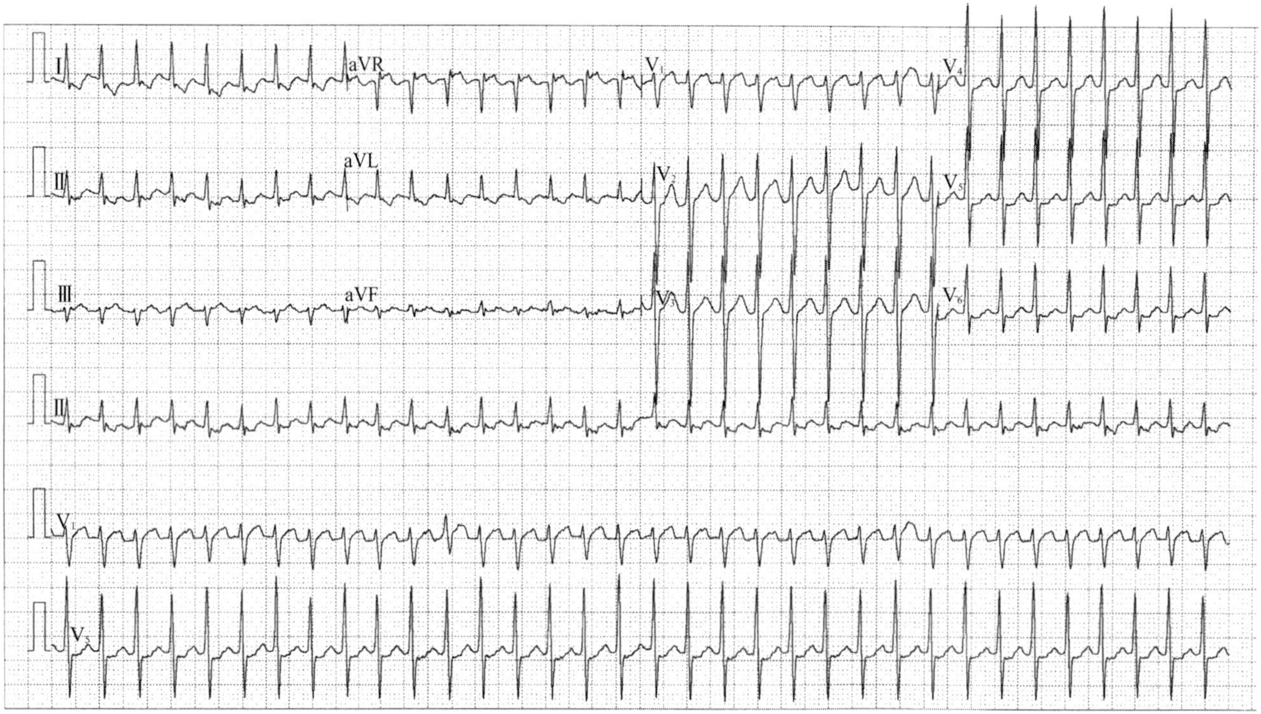

图 104-1　例 104 心电图

心电图特点

1. 基本特点：心率：192次/分；PR间期：无；QRS波时间：70ms；QT/QTc间期：220/390ms；QRS波电轴：3°。

2. 快速而节律规则的心动过速，QRS波形态正常，无法识别P波。

心电图诊断

阵发性室上性心动过速。

解析

1. 本心电图中的阵发性室上性心动过速，最可能的类型是房室结内折返性心动过速。这类心动过速有两类折返方式：慢-快型和快-慢型。常见的是慢-快类型：激动经慢径道下传，经快径道逆传。在心电图上的特点是，P^-波（倒P波）与QRS波同时发生，少部分则在QRS末，P^-R间期长而无RP^-间期。另一少见的为快-慢类型，激动循相反方向传导。在心电图上的特点是，P^-波在QRS波之后较远处发生，RP^-间期长而P^-R间期短。

2. 仔细观察本心电图Ⅱ和aVR导联，不难发现在QRS波的终末有P^-波，该P^-波在Ⅱ导联倒置，在aVR导联直立，符合逆行P波的特点（图104-2）。本心电图上P^-R间期长而RP^-间期短，应属于慢-快型折返。

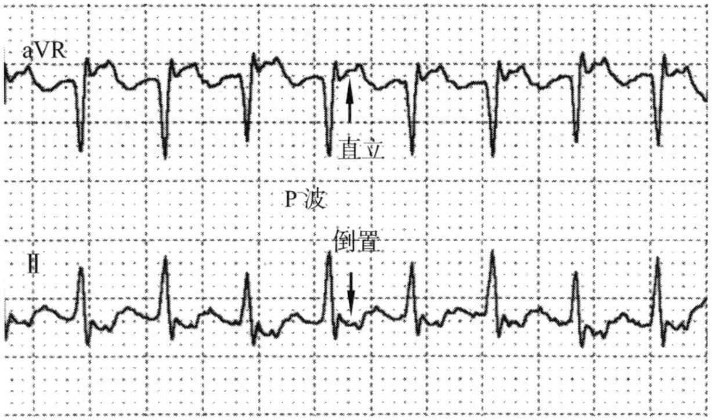

图104-2 阵发性室上性心动过速中的P^-波

注：P^-波在Ⅱ导联倒置，在aVR导联直立，P^-R间期长而RP^-间期短。

例105

男性,48岁,原有阵发性心动过速史,近来发作频繁,今又发作急诊。心电图检查见图105-1。

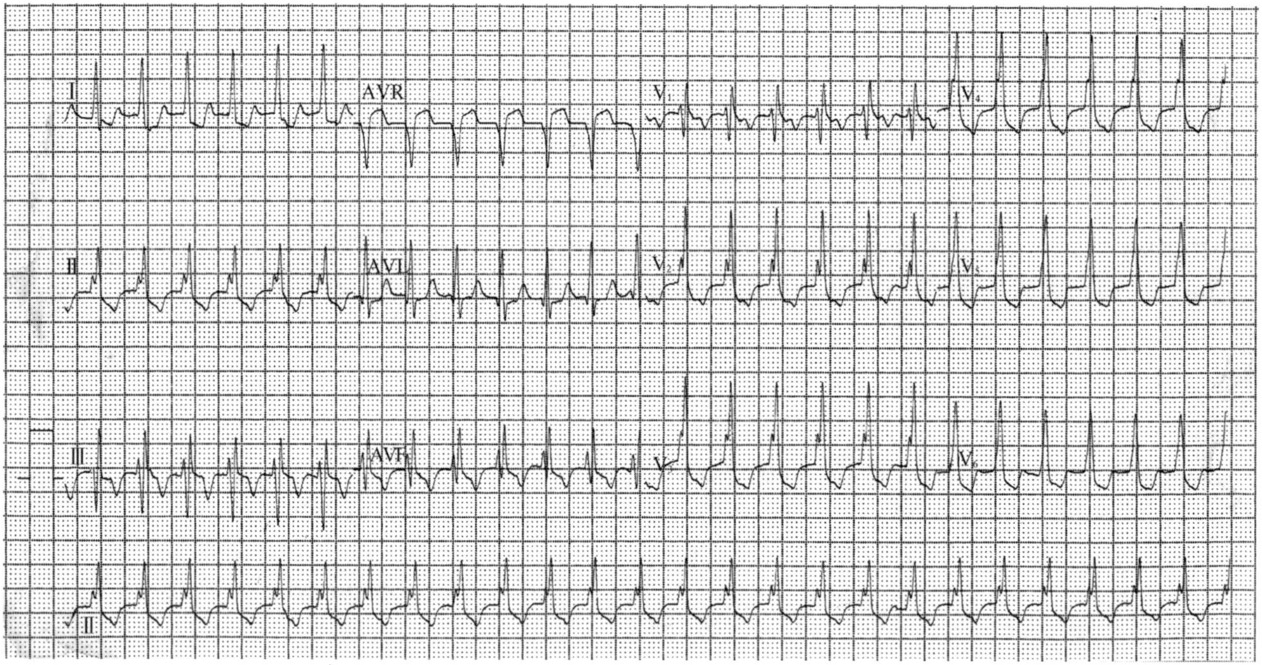

图105-1　例105心电图

心电图特点

1. 基本特点：心率：154次/分；PR间期：无；QRS波时间：112ms；QT/QTc间期：280/449ms；QRS波电轴：-15°。

2. 快速而节律规则的心动过速，无法识别P波。

3. QRS波形态宽大畸形，V_1导联呈rSR'型，V_5导联呈R型，aVR导联呈QS型。

心电图诊断

阵发性室上性心动过速伴不完全性右束支阻滞。

解析

1. 本心电图的特点是QRS波宽大畸形，涉及宽QRS心动过速的鉴别诊断。宽QRS波鉴别诊断有多种方法，对于本心电图，可根据以下要点快速鉴别：

（1）QRS波的形态和时间：本心电图中V_1导联呈rSR'型，呈典型的右束支阻滞图形，QRS波时间仅112ms，最可能的诊断是阵发性室上性心动过速伴不完全性右束支阻滞。

（2）QRS波电轴：本心电图中的电轴是-15°，在正常的电轴范围内，最可能的诊断是阵发性室上性心动过速。室性心动过速的QRS电轴为-90°～-180°。

（3）aVR导联QRS波形态：若有R波，为室性心动过速。本心电图中aVR导联QRS波呈QS型，为室上性心动过速。

2. 本患者治疗后未复查心电图。对于宽QRS波心动过速的鉴别，心动过速终止后复查十分重要。

例 106

男性,38岁,反复发作性心悸,今又发作急诊。心电图检查见图106-1。

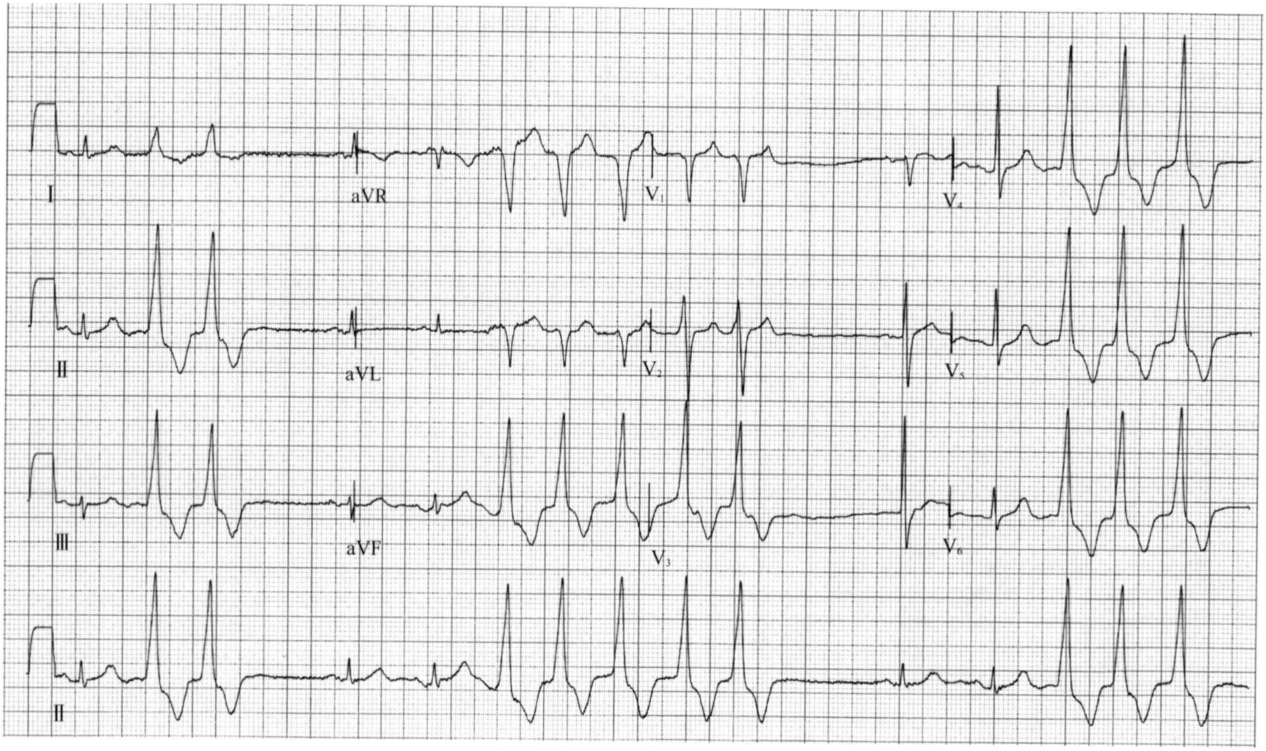

图106-1　例106心电图

心电图特点

1. 基本特点：平均心室率：91次/分；PR间期：144ms；QRS波时间：96ms；QT/QTc间期：370/455ms；QRS波电轴：15°。

2. 连续出现快速的QRS波宽大畸形的心动过速，QRS波形态在胸导联呈左束支阻滞型，Ⅱ、Ⅲ和aVF导联见高大R波型，Ⅰ导联QRS波振幅低，aVR和aVL导联呈QS型。

心电图诊断

1. 室性早搏连发。

2. 短阵室性心动过速。

解析

1. 室性心动过速是指发生于房室束(希氏束)分叉以下的一组快速性室性心律失常。通常是指频率超过100次/分、室性心动连续3个或3个以上的室性心律。本心电图中室性心动过速的诊断依据是：快速室性心动连续3个或3个以上，起始前未见P波或P′波。

2. 本心电图的特点是QRS波宽大畸形的心动过速持续时间短，仅3个和5个心动，按其时间分类，属于短阵室性心动过速。由于在心电图上能观察心动过速的起始和终止，因此诊断并不难。

3. 图中宽大畸形的QRS波形态一致，按其形态分类，属于单形性室性心动过速。

4. 图中宽QRS波的形态是：在胸导联呈左束支阻滞型，Ⅱ、Ⅲ和aVF导联呈高大R波型，Ⅰ导联QRS波振幅低，aVR和aVL导联呈QS型。这是右心室流出道特发性室性心动过速的心电图特点。

5. 在心电图上准确识别特发性室性心动过速很重要，原因是这类室性心动过速较常见，可以通过射频消融得到根治，通常分为右心室流出道特发性室性心动过速和左心室特发性室性心动过速。

例 107

男性,56岁,晨起阵发性心悸而急诊就诊。心电图检查见图107-1。

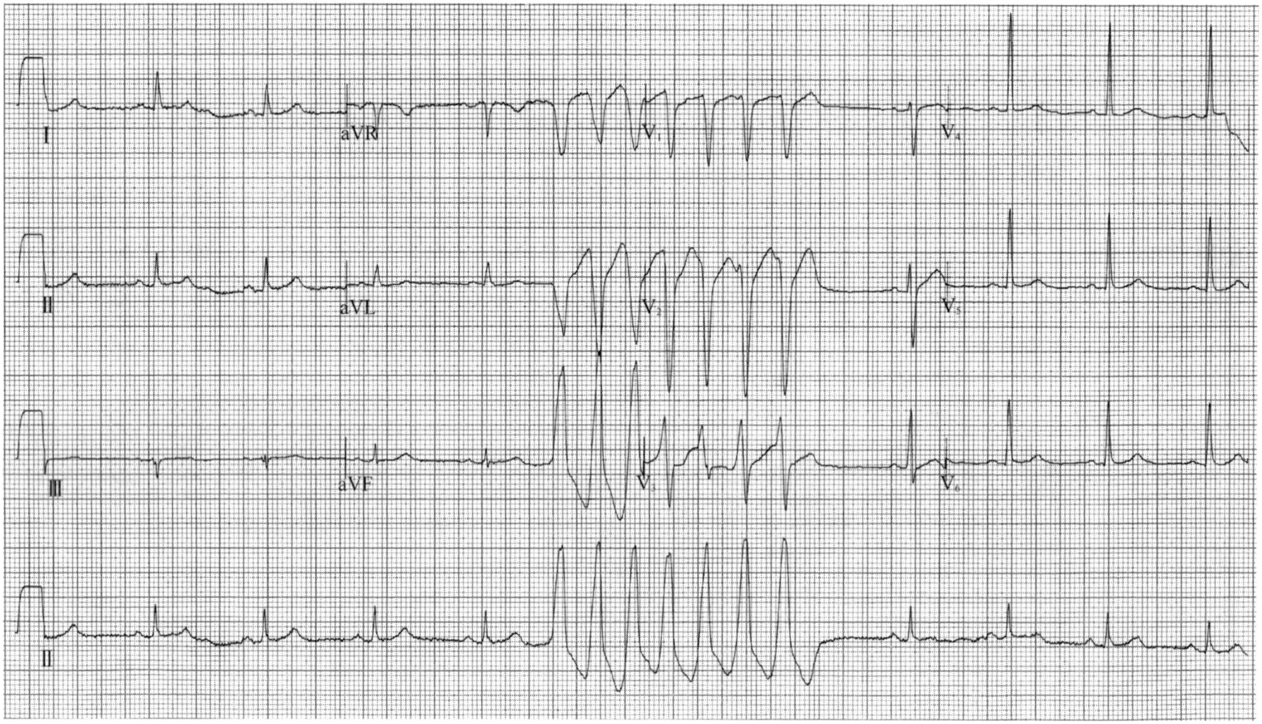

图107-1　例107心电图

心电图特点

1. 基本特点:平均心室率:96次/分;PR间期:150ms;QRS波时间:80ms;QT/QTc间期:370/419ms;QRS波电轴:23°。

2. 连续出现快速的QRS波宽大畸形的心动过速,在V_3导联上观察,各宽大畸形的QRS波形态有所不同。

心电图诊断

短阵室性心动过速。

解析

1. 本心电图中室性心动过速的诊断依据是:快速室性心动连续3个或3个以上,起始前未见P波或P′波。

2. 与例106相同,本心电图的特点是QRS波宽大畸形的心动过速持续短,仅7个心动,按其时间分类,属于短阵室性心动过速。由于在心电图上能观察心动过速的起始和终止,因此诊断并不难。

3. 在V_3导联上观察,各宽大畸形的QRS波形态有所不同,按其形态分类,属于多形性室性心动过速。

4. 由于记录形式,本心电图无法对室性心动过速进行定位。

例108

男性，78岁，自心肌梗死后，反复发作阵发性心动过速，心动过速持续时间长。图108-1、108-2为前后两次发作时的心电图记录。

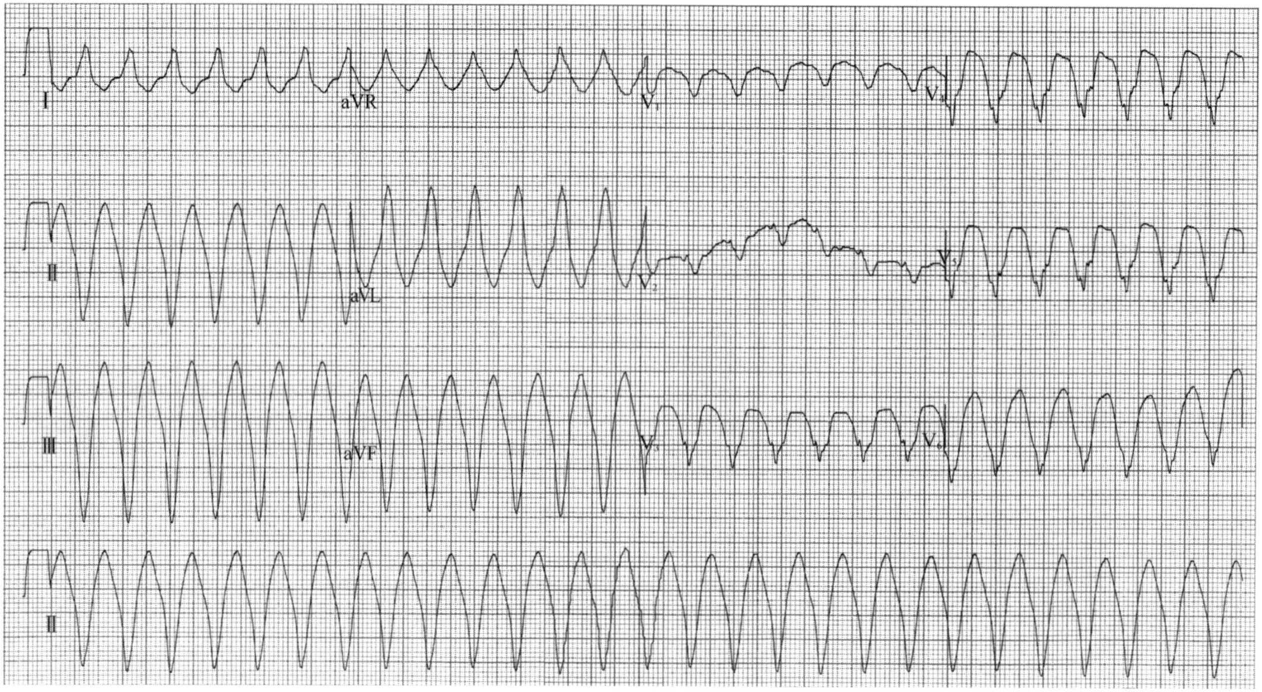

图108-1　第一次发作时心电图(10月25日)

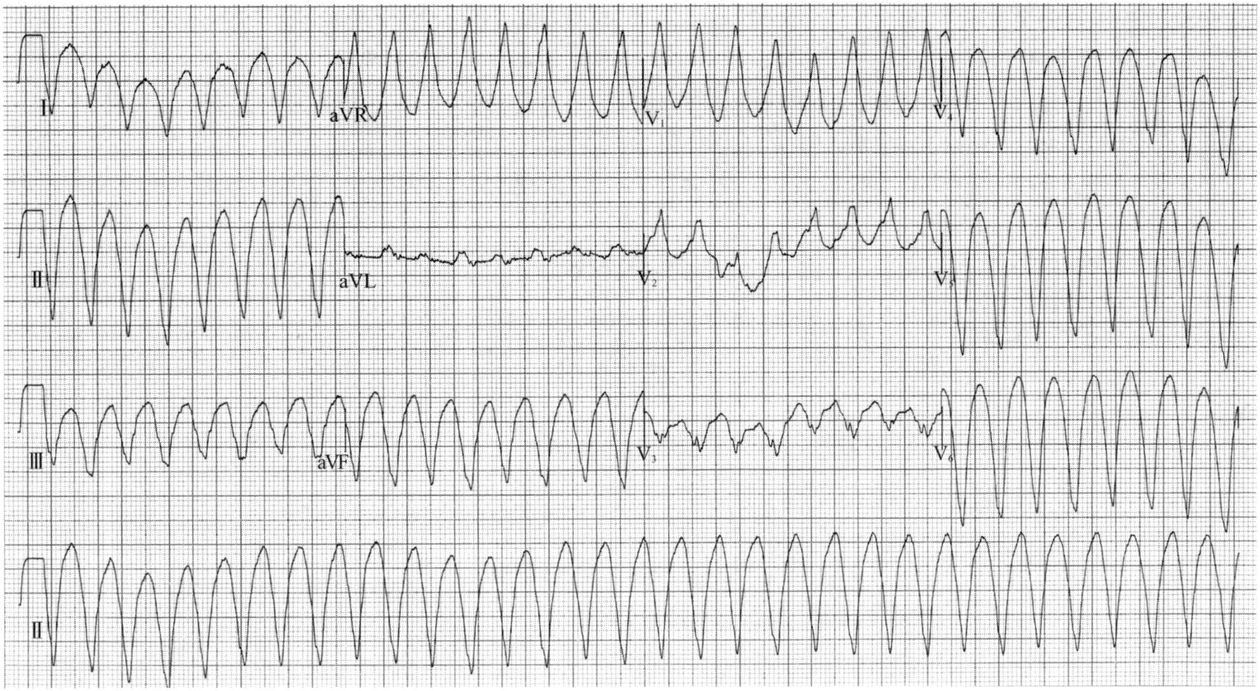

图108-2　第二次发作时心电图(12月14日)

心电图特点

1. 两次心电图上的共同点如下：

(1)由于心室率快(164次/分和189次/分)和QRS波宽大畸形明显，室性心动过速的三大经典特点，房室分离、心室夺获和心室融合波均未发现。

(2)QRS波极其宽大，QRS波时间达192ms和228ms。

(3)节律规则性：基本规则。

2. 两次心电图上的不同点如下：

(1)QRS波电轴：分别为-75°和240°。

(2)胸导联QRS波同向性：图108-1呈负向同向性，图108-2无同向性。

心电图诊断

阵发性室性心动过速。

解析

1. 室性心动过速的三大经典特点是房室分离、心室夺获和心室融合波。房室分离是指在室性心动过速时,心室激动来自心室异位节律点,心房激动仍来自窦房结或心房异位节律点,在心电图上可见P波与QRS波无关;心室夺获是指在室性心动过速中,窦性或心房异位节律点激动偶尔能下传心室,形成一正常的QRS-T波群;心室融合波是指窦性或心房异位节律点激动和心室异位节律点的激动同时激动心室,QRS-T波群形态介于正常和室性心动之间。为了便于认识,给出2个实例(图108-3和图108-4),图中有房室分离、心室夺获和心室融合波。

2. 两次心电图中QRS波的宽度是快速诊断室性心

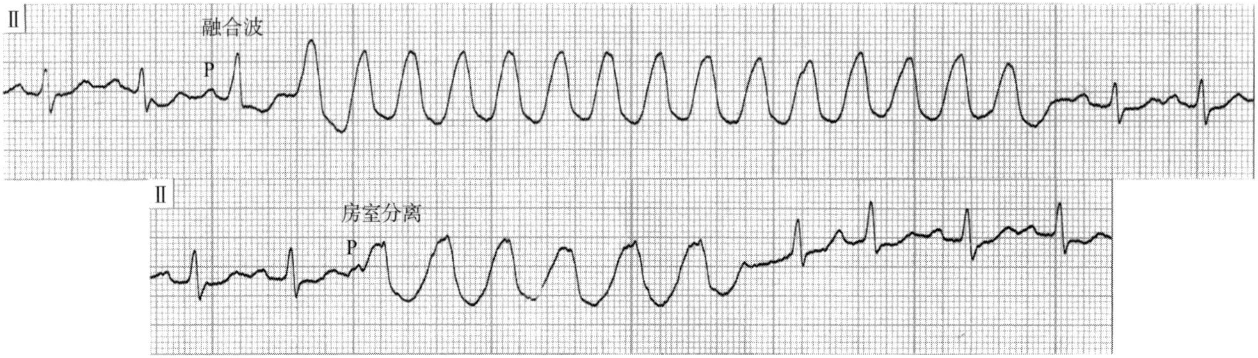

图108-3 房室分离和心室融合波

上条图:室性心动过速第1个心动的QRS-T波群形态介于正常和室性心动之间,前有P波,PR间期>120ms(但短于其他正常的PR间期),形成这一心电图改变的机制是窦性激动和心室异位节律点的激动同时激动心室,这一心动称为室性融合波;

下条图:室性心动过速第1个心动前有P波,但PR间期<0.12s,该P波未能下传激动心室,因此第1个心动的QRS波形态与其后的QRS波形态一致,这一心电现象称为房室分离。

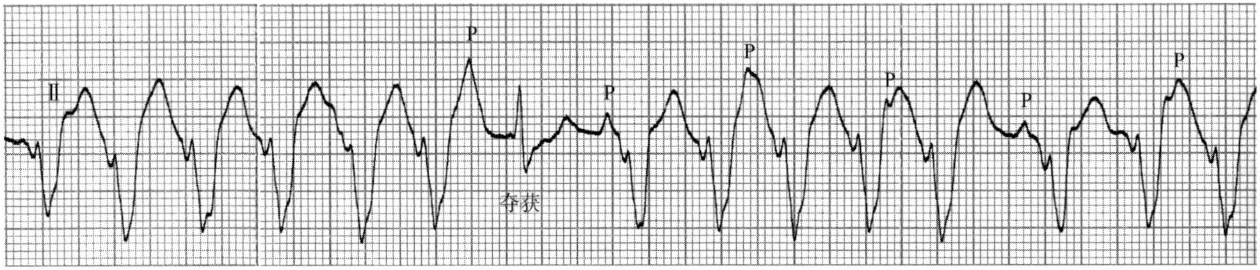

图108-4 心室夺获和房室分离

在室性心动过速中,可见一正常的QRS-T波群,其前心动的T波上可见P波,该心动称为心室夺获;在室性心动过速中,另可见P波,PP间期相等,但P波与QRS波无关,这一心电现象称为房室分离。

动过速最显而易见的依据，通常QRS波时间>160ms，支持室性心动过速的诊断。本患者QRS波的时间约为200ms，最大可能是室性心动过速。

3. 室性心动过速的QRS电轴常位于-90°～-180°之间。本患者第一次心电图中QRS波电轴为-75°，不支持室性心动过速；第二次心电图中，QRS波电轴为240°，即为-120°，支持室性心动过速的诊断。由此可见，QRS波电轴适用于大多数情况下。

4. 通常胸导联QRS波同向性为负向同向性时，可以确诊为室性心动过速，而正向同向性者大多数情况下是室性心动过速。本患者第1次心电图中呈负向同向性，能快速确诊为室性心动过速；但是第2次心电图中并没有同向性，由此可见胸导联QRS波同向性也适用于大多数情况下。

5. 同一患者两次室性心动过速的心电图表现有所不同，给人的启示是心律失常在心电图上的表现变化多端，掌握各种心律失常的特点，在所要分析的心电图中寻找更多的诊断依据，是诊断和鉴别诊断的关键。本患者形成室性心动过速的基础疾病是心肌梗死，通常梗死区周边是好发室性心动过速的部位，而梗死区周边不同部位都可能形成室性心动过速，因此心电图上各次室性心动过速的QRS波形态不同。

6. 临床资料：超声心动图示左心房左心室增大，左室节段性活动异常（心尖部和前壁中下段），心尖部室壁瘤形成，心功能不全，主动脉瓣退行性变伴轻度关闭不全；冠脉造影示左前降支中段100%阻塞。第一次心电图记录后曾给予冠脉支架治疗，但患者最终因难以控制的室性心动过速和心动能不全而死亡。本心电图给人的另一个启示是，室性心动过速与其基础疾病密切有关。

例109

男性，39岁，偶尔运动中发作性心动过速2~3年，最后一次发作时记录的心电图见图109-1，发作终止后心电图见图109-2。

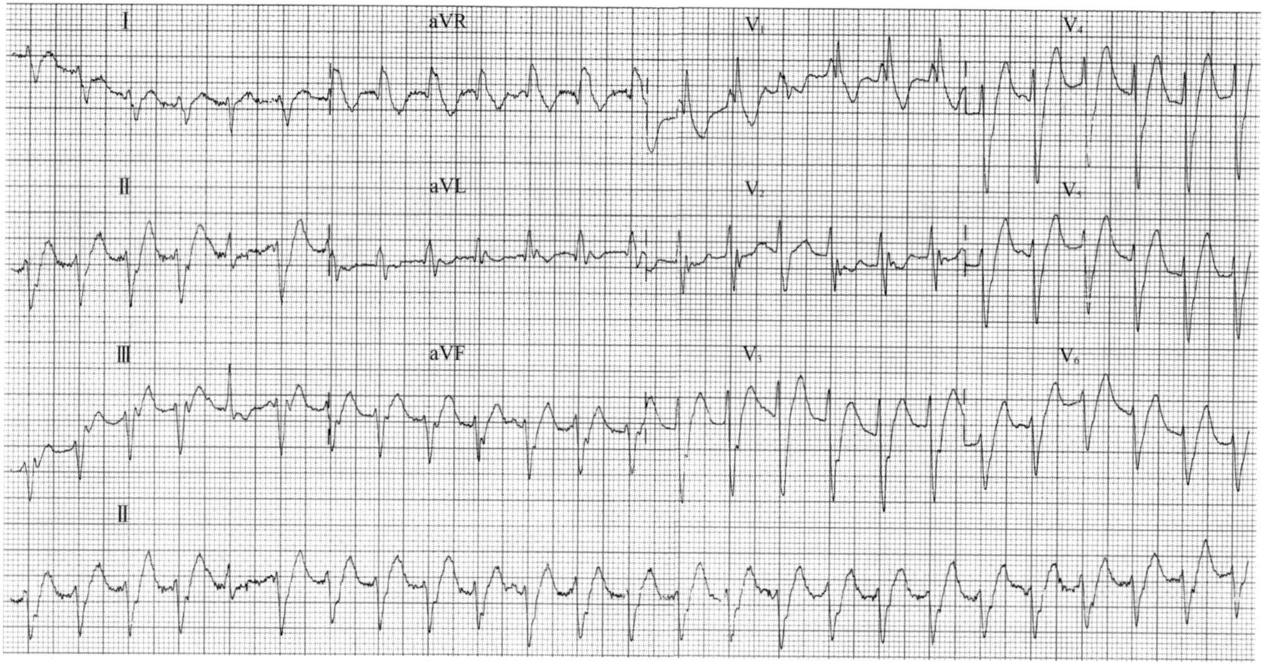

图109-1　发作时心电图

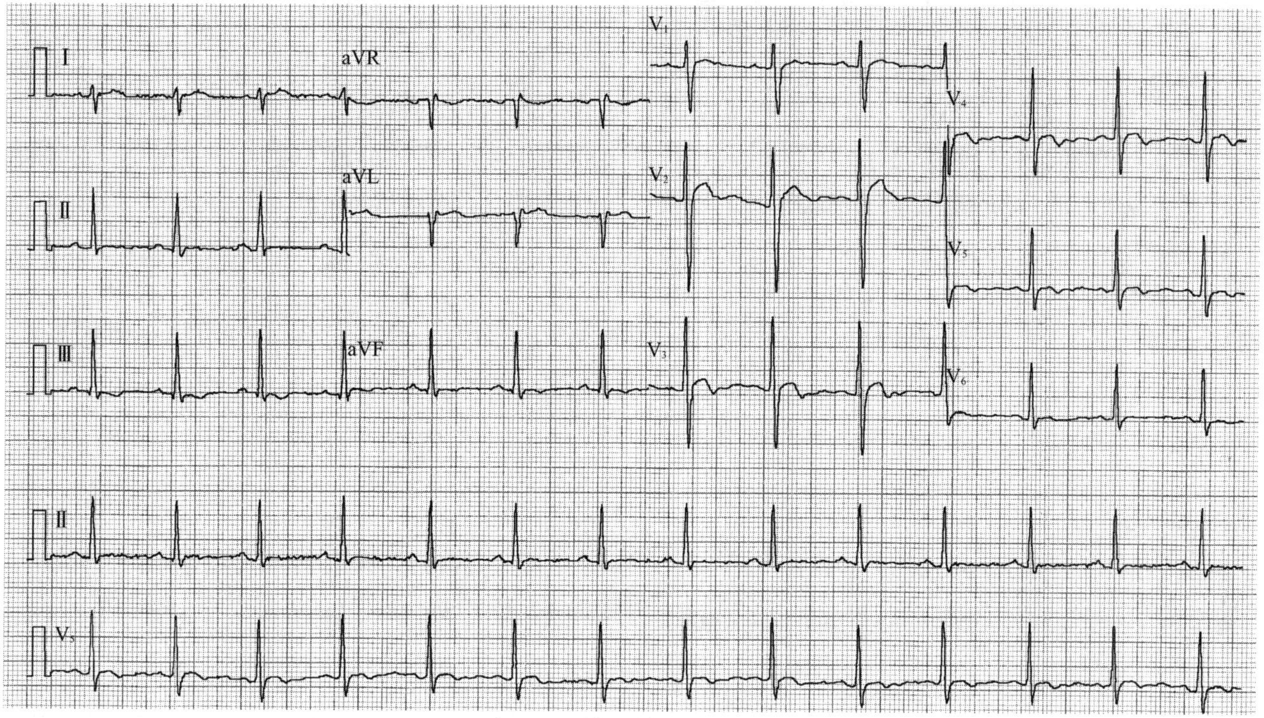

图 109-2　发作终止后心电图

心电图特点

1. 图109-1

(1)基本特点:心室率:150次/分;PR间期:无;QRS波时间:139ms;QT/QTc间期:296/468ms;QRS波电轴:245°。

(2)连续出现快速的QRS波宽大畸形的心动过速,V_1导联QRS波形态呈右束支阻滞型,V_6导联QRS波形态呈rS型(R/S<1),肢体导联QRS波呈左前分支阻滞型(Ⅱ、Ⅲ和aVF导联QRS波呈rS型)。

(3)可见提早的P-QRS-T波群,QRS波形态正常。

2. 图109-2

(1)基本特点:心率:83次/分;PR间期:160ms;QRS波时间:100ms;QT/QTc间期:380/447ms;QRS波电轴:98°。

(2)Ⅱ、Ⅲ、aVF、V_3~V_6导联T波低平或倒置。

心电图诊断

1. 图109-1:阵发性室性心动过速。

2. 图109-2:T波改变,电轴右偏,提示左后分支阻滞。

解析

1. 图109-1诊断室性心动过速,最可靠的依据是心室夺获和房室分离(图109-3)。

2. 室性心动过速,V_1导联QRS波形态呈右束支阻滞型,V_6导联QRS波形态呈rS型(R/S<1),肢体导联QRS波呈左前分支阻滞型,因此最可能是左心室特发性室性心动过速。这类室性心动过速通常起源于左心室间隔面的左后分支分布区域。该类室性心动过速较常见,可以通过射频消融根治。

3. 心动过速终止后所记录的心电图上,PR间期和QRS波形态正常,未见心室预激的心电图特点。比较前后两次心电图,能进一步肯定室性心动过速的诊断,并排除心室预激所致的房室折返性心动过速。心动过速终止后的心电图上可见电轴右偏,提示左后分支阻滞,这是否与室性心动过速的形成有关尚待探讨,关于左后分支阻滞的诊断见例157。

4. 临床资料:超声心动图示未见结构和功能异常,支持特发性室性心动过速的诊断。

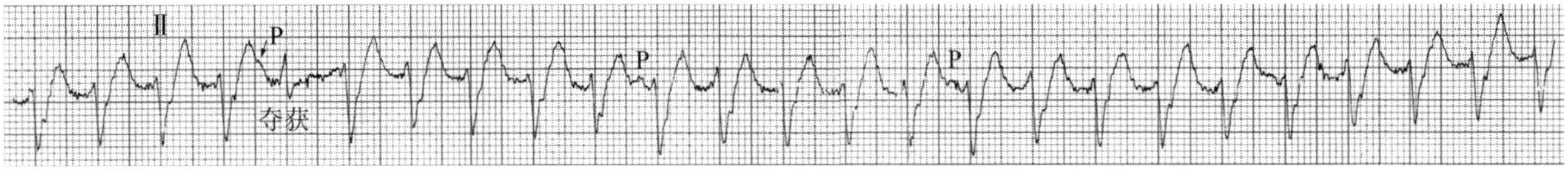

图109-3 房室分离和心室夺获

在室性心动过速中,可见一正常的QRS-T波群,其前心动的T波上可见P波,该心动称为心室夺获。在室性心动过速中,另可见P波,PP间期相等,但P波与QRS波无关,这一心电现象称为房室分离。

例110

男性，15岁，突发心悸3天，外院拟诊“室上性心动过速”治疗，心动过速未终止，为此转来本院。门诊心电图记录见图110-1。

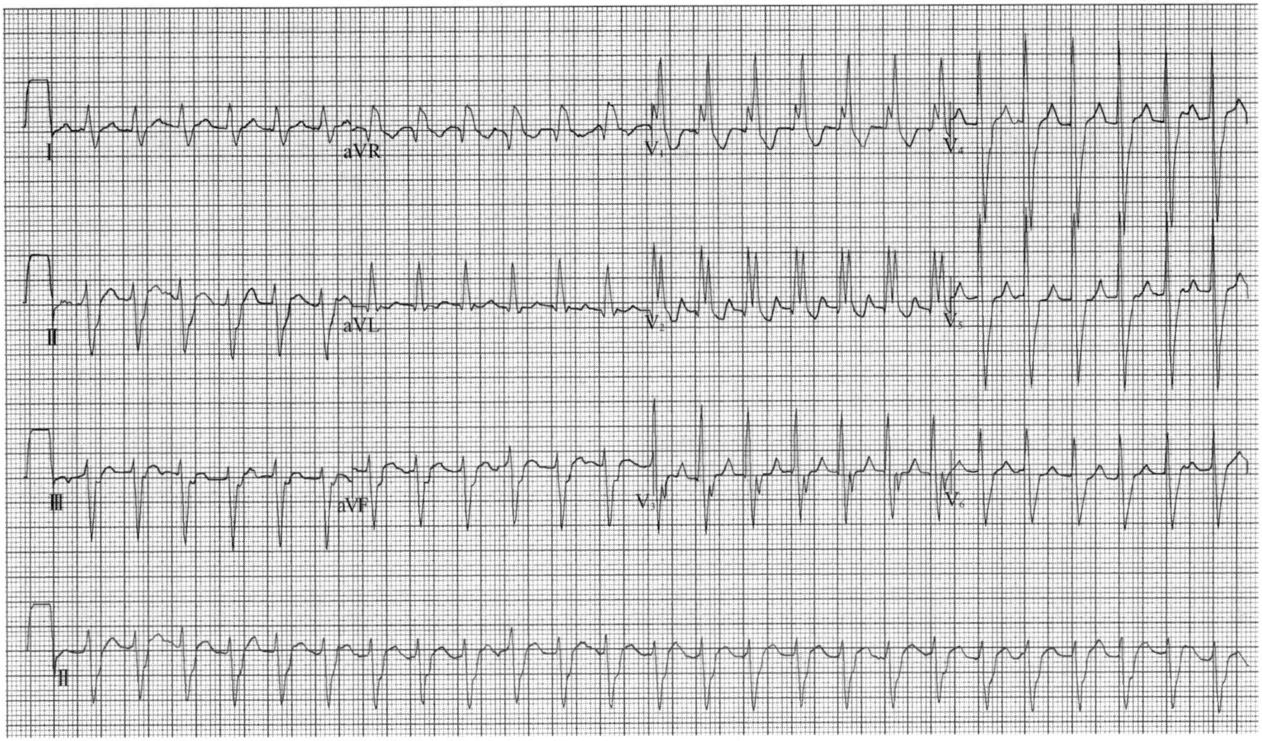

图110-1　例110心电图

心电图特点

1. 基本特点：心室率：153次/分；PR间期：无；QRS波时间：144ms；QT/QTc间期：334/533ms；QRS波电轴：−76°。

2. 连续出现快速的QRS波宽大畸形的心动过速，V_1导联QRS波形态呈右束支阻滞型，V_6导联QRS波形态呈rS型(R/S<1),肢体导联QRS波呈左前分支阻滞型(Ⅱ、Ⅲ和aVF导联QRS波呈rS型)。

3. 有房室分离现象。

心电图诊断

阵发性室性心动过速。

解析

1. 本心电图诊断室性心动过速最可靠的依据是房室分离现象。尽管图中已能发现房室分离现象,但是为了进一步确诊,随后又记录了2次心电图,一次为12导联同步记录,另一次为Ⅱ导联长时间记录(图110-2)。两次心电图中均有房室分离现象,因此室性心动过速诊断确立。

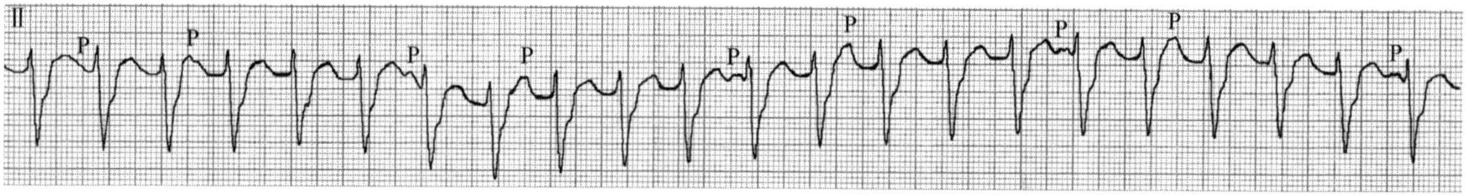

图110-2　Ⅱ导联长时间心电图(截图)

示房室分离:在室性心动过速中,可见P波,PP间期相等,但P波与QRS波无关。

2. 室性心动过速V_1导联QRS波形态呈右束支阻滞型,V_6导联QRS波形态呈rS型(R/S<1),肢体导联QRS波呈左前分支阻滞型,因此最可能是左心室特发性室性心动过速。

3. 患者入院后经2天药物治疗后心动过速才终止。终止后立即记录心电图(图110-3),图中Ⅱ、Ⅲ、aVF、V_4~V_6导联T波深倒置,为室性心动过速终止后T波电张调整性改变。

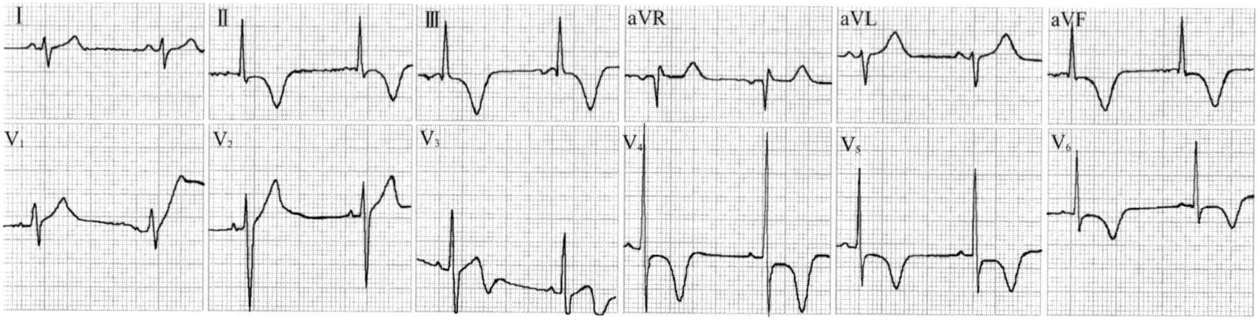

图110-3　心动过速终止后的心电图(T波电张性调整改变)

图中Ⅱ、Ⅲ、aVF、V_4~V_6导联T波深倒置。在室性心动过速时,这些导联上QRS波主波向下,室性心动过速终止后,T波电张性调整改变发生在这些导联上。

4. 所谓电张调整性T波改变，是指在除极异常时，心肌为了适应异常的心室内激动顺序，通过电张调整机制使T波与QRS波群主波同向，并具有心脏记忆现象和累积作用等特征。“记忆”是指电张调整的结果能保持到原来心室激动顺序不复存在后一段时间；“累积”是指某种心室激动顺序要反复进行一定次数（时间）后，T波方向才被调整。由于心室除极顺序改变引起的继发性T波改变掩盖了电张调整性T波改变，当心室除极顺序恢复、继发性T波改变消失时，原来被掩盖的电张调整性T波即显现出来，并延续一段时间（记忆）。恢复正常传导顺序后，心脏进行着新的电张调整，T波又逐渐恢复正常。由于除极顺序在电张力上调整了复极顺序，故称之为电张调整性T波。

5. T波电张调整性改变常见于室性心动过速终止后，多发生在除极异常时主波向下的导联，且无ST段改变，并非病理现象。本患者心动过速持续约5天，由于电张调整作用逐渐形成的累积作用，在室性心动过速终止后出现T波电张调整性改变。室性心动过速时，Ⅱ、Ⅲ、aVF、V_4~V_6导联QRS波主波向下，室性心动过速终止后，T波电张性调整改变就发生在这些导联上。

6. 临床资料：超声心动图示右心室心尖部轻度肥厚。室性心动过速的基础疾病有待于进一步随访确定。

例111

男性，41岁，体力工作者。心动过速1年余，安静时心率稍高于100次/分。稍进行体力劳动，心率就猛增至200次/分以上；稍作休息，心率就突然降至100次/分左右。外院拟诊“室上性心动过速”，已用“胺碘酮”治疗近1年，心动过速未控制，严重影响劳动力，为此前来就诊。门诊心电图记录见图111-1~图111-4。

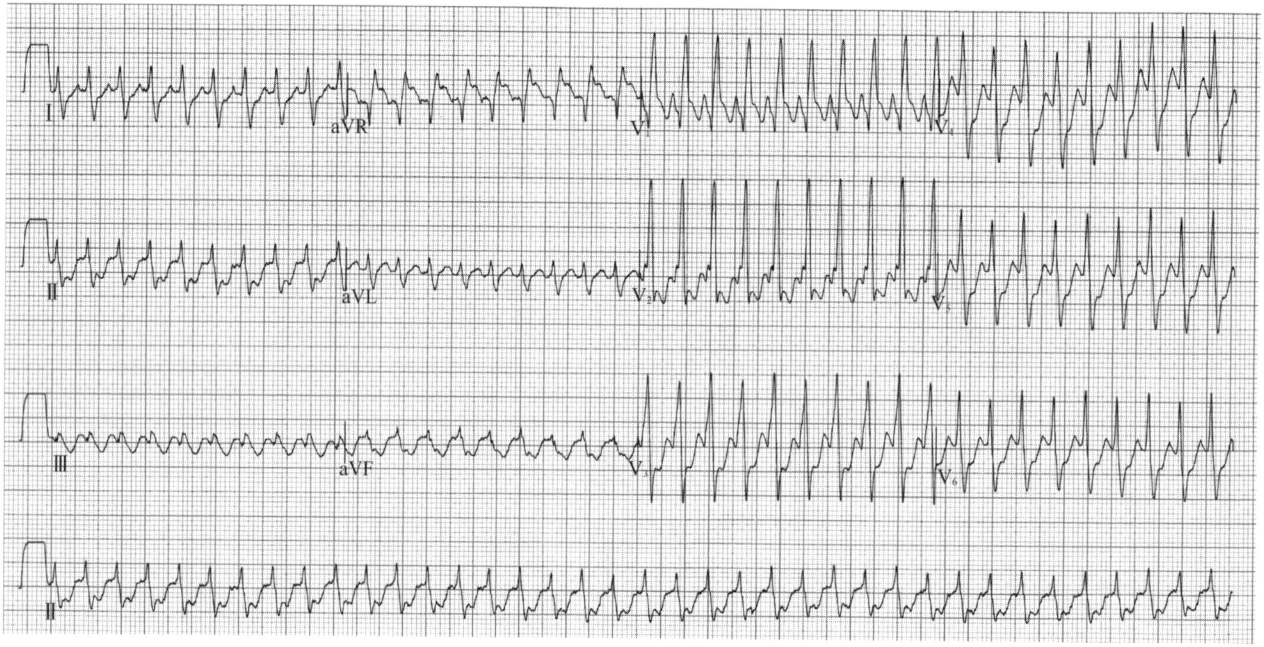

图111-1 第1次心电图(14时26分27秒)

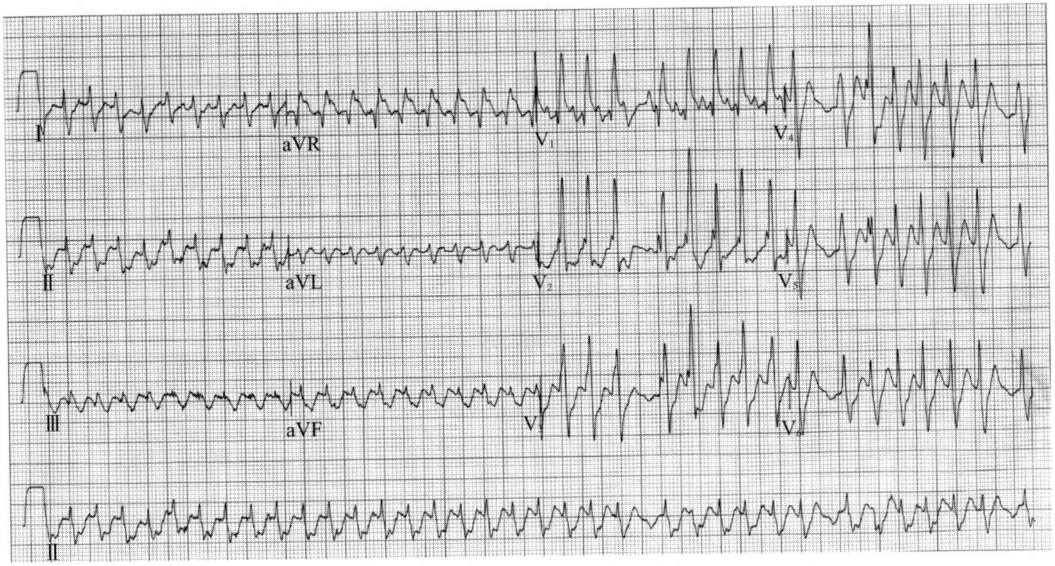

图111-2　第2次心电图(15时16分30秒)

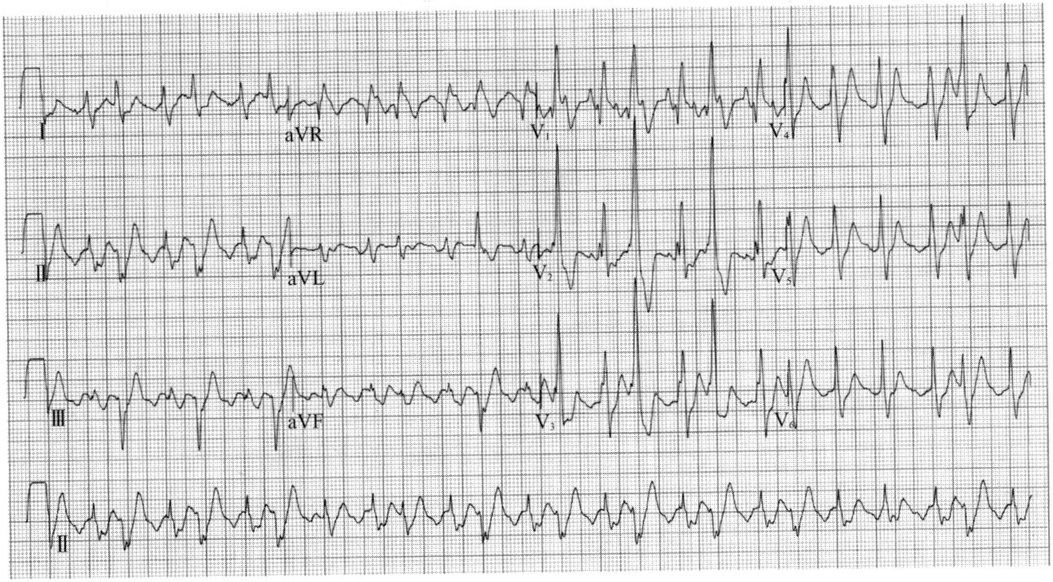

图111-3　第3次心电图(15时17分08秒)

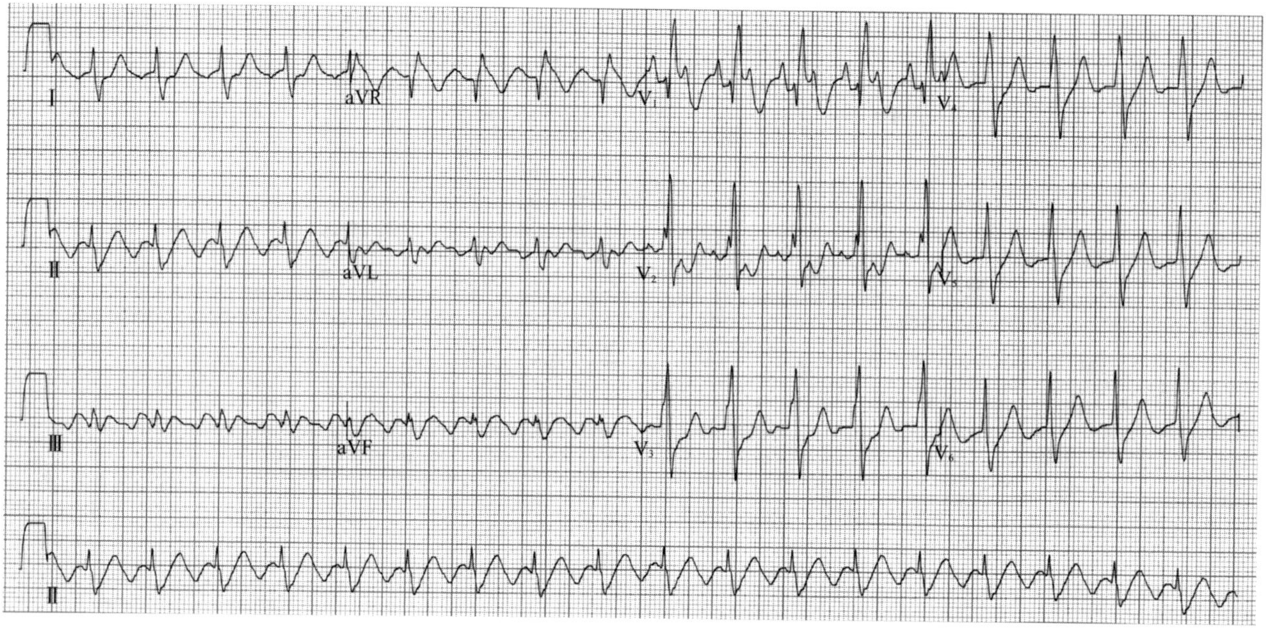

图111-4 第4次心电图(15时20分37秒)

心电图特点

1. 基本特点:心房率:228次/分;心室率:114~228次/分;PR间期:无;QRS波时间:144ms。

2. P波消失,代之以节律规则的F波。F波与QRS波呈一定的比例,图111-1为1:1,图111-2仅两处呈2:1,余均为1:1,图111-3呈1:1和2:1,图4呈2:1。

3. QRS波宽大畸形,V_1导联呈rsR'型,V_5导联呈Rs型(R/S>1),S波略粗钝。RR间期相等时,QRS波形态相同。RR间期长短变化时,短RR间期的QRS波形态更为宽大畸形。

心电图诊断

1. 心房扑动。

2. 完全性右束支阻滞。

解析

1. 心房扑动是发生在心房、频率较房性心动过速更快的心律失常,通常心房异位节律点的频率为250~350次/分,此时在心电图上表现为P波消失,代之以F波。理论上来说F波的形态是锯齿状,节律规则,形态相同,大小相等,但是由于QRS-T波群重叠在F波上,使得F波显得形态不相同，从而影响对F波的识别。本心电图中aVF导联QRS–T波群的振幅低，因此在aVF导联上能清晰观察F波的形态（图111–5）。

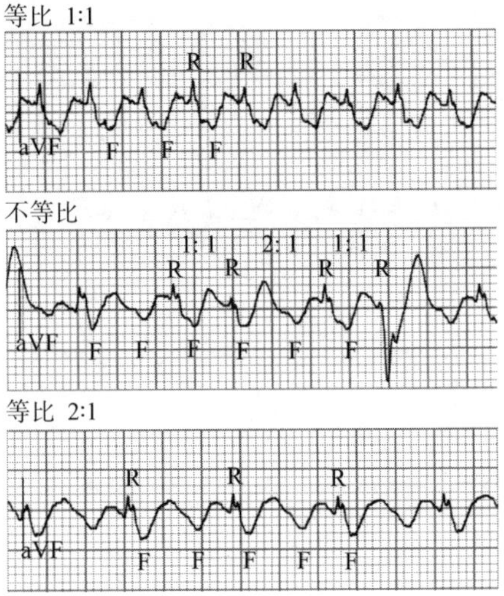

图111–5　F波和下传比例的识别

上条图取自图111–1中的aVF导联，F波与R波呈1:1关系。

中条图取自图111–3中的aVF导联，F波与R波呈1:1和2:1关系。

下条图取自图111–4中的aVF导联，F波与R波呈2:1关系。

2. 从理论上来说心房扑动的低限频率是250次/分，但少数病例也可低于250次/分，此时应与房性心动过速鉴别。鉴别点是：心房扑动时的F波与F波之间无等电位线，而房性心动过速时的P′波与P′波之间有等电位线。本病例心房扑动的频率低于250次/分，但是具有“无等电位线”的特征，这是本心电图诊断为心房扑动的依据。本病例心房频率较低可能部分与长期接受胺碘酮治疗有关。

3. 心房频率较低时激动就有可能以1:1的比例下传心室。本患者所能提供的以往心电图中，心房激动均以1:1下传心室，与图111–1相同，所有的心电图均被诊断为室上性心动过速。在图111–1的心电图上，鉴别心房扑动（1:1传导）和室上性心动过速确有难度，但是患者所述的心率变化特点是“成倍”增加或降低，是心房扑动心室率变化的特征。因此在鉴别诊断的思路中，第一步所采取的方法是延长心电图记录时间，等待患者所述的“成倍”降低。若为心房扑动，通常在卧位时下传比例可能下降。

4. 在等待了近1小时（屏幕监视）时患者心房扑动下传的比例发生了变化，图111–2及时记录了下传比例变化的开始，由此诊断得以明确。再记录下图111–3和图111–4，进一步明确诊断。

5. 除外，本病例存在右束支阻滞，使得QRS波宽大畸形，还需与室性心动过速相鉴别，尤其是心房扑动1:1下传时的心电图，其F波不易识别。

6. 当下传比例不等时，RR间期有长短变化，图111–3中短RR间期的QRS波形态更为宽大畸形。

7. 临床资料：超声心动图示左心房增大。心房增大是形成心房扑动的基础病变。

例112

女性,63岁,阵发性心动过速1年余,今又发作,心电图记录见图112-1。

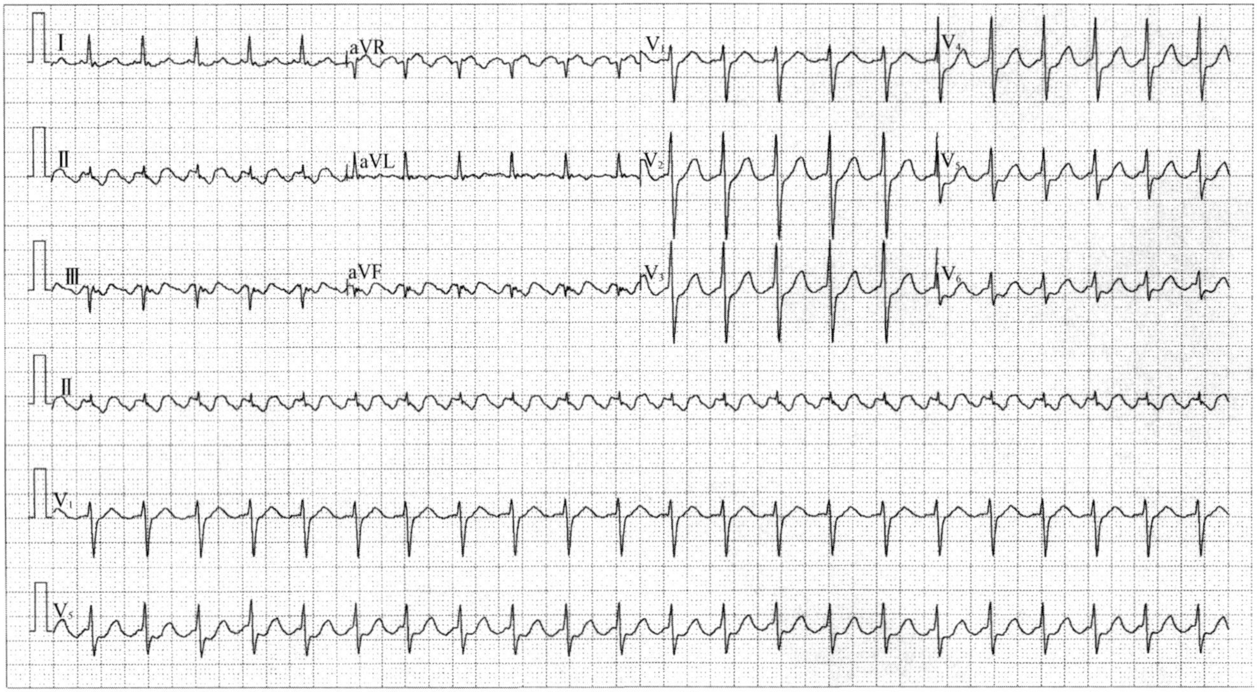

图112-1 例112心电图

心电图特点

1. 基本特点：心房率：266次/分；心室率：133次/分；PR间期：无；QRS波时间：90ms；QT/QTc间期：280/420ms；QRS波电轴：−20°。

2. P波消失，代之以节律规则的F波。F波在Ⅱ导联上最清晰。

3. F波与QRS波呈2:1比例下传心室，QRS波形态正常。

心电图诊断

心房扑动（2:1等比传导）。

解析

1. 在本心电图的Ⅱ导联上，QRS–T波群的振幅低，能清晰识别F波和观察F波的形态。Ⅲ和aVF导联也能识别和观察F波。

2. 本心电图上，心房扑动按照固定的2:1比例下传心室，称为等比传导。

3. 临床上，心房扑动2:1下传要注意与室上性心动过速相鉴别。本心电图的诊断依据是：P波消失，代之以节律规则的F波，F波与QRS波呈2:1比例下传心室。

例 113

男性，61岁，阵发性心房扑动和心房颤动15年，为行射频消融治疗而入院。入院后心电图记录见图113-1。

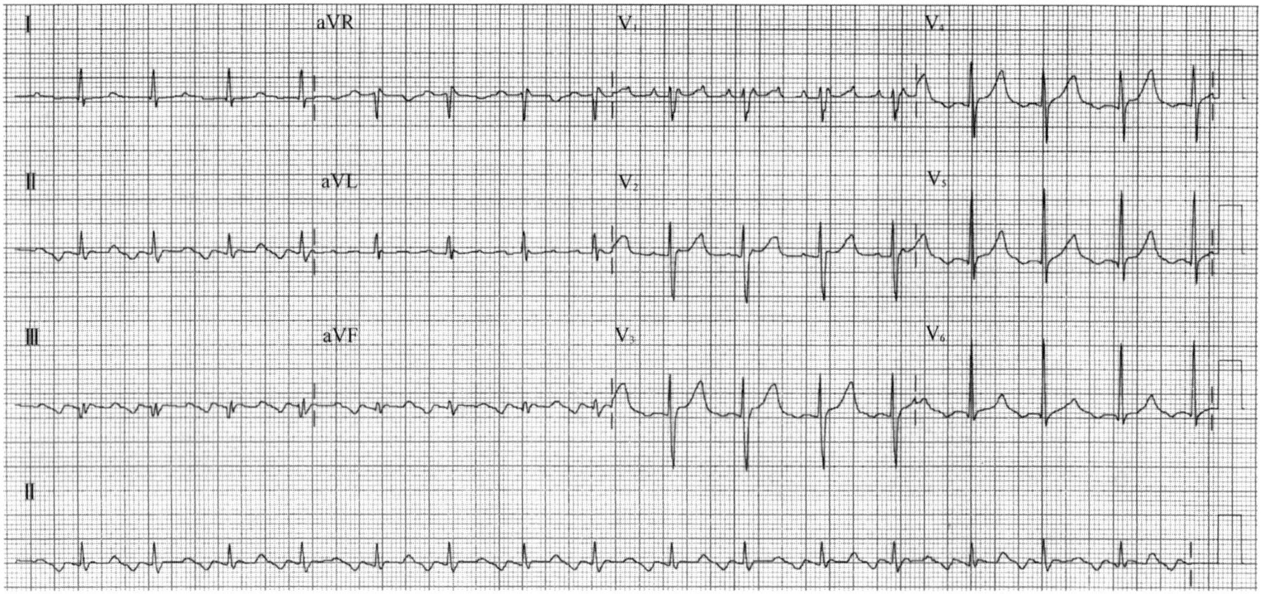

图113-1 例113心电图

心电图特点

1. 基本特点：心房率：288次/分；心室率：96次/分；PR间期：无；QRS波时间：99ms；QT/QTc间期：347/438ms；QRS波电轴：8°。

2. P波消失，代之以节律规则的F波。

3. F波与QRS波呈3:1比例下传心室，QRS波形态正常。

心电图诊断

心房扑动(3:1等比传导)。

解析

1. 本心电图中F波的振幅较低，V_1、Ⅲ和aVF导联能观察到F波。由于与QRS-T波群重叠，在V_1导联上F波失去了应有的锯齿样特征，易被误认为P波。在Ⅱ导联上，重叠在QRS波终末的F波不能被识别(图113-2)。

2. 本心电图上，心房扑动按照固定的3:1比例下传心室，称为等比传导。本心电图的诊断依据是：P波消失，代之以节律规则的F波，F波与QRS波呈3:1比例下传心室。

3. 临床资料：超声心动图示左心房增大，二尖瓣轻度关闭不全。心房增大是形成心房扑动的基础病变。

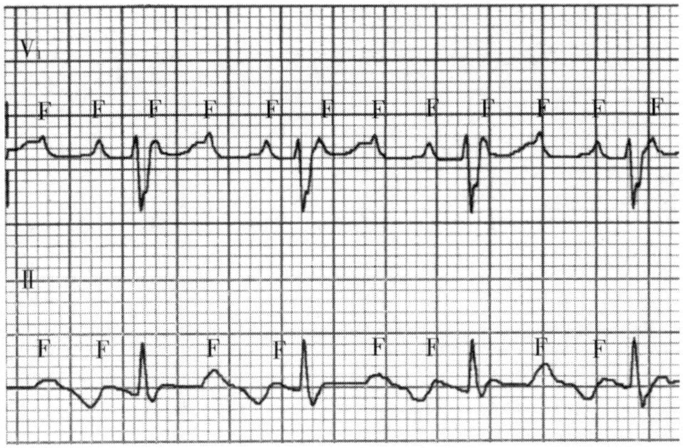

图113-2 F波的识别

F波与QRS波呈3:1的关系。

例 114

女性，63岁，阵发性心悸5年，药物治疗中复查。心电图记录见图114-1。

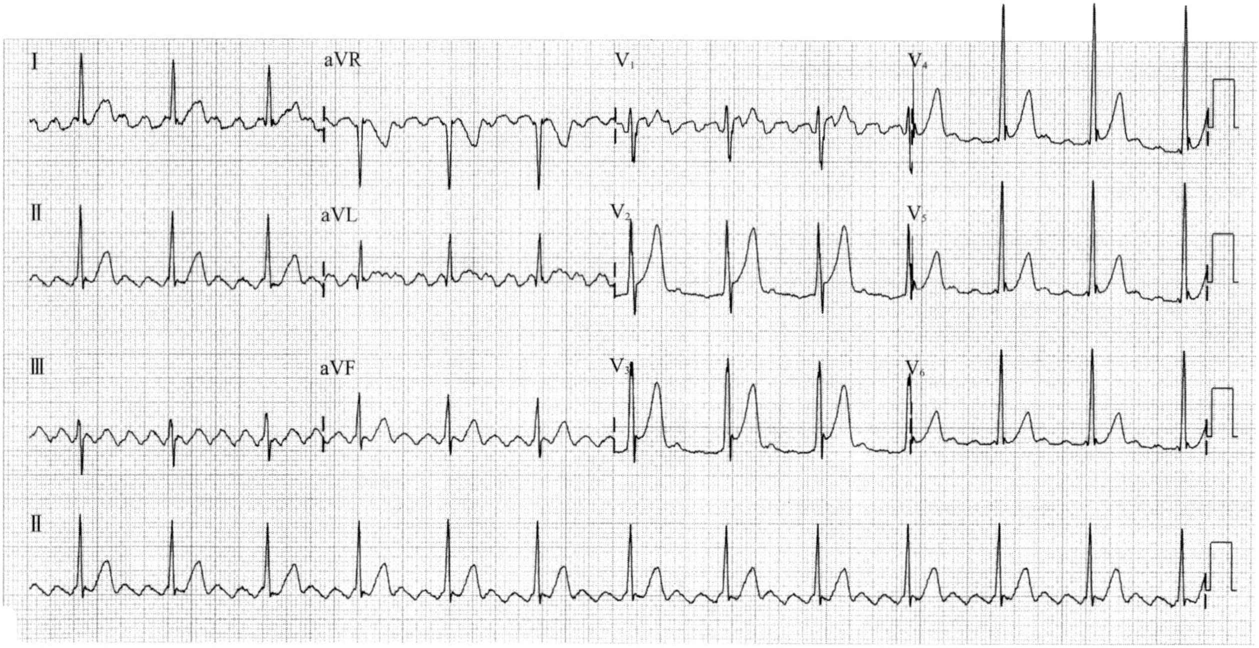

图114-1　例114心电图

心电图特点

1. 基本特点：心房率：308次/分；心室率：77次/分；PR间期：无；QRS波时间：102ms；QT/QTc间期：350/396ms；QRS波电轴：41°。

2. P波消失，代之以节律规则的F波。

3. F波与QRS波呈4:1比例下传心室，QRS波形态正常。

心电图诊断

心房扑动(4:1等比传导)。

解析

1. 本心电图中Ⅱ、Ⅲ和aVF导联都能观察到F波，其中Ⅲ导联中重叠的T波并没有改变F波形态，能清晰观察到每4个F波下传一个QRS-T波群(图114-2)。

2. 本心电图上，心房扑动按照固定的4:1比例下传心室，称为等比传导。

4. 本心电图的诊断依据是：P波消失，代之以节律规则的F波，F波与QRS波呈4:1比例下传心室。

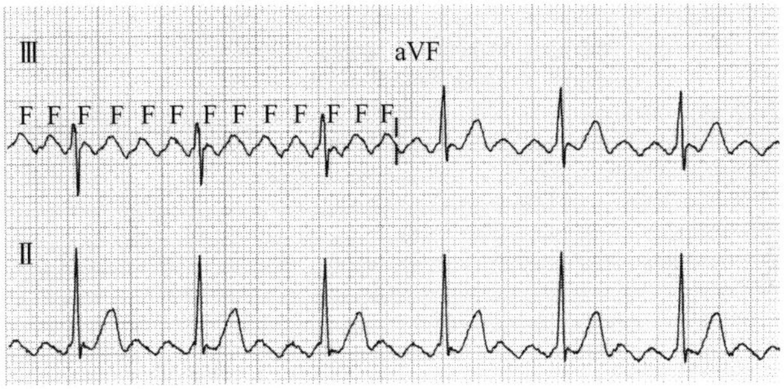

图114-2 F波的识别

每4个F波下传一个QRS-T波群。

例 115

女性,56岁,二尖瓣置换术后复查。心电图记录见图115-1。

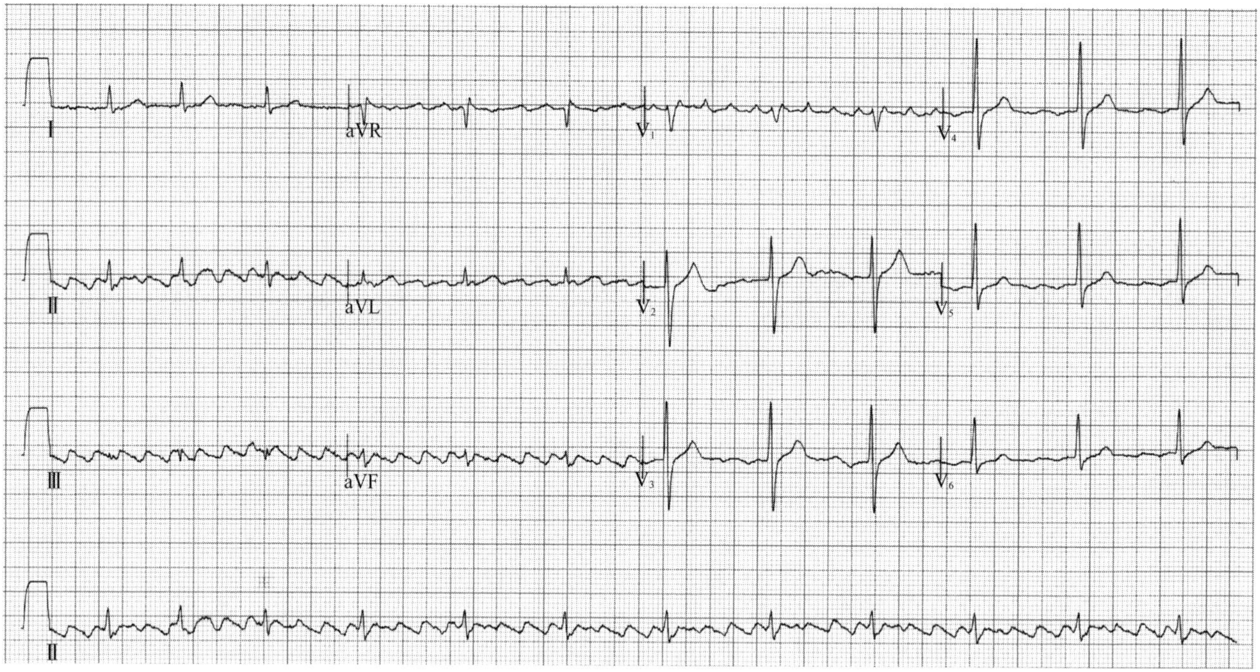

图115-1　例115心电图

心电图特点

1. 基本特点：心房率：273次/分；平均心室率：73次/分；PR间期：无；QRS波时间：86ms；QT/QTc间期：362/398ms；QRS波电轴：6°。

2. P波消失，代之以节律规则的F波。

3. F波与QRS波呈3:1和4:1比例下传心室，QRS波形态正常。

心电图诊断

心房扑动（3:1和4:1不等比传导）。

解析

1. 本心电图中Ⅱ、Ⅲ和aVF，V_1导联都能观察到F波。

2. 本心电图上，前3个QRS波以3:1比例下传，余均以4:1比例下传。以不同比例下传心室，称为不等比传导。

3. 心房扑动最常以2:1或4:1的比例下传。无论以哪种比例下传，心房扑动下传心室的心电图特征是F-R基本一致（规则传导）。

4. 本心电图诊断依据：P波消失，代之以节律规则的F波，F波与QRS波呈3:1和4:1比例下传心室。

例116

女性,46岁,有甲状腺功能亢进史,药物控制不良,因心悸加重而就诊。心电图记录见图116-1。

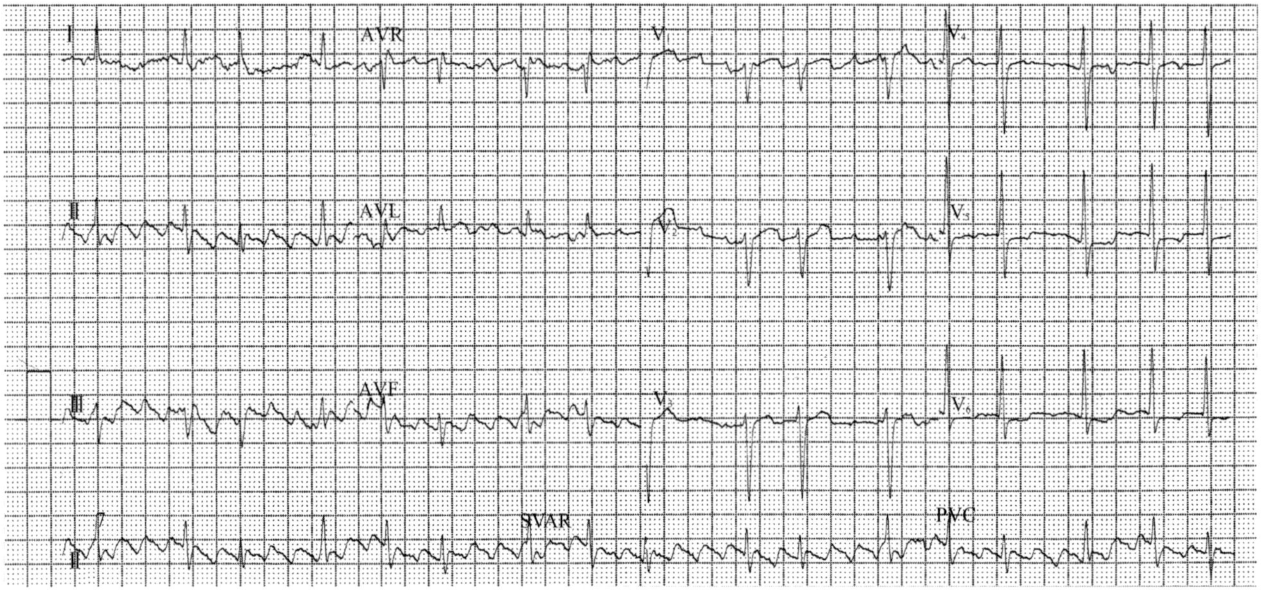

图116-1　例116心电图

心电图特点

1. 基本特点：心房率：300次/分；平均心室率：101次/分；PR间期：无；QRS波时间：96ms；QT/QTc间期：428/491ms；QRS波电轴：10°。

2. P波消失，代之以节律规则的F波。

3. F波与QRS波以不同的比例下传心室，QRS波形态正常。

心电图诊断

1. 心房扑动(不等比传导)。

解析

1. 本心电图中Ⅱ、Ⅲ和aVF，V_1导联都能观察到F波。

2. 除了下传的比例不同外，本心电图上的特点是F-R不一致，即不规则传导。当伴有隐匿性房室传导或完全性房室传导阻滞时，F-R不一致。本病例F-R不一致，但心室率高，形成F-R不一致最可能的机制是隐匿性房室传导。以4:1或5:1，或更高的比例下传心室，且F-R不一致，提示该心房扑动伴完全性房室传导阻滞。

4. 本心电图的诊断依据是：P波消失，代之以节律规则的F波，F波与QRS波以不同的比例下传心室。

例 117

女性，46岁，畏热多汗、频发心悸3个月，今夜间加重就诊。连续记录2次心电图，见图117-1和图117-2。

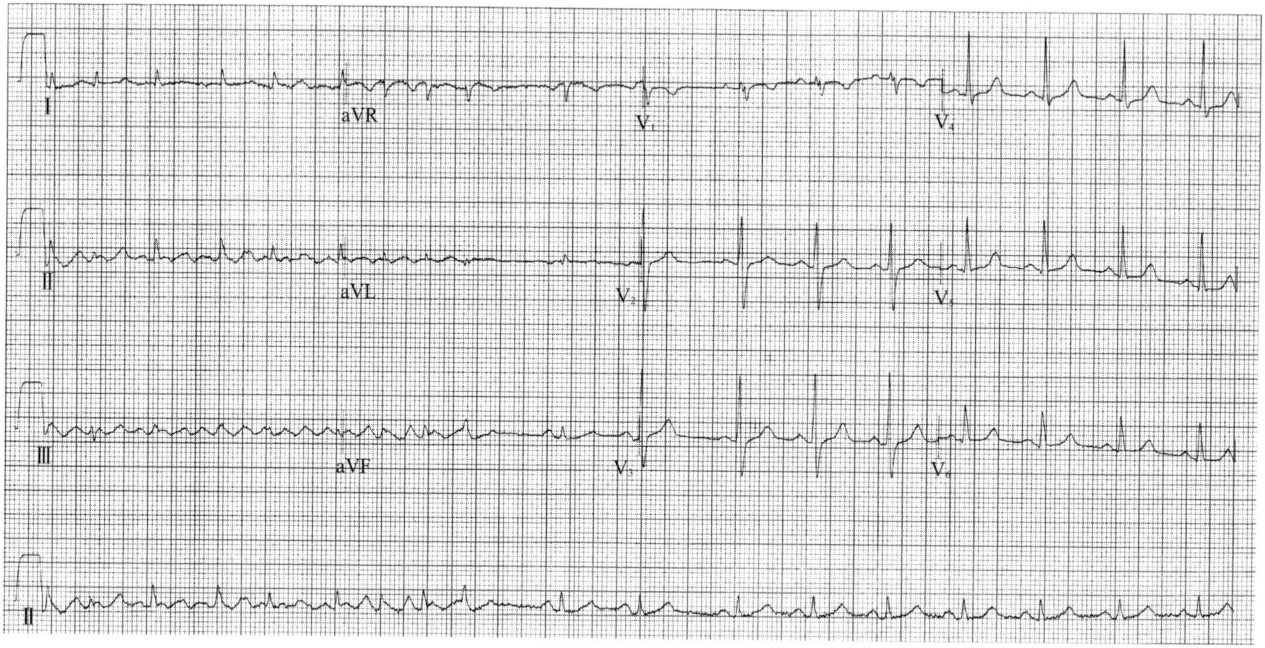

图117-1　第1次心电图(22时16分07秒)

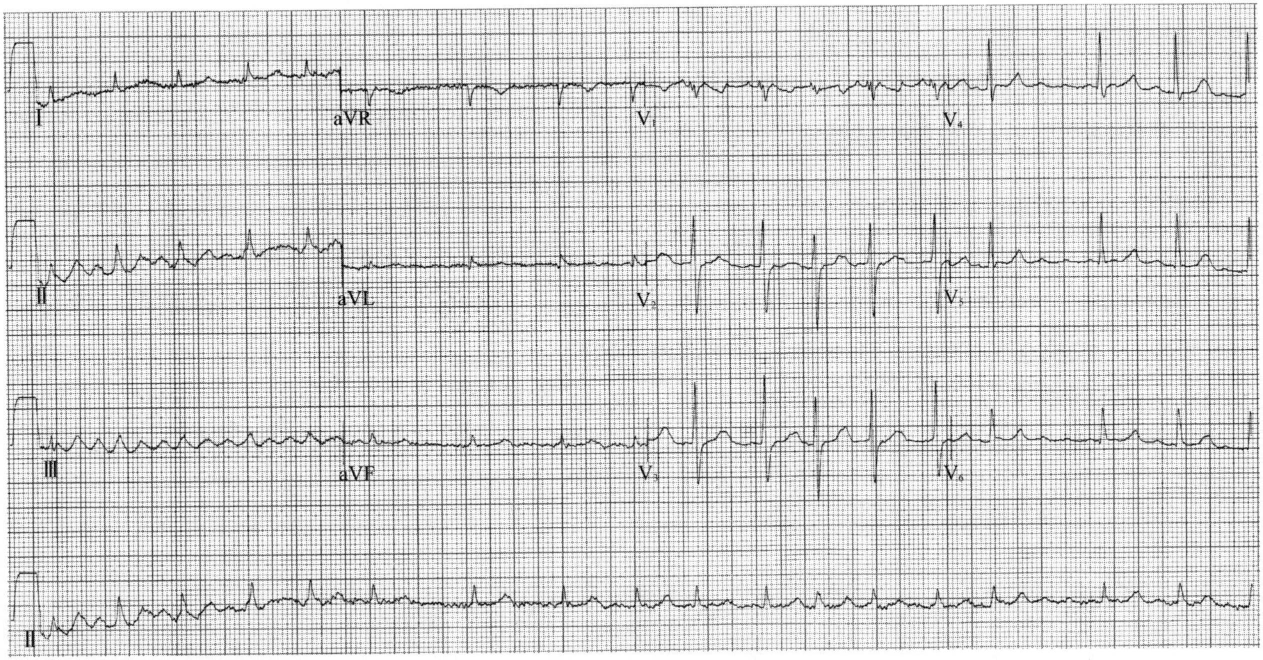

图117-2　第2次心电图(22时17分24秒)

心电图特点

1. 图117-1

(1)基本特点：平均心室率：106次/分；PR间期：184ms；QRS波时间：76ms；QT/QTc间期：340/450ms；QRS波电轴：45°。

(2)记录开始：P波消失，代之以节律相对规则的F波。记录中F波终止，出现P-QRS-T波群，PP间期相对规则。

(3)QRS波形态正常。

2. 图117-2

(1)基本特点：平均心室率：103次/分；PR间期：无；QRS波时间：76ms；QT/QTc间期：350/458ms；QRS波电轴：35°。

(2)记录开始时P波消失，代之以节律相对规则的F波；记录中F波转为节律不规则的f波。

(3)QRS波形态正常。

心电图诊断

阵发性心房扑动和心房颤动。

解析

1. 本病例第1次记录心电图时，恰逢阵发性心房扑动终止。心房扑动可以表现为阵发性，也可表现为持续性。与心房颤动不同，大部分心房扑动表现为阵发性，若为持续性，也常存在时间不长，常转变成心房颤动。因此心房扑动常被认为是窦性心律与心房颤动之间的过渡形式，本病例2次心电图记录，可见主导心律在窦性心律、心房扑动和心房颤动之间转换(图117-3和图117-4)。

2. 本病例心房扑动的特点是F波频率快(约330次/分)，F波的节律和形态都有不同，心房扑动与心房颤动互换，以往将这类心房扑动称为“不纯心房扑动”，现将这类心房扑动定为Ⅱ型心房扑动(不典型心房扑动)。

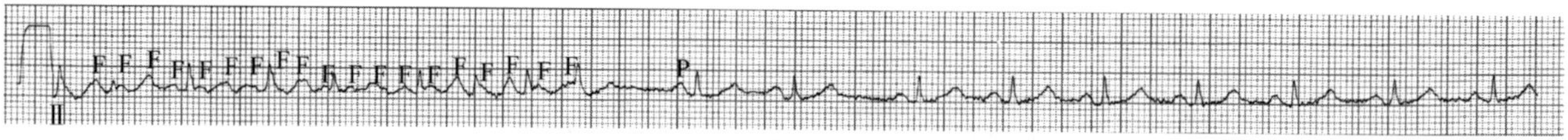

图117-3　心房扑动终止，转为窦性心律

F波终止，约0.4s后即出现窦性P波。

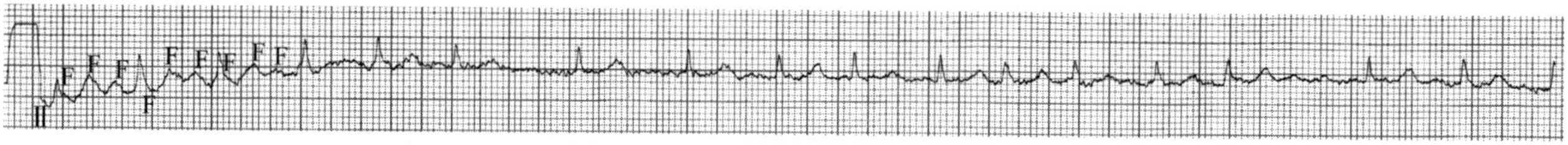

图117-4　心房扑动转为心房颤动

节律相对规则的F波转为节律不规则的f波。

3. 图117-1中，在阵发性心房扑动终止约0.4s后即出现窦性P波，提示患者的窦房结功能良好。病态窦房结综合征患者在阵发性心房扑动或心房颤动终止后，可长时间不出现窦性P波(窦房结恢复时间延长)，实例见图117-5。

4. 本心电图的诊断依据是：间歇出现P波消失，代之以节律相对规则的F波和不规则的f波。

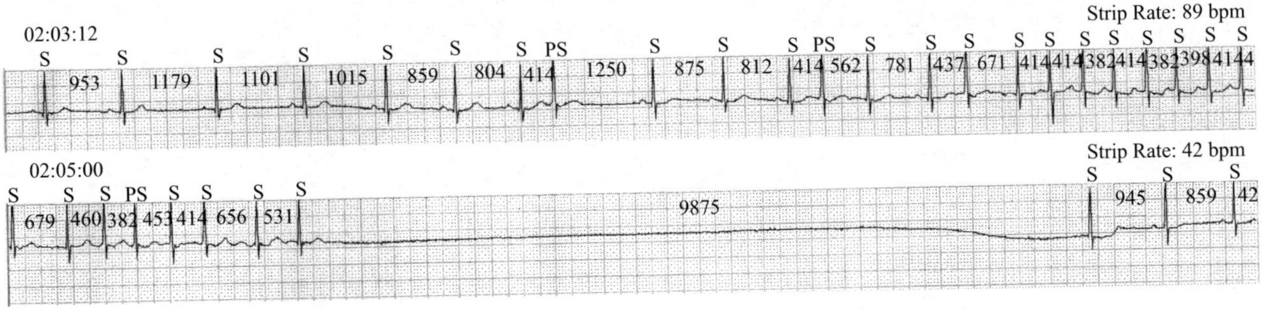

图117-5 病态窦房结综合征患者阵发性心房颤动终止后，窦房结恢复时间延长

阵发性心房颤动终止后，长达9875ms中未见窦性P波。

例118

女性，60岁，胸闷气急1年，有高血压史30年。入院行冠脉造影，心电图检查见图118-1。

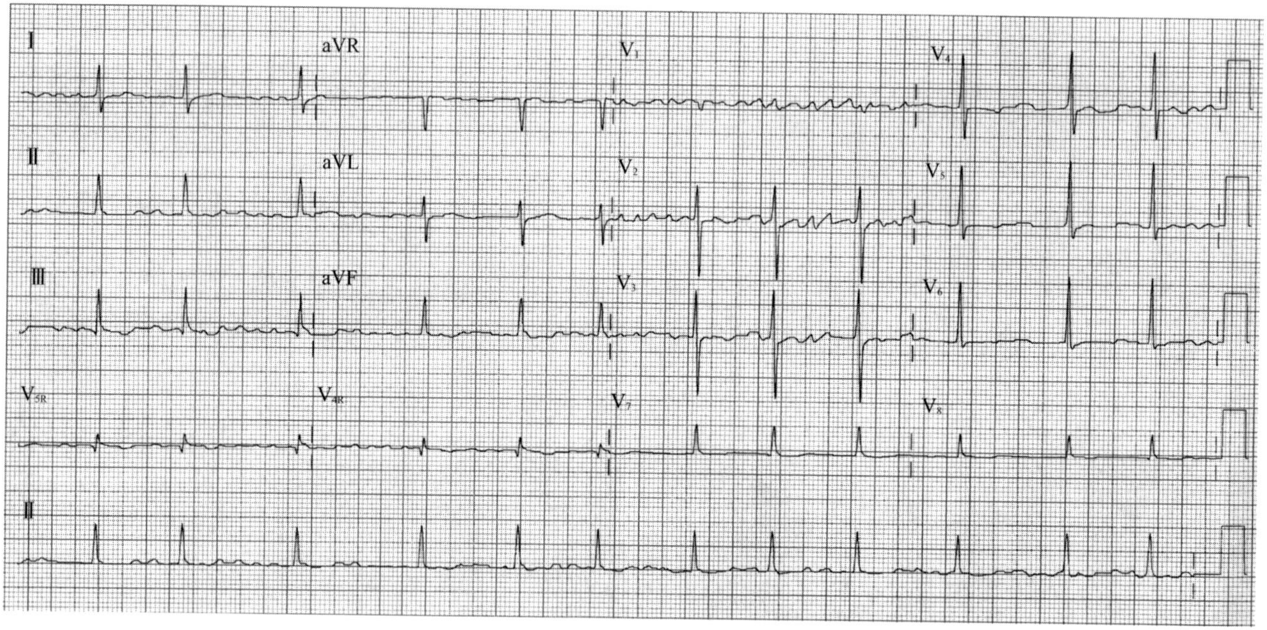

图118-1　例118心电图

心电图特点

1. 基本特点：心房率：300~500次/分；心室率：76次/分；PR间期：无；QRS波时间：84ms；QT/QTc间期：399/449ms；QRS波电轴：72°。

2. P波消失，代之以节律不规则的f波。RR间期绝对不规则，QRS波形态正常。

心电图诊断

心房颤动。

解析

1. 心房颤动是发生在心房、频率快于心房扑动且节律不规则的房性心律失常。通常心房异位节律点的频率>350次/分，本病例心房率为300~500次/分。

2. 心房颤动f波的特点是：节律不规则，形态大小不等。本心电图中，V_1导联是观察f波的最佳导联。

3. 由于心房率快而不规则，房室交界区无法将心房激动全部下传心室，因此RR间期绝对不规则，且心室率变化大。在一些病例中，由于长期的心房颤动，f波可以变得极为细小和低振幅，在心电图上有时无法识别f波，此时若发现有RR间期绝对不规则，提示主导心律最可能是心房颤动。

4. 按照心室率，临床上将心房颤动分为：①慢室率：心室率<60次/分；②中室率：心室率60~100次/分；③快室率：心室率>100次/分；④极快室率：心室率>200次/分。本病例的心室率属于中室率，是临床上控制心房颤动心室率的理想心室频率。

5. 通常心房颤动下传心室的QRS波是正常的，但是由于RR间期绝对不规则，有长短间期的变化，故心房颤动常伴有心室内差异传导。

6. 本心电图的诊断依据是：P波消失，代之以节律不规则的f波；RR间期绝对不规则；QRS波形态正常。

7. 临床资料：超声心动图示左心房增大，轻度二尖瓣关闭不全；冠脉造影示未见冠脉病变。心房增大是形成心房颤动的基础病变。

例119

女性，78岁，有高血压史和慢性心功能不全史，突发右侧肢体活动障碍6小时。心电图检查见图119-1。

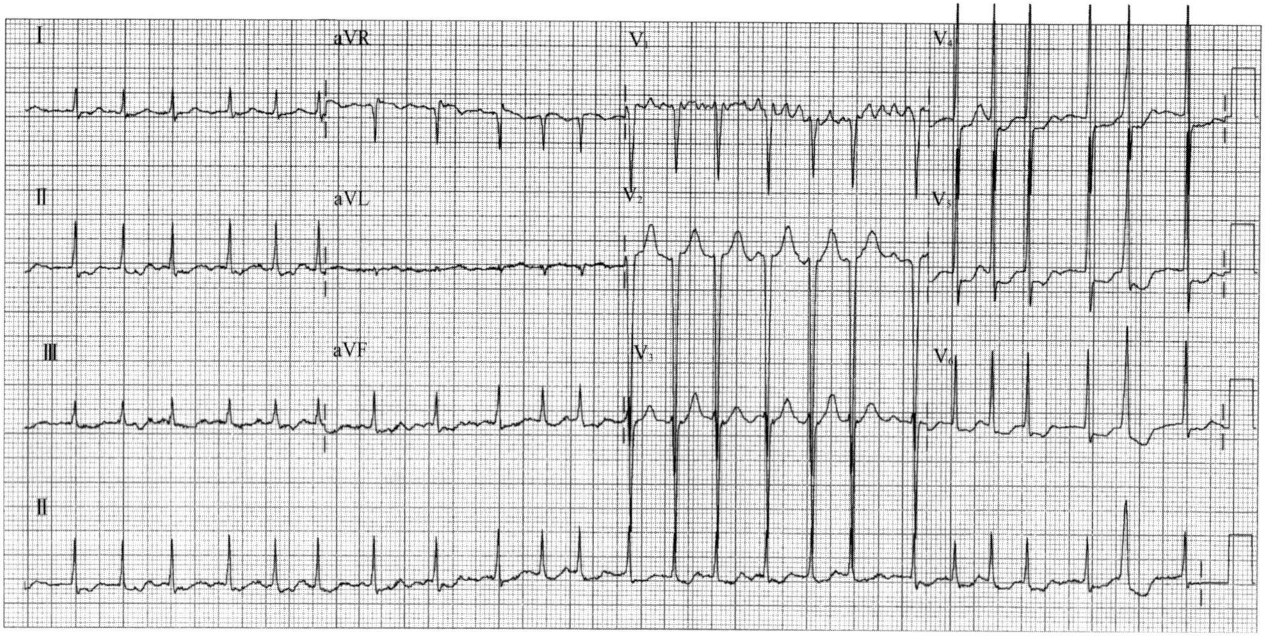

图119-1　例119心电图

心电图特点

1. 基本特点：心房率：450~600次/分；心室率：152次/分；PR间期：无；QRS波时间：75ms；QT/QTc间期：264/420ms；QRS波电轴：67°。

2. P波消失，代之以节律不规则的f波，RR间期绝对不规则。

3. 可见提早的QRS-T波群，QRS波宽大畸形。余QRS波形态正常。

4. V_5导联R波振幅>2.5mV，$R_{V5}+S_{V1}$>3.5mV。V_4~V_6导联ST段压低，T波负正双向。

心电图诊断

1. 心房颤动（快室率）。

2. 室性早搏。

3. 左心室肥厚。

4. ST-T改变。

解析

1. 本心电图中，V_1导联是最佳观察f波的导联，可见f波快而不规则。按照心室率，属于快室率心房颤动。

2. 心房颤动常伴有心室内差异传导，也可伴有室性早搏，两者QRS波都宽大畸形，两者的心电图鉴别诊断有时很难。有多项心电图特点有助于鉴别：① QRS波形态，心室内差异传导多呈右束支阻滞型；② 联律间期，室性早搏有相对固定的联律间期；③ 类代偿现象，室性早搏常有类代偿现象。但是这些特点均非特异性的。

3. Ashman现象由Ashman提出，系指在长RR间期后心室不应期长，易发生心室内差异传导。即RR间期长，其后续不应期就长；RR间期短，其后续的不应期就短。前有一长RR间期，后续一个短RR间期，该心动易发生心室内差异传导。Ashman现象中的长短间期特点，可以用于鉴别诊断，方法是在心电图上另寻找一类似的长短间期，测量其长短间期，与QRS波宽大畸形的前间期相比，若QRS波宽大畸形前2个间期无长短关系，则室性早搏的可能性大。本心电图中，根据长短间期的规律，宽大畸形的QRS波应诊断为室性早搏（图119-2）。

4. 本心电图的诊断依据：P波消失，代之以节律不规则的f波，RR间期绝对不规则；宽大畸形的QRS波不符合Ashman现象。

5. 临床资料：超声心动图示左心房增大伴中重度二尖瓣关闭不全，右心房偏大伴轻度三尖瓣关闭不全，肺动脉高压，左心室收缩功能降低。心房增大是形成心房颤动的基础病变，左心室收缩功能降低是室性早搏的基础病变。

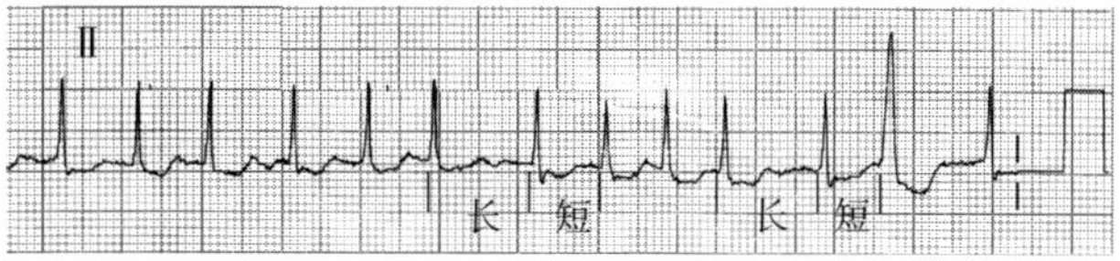

图119-2 长短间期的测量与鉴别诊断

将图中第1个标有“长”和“短”的RR间期，与QRS波宽大畸形前RR间期比较，不难发现2个“长”和2个“短”的RR间期基本相等。宽大畸形的QRS波应诊断为室性早搏。

例120

男性,69岁,胸痛气急6年,有高血压史6年。入院行冠脉造影,心电图检查见图120-1。

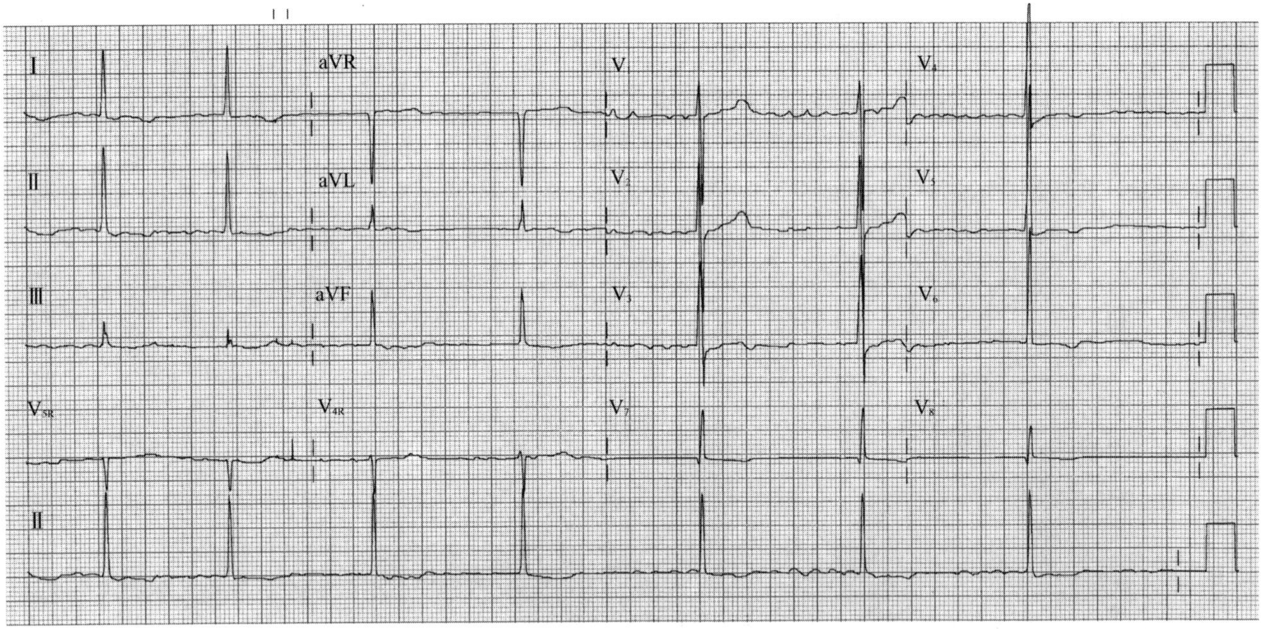

图120-1　例120心电图

心电图特点

1. 基本特点：心房率：约375次/分；心室率：46次/分；PR间期：无；QRS波时间：79ms；QT/QTc间期：461/403ms；QRS波电轴：42°。

2. P波消失，代之以节律不规则的f波。RR间期绝对不规则，QRS波形态正常。

3. V_5导联R波振幅>2.5mV，$R_{V5}+S_{V1}$>4.0mV。Ⅰ、Ⅱ和aVF，V_3~V_6导联T波低平或倒置。

心电图诊断

1. 心房颤动（慢室率）。

2. 左心室肥厚。

3. ST-T改变。

解析

1. 按照心室率，本心电图属于慢室率心房颤动。

2. 心房颤动中，RR间期绝对不规则，若RR间期绝对规则且心室率缓慢，要考虑合并Ⅲ度房室传导阻滞。本心电图中心室率缓慢，但RR间期不规则，因此未合并Ⅲ度房室传导阻滞。

3. 本心电图的诊断依据是：P波消失，代之以节律不规则的f波。RR间期绝对不规则，心室率<60次/分。

4. 临床资料：超声心动图示左心房增大，轻度二尖瓣和主动脉瓣关闭不全，左心室肥厚；冠脉造影示未见冠脉病变。心房增大是形成心房颤动的基础病变，心电图上所见的左心室肥厚与超声心动图的结果一致。

例 121

女性，48 岁，原有风湿性心脏病史，近觉心悸就诊。心电图检查见图 121-1。

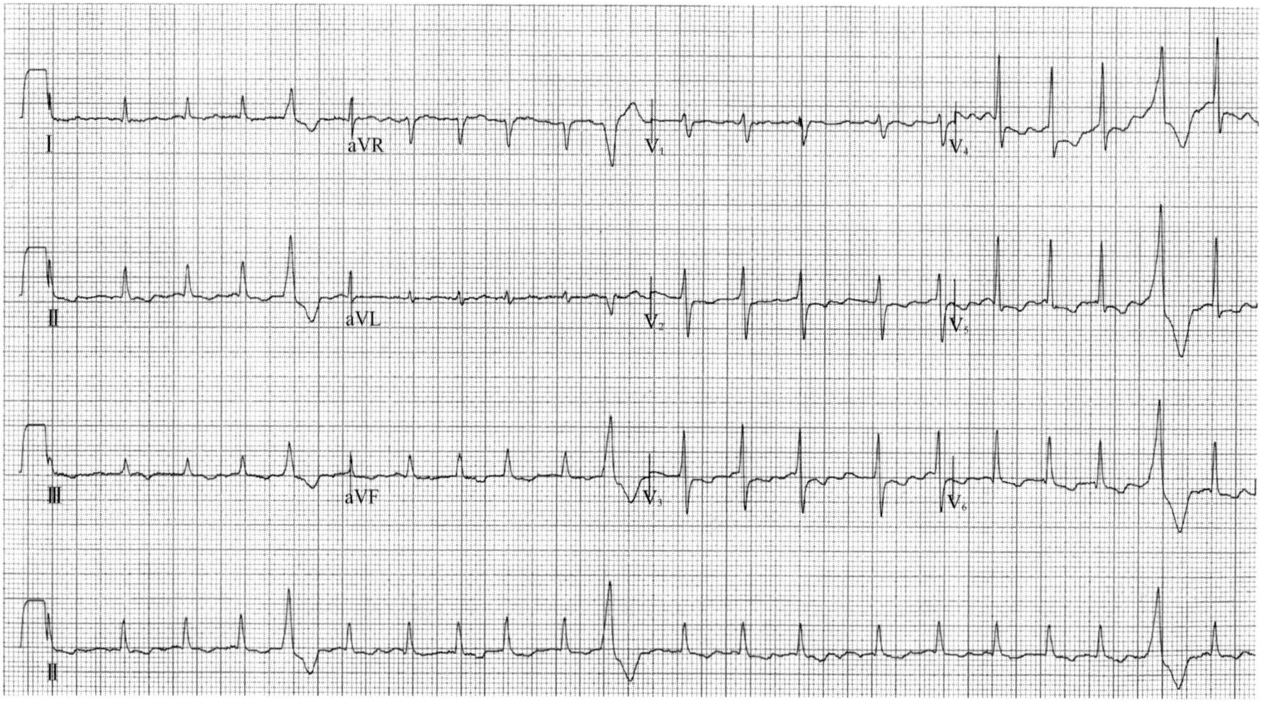

图 121-1　例 121 心电图

心电图特点

1. 基本特点：心房率：约450次/分；心室率：126次/分；PR间期：无；QRS波时间：98ms；QT/QTc间期：310/448ms；QRS波电轴：59°。

2. P波消失，代之以节律不规则的f波，RR间期绝对不规则。

3. 可见3次宽大畸形的QRS-T波群。余QRS波形态正常。

4. Ⅱ、Ⅲ、aVF、V_4~V_6导联T波倒置。

心电图诊断

1. 心房颤动（快室率）。

2. 室性早搏。

3. T波改变。

解析

1. 本心电图中，f波振幅低，不易观察，但P波消失，RR间期绝对不等，最可能是心房颤动。其心室率快，属于快室率心房颤动。

2. 本心电图中共有3次宽大畸形的QRS-T波群，其前无长短RR间期的特点，根据Ashman现象，不满足心室内差异传导的条件，应诊断为室性早搏。

3. 本心电图的诊断依据是：P波消失，RR间期绝对不规则；可见提早的宽大畸形的QRS-T波群，不符合Ashman现象。

例 122

男性，48岁，原有风湿性心脏病二尖瓣狭窄史，为行二尖瓣球囊扩张术而入院。入院后心电图检查见图122-1。

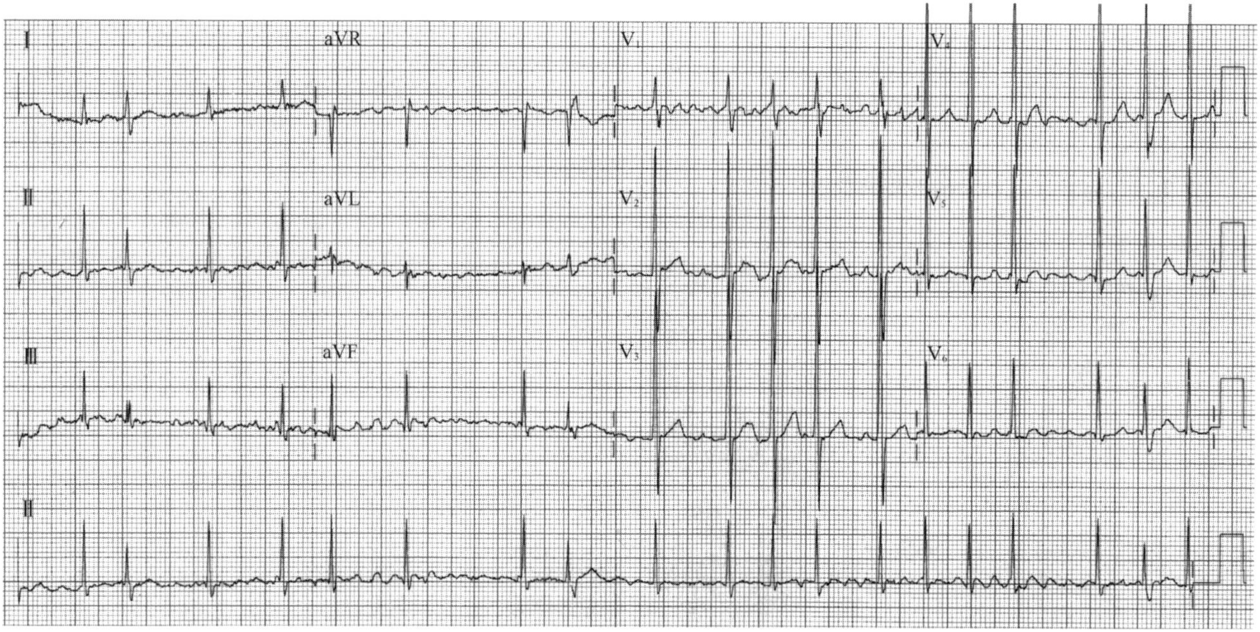

图122-1　例122心电图

心电图特点

1. 基本特点：心房率：450~600次/分；心室率：141次/分；PR间期：无；QRS波时间：83ms；QT/QTc间期：284/435ms；QRS波电轴：36°。

2. P波消失，代之以节律不规则的f波，RR间期绝对不规则。可见3次宽大畸形的QRS-T波群。余QRS波时间正常，V_1导联R/S>1。

心电图诊断

心房颤动（快室率）；心室内差异传导。

解析

本心电图中共有3次宽大畸形的QRS–T波群（图122–2），其前RR间期长，根据Ashman现象，满足心室内差异传导的条件。其次，本心电图中宽大畸形的QRS波，在V_5导联中S波粗钝（右束支阻滞型），也符合心室内差异传导的形态特征，因此考虑心室内差异传导。在心房颤动中，心室内差异传导多见，若同时伴有蝉联现象，可连续出现宽大畸形的QRS波，此时应注意与室性心动过速鉴别（图122–3）。

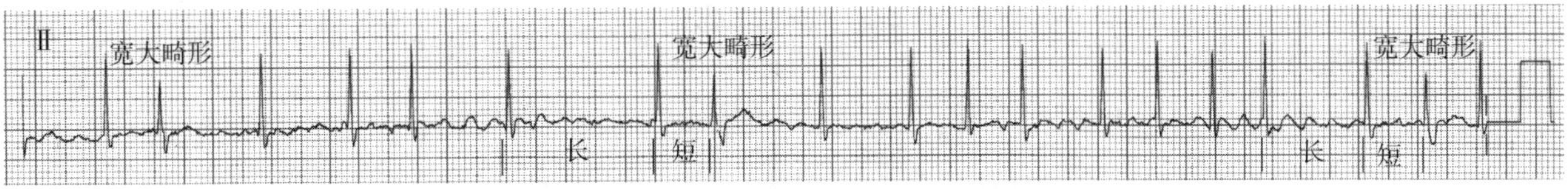

图122–2　心房颤动心室内差异传导的识别

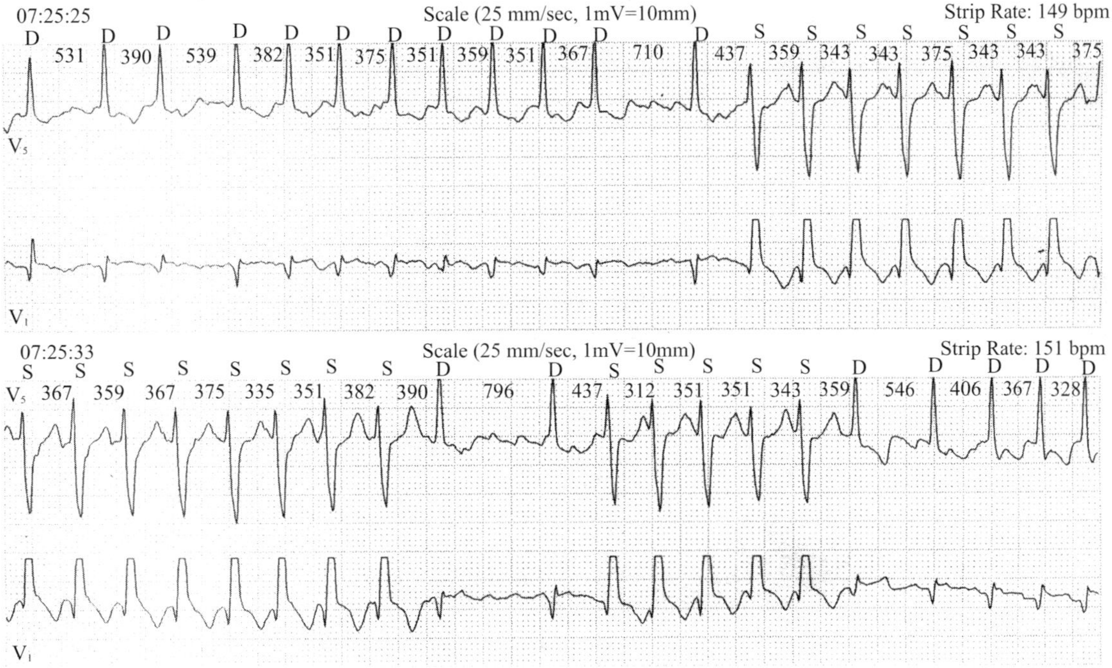

阵发性心房颤动中出现心室内差异传导伴蝉联现象（标有“S”的心动），形态酷似室性心动过速。

图122–3　心房颤动，心室内差异传导伴蝉联现象的识别

例 123

男性，72 岁，心房颤动史 3~4 年，近来自觉心率较慢，伴头晕。心电图检查见图 123-1。

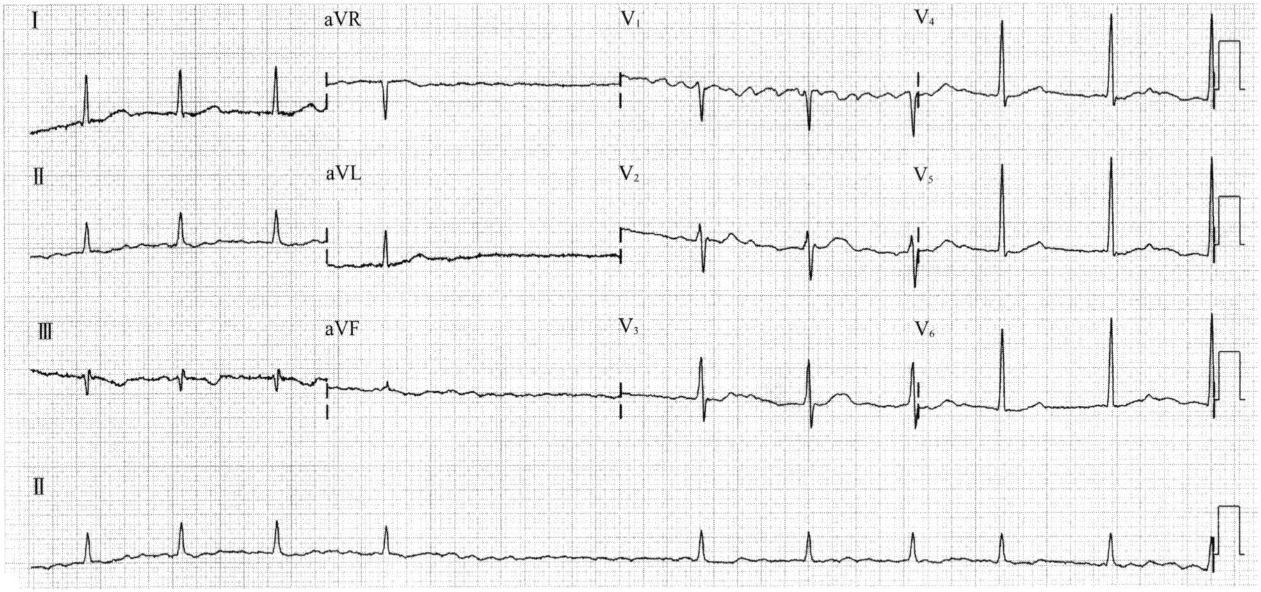

图 123-1　例 123 心电图

心电图特点

1. 基本特点:心房率:375~500次/分;心室率:69次/分;PR间期:无;QRS波时间:90ms;QT/QTc间期:420/450ms;QRS波电轴:15°。

2. P波消失,代之以节律不规则的f波。RR间期绝对不规则,可见一长RR间期。QRS波形态正常。

心电图诊断

心房颤动伴长RR间期。

解析

1. 由于心房率快而不规则,房室交界区无法将心房激动全部下传心室,因此RR间期绝对不规则,且心室率变化大。造成心房颤动中长RR间期原因之一是房室交界区传导功能不全,原因之二是快速的心房激动连续隐匿激动房室交界区,使其连续产生不应期。因此在心房颤动中出现长RR间期,不能轻易诊断为Ⅱ度或高度房室传导阻滞。必须综合长RR间期的长度、长RR间期的发生程度,以及平均的心室率等参数,来分析心房颤动中房室交界区的传导功能。

2. 心房颤动中房室交界区的传导功能受多种因素的影响,如自主神经功能的影响、药物作用的影响等。心房颤动长RR间期常发生在夜间睡眠中,原因是夜间迷走神经张力较高。因此对心房颤动中长RR间期,选择治疗原则时也应综合多方面因素。

3. 本心电图中长RR间期约为2.68s(图123-2)。

4. 本心电图的诊断依据:P波消失,代之以节律不规则的f波。RR间期绝对不规则,可见一长RR间期。

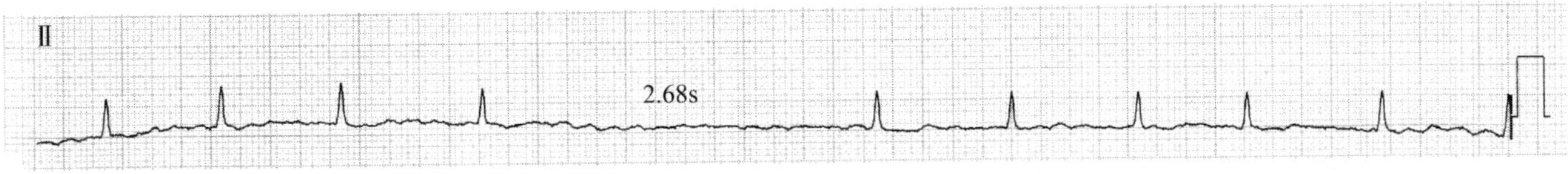

图123-2 心房颤动中长RR间期

例 124

男性,75岁,心房颤动史5年余,药物治疗中自觉心率较慢。心电图检查见图124-1。

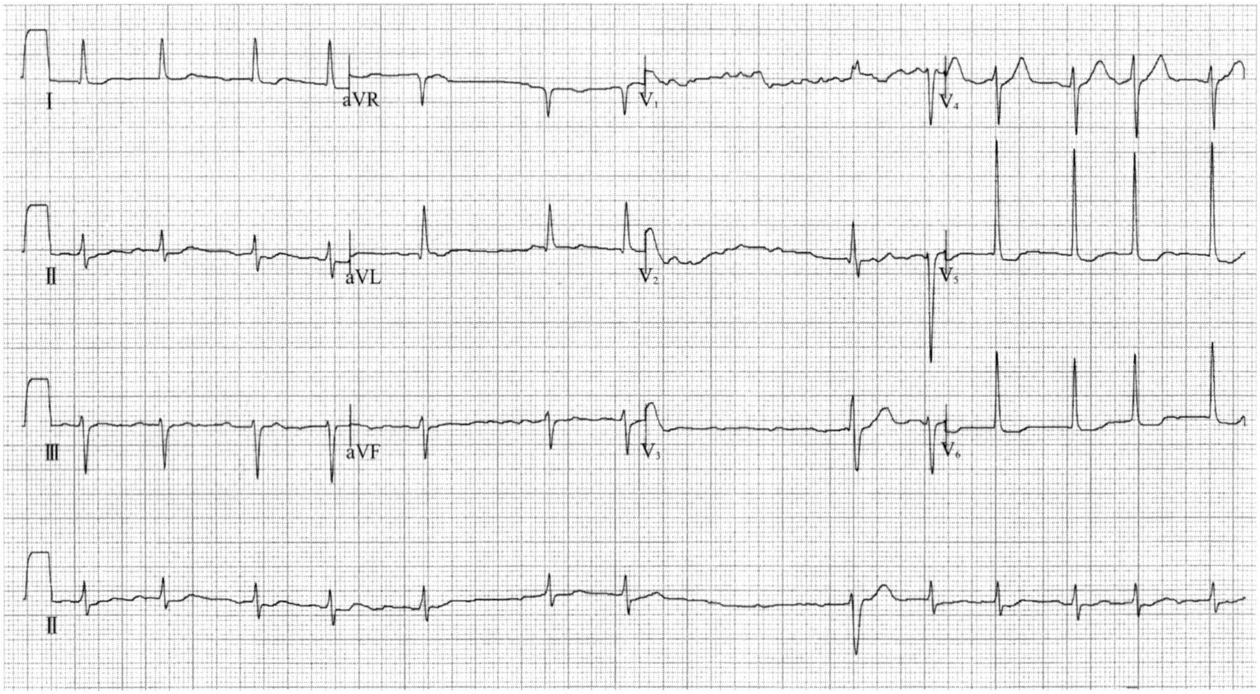

图124-1　例124心电图

心电图特点

1. 基本特点：心房率：350~450次/分；心室率：76次/分；PR间期：无；QRS波时间：88ms；QT/QTc间期：352/396ms；QRS波电轴：-29°。

2. P波消失，代之以节律不规则的f波。RR间期绝对不规则，可见一长RR间期。长RR间期后第一心动的QRS波宽大畸形，余QRS波形态正常。

心电图诊断

1. 心房颤动伴长RR间期。

2. 室性逸搏。

解析

1. 本心电图的特点是心房颤动中长RR间期后，第1个心动的QRS波宽大畸形，为室性逸搏。

2. 所谓逸搏是指当上一级节律点激动形成发生障碍或传导延迟时，低位潜在节律点舒张期自动除极，达到阈电位，从而发放激动，激动整个心脏。逸搏连续发放3次以上，称为逸搏性心律。由此可见，逸搏或逸搏性心律是被动发放的激动，是一种生理性保护机制，其本身不需要治疗。按逸搏点的起源，可有房性逸搏、交界性逸搏和室性逸搏。三类逸搏中，唯有室性逸搏的QRS波宽大畸形。本心电图中，心房颤动长时间未下传心室，潜在节律点发放激动，形成逸搏，逸搏的QRS波宽大畸形，为室性逸搏。本心电图中室性逸搏的识别见图124-2。

3. 本心电图的诊断依据：P波消失，代之以节律不规则的f波。RR间期绝对不规则，可见一长RR间期。长RR间期后第一心动的QRS波宽大畸形。

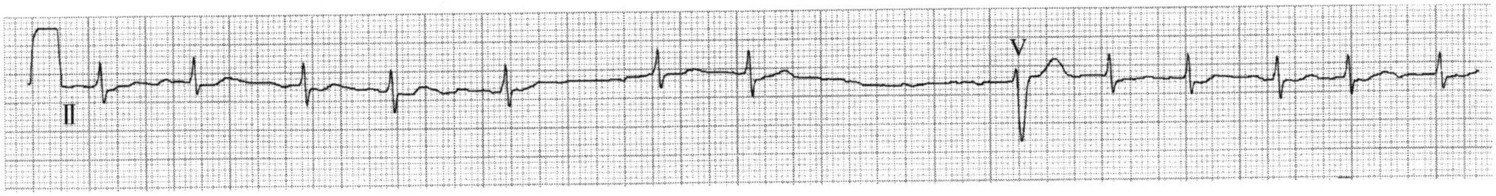

图124-2 心房颤动伴长RR间期和室性逸搏

图中标有"V"的心动为室性逸搏，其QRS波宽大畸形。

例 125

男性，76岁，心悸胸闷40余年，有高血压和扩张性心肌病史年。心电图检查见图125-1。

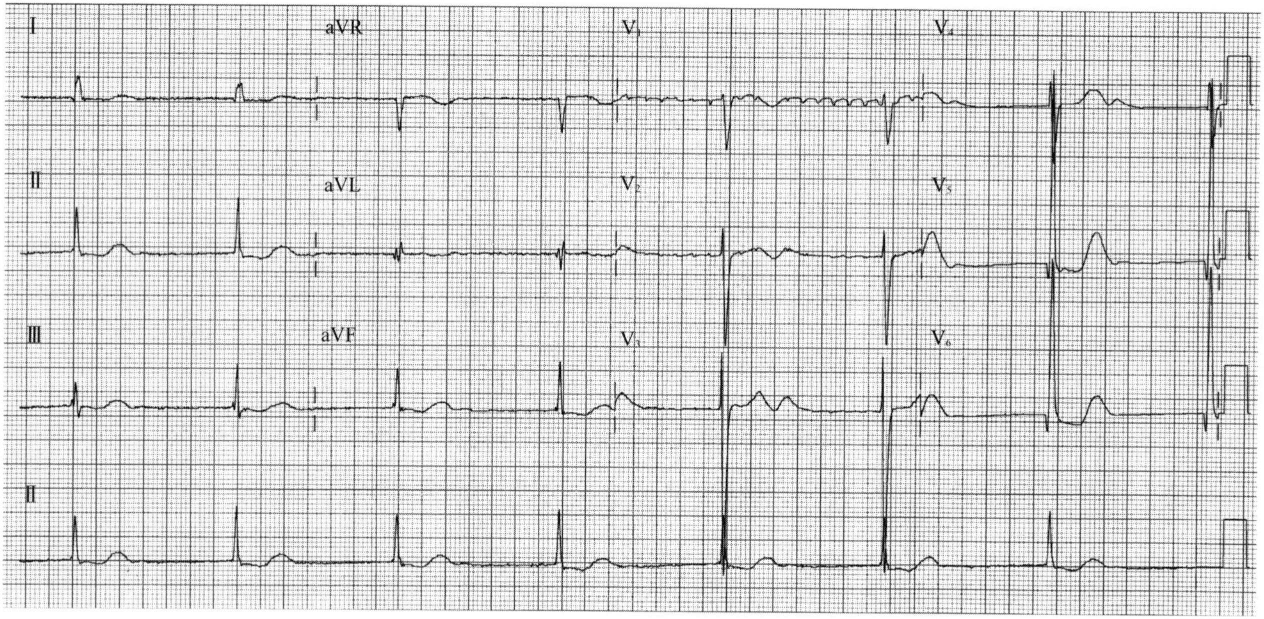

图 125-1 例 125心电图

心电图特点

1. 基本特点：心房率：约450次/分；心室率：44次/分；PR间期：无；QRS波时间：95ms；QT/QTc间期：540/462ms；QRS波电轴：50°。

2. P波消失，代之以节律不规则的f波。RR间期绝对规则，QRS波形态正常。

3. V_5导联R波电压>2.5mV，$R_{V5}+S_{V1}$>4.0mV。Ⅰ、Ⅱ、aVF、V_5和V_6导联ST段压低。

4. V_2~V_4导联U波明显。

心电图诊断

1. 心房颤动伴Ⅲ度房室传导阻滞。
2. 交界性逸搏心律。
3. 左心室肥厚。
4. ST-T改变。
5. QT间期延长。
6. U波明显。

解析

1. 本心电图的特点是心房颤动，RR间期绝对规则，且心室率缓慢。心房颤动时，由于f波不规则和房室传导不规则，心室律应绝对不规则。只有当房室传导完全阻断时，心房激动无法下传心室，阻滞远端的潜在起搏点发放激动，激动心室，形成逸搏心律，心室律才绝对规则，通常频率缓慢。根据该例心电图中QRS波的时间和形态，考虑其属于交界性逸搏心律。

2. 本心电图心房颤动伴Ⅲ度房室传导阻滞的诊断依据是：P波消失，代之以节律不规则的f波。RR间期绝对规则，QRS波形态正常。

3. 临床资料：超声心动图示全心增大（以左心房和左心室增大为主），二尖瓣错位伴中重度关闭不全，中度主动脉瓣关闭不全，肺动脉高压伴中度三尖瓣关闭不全。

例126

女性，79岁，胸闷气急10余年，加重7天。有高血压和甲状腺功能减低史。入院心电图检查见图126-1。

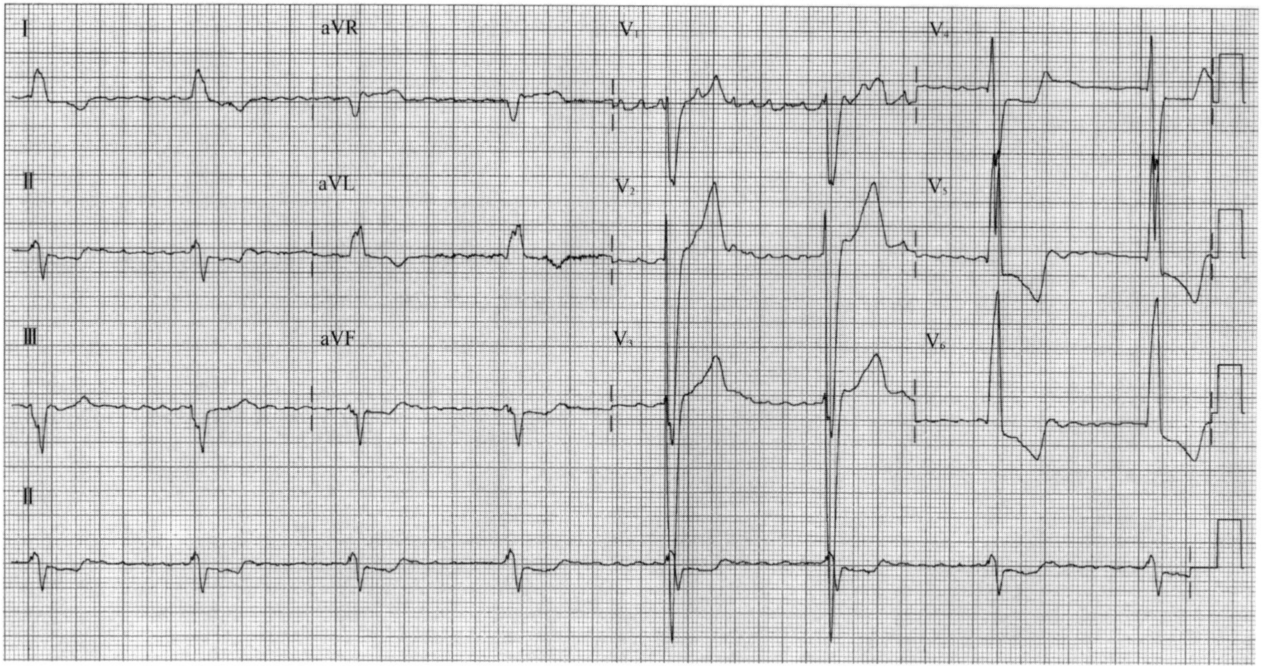

图126-1　例126心电图

心电图特点

1. 基本特点：心房率：约375~500次/分；心室率：45次/分；PR间期：无；QRS波时间：157ms；QT/QTc间期：579/501ms；QRS波电轴：-43°。

2. P波消失，代之以节律不规则的f波。RR间期绝对规则，QRS波宽大畸形，V_1导联呈rS型，V_5导联呈单向粗钝R波型。

心电图诊断

1. 心房颤动伴Ⅲ度房室传导阻滞。

2. 室性逸搏心律。

解析

1. 本心电图的特点是心房颤动，RR间期绝对规则，且心室率缓慢，应诊断为心房颤动伴Ⅲ度房室传导阻滞。

2. 与例124不同的是，本心电图中逸搏心律的QRS波宽大畸形，通常属于室性逸搏心律，但也不能完全排除交界性逸搏心律伴完全性左束支阻滞的可能。若患者以往有左束支阻滞病史，现逸搏心律的QRS波与以往左束支阻滞的QRS波形态一致，才能确诊本心电图是交界性逸搏心律伴完全性左束支阻滞。

3. 本心电图的诊断依据：P波消失，代之以节律不规则的f波；RR间期绝对规则，QRS波宽大畸形。

4. 临床资料：超声心动图示全心增大，二尖瓣中重度关闭不全，轻度主动脉瓣关闭不全，肺动脉高压伴中重度三尖瓣关闭不全，左心室肥厚。

第三节　缓慢型心律失常

例 127

男性，47岁，胸闷3个月余，胸痛3天。入院心电图检查见图127-1。

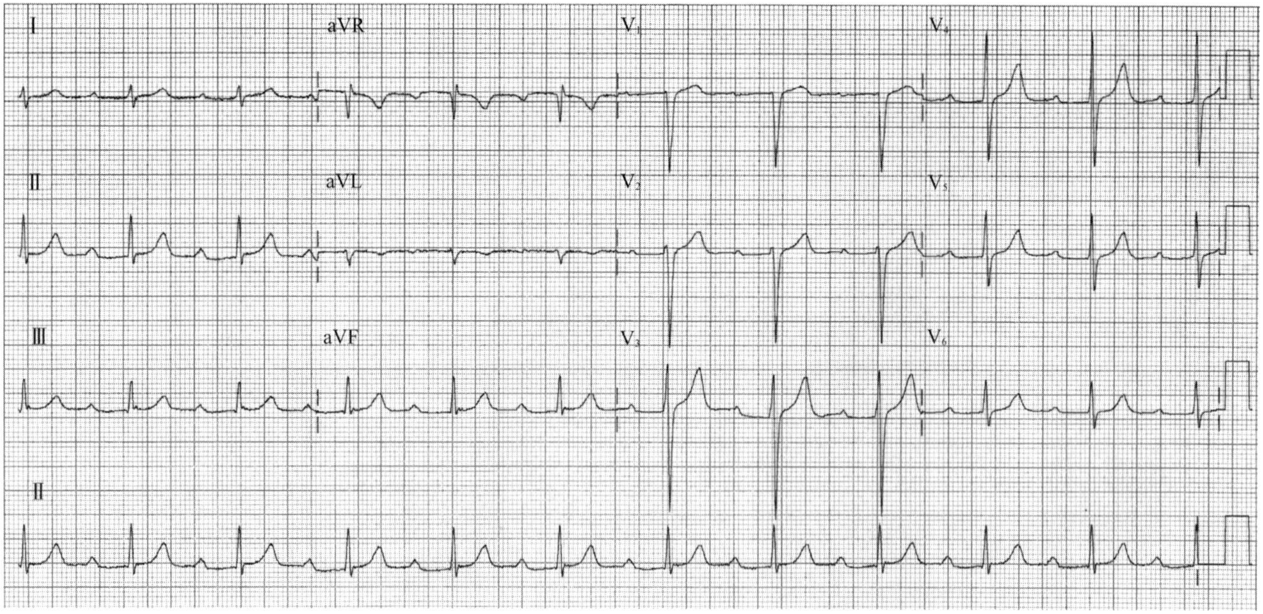

图127-1　例127心电图

心电图特点

1. 基本特点:心率:67次/分;PR间期:340ms;QRS波时间:97ms;QT/QTc间期:377/398ms;QRS波电轴:87°。

2. PR间期延长,所有P波后均有QRS-T波群,QRS波形态正常。

心电图诊断

Ⅰ度房室传导阻滞。

解析

1. 在心电图上P波与QRS波的关系代表房室传导功能。传导阻滞有三度之分:Ⅰ度是指传导的延缓,但无传导中断;Ⅱ度是指传导部分中断;Ⅲ度是指传导完全中断。房室传导阻滞是由房室传导系统不应期的病理性延长引起的,可以是单纯相对不应期延长或绝对不应期延长,也可以两者同时延长。在心电图上有代表心房电活动的P波,有代表心室电活动的QRS波,因此在心电图上能观察三种程度的房室传导阻滞。

2. Ⅰ度房室传导阻滞是指心房激动向心室传导的延缓,但无传导的中断,因此在心电图上仅有PR间期延长,而无P波后脱落QRS-T波群。正常人心率在60~100次/分范围内,PR期正常应<200ms。本心电图上心率为67次/分,PR间期>200ms,故诊断为Ⅰ度房室传导阻滞。Ⅰ度房室传导阻滞通常是房室传导系统单纯相对不应期延长所致。

3. 临床资料:超声心动图示主动脉瓣中度狭窄伴主动脉瓣轻度关闭不全,二尖瓣轻度关闭不全;临床电生理检查示窦房结功能正常,房室结文氏点下移。心电图上的PR间期延长与临床电生理检查的结果一致。

例 128

男性,35岁,上呼吸道感染后胸闷1周。心电图检查见图128-1。

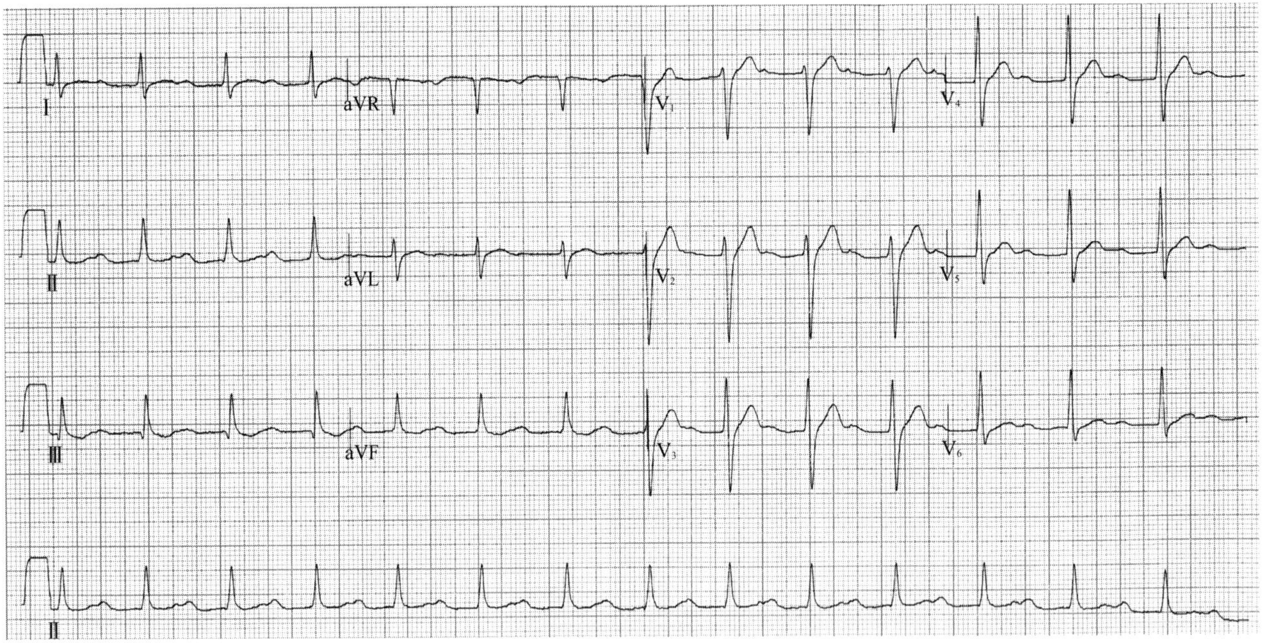

图128-1 例128心电图

心电图特点

1. 基本特点：心率：85次/分；PR间期：350ms；QRS波时间：112ms；QT/QTc间期：333/402ms；QRS波电轴：71°。

2. PR间期延长，所有P波后均有QRS–T波群，QRS波形态正常。

心电图诊断

Ⅰ度房室传导阻滞。

解析

1. 与例127不同的是，本心电图中的心率较快，PR间期更长，此时P波重叠在前T波的终末，不易被发现。在诊断上应注意观察。

2. 若心率更快，或PR间期更长，P波可重叠在T波内而完全不能被识别，或P波重叠在前QRS波终末部位而被误认为是逆行P波，此时不易诊断。适时延长记录或嘱患者安静片刻，可能有助于诊断。

3. 图128–2为一实例，其PR间期长达560ms，P波重叠在前QRS波终末，该P波是窦性P波还是逆行P波，成为鉴别诊断的焦点。

4. 本心电图的诊断依据是：PR间期延长，所有P波后均有QRS–T波群。

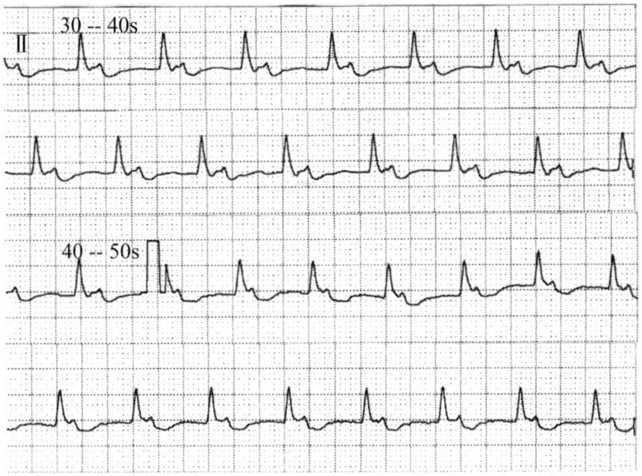

图128–2 Ⅰ度房室传导阻滞的鉴别诊断

记录Ⅱ导联60s心电图，发现在心率变化时，PR间期保持不变，而RP间期则有变化，比较第2和第3条图，能明显发现这一变化，因此诊断为Ⅰ度房室传导阻滞。

例 129

女性，32 岁，上呼吸道感染后胸闷 3 天。心电图检查见图 129-1。

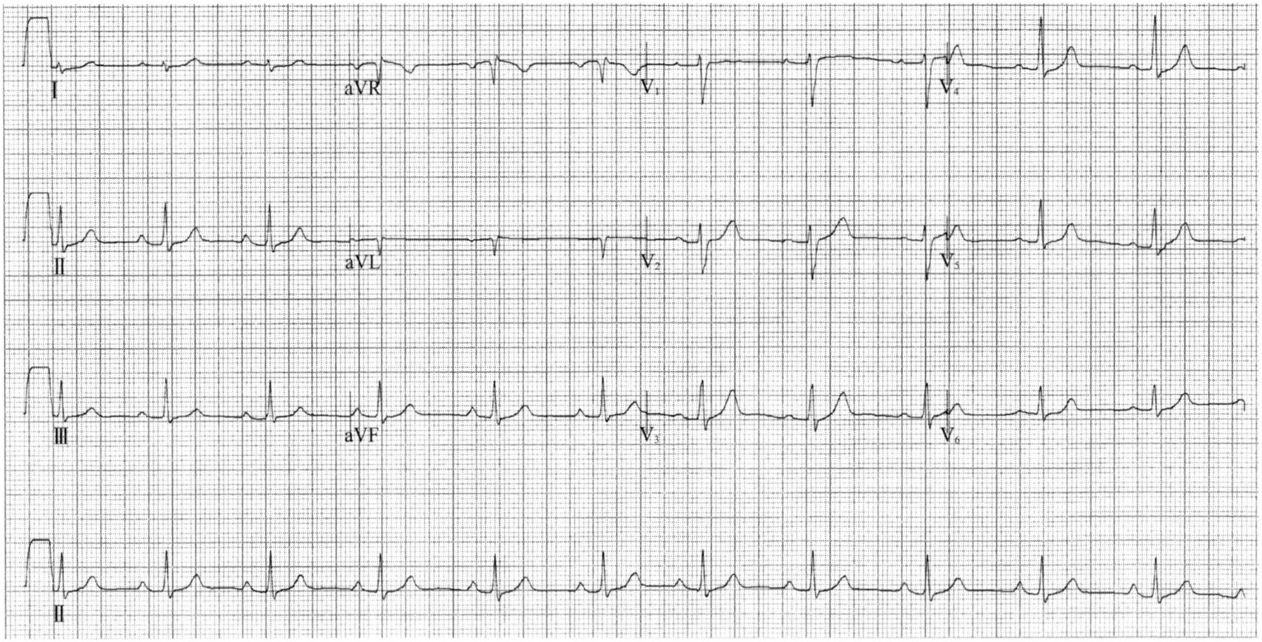

图 129-1　例 129心电图

心电图特点

1. 基本特点：心率：65 次/分；PR 间期：204ms；QRS 波时间：92ms；QT/QTc 间期：390/405ms；QRS 波电轴：91°。

2. P 波在Ⅱ导联中直立，在 aVR 导联中倒置。PP 间期不等，差值>120ms。在 PP 间期的变化中，PR 间期略有变化。

心电图诊断

窦性心律不齐；Ⅰ度房室传导阻滞。

解析

1. 正常时，PR 间期与心率有关。Ⅰ度房室传导阻滞时，PR 间期也可与心率有关。与频率有关的传导阻滞，称为频率依赖性传导阻滞，通常有快频率依赖性和慢频率依赖性两类。本心电图中PP间期差值>120ms，PP间期短，PR间期略有延长，但并不明显，原因是本心电图记录时间有限，PP间期差值不大。

2. 为了增加对频率依赖性的认识，附上二实例：一例为快频率依赖性，见图129-2；另一例为慢频率依赖性，见图129-3。通常，快频率依赖性Ⅰ度房室传导阻滞属于病理现象；而慢频率依赖性Ⅰ度房室传导阻滞，尤其发生在睡眠中的，可能是生理性现象，与迷走神经张力增加有关。

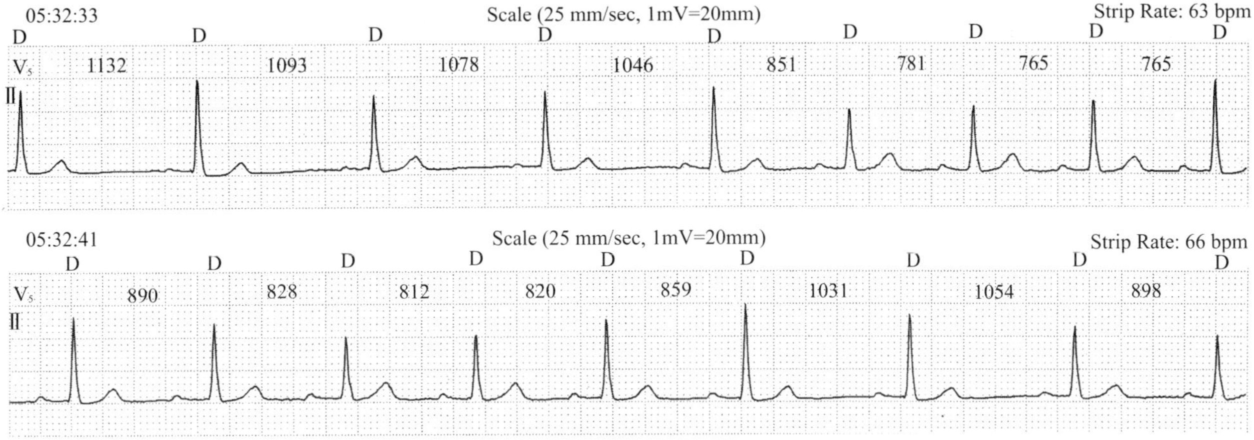

图129-2 快频率依赖性Ⅰ度房室传导阻滞

随着心率的增快，PR间期逐渐延长至>200ms，但未见P波后脱落QRS-T波群。

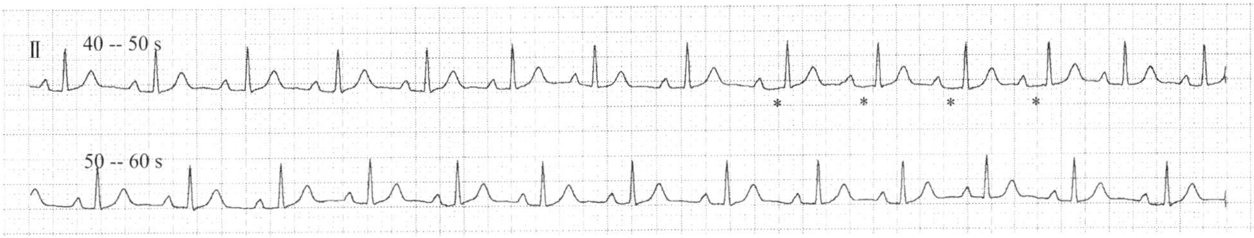

图129-3 慢频率依赖性Ⅰ度房室传导阻滞

图中标有“*”的PR间期延长>200ms，此时心率较慢。

例130

女性，32岁，上呼吸道感染后胸闷2天。心电图检查见图130-1。

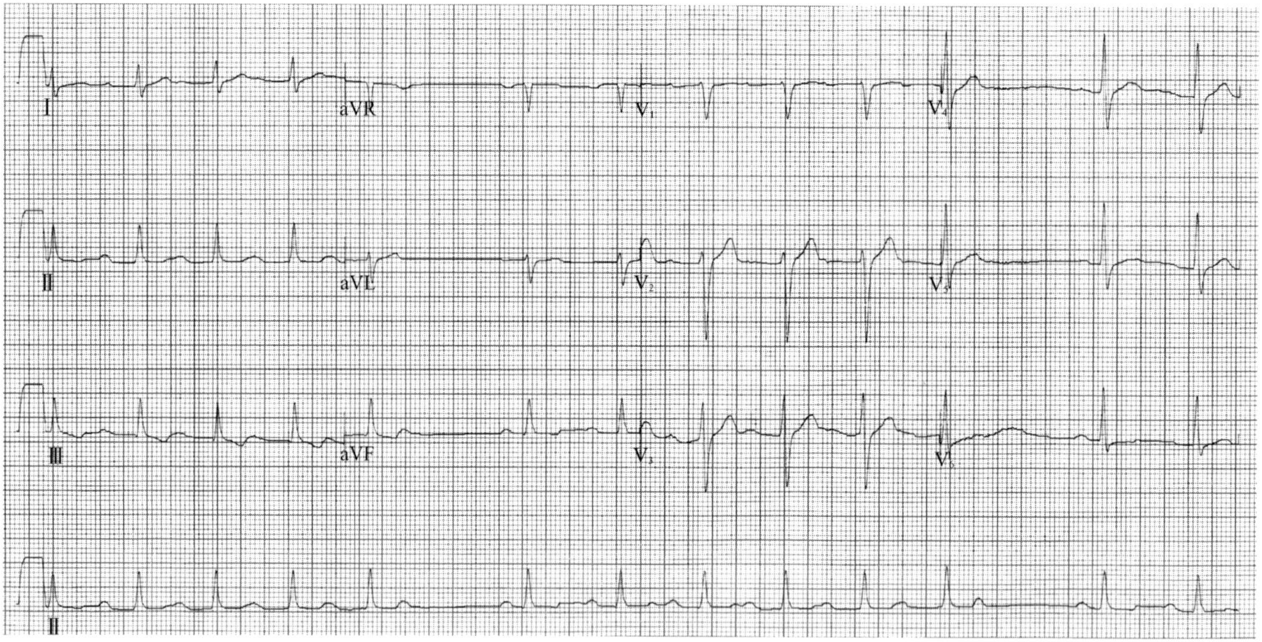

图130-1　例130心电图

心电图特点

1. 基本特点：心房率：81 次/分；心室率：75 次/分；PR 间期：220~400ms；QRS 波时间：108ms；QT/QTc 间期：368/410ms；QRS 波电轴：81°。

2. PP 间期规则，PR 间期逐渐延长，直到 P 波后脱落 QRS-T 波群。脱落前的 PR 间期最长，脱落后的 PR 间期最短，QRS 波形态正常。

心电图诊断

Ⅱ度Ⅰ型房室传导阻滞。

解析

1. Ⅱ度房室传导阻滞是部分传导阻滞，通常房室传导系统相对不应期及绝对不应期均有不同程度的延长，使部分窦性激动不能下传心室，引起 QRS-T 波群的脱落。根据其阻滞的程度分为两型：

(1) Ⅱ度Ⅰ型房室传导阻滞：又称文氏现象或莫氏Ⅰ型，主要是房室传导系统相对不应期延长。其心电图的特点是：PR 间期逐渐延长，直到 P 波后脱落一个 QRS-T 波群，脱落前 PR 间期最长，脱落后 PR 间期最短，如此周而复始，形成文氏周期。

(2) Ⅱ度Ⅱ型房室传导阻滞：又称莫氏Ⅱ型房室传导阻滞，主要是房室传导系统绝对不应期延长，而相对不应期基本正常。其心电图特点是：PR 间期固定，可正常或延长，部分 P 波后脱落 QRS-T 波群。

2. 本心电图的诊断依据是：PP 间期规则，PR 间期逐一延长，直到 P 波后脱落 QRS-T 波群（图 130-2）。

3. Ⅱ度Ⅰ型房室传导阻滞的文氏周期可长可短，在较短的文氏周期中，容易观察 PR 间期的延长，而在较长文氏周期中，PR 间期延长甚微，不易鉴别两种类型，此时只要比较脱落前和脱落后两个 PR 间期，即可明确诊断。

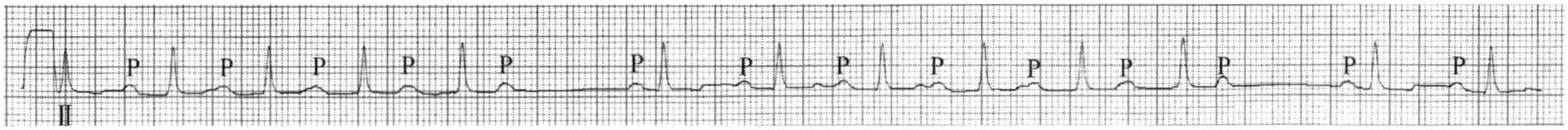

图 130-2 Ⅱ度Ⅰ型房室传导阻滞

PP 间期规则，PR 间期逐一延长，直到 P 波后脱落 QRS-T 波群。脱落前 PR 间期最长，脱落后 PR 间期最短。

例131

男性，82岁，自觉心动过缓3个月就诊。图131-1为常规12导联心电图记录后附加的Ⅱ导联1分钟心电图。

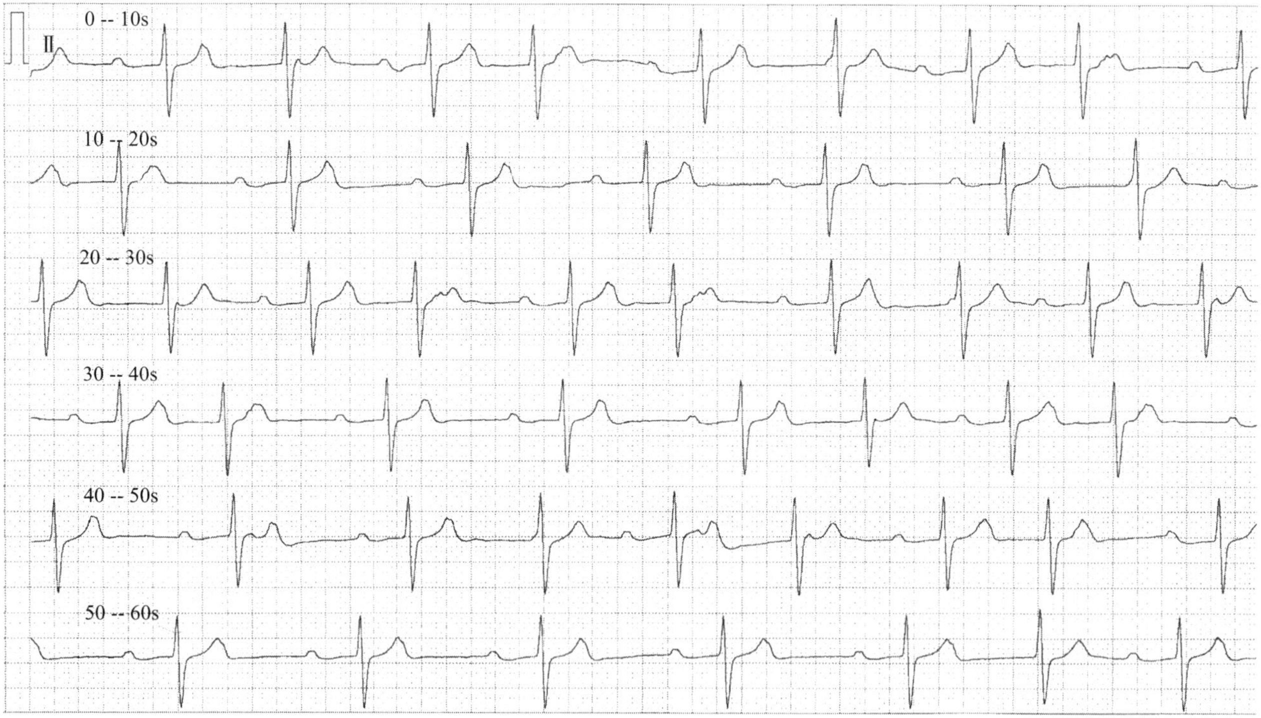

图131-1 例131心电图

心电图特点

1. 基本特点：心房率：83 次/分；心室率：50 次/分；PR 间期：340~760ms；QRS 波时间：108ms。

2. PP 间期规则，PR 间期逐渐延长，直到 P 波后脱落 QRS-T 波群。QRS 波形态正常。

心电图诊断

Ⅱ度Ⅰ型房室传导阻滞（部分呈 2:1 传导）。

解析

1. Ⅱ度Ⅰ型房室传导阻滞中，脱落前 PR 间期最长，脱落后 PR 间期最短，但是脱落后最短的 PR 间期也可以明显延长。本心电图的特点是脱落后最短的 PR 间期明显延长，由于最短的 PR 间期明显延长，其后的 PR 间期更延长，以致后一个 P 波重叠在前 QRS 波之前，此时易被误诊为交界性逸搏。将本心电图中前 20s 的心电图进行 P 波标注，见图 131-2。

2. 鉴别是下传心室的 QRS 波还是交界性逸搏，还有一个方法：通常逸搏是在一个长 PP 或长 RR 间期后出现的，有相对固定的逸搏间期。本心电图中标有“*”的 QRS 波，并非在长 RR 间期后，可以排除逸搏的可能。

3. 在本心电图记录的 10~20s 内，可见连续的 2:1 传导。若无前后心电图记录，将不能诊断为Ⅱ度Ⅰ型房室传导阻滞。2:1 传导是一类特殊的形式，详细解析见例 134、135。对于这类Ⅱ度Ⅰ型房室传导阻滞的诊断，需要进行较长时间的心电图记录。

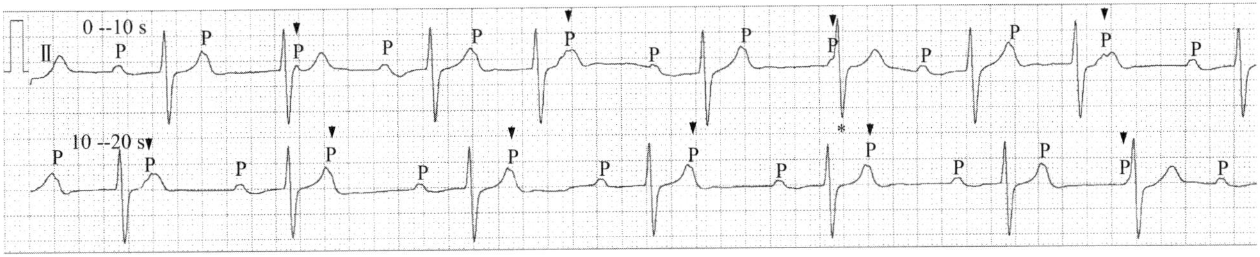

图 131-2 Ⅱ度Ⅰ型房室传导阻滞

图中标有“↓”为未能下传心室的 P 波，其中标有“*”的 P 波重叠在前 QRS 波之前。

例132

男性，18岁，胸痛10小时急诊入院。原有心电图异常，但具体不详。入院后心电图检查见图132-1。

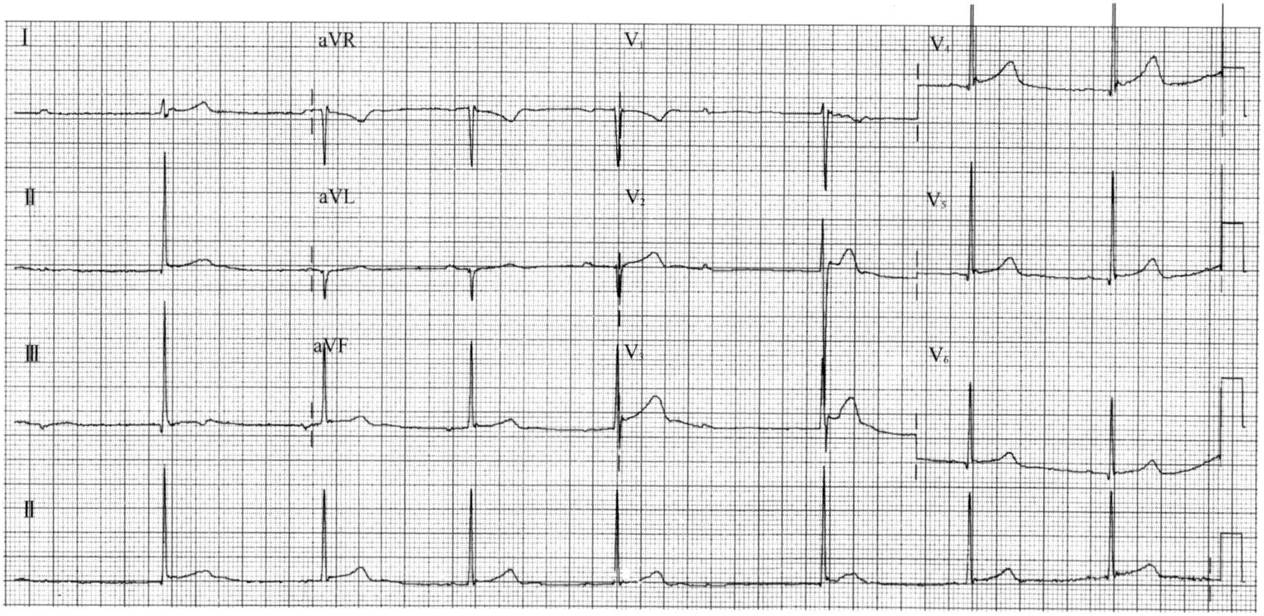

图132-1　例132心电图

心电图特点

1. 基本特点：心房率：52 次/分；心室率：49 次/分；PR 间期：180~246ms；QRS 波时间：68ms；QT/QTc 间期：401/444ms；QRS 波电轴：81°。

2. PP 间期规则，PR 间期逐一延长，直到 P 波后脱落 QRS-T 波群。QRS 波形态正常。

3. 脱落 QRS-T 波群后第一个 QRS 波前无 P 波，P 波在该 QRS 波的终末。

心电图诊断

1. 窦性心动过缓。

2. Ⅱ度Ⅰ型房室传导阻滞。

3. 交界性逸搏。

解析

1. 本心电图上 P 波低平，对于寻找 P 波和测量 PR 间期带来不便。

2. 与例 131 不相同的是，本心电图在脱落 QRS-T 波群后，第一个 QRS 波（标有“*”）前无 P 波，P 波在该 QRS 波的终末，见图 132-2 中箭头所指处，该心动为交界性逸搏。在Ⅱ度房室传导阻滞中，出现交界性逸搏是常见的现象。

3. 本心电图的诊断依据是：PP 间期规则，PR 间期逐一延长，直到 P 波后脱落 QRS-T 波群；脱落 QRS-T 波群后第一个 QRS 波前无 P 波。

4. 临床资料：心肌酶异常增高。因此，本例房室传导阻滞的病因最可能是病毒性心肌炎。

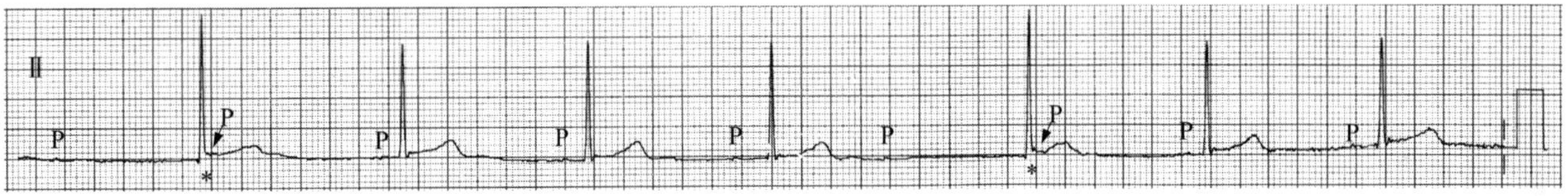

图 132-2　Ⅱ度Ⅰ型房室传导阻滞交界性逸搏

在脱落 QRS-T 波群后，第一个 QRS 波（标有“*”）前无 P 波，P 波在该 QRS 波的终末，即箭头所指处。该心动为交界性逸搏。

例 133

女性，88 岁，胸痛 10 年，有高血压史，为接受冠脉造影而入院。入院后心电图检查见图 133-1。

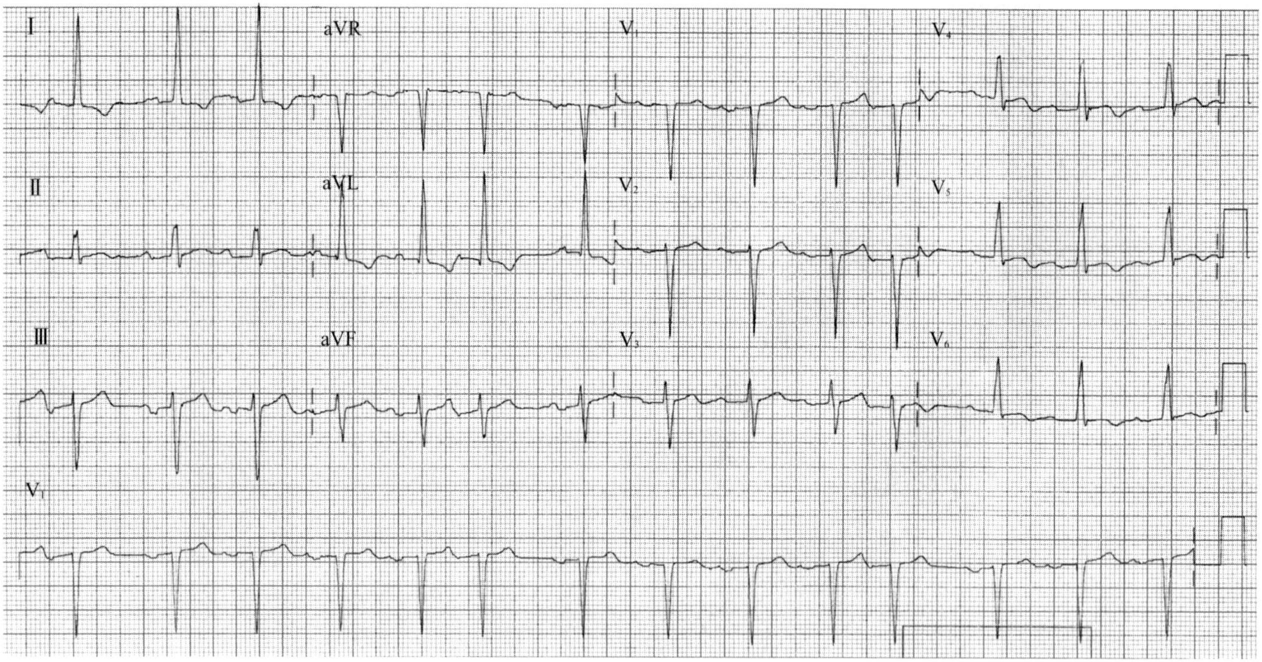

图 133-1 例 133 心电图

心电图特点

1. 基本特点：心率：87次/分；PR间期：220ms和280ms；QRS波时间：100ms；QT/QTc间期：338/407ms；QRS波电轴：-12°。

2. V_1导联Ptf增大≥0.04mm·s。

3. QRS波振幅增高：$R_{V5}+S_{V1}$>3.5mV；Ⅰ导联R波振幅>1.5mV，aVL导联R波振幅>1.1mV，$R_Ⅰ+S_Ⅲ$>2.5mV。

4. 可见提早的P′QRS-T波群，QRS波形态正常，代偿间期不完全。

心电图诊断

1. 左心房异常。

2. 左心室肥厚。

3. Ⅰ度房室传导阻滞。

4. 房性早搏。

解析

1. Ⅱ度Ⅰ型房室传导阻滞中，PR间期延长的特点是逐一延长，这是与其他类型房室传导阻滞鉴别的要点。给出本心电图的目的是强调PR间期逐一延长特点在鉴别诊断上的价值。

2. 本心电图来自一高龄患者，有频发的房性早搏和Ⅰ度房室传导阻滞。Ⅰ度房室传导阻滞中延长的PR间期并不是一个固定值，在心率或前周期长短变化中，PR间期是可变的。本心电图在房性早搏代偿后，第1个窦性PR间期尽管>200ms，但是与其后的PR间期比较仍有明显的缩短，自第2个PR间期起，PR间期保持恒定延长（图133-2）。这一PR间期的长短变化，很易被误诊为Ⅱ度Ⅰ型房室传导阻滞。PR间期逐一延长是鉴别诊断的要点。

3. 临床资料：超声心动图示左心房和左心室增大伴左心室肥厚；冠脉造影示左回旋支中段瘤样扩张。心电图上所见的心房心室肥大与超声心动图的结果一致。

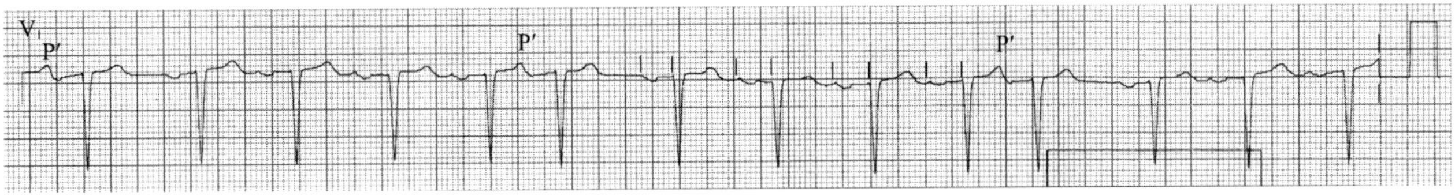

图133-2 Ⅰ度房室传导阻滞和房性早搏

在房性早搏代偿后，第一个窦性PR间期>200ms，但是与其后的PR间期比较仍有明显的缩短，自第二个PR间期起，PR间期保持恒定延长。

例134

女性,86岁,胸闷气急3年,加重2天,为安装起搏器而入院。入院后心电图检查见图134-1。

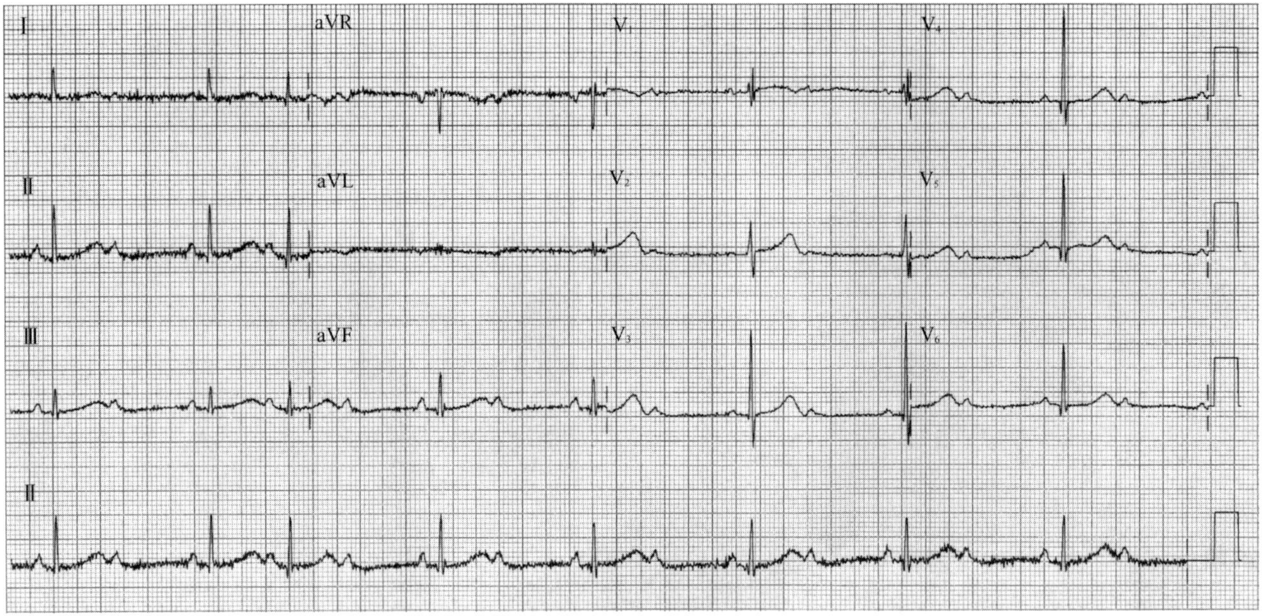

图134-1　例134心电图

心电图特点

1. 基本特点：心房率：90次/分；平均心室率：46次/分；PR间期：165ms；QRS波时间：88ms；QT/QTc间期：460/400ms；QRS波电轴：60°。

2. PP间期规则，除一次呈3:2外，余房室传导均呈2:1。QRS波形态正常。

3. 房室传导呈3:2时，PR间期恒定。

心电图诊断

Ⅱ度Ⅱ型房室传导阻滞（大部分呈2:1传导）。

解析

1. Ⅱ度Ⅱ型房室传导阻滞的特点是PR间期恒定不变。本心电图中仅有一次房室传导呈3:2，可以观察PR间期的变化，从而明确诊断。因此，本心电图的诊断依据是PR间期恒定，部分P波后脱落QRS-T波群。

2. 若全程心电图记录中全呈2:1传导，由于无法观察PR间期的变化，将无法鉴别两种类型的Ⅱ度房室传导阻滞，此时心电图诊断是：Ⅱ度房室传导阻滞，呈2:1传导。

3. 临床资料：超声心动图示主动脉根部及升主动脉近端略增宽，伴轻度主动脉瓣关闭不全，轻度二尖瓣关闭不全。

例135

男性，79岁，急性心肌梗死后5天，突然心率减慢，心电图检查见图135-1。

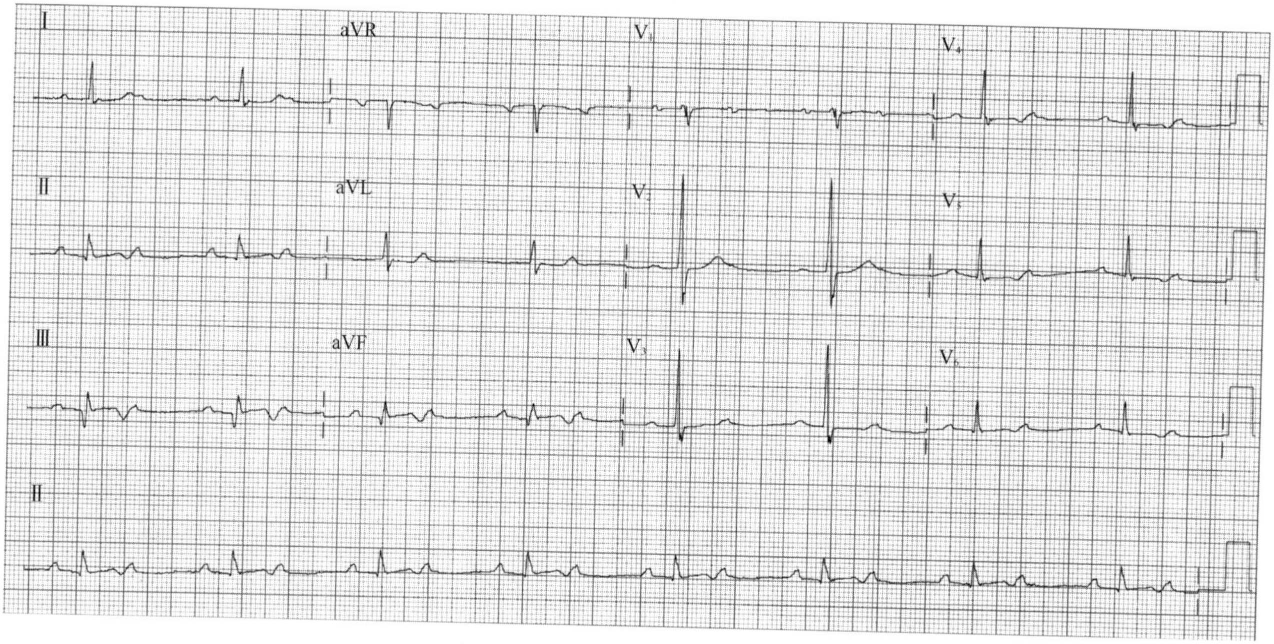

图135-1　例135心电图

心电图特点

1. 基本特点：心房率：96次/分；心室率：48次/分；PR间期：254ms；QRS波时间：91ms；QT/QTc间期：474/423ms；QRS波电轴：33°。

2. PP间期规则，房室传导均呈2:1。QRS波形态正常。

3. Ⅲ和aVF导联有异常Q波，ST段抬高，T波倒置。

心电图诊断

1. 急性下壁心肌梗死（急性期）。

2. Ⅱ度房室传导阻滞（呈2:1传导）。

解析

1. 从心电图上可以明确，患者自觉心率突然减慢是由于发生了房室传导阻滞，且呈2:1传导。由于无法观察PR间期的变化，因此无法确定是Ⅱ度房室传导阻滞的哪个类型，因此心电图诊断是：Ⅱ度房室传导阻滞，呈2:1传导。

2. 回顾患者以往的心电图，可能有助于确定Ⅱ度房室传导阻滞的类型。一天前患者的心电图见图135-2（截选自Ⅱ导联），图中PR间期在正常范围内，突然出现的房室传导阻滞为Ⅱ度Ⅱ型可能性较大。

3. 连续复查心电图，也可能有助于鉴别Ⅱ度房室传导阻滞中的类型，但遗憾的是本患者之后的常规心电图记录均呈2:1房室传导。明确诊断可能有待于长时间的动态心电图检查。

4. 由于窦性心率较快，脱落QRS-T波群的P波重叠在前T波后，易被判为T波改变，此时心电图将被误诊为窦性心动过缓。

5. 临床资料：超声心动图示左心室下壁节段性运动异常，轻至中度二尖瓣关闭不全，轻度三尖瓣关闭不全。急性心肌梗死伴发房室传导阻滞，原因是房室传导系统急性缺血，常发生在下壁心肌梗死中。

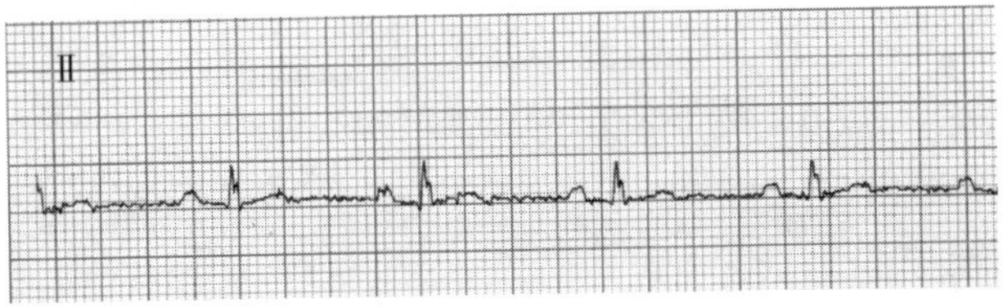

图135-2　患者前一天的心电图

例136

男性，73岁，胸闷头晕3年，为安装起搏器而入院。入院后心电图检查见图136-1。

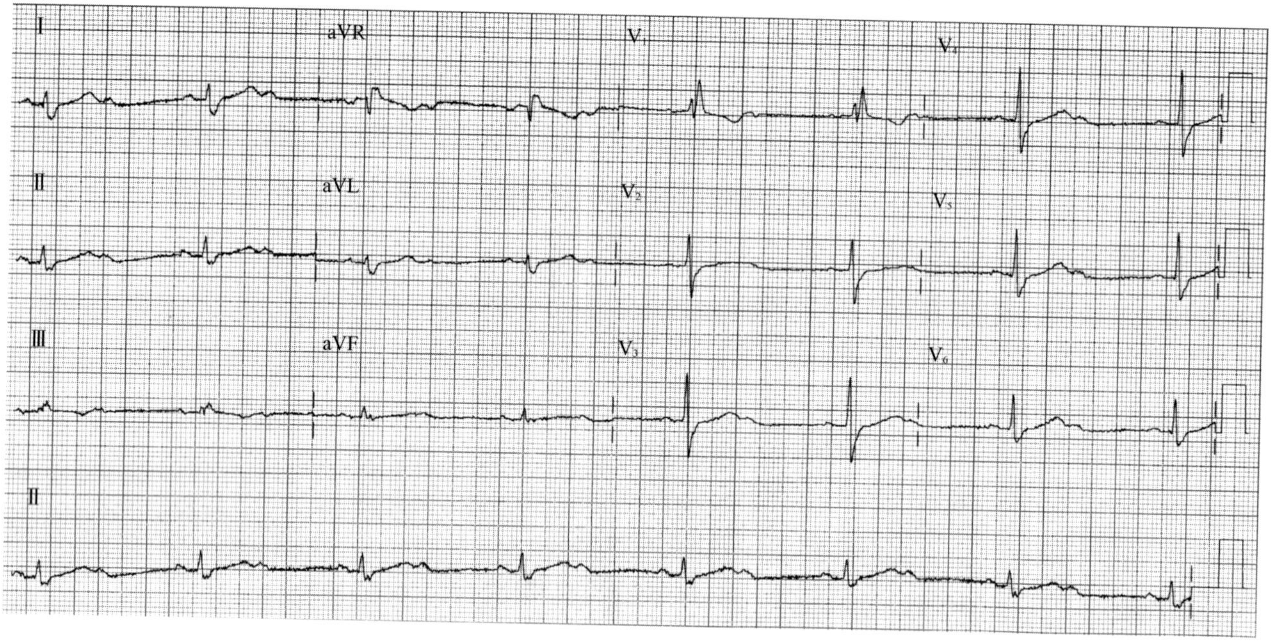

图136-1　例136心电图

心电图特点

1. 基本特点：心房率：88次/分；心室率：44次/分；PR间期：198ms；QRS波时间：137ms；QT/QTc间期：480/411ms；QRS波电轴：151°。

2. PP间期规则，房室传导均呈2:1。

3. QRS波增宽，在V_1导联呈rsR'型，V_5导联S波粗钝。

心电图诊断

1. Ⅱ度房室传导阻滞(呈2:1传导)。

2. 完全性右束支阻滞。

解析

1. 通常Ⅱ度房室传导阻滞中QRS波形态正常，若伴以宽大的QRS波，则希氏束以下阻滞的可能性大。

尽管本心电图中激动持续呈2:1下传心室，无法区分Ⅱ度房室传导阻滞的类型，但是从理论上讲，Ⅱ度Ⅱ型房室传导阻滞的可能性较大。原因是下传心室的QRS波呈右束支阻滞型，提示阻滞部位在希氏束以下的束支水平。

2. 将心电图前后对照，若有完全性左束支和右束支阻滞图形，可以肯定Ⅱ度房室传导阻滞由双束支阻滞所致。而本患者仅见到一侧束支阻滞兼有房室传导阻滞，只能怀疑存在双束支阻滞。

3. 动态心电图检查可能有助于鉴别诊断，若在长时间心电图记录中发现有完全性左、右束支阻滞交替出现，可以肯定Ⅱ度房室传导阻滞由双束支阻滞所致。图136-2是一实例，该患者动态心电图中，大部分呈Ⅱ度房室传导阻滞，2:1传导，少部分心动见完全性左右束支阻滞交替出现，因此可以确诊Ⅱ度房室传导阻滞由双束支阻滞所致。

4. 若用双束支阻滞来解析本心电图，下传心室的QRS波呈右束支阻滞型，即经左束支下传心室，房室传导比例为2:1，而未能下传心室的原因是左右束支同时阻滞，因此是左束支Ⅱ度阻滞(2:1)，合并右束支Ⅲ度阻滞。

5. 临床资料：超声心动图示左心房增大。

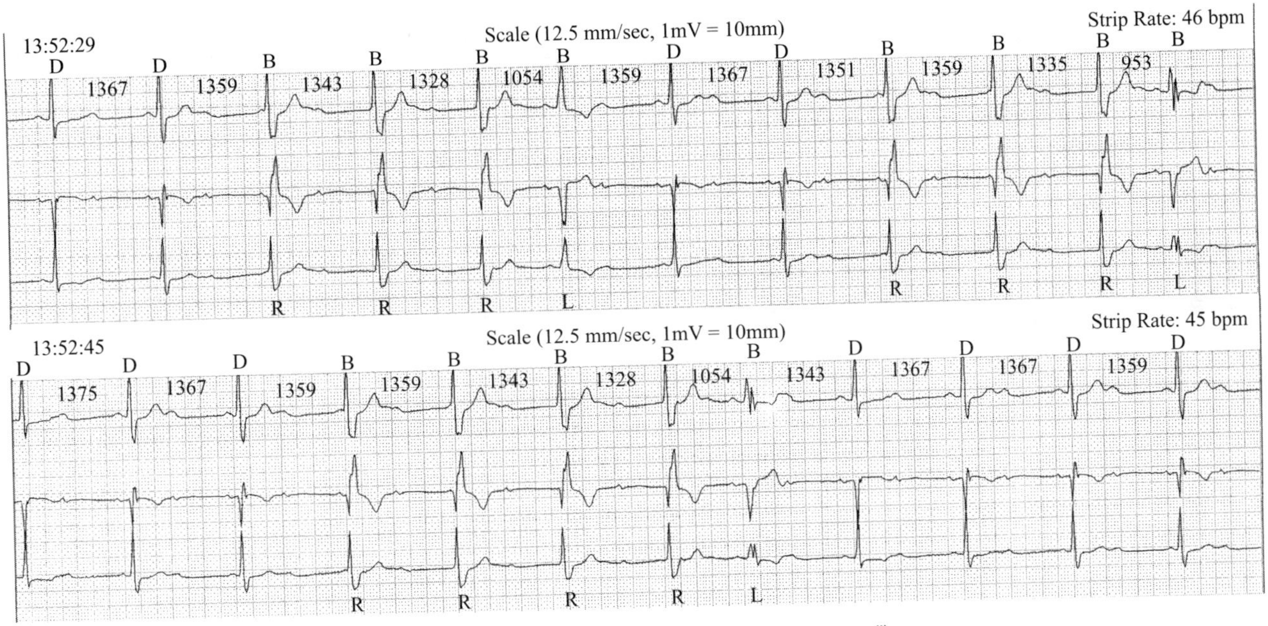

图136-2 交替性左右束支阻滞与房室传导阻滞

R：右束支阻滞；L：左束支阻滞；导联分别为模拟Ⅱ、V_1和V_5导联。标有"B"的心动，QRS波形态呈左右束支阻滞交替的图形。

例137

女性,76岁,突发胸痛和心动过缓3小时急诊。心电图检查见图137-1。

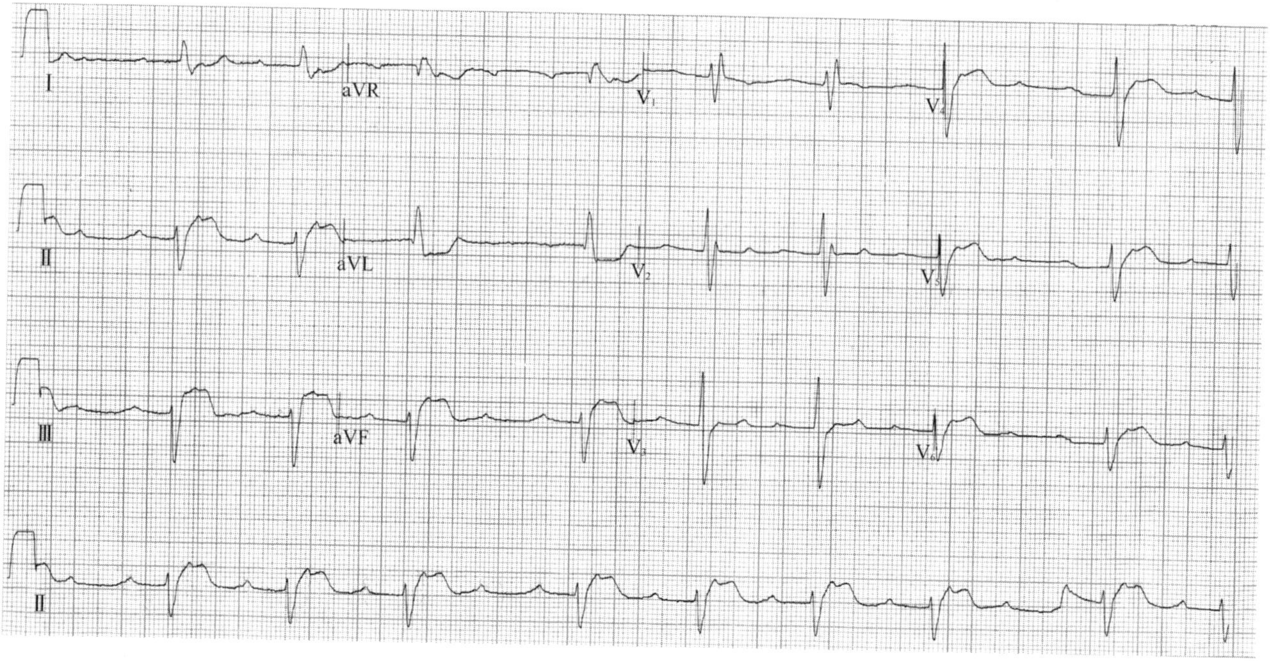

图137-1　例137心电图

心电图特点

1. 基本特点：心房率：116次/分；平均心室率：54次/分；PR间期：342ms；QRS波时间：150ms；QT/QTc间期：452/428ms；QRS波电轴：-68°。

2. PP间期规则，房室传导呈2:1和3:1。

3. QRS波宽大畸形，在V_1导联上呈rSR'型，在V_5导联上S波粗钝。

3. Ⅱ、Ⅲ、aVF、V_4~V_6导联ST段抬高，T波直立。未见异常Q波。

心电图诊断

1. 急性下壁和前侧壁心肌梗死（超急性期）。

2. 窦性心动过速。

3. 高度房室传导阻滞。

4. 完全性右束支阻滞。

解析

1. 高度房室传导阻滞的定义是：连续2个或2个以上P波后脱落QRS-T波群，即房室传导比<2:1。本心电图上共有3次呈3:1传导，因此诊断为高度房室传导阻滞（图137-2）。

2. 通常高度房室传导阻滞时，下传心室的QRS波形态是正常的，本心电图中下传心室的QRS波宽大畸形，表明阻滞的部位位于希氏束以下。下传心室的QRS波呈典型的右束支阻滞型，即激动经左束支下传心室，未能下传心室的原因是左右束支同时阻滞。因此阻滞部位为左右束支主干。

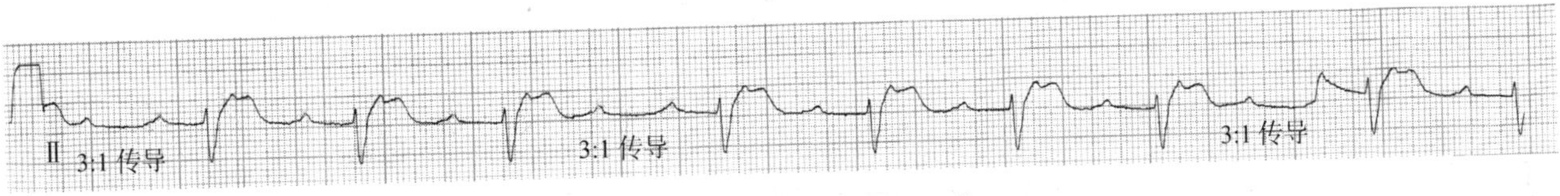

图137-2　高度房室传导阻滞

图中共有3次房室传导呈3:1。

例 138

男性，86岁，自觉心动过缓近5年，近来感头晕就诊，但无晕厥。心电图检查见图138-1。

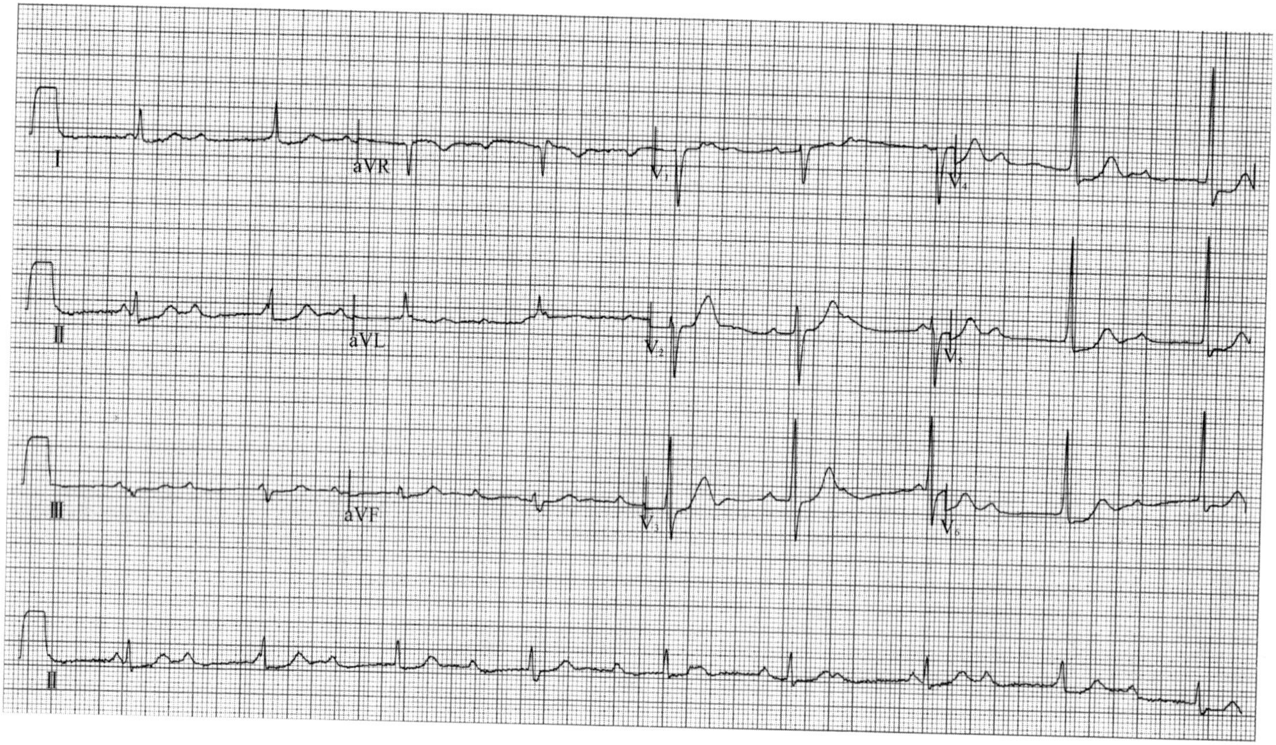

图138-1 例138心电图

心电图特点

1. 基本特点：心房率：106次/分；心室率：54次/分；PR间期：无；QRS波时间：90ms；QT/QTc间期：438/415ms；QRS波电轴：1°。

2. PP间期相对规则，除1次心动外，余P波与QRS波无关，RR间期绝对规则，PP间期<RR间期。

3. QRS波形态正常。

心电图诊断

1. 几乎完全房室传导阻滞。

2. 交界性逸搏心律。

解析

1. 房室传导阻滞有三度之分：Ⅱ度是部分传导中断，Ⅲ房是完全传导中断。从传导阻滞的程度上划分，在Ⅱ度和Ⅲ房房室传导阻滞中间，还有高度和几乎完全房室传导阻滞。高度和几乎完全房室传导阻滞也属于部分传导阻滞，但其传导阻滞程度大于Ⅱ度房室传导阻滞。在例137中已经介绍了高度房室传导阻滞的心电图表现。本例介绍几乎完全房室传导阻滞。

2. 几乎完全房室传导阻滞是指绝大部分P波不能下传心室，偶有P波能下传心室，在心电图上表现为在规则的RR间期中出现提早的QRS-T波群，其前必须有P波，而且该P波有条件下传心室。本心电图中，RR间期规则，但是标有"↓"的心动为提前的QRS-T波群，其前有P波，PR间期为240ms，有下传心室的条件（图138-2），应诊断为几乎完全房室传导阻滞、交界性逸搏心律。

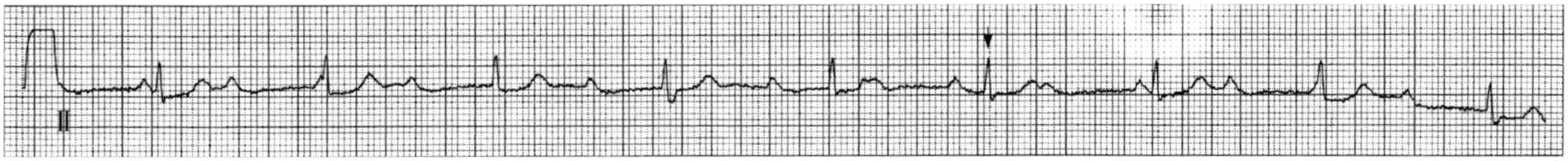

图138-2 几乎完全房室传导阻滞

例 139

女性，36岁，腹痛和腹泻3天，伴有发热。突感心动过缓、头晕而急诊就诊，无晕厥。心电图检查见图139-1。

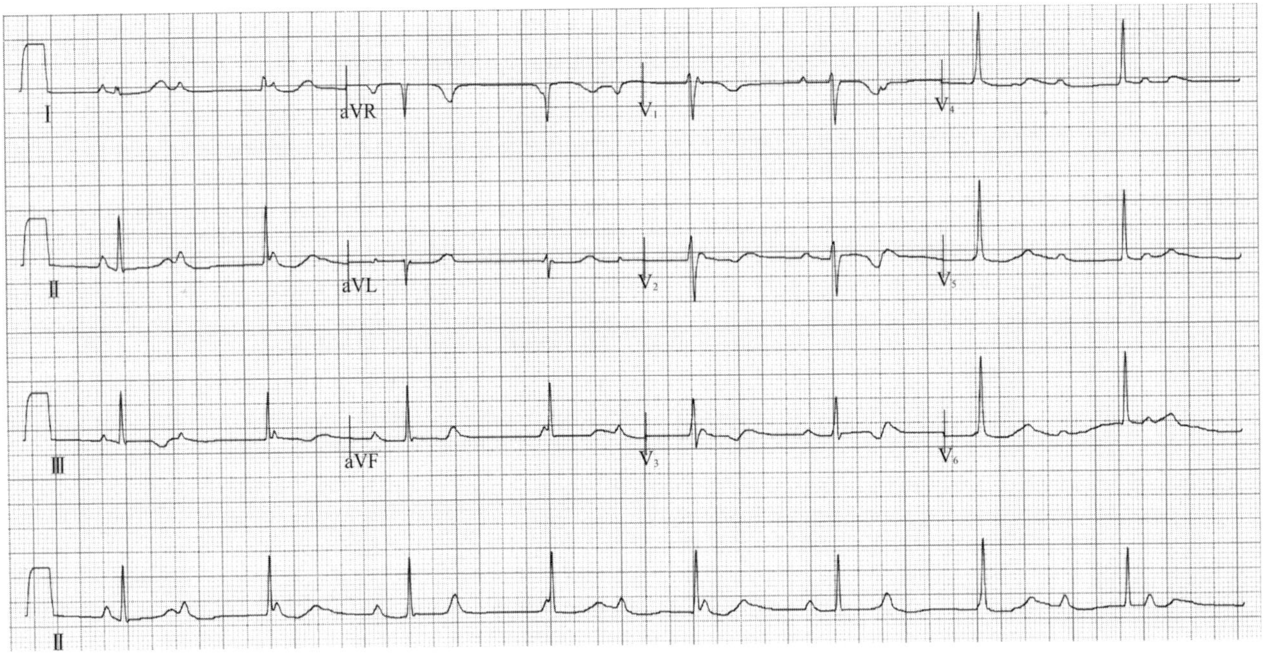

图 139-1　例 139心电图

心电图特点

1. 基本特点：心房率：80次/分；心室率：50次/分；PR间期：无；QRS波时间：90ms；QT/QTc间期：516/470ms；QRS波电轴：79°。

2. PP间期相对规则，P波与QRS波无关，RR间期绝对规则，PP间期<RR间期。

3. QRS波形态正常。

心电图诊断

1. Ⅲ度房室传导阻滞。

2. 交界性逸搏心律。

3. QT间期延长。

解析

1. Ⅲ度房室传导阻滞是心房向心室传导完全中断的一种房室传导阻滞，因此在心电图上P波与QRS波无关（图139-2）。

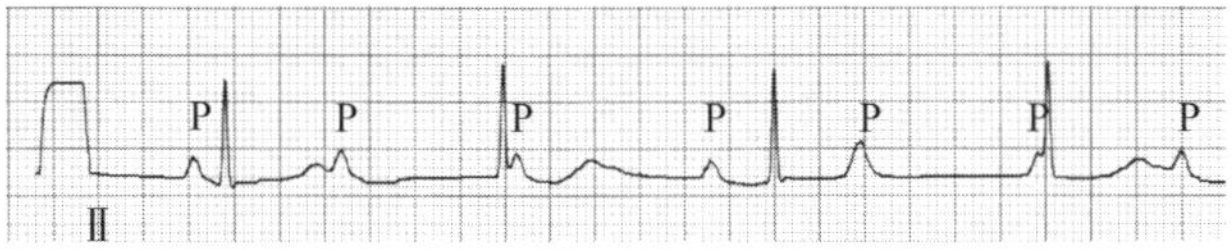

图139-2 Ⅲ度房室传导阻滞，交界性逸搏心律

图中P波与QRS波无关。

2. 当心房向心室传导完全中断时，心室由阻滞以下的潜在节律点发出激动，激动心室，形成逸搏心律。Ⅲ度房室传导阻滞，其阻滞部位可以发生在房室结、希氏束、左右束支主干和三分支（图139-3）。由于阻滞部位的不同，所形成的逸搏心律也不同。发生在房室结近端的传导阻滞，逸搏节律点可以在房室结远端或希氏束，形成的逸搏心律为交界性逸搏心律，通常频率较高，为40~60次/分；来自交界区的逸搏，经左右束支下传心室，QRS波形态是正常的；发生在希氏束以下的传导阻滞，逸搏节律点来自于束支或心室肌，形成的逸搏心律为室性逸搏心律，通常频率较低，为20~40次/分；来自一侧心室的逸搏，经室间隔向对侧心室传导，传导时间延长，传导方向改变，因此室性逸搏的QRS波宽大畸形。

3. 本心电图诊断为Ⅲ度房室传导阻滞和交界性逸搏心律的依据是：PP间期相对规则，P波与QRS波无关，PP间期<RR间期；心室率为50次/分，QRS波形态正常。

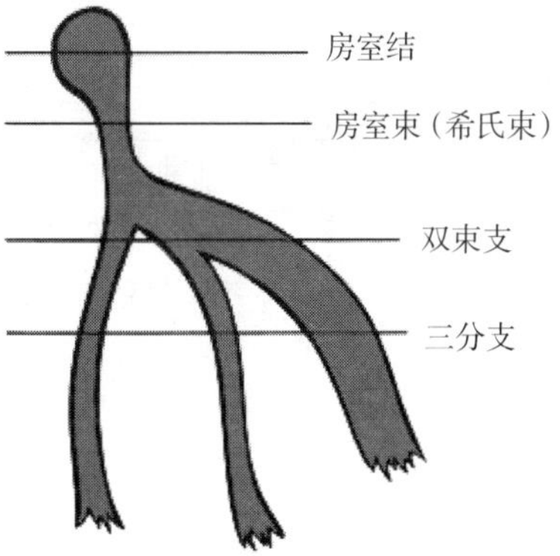

图139-3 Ⅲ度房室传导阻滞的阻滞部位

例140

男性,76岁,晕厥一次急诊。心电图检查见图140-1。

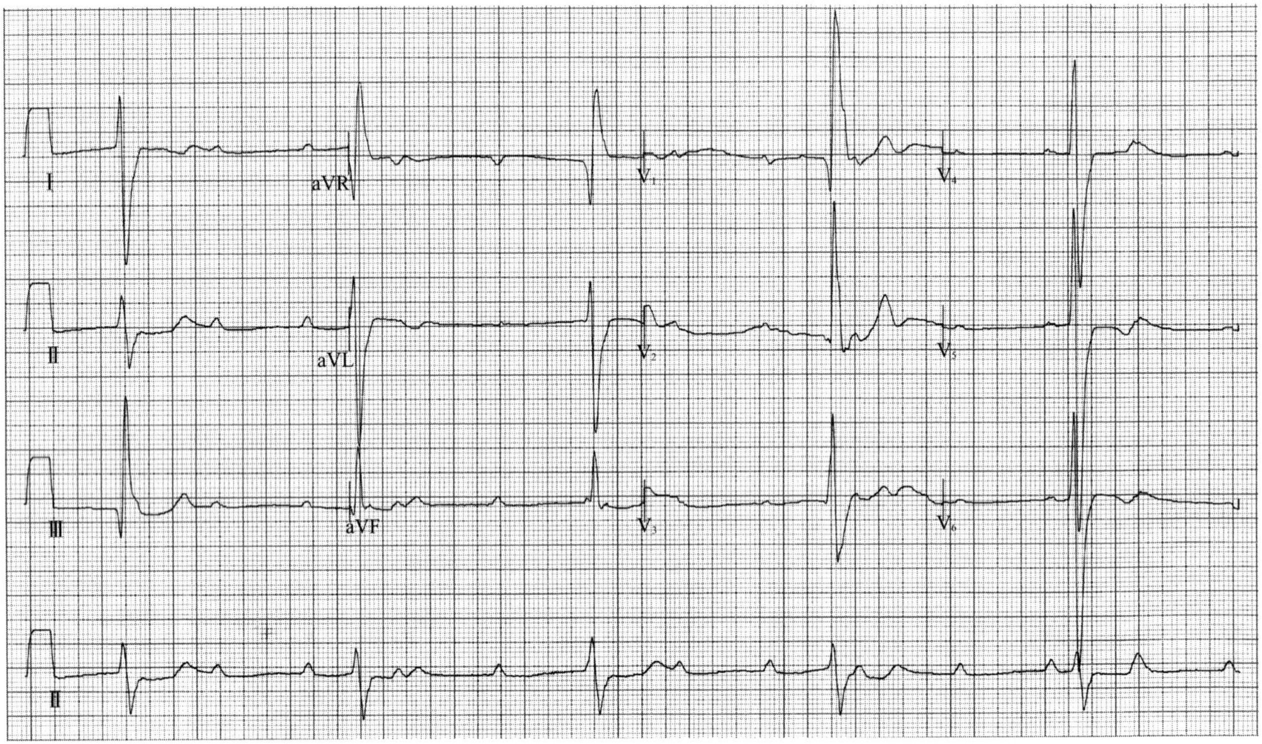

图140-1 例140心电图

心电图特点

1. 基本特点：心房率：79次/分；心室率：30次/分；PR间期：无；QRS波时间：210ms；QT/QTc间期：620/438ms；QRS波电轴：155°。

2. PP间期相对规则，P波与QRS波无关，RR间期绝对规则，PP间期<RR间期。

3. QRS波形态宽大畸形。

心电图诊断

1. Ⅲ度房室传导阻滞。

2. 室性逸搏心律。

解析

1. 与例139不同的是，本心电图中逸搏心律的QRS波宽大畸形，频率仅30次/分，为室性逸搏心律。

2. 与交界性逸搏心律相比，室性逸搏心律的心室率低，患者常有晕厥症状。其次，位于心室的潜在节律点的自律性不稳定，发生心脏骤停的危险性高。因此在心电图诊断上，除了诊断Ⅲ度房室传导阻滞外，还应判断其逸搏心律的起源，有助于治疗方案的选择和危险性的判断。

例141

男性，50岁，胸闷2年，晕厥1次，为安装起搏器入院。入院后心电图检查见图141-1。

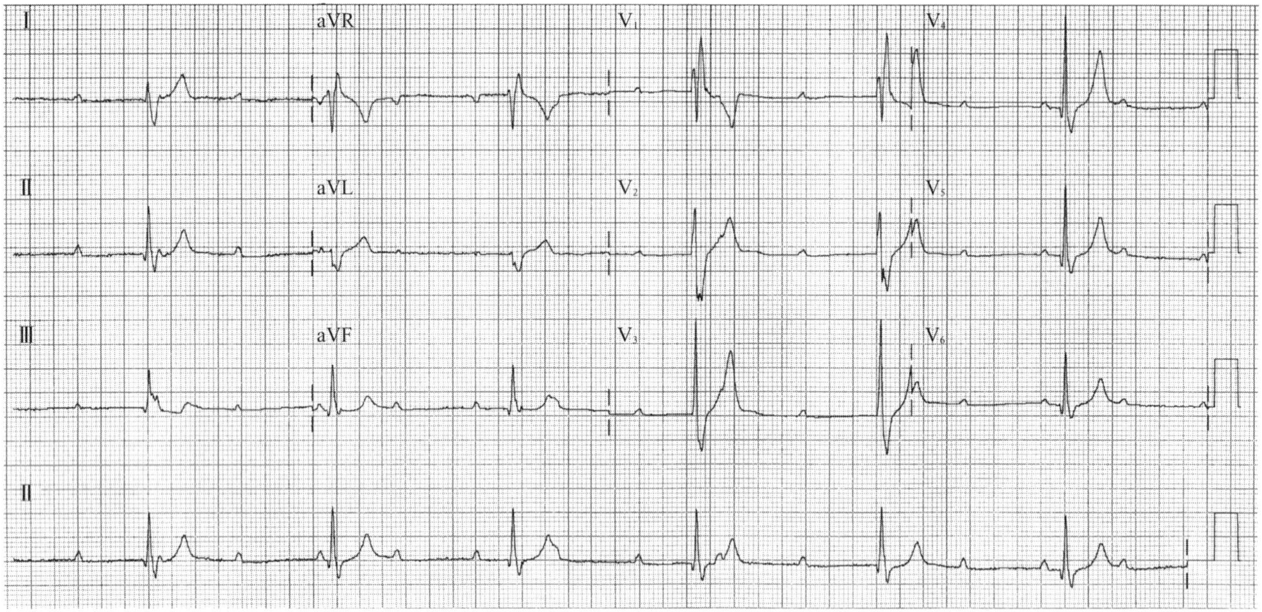

图141-1　例141心电图

心电图特点

1. 基本特点：心房率：86次/分；心室率：39次/分；PR间期：无；QRS波时间：150ms；QT/QTc间期：548/441ms；QRS波电轴：121°。

2. PP间期相对规则，P波与QRS波无关，RR间期绝对规则，PP间期<RR间期。

3. QRS波增宽，在V_1导联上呈rSR′型，在V_5导联上S波粗钝。

心电图诊断

1. Ⅲ度房室传导阻滞。

2. 室性逸搏心律。

解析

1. Ⅲ度房室传导阻滞的阻滞部位的不同，所形成的逸搏心律也不同。在判断逸搏心律起源时，一是根据频率，但是频率不是绝对可靠的，尤其在药物使用后；二是根据QRS波形态，QRS波增宽者，绝大部分是室性逸搏心律。除非以往有束支阻滞的心电图资料，否则QRS波增宽的逸搏心律，应诊断为室性逸搏，而不诊断为交界性逸搏伴束支阻滞。同时要提醒的是诊断室性逸搏心律后，不能再诊断束支阻滞。室性逸搏心律的QRS波呈束支阻滞型，提示逸搏节律点位于对侧束支。本心电图上，心室率为39次/分，QRS波形态呈右束支阻滞型，以往无确切的心电图资料，还应诊断为室性逸搏心律，逸搏节律点可能来自左束支。

2. 临床资料：超声心动图示左心室增大。

例142

女性，59岁，胸痛10年，加重2年，为接受冠脉造影入院。原有高血压。入院后心电图检查见图142-1。

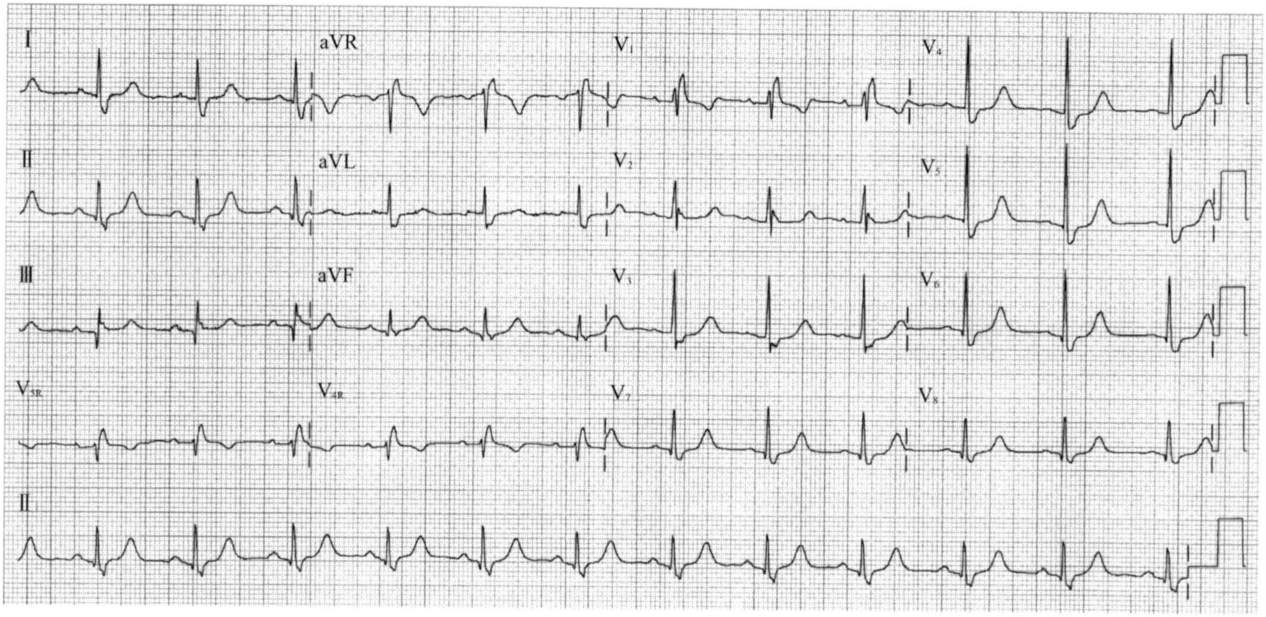

图142-1 例142心电图

心电图特点

1. 基本特点：心率：73次/分；PR间期：190ms；QRS波时间：124ms；QT/QTc间期：408/450ms；QRS波电轴：130°。

2. QRS波增宽，在V_1导联上呈rSR′型，在V_5和V_6导联上S波粗钝。

3. V_1导联T波倒置。

心电图诊断

完全性右束支阻滞。

解析

1. 右束支在解剖学上细而长，易发生阻滞。正常时，左右束支几乎同步激动左右心室，QRS波时间为60~100ms。当右束支阻滞后，激动经左束支下传，激动左心室。右心室的激动来自左心室经室间隔的传导，右心室激动延迟，因此QRS波增宽，时间>120ms为完全性右束支阻滞，110~120ms为不完全性阻滞。由于右心室的激动来自左心室经室间隔的传导，右心室除极方向改变，因此QRS波形态改变。延迟的右心室向量为右前方向，V_1导联见特征性改变，典型的图形是V_1和V_2导联QRS波群呈rsR′、rSR′或rsr′型，R′代表延迟的右心室除极。I、V_5和V_6导联S波粗钝，S波时间>R波时间（图142-2）。由于除极方向改变，在心电图上可以有继发性ST-T改变。右束支阻滞的继发性ST-T改变发生V_1和V_1导联上，表现为ST段和T波的方向与QRS波方向相反。

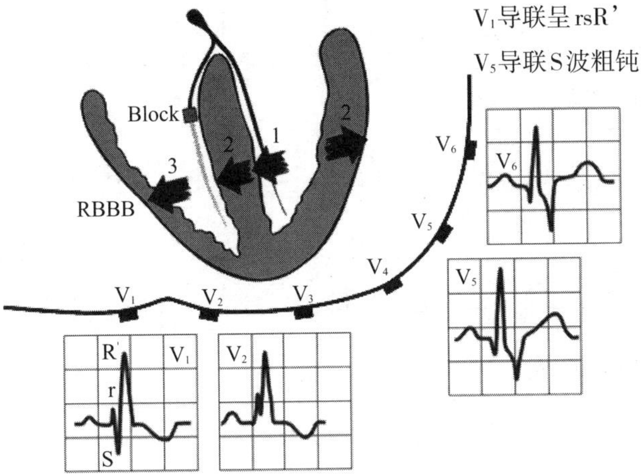

图142-2　右束支阻滞图形的特点

RBBB：右束支阻滞；Block：阻滞。

2. 按照2007~2009年AHA/ACC/HRS关于心电图标准化的建议，完全性右束支阻滞的诊断标准包括：① 成人QRS波时间≥120ms，4~16岁儿童>100ms，4岁以下儿童>90ms，② V_1和V_2导联QRS波呈rsr′、rsR′或rSR型，R′或r′时间通常比初始R波宽，少数患者可在V_1和或V_2导联出现增宽并有切迹的R波；③ 成人Ⅰ和V_6导联S波时间>R波时间，或S波时间>40ms；④ V_5和V_6导联R峰时间正常，但V_1导联R峰时间>50ms。以上标准，诊断时前3条应具备，当在V_1导联上呈显著单向R波，有或无切迹时，应该满足第4条标准。

3. 本心电图QRS波时间为124ms，在V_1导联上呈rSR’型，在V_5和V_6导联上S波粗钝，S波时间>R波时间，因此诊断完全性右束支阻滞。图形识别见图142-3。

4. 临床资料：超声心动图示中度主动脉瓣关闭不全；冠脉造影未见冠脉病变。

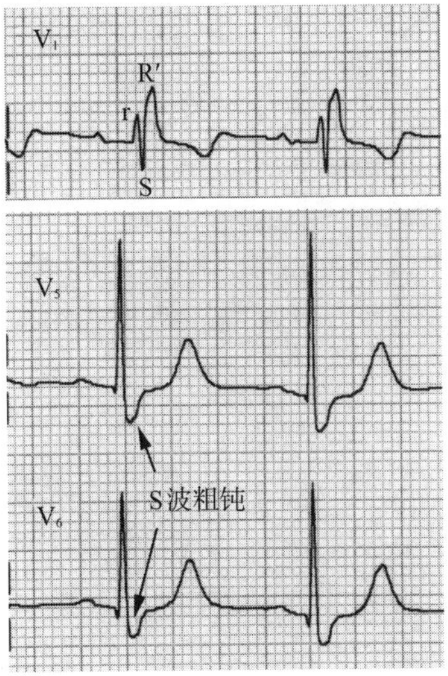

图142-3　右束支阻滞的图形识别

V_1导联QRS波群呈rSR′型。

例 143

女性，64岁，胸闷2周，加重5天，为接受冠脉造影入院。原有高血压和糖尿病史。入院后心电图检查见图143-1。

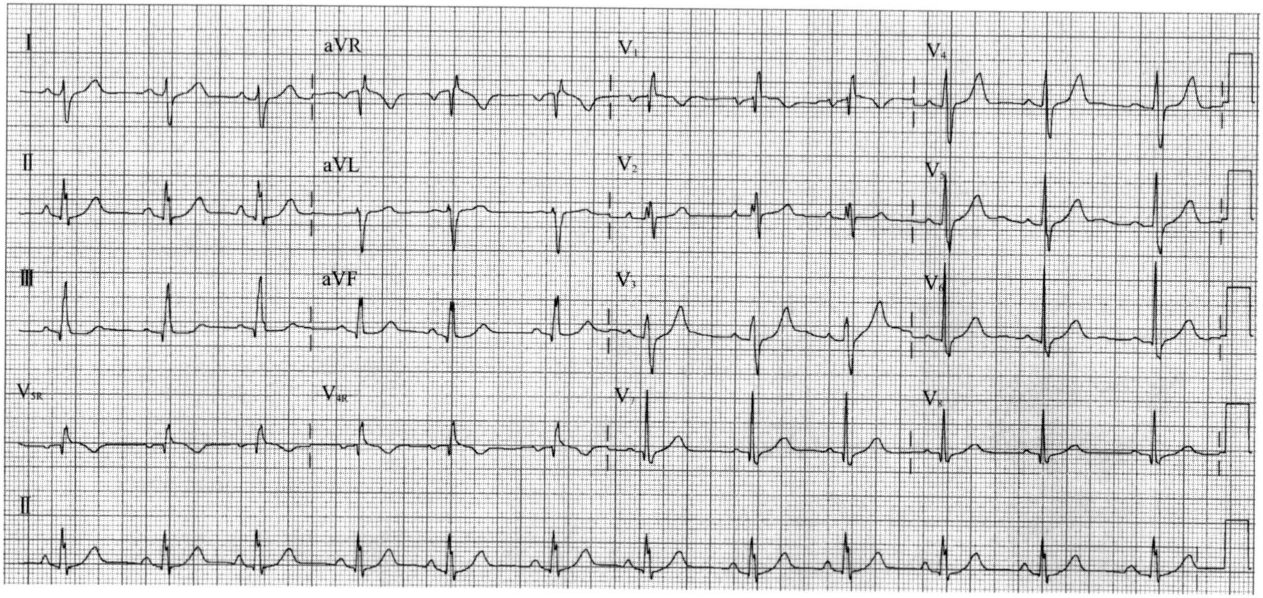

图 143-1　例 143 心电图

心电图特点

1. 基本特点：心率：72次/分；PR间期：166ms；QRS波时间：114ms；QT/QTc间期：379/415ms；QRS波电轴：114°。

2. QRS波增宽，在V_1导联上呈rSR′型，在V_5导联上S波粗钝。

3. V_1导联T波倒置。

心电图诊断

不完全性右束支阻滞。

解析

1. 本心电图QRS波时间为114ms，在V_1导联上呈rSR′型，在V_5和V_6导联上S波粗钝，S波时限>R波时限，是典型的不完全性右束支阻滞图形。

2. 按照2007~2009年AHA/ACC/HRS关于心电图标准化的建议，不完全性右束支阻滞的诊断标准为：成人QRS波时间为110~120ms；4~16岁儿童为90~100ms；年龄<8岁儿童为86~90ms，其他标准同完全性右束支阻滞。

3. 既往一般按QRS波时间是否>120ms，将束支阻滞分为不全性和完全性。实则可分为Ⅰ、Ⅱ、Ⅲ度阻滞。Ⅰ度QRS波时间略延长，相当于不全性束支阻滞；Ⅱ度部分QRS波时间明显延长，相当于间歇性束支传导阻滞；Ⅲ度所有QRS波时间明显延长，相当于持续的完全性束支阻滞。

4. 临床资料：超声心动图示肺动脉高压伴中度肺动脉瓣关闭不全；冠脉造影未见冠脉病变。

例144

男性,76岁,胸痛10年,加重2个月,为接受冠脉造影入院。原有高血压。入院后心电图检查见图144-1。

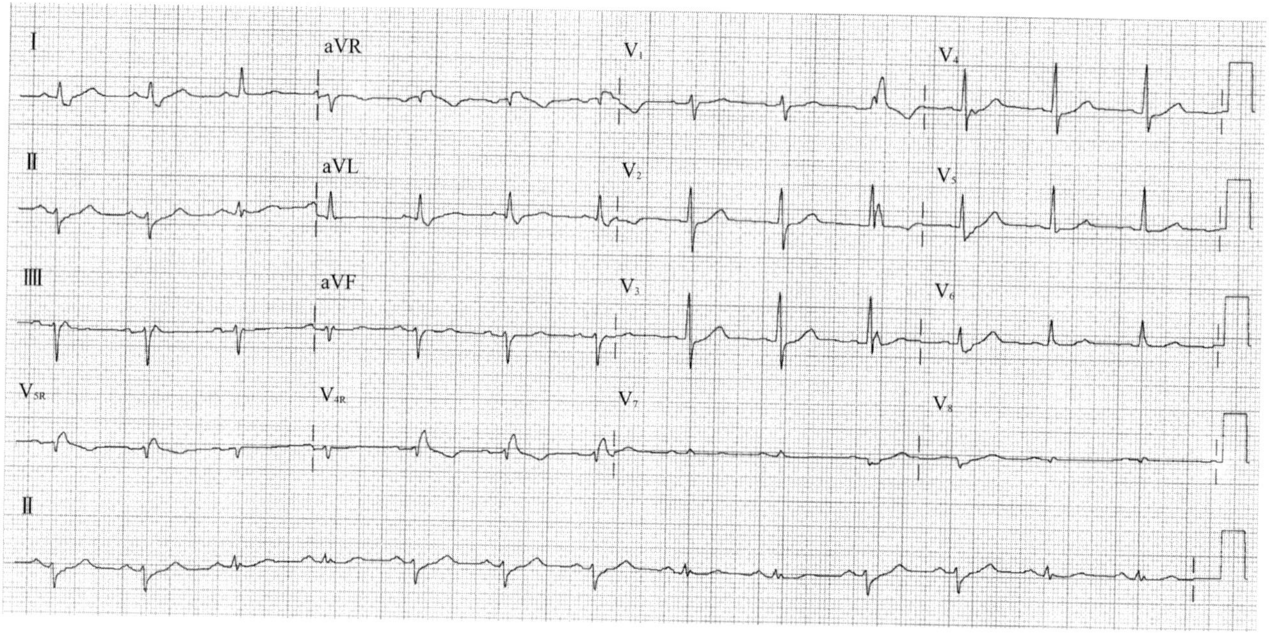

图144-1 例144心电图

心电图特点

1. 基本特点:心率:79次/分;PR间期:173ms;QRS波时间:80ms和124ms;QT/QTc间期:361/414ms;QRS波电轴:-7°。

2. 部分QRS波增宽,在V_1导联上呈单向粗钝R波型,在V_5导联上S波粗钝。

心电图诊断

间歇性完全性右束支阻滞。

解析

1. 间歇性束支阻滞的心电图特点是:束支阻滞图形和正常图形间隔出现。间歇性束支阻滞可以分为两大类,频率依赖性和非频率依赖性。所谓频率依赖性是指束支阻滞发生与心率变化有关，又分为快频率依赖性和慢频率依赖性束支阻滞，通常前者为多见。本心电图中共有7次QRS波增宽，在V_1导联上呈单向粗钝R波型，I、V_5和V_6导联S波粗钝，S波时间>R波时间，呈右束支阻滞图形。在出现右束支阻滞图形时心率无明显改变，因此属于非频率依赖性束支阻滞（图144-2）。图144-3是快频率依赖性束支阻滞的实例。

2. 间歇性非频率依赖性束支阻滞最可能是Ⅱ度束支阻滞。在诊断上应注意与其他心律失常相鉴别，包括与室性早搏、室性心动过速和间歇性心室预激等。P波与QRS波之间的关系是主要的鉴别依据。

3. 临床资料：超声心动图示中度左心室肥厚，主动脉根部扩张伴中度主动脉瓣关闭不全；冠脉造影示左前降支中段50%狭窄。

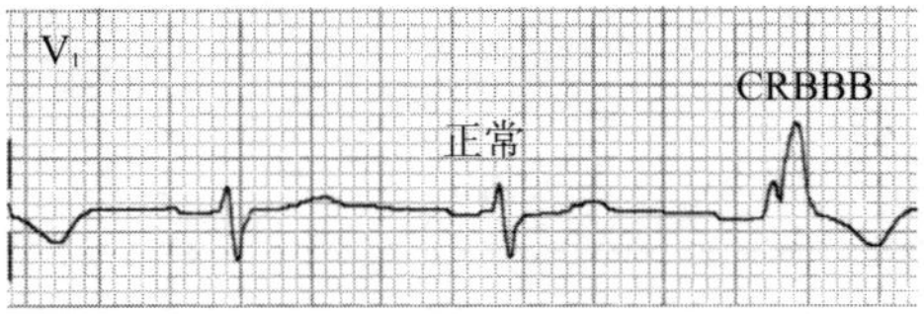

图144-2 间歇性右束支阻滞的识别

RBBB：右束支阻滞。在V_1导联上呈单向粗钝R波型。

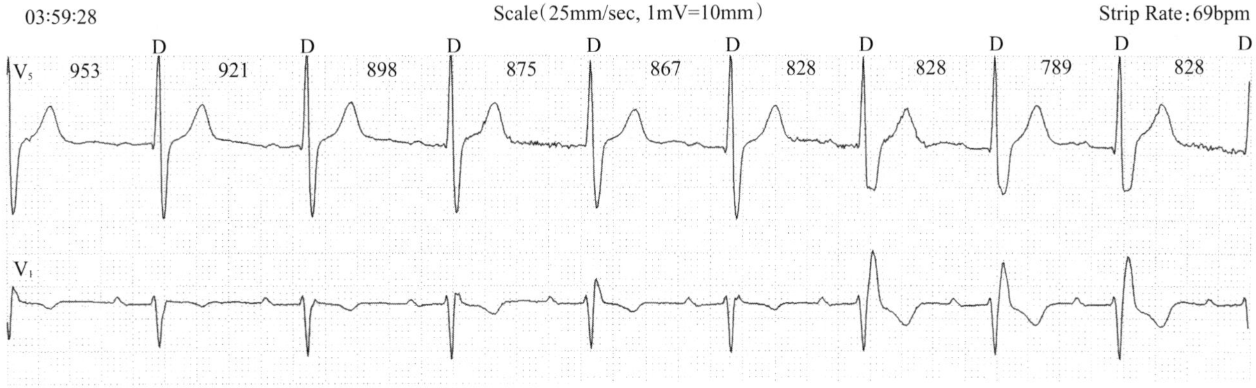

图144-3 快频率依赖性完全性右束支阻滞

随心率增加，出现完全性右束支阻滞。

例145

女性，22岁，发热3天，因心悸明显就诊。心电图检查见图145-1。

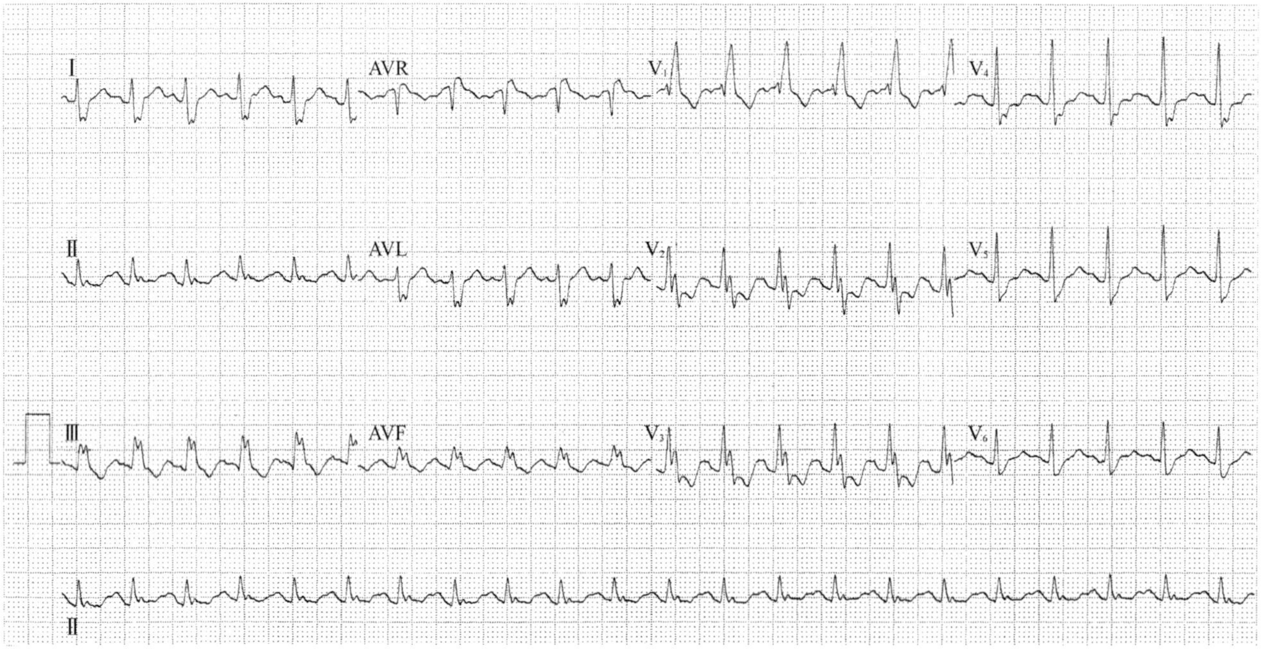

图145-1　例145心电图

心电图特点

1. 基本特点:心率:131次/分;PR间期:160ms;QRS波时间:142ms;QT/QTc间期:300/443ms;QRS波电轴:135°。

2. QRS波增宽,在V_1导联上呈rsR′型,在V_5导联上S波粗钝。

3. V_1~V_3导联ST段压低,T波倒置。

心电图诊断

1. 窦性心动过速。

2. 完全性右束支阻滞。

解析

本心电图的特点是心率快,P波叠在前T波的终末,不易被识别。完全性右束支阻滞可能被误诊为室性心动过速。鉴别诊断有以下方法:① 寻找P波,观察P波与QRS波之间的关系;② 熟悉右束支阻滞的心电图图形特点,以及与室性心动过速(呈右束支阻滞型)图形的区别要点;③ 结合以往的病史和心电图资料。

例 146

男性，76岁，胸痛10年，加重2个月，为接受冠脉造影入院。原有高血压。入院后心电图检查见图146-1。

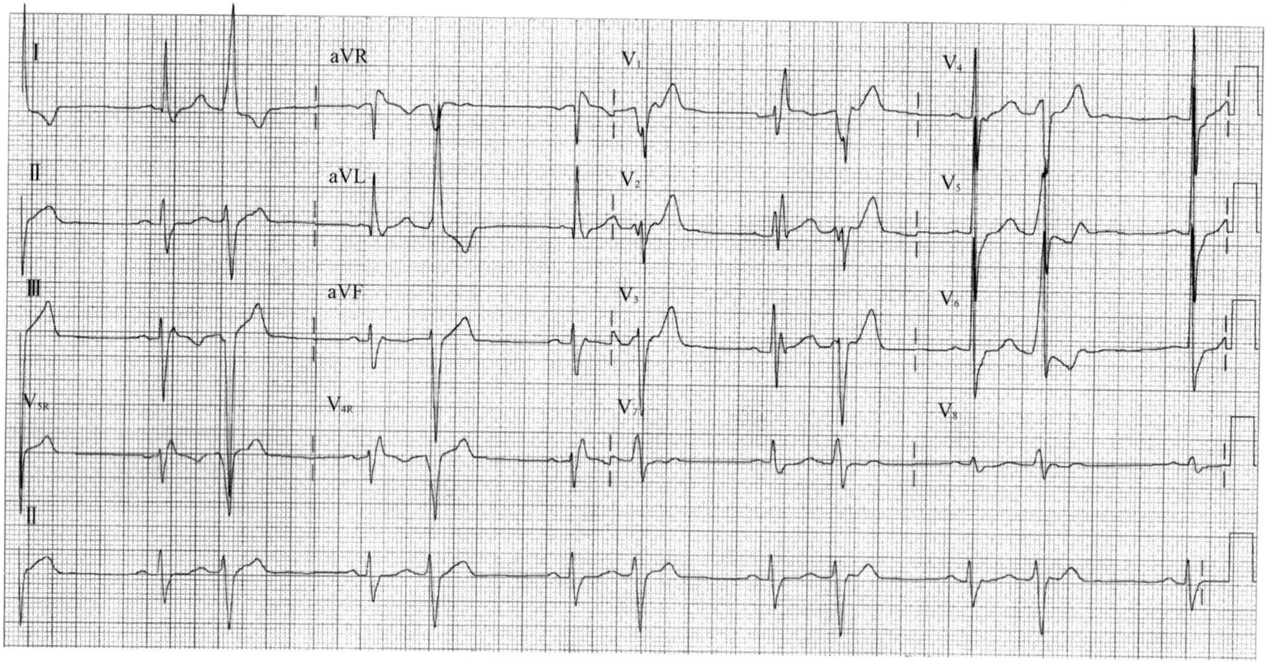

图146-1　例146心电图

心电图特点

1. 基本特点：平均心率：80次/分；PR间期：182ms；QRS波时间：145ms；QT/QTc间期：400/460ms；QRS波电轴：-19°。

2. QRS波增宽，在V_1导联上呈rSR′型，在V_5导联上S波粗钝。

3. 提早的QRS-T波群，QRS波宽大畸形。

心电图诊断

1. 完全性右束支阻滞。

2. 室性早搏。

解析

1. 本心电图的特点是室性早搏呈二联律，右束支阻滞的宽大QRS波和室性早搏的宽大QRS波间隔出现。由于室性早搏的图形似左束支阻滞型，室性早搏后的代偿和室性早搏的联律间期近2倍，可能被误诊为交替性双束支阻滞伴房室传导阻滞。

2. 鉴别诊断的关键是寻找P波。本心电图中P波间隔叠在室性早搏的T波上，不易被识别。但是通过同步多导联观察，仍能明确P波（图146-2）。

3. 本心电图的诊断依据：窦性下传的QRS波宽大畸形，在V_1导联上呈rSR′型，在V_5导联上S波粗钝；提早的QRS-T波群，QRS波宽大畸形。

4. 临床资料：超声心动图示左心房和左心室扩大伴轻度二尖瓣关闭不全，主动脉根本扩张伴中度主动脉瓣关闭不全，肺动脉高压伴右心房扩大，心功能不全；冠脉造影未见冠脉病变。心功能不全可能是频发室性早搏的基础疾病。

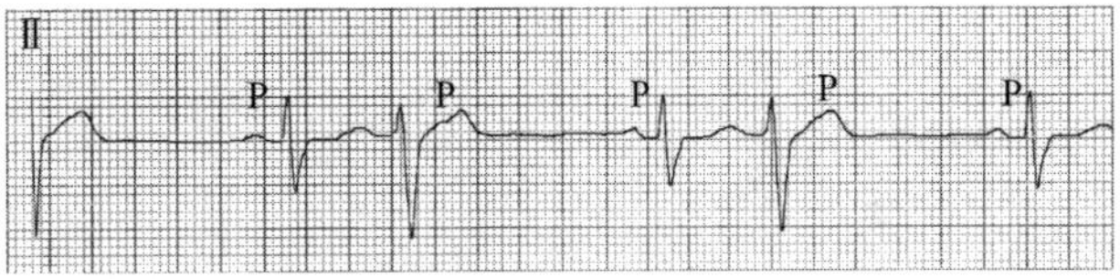

图146-2　P的识别

窦性P波间隔叠在室性早搏的T波上。

例 147

男性,63岁,冠脉支架术后2年,再发胸痛1个月入院。入院后心电图检查见图147-1。

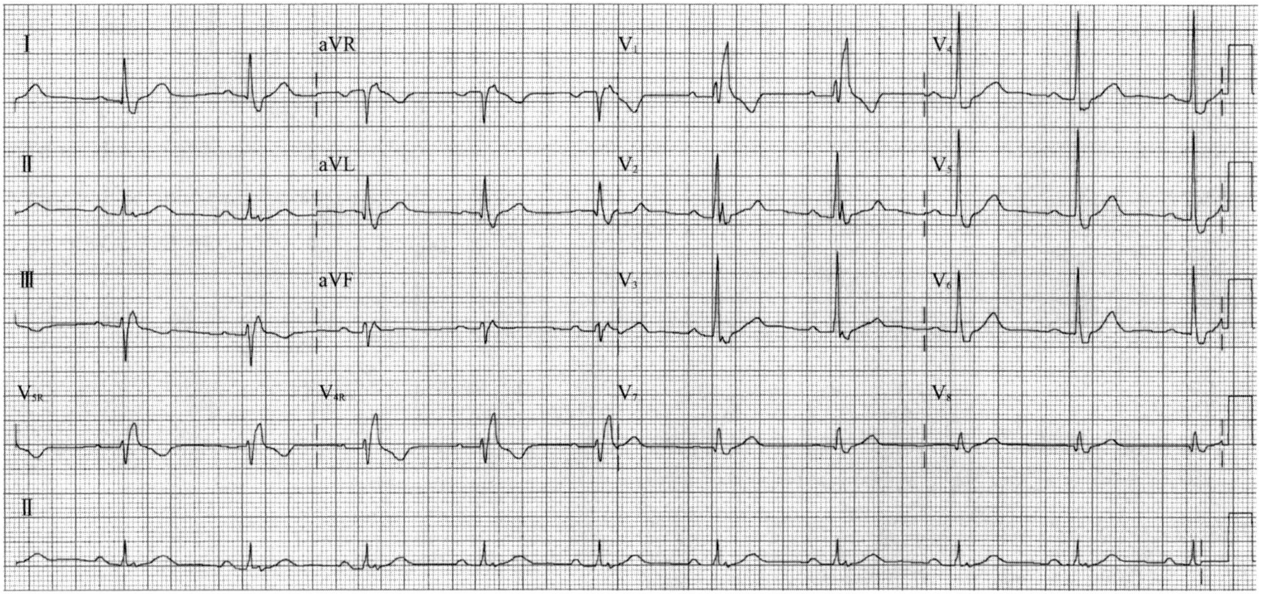

图147-1 例147心电图

心电图特点

1. 基本特点：心率：61次/分；PR间期：224ms；QRS波时间：152ms；QT/QTc间期：420/423ms；QRS波电轴：68°。

2. QRS波增宽，在V_1导联上呈rsR′型，在V_5导联上S波粗钝。

3. V_1导联ST段压低，T波倒置。

心电图诊断

1. Ⅰ度房室传导阻滞。

2. 完全性右束支阻滞。

解析

1. 本心电图除了右束支阻滞外，还有Ⅰ度房室传导阻滞。对常规心电图诊断来说，Ⅰ度房室传导阻滞和右束支阻滞的诊断正确。但是若要判断阻滞部位，则有两种可能：① 房室交界区和右束支同时有阻滞，这是一种最为直接的判断；② 双侧束支主干阻滞。

2. 本例患者若曾经有完全性左束支阻滞的心电图资料，可以肯定为双侧束支阻滞，但现仅有右束支一侧束支阻滞兼有PR间期延长，双侧束支阻滞只能作为可疑诊断。若希氏束电图检查仅有AH延长而HV正常，可否定双侧束支阻滞。

3. 若本患者存在双束支主干阻滞，形成PR间期延长和完全性右束支阻滞的解释是：双侧束支主干Ⅰ度阻滞，其右束支阻滞重于左束支阻滞，激动经左束支下传，在心电图上QRS波呈完全性右束支阻滞图形。

4. 临床资料：超声心动图示左心房增大；冠脉造影示右冠脉远端支架内30%再狭窄。大多数人房室结的血供来自右冠脉，因此本病例的房室传导阻滞可能与右冠脉病变有关。

例148

男性,71岁,心悸1个月余就诊。心电图检查见图148-1。

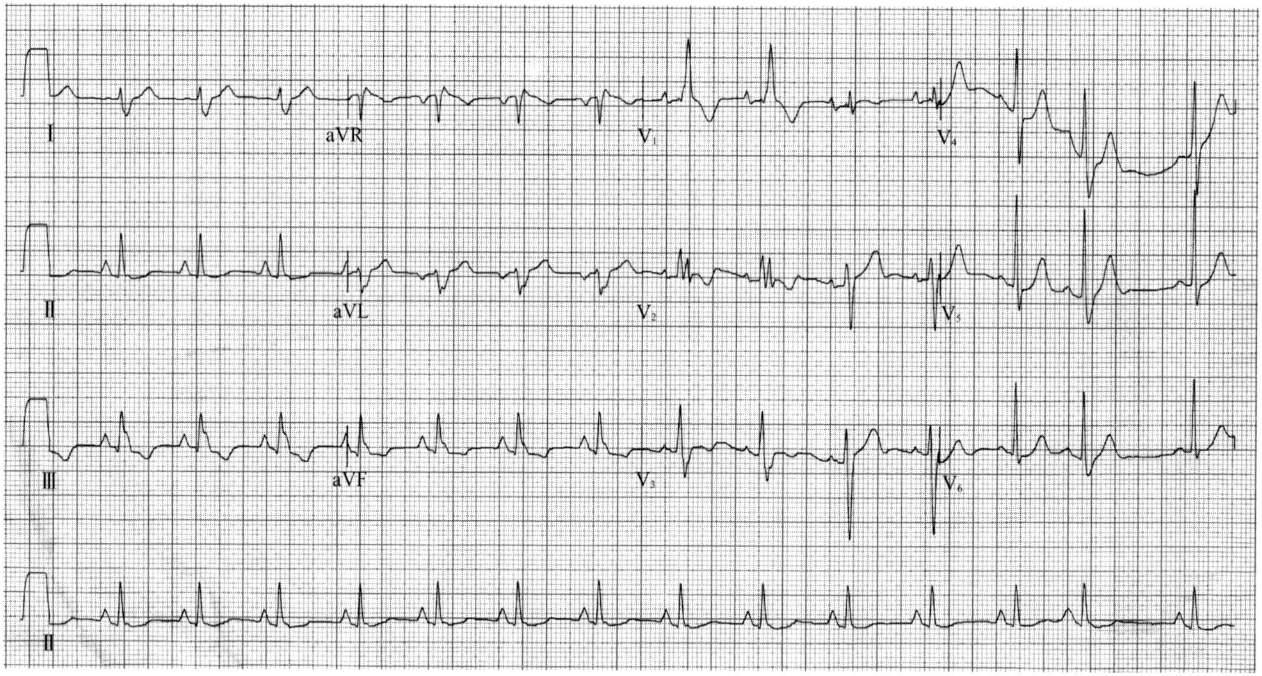

图148-1 例148心电图

心电图特点

1. 基本特点：心率：86次/分；PR间期：134ms；QRS波时间：100ms和122ms；QT/QTc间期：346/414ms；QRS波电轴：78°。

2. PP间期相等，部分QRS波增宽，在V_1导联上呈单向粗钝R波型，在V_5导联上S波粗钝。

3. 可见提早的P′-QRS-T波群，QRS波增宽，在V_5导联上S波粗顿，代偿间期不完全。

4. 在Ⅱ、Ⅲ和aVF导联中，P波高尖，振幅>0.25mV。

心电图诊断

1. 右心房异常。

2. 房性早搏。

3. 间歇性非频率依赖性完全性右束支阻滞。

解析

1. 通常V_1导联是观察右束支阻滞形态改变最佳的导联。本心电图右束支阻滞图形与正常图形的转换恰在V_1导联，使得诊断难度大为降低。

2. 本心电图上右束支阻滞所致的QRS波增宽在Ⅱ导联不易发现，为了便于对间歇性右束支阻滞的识别，选择了Ⅰ、aVL、V_1和V_5导联，组成节律图，见图148-2，图中标有“*”的心动为心室内正常传导的心动。

3. 本心电图中右束支阻滞向正常转换时，无明显心率变化，因此属于非频率依赖性束支阻滞。本心电图的间歇性非频率依赖性完全性右束支阻滞诊断依据是：间歇性出现QRS波增宽，在V_1导联上呈单向粗钝R波型，在V_5导联上S波粗钝；QRS波增宽与QRS波正常之间转换时心率无明显变化。

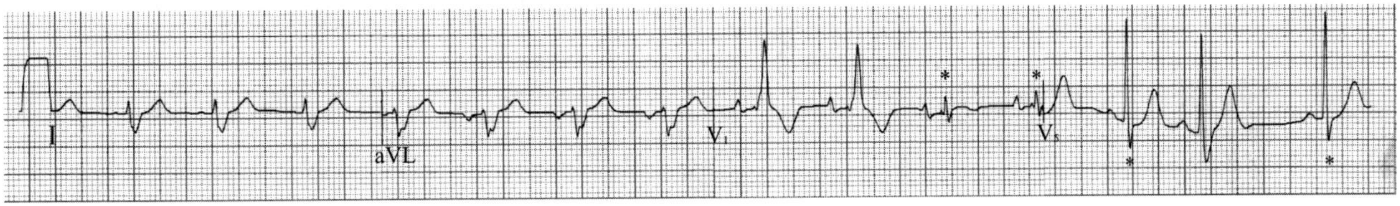

图148-2 间歇性完全性右束支阻滞

标有“*”的心动QRS波形态正常，余QRS波宽大畸形，为完全性右束支阻滞。

例149

男性，64岁，胸闷心悸10年余，高血压史2年，为接受冠脉造影而入院。入院后心电图检查见图149-1。

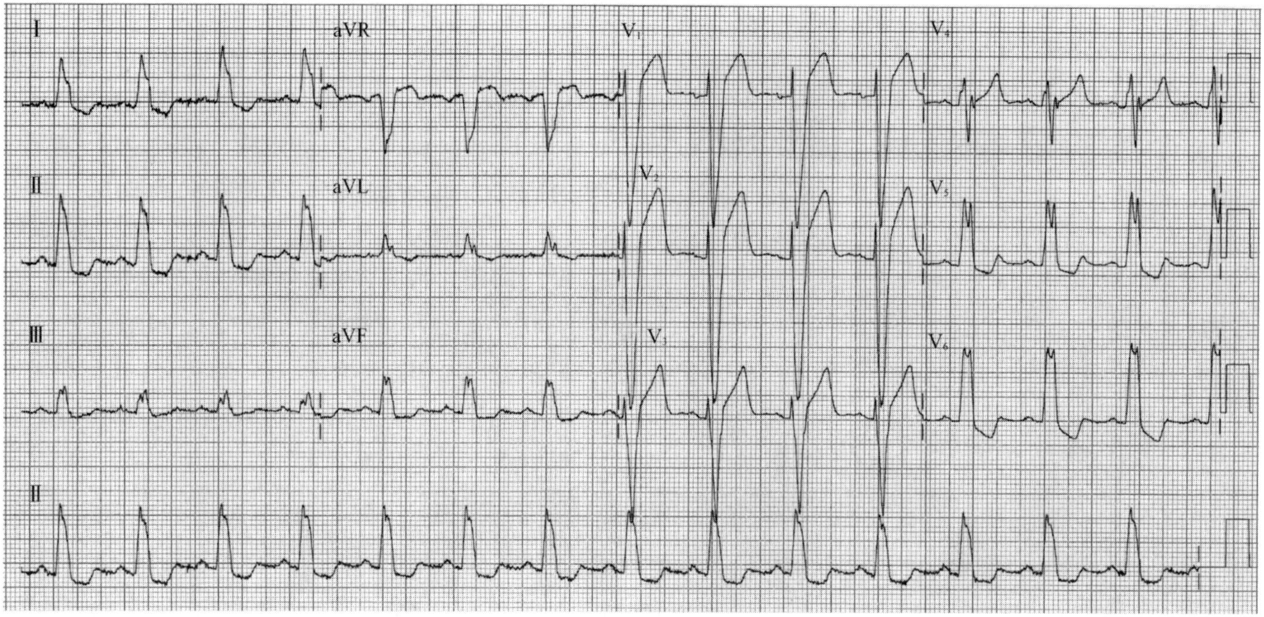

图149-1　例149心电图

心电图特点

1. 基本特点：心率：87次/分；PR间期：166ms；QRS波时间：144ms；QT/QTc间期：402/484ms；QRS波电轴：44°。

2. QRS波增宽，在V_1导联上呈rS型，在V_5和V_6导联上呈单向粗钝R波型。

3. Ⅰ、Ⅱ、aVL、aVF、V_5和V_6导联ST段压低，T波负正双向。

心电图诊断

完全性左束支阻滞。

解析

1. 正常时，左右束支几乎同步激动左右心室，QRS波时间为60~100ms。当左束支阻滞后，左心室室间隔上部心室最早的除极丧失，激动经右束支下传，激动右心室。左心室的激动来自右心室经室间隔下部的传导，左心室激动延迟，因此QRS波增宽，时间>120ms为完全性右束支阻滞，110~120ms为不完全性阻滞。由于左心室的激动来自右心室经室间隔下部的传导，左心室除极顺序和方向改变，因此QRS波形态改变。延迟的左心室向量为左下方向，V_5和V_6导联见特征性改变，典型的图形是V_5和V_6导联q波消失（室间隔上部心室最早的除极丧失），无S波（除极晚于右心室），呈单向粗钝的R波型。V_1和V_2导联rS型。由于除极方向改变，在心电图上可以有继发性ST–T改变，ST段和T波的方向通常与QRS波方向相反（图149–2）。

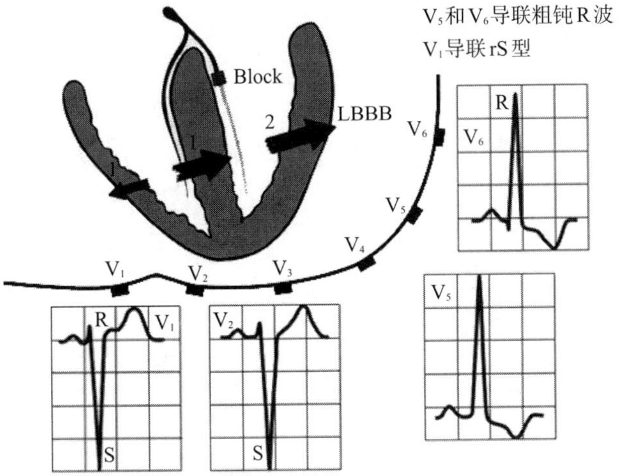

图149–2　左束支阻滞图形的特点

LBBB：左束支阻滞；Block：阻滞。

2. 按照2007~2009年AHA/ACC/HRS关于心电图标准化的建议，完全性左束支阻滞的诊断标准包括：①QRS波时间在成人≥120ms，4~16岁儿童>100ms，4岁以下儿童>90ms；②Ⅰ、aVL、V_5和V_6导联记录到增宽粗钝的R波，偶有V_5和V_6导联记录到RS型而取代了QRS波的移行；③Ⅰ、V_5和V_6导联无q波，窄q波可出现在无心肌病变区域的导联上；④V_5和V_6导联R峰时间>60ms，但在V_1~V_3导联正常，以上导联上可辨认出初始的小r波；⑤ST段和T波的方向通常与QRS波方向相反，在QRS波直立的导联上出现正向T波也可能是正常的，负向QRS波并ST段压低和（或）负向T波为异常。⑥左束支阻滞可使额面电轴向右、向左或向上偏移，在某些患者可表现为心率依赖性。

3. 本心电图QRS波时间为144ms，在V_1导联上呈rS型，在V_5和V_6导联上呈单向粗钝的R波型，故诊断完全性左束支阻滞（图149–3）。

4. 临床资料：超声心动图示左心房增大。冠脉造影示左前降支远端60%狭窄，第一对角支近端80%狭窄。

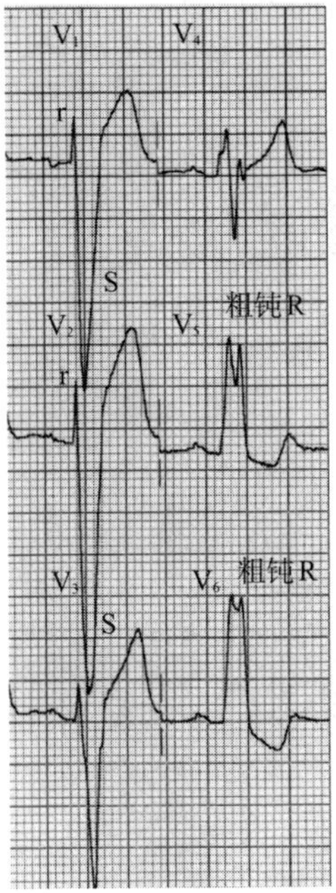

图149–3　左束支阻滞的图形识别

V_5和V_6导联呈单向粗钝的R波型，V_1和V_2导联rS型。

例 150

男性，78岁，胸痛心悸10年，加重1天急诊。心电图检查见图150-1。

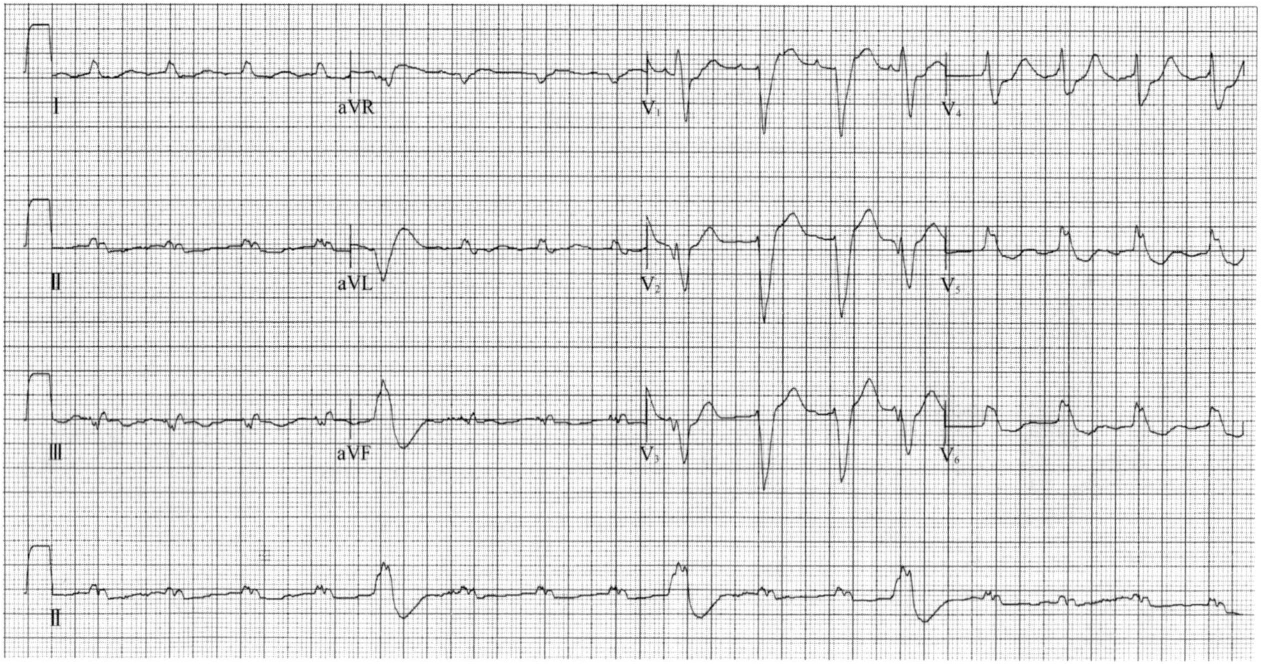

图150-1　例150心电图

心电图特点

1. 基本特点：心率：96次/分；PR间期：180ms；QRS波时间：174ms；QT/QTc间期：432/545ms；QRS波电轴：6°。

2. QRS波增宽，在V_1导联上呈rS型，在V_5和V_6导联上呈单向粗钝R波型。

3. 提早的QRS-T波群，QRS波宽大畸形，代偿间期完全。

心电图诊断

1. 完全性左束支阻滞。
2. 室性早搏。
3. QT间期延长。

解析

1. 左束支阻滞和室性早搏在心电图都有QRS波宽大畸形的特点，有时两种QRS波形态在某些导联上很相似，此时应注意鉴别。

2. 本心电图中，在V_1导联上，左束支阻滞和室性早搏的QRS波形态相似。此时同时观察Ⅱ导联，两者之间存在明显的差异，能确立诊断(图150-2)。

3. 本心电图的诊断依据是：QRS波增宽，在V_1导联上呈rS型，在V_5和V_6导联上呈单向粗钝R波型；提早的QRS-T波群，QRS波宽大畸形，代偿间期完全。

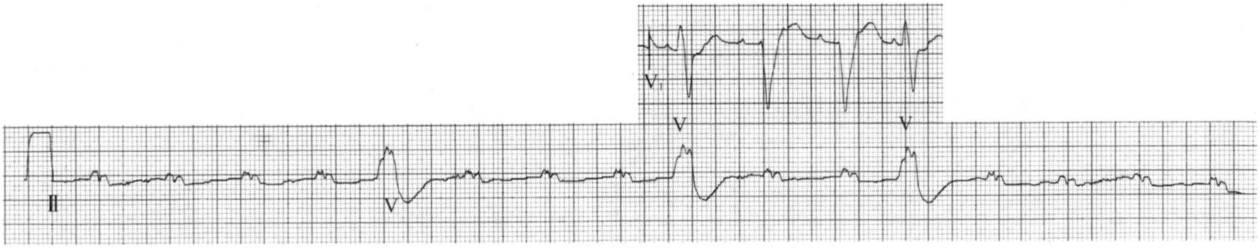

图150-2 完全性左束支阻滞和室性早搏的识别

图中标有“V”的心动为室性早搏。

例 151

女性，75岁，胸痛15年余，高血压史10年，冠脉造影示左前降支中段60%狭窄。本次因急性脑梗死入院。入院后心电图检查见图151-1。

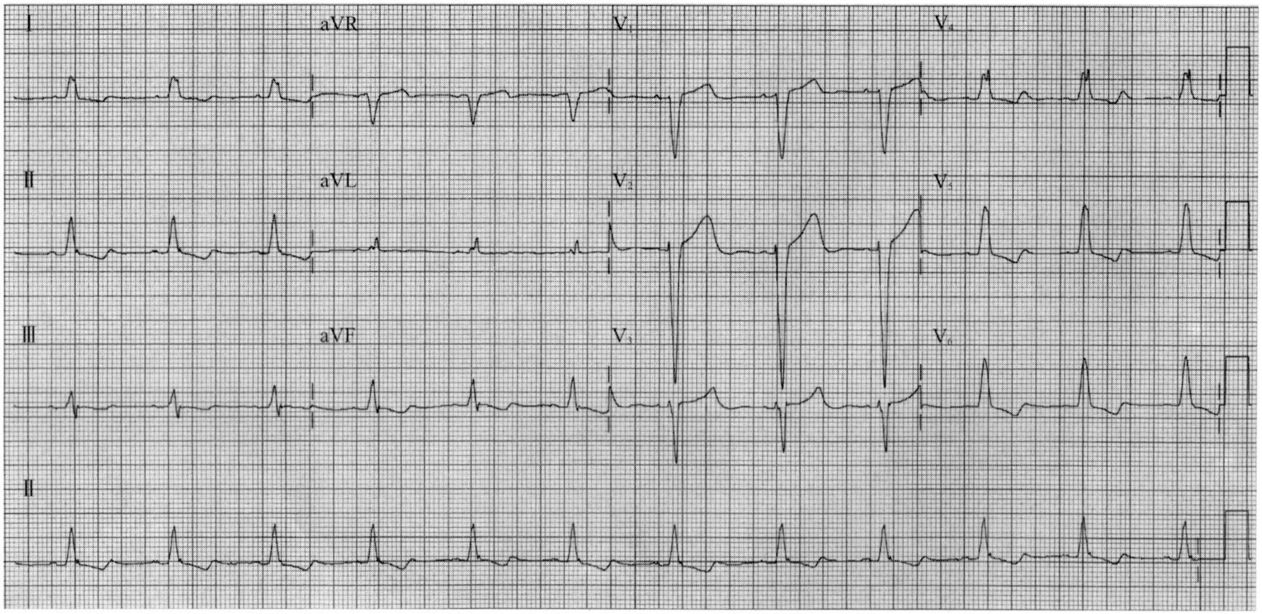

图151-1 例151心电图

心电图特点

1. 基本特点：心率：71次/分；PR间期：140ms；QRS波时间：118ms；QT/QTc间期：425/462ms；QRS波电轴：42°。

2. QRS波增宽，在V_1导联上呈rS型，在V_5和V_6导联上呈单向粗钝R波型。

3. Ⅰ、Ⅱ和aVF，V_5和V_6导联ST段压低，T波负正双向。

心电图诊断

不完全性左束支阻滞。

解析

1. 本心电图的特点是，QRS波增宽，但时间<120ms，在V_1导联上呈rS型，在V_5和V_6导联上呈单向粗钝R波型，故诊断不完全性左束支阻滞。

2. 按照2007~2009年AHA/ACC/HRS关于心电图标准化的建议，完全性左束支阻滞的诊断标准包括：① QRS波时间在成人110~119ms，8~16岁儿童90~100ms，8岁以下儿童QRS波时间80~90ms；② 出现左室肥厚的图形；③ V_4~V_6导联R峰时间>60ms；④ I、V_5和V_6导联q波消失。

3. 既往一般按QRS波时间是否>120ms，将束支阻滞分为不全性和完全性。实际上可分为Ⅰ、Ⅱ、Ⅲ度阻滞：Ⅰ度QRS波时间略延长，相当于不全性束支阻滞；Ⅱ度部分QRS波时间明显延长，相当于间歇性束支传导阻滞；Ⅲ度所有QRS波时间明显延长，相当于持续的完全性束支阻滞。

4. 临床资料：超声心动图示主动脉瓣轻度关闭不全。

例 152

男性,64岁,气急心悸1个月入院。入院后心电图检查见图152-1。

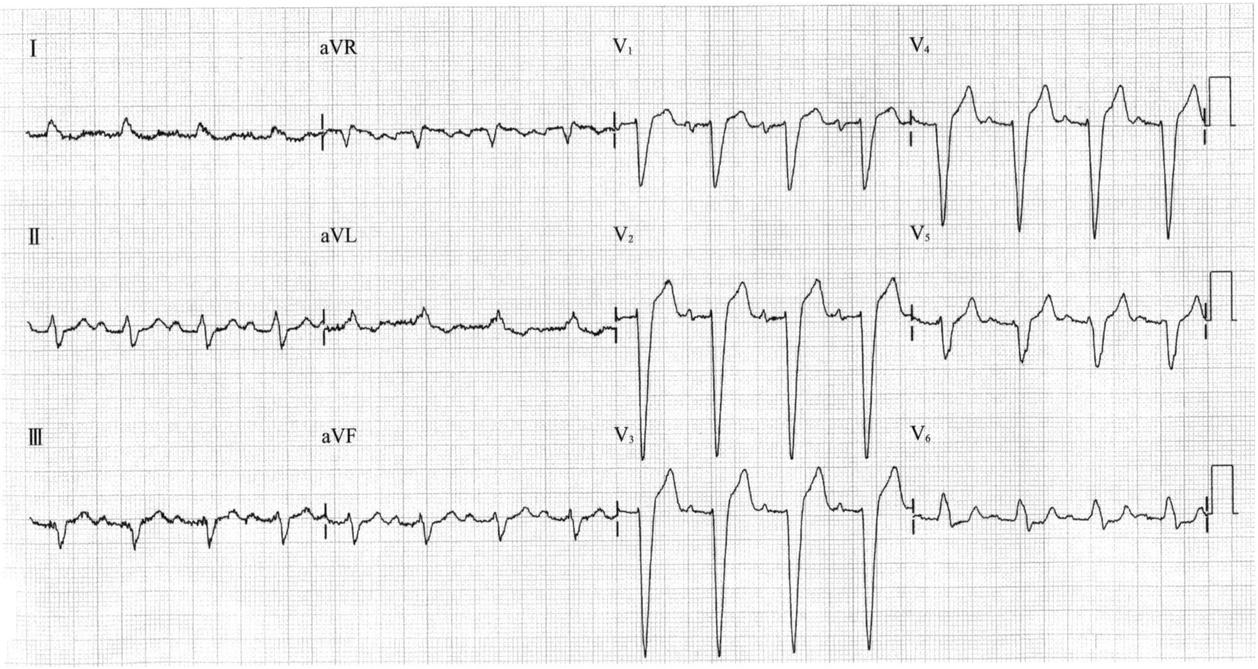

图152-1　例152心电图

心电图特点

1. 基本特点:心率:95次/分;PR间期:212ms;QRS波时间:149ms;QT/QTc间期:379/473ms;QRS波电轴:-30°。

2. QRS波增宽,在V_1导联上呈rS型,V_6导联上R波粗钝。

3. V_6导联ST段压低,T波直立。

4. V_1导联Ptf值增大≥0.04mm·s。

心电图诊断

1. Ⅰ度房室传导阻滞。

2. 完全性左束支阻滞。

3. 左心房异常。

4. QT间期延长。

解析

1. 本心电图除了左束支阻滞外,还有Ⅰ度房室传导阻滞。在常规心电图诊断上,Ⅰ度房室传导阻滞和左束支阻滞的诊断正确。但若要判断阻滞部位,则有两种可能:① 房室交界区和右束支同时有阻滞,这是一种最为直接的判断;② 双侧束支主干阻滞。

2. 若患者曾经有完全性左束支阻滞的心电图资料,可以肯定双侧束支阻滞,但现仅有左束支一侧束支阻滞兼有PR间期延长,双侧束支阻滞只能作为可疑诊断。若希氏束电图检查仅有AH延长而HV正常,可否定双侧束支阻滞。

3. 若本患者存在双束支主干阻滞,形成PR间期延长和完全性左束支阻滞的解释是:双侧束支主干Ⅰ度阻滞,其左束支阻滞重于右束支阻滞,激动经右束支下传,在心电图上QRS波呈完全性左束支阻滞图形。

4. 临床资料:超声心动图示全心明显增大,重度二尖瓣关闭不全,肺动脉高压伴中度三尖瓣关闭不全,左心室收缩功能明显低下。本心电图上,V_6导联尚未过渡成单向R波型,从这一特点提示左心室明显增大可能,与超声心动图的结果一致。

例153

男性,55岁,胸痛5天,为接受冠脉造影入院。入院后心电图检查见图153-1。

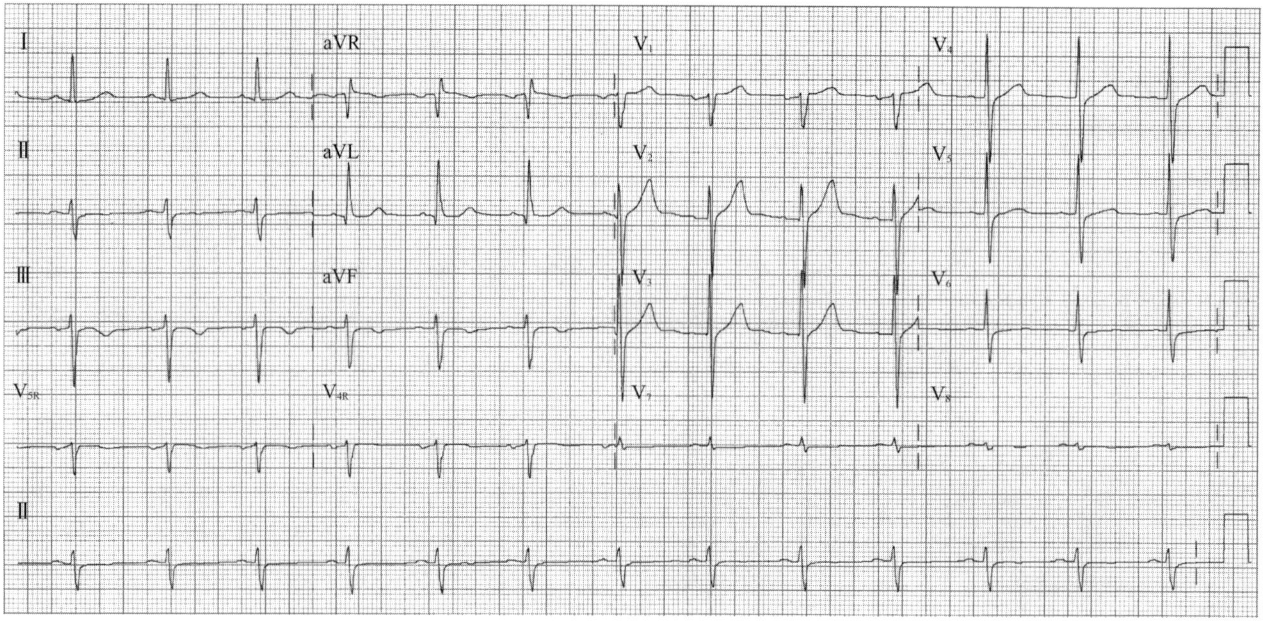

图153-1 例153心电图

心电图特点

1. 基本特点:心率:79次/分;PR间期:163ms;QRS波时间:90ms;QT/QTc间期:359/411ms;QRS波电轴:-50°。

2. Ⅰ和aVL导联QRS波呈qR型,$R_{aVL}>R_{Ⅰ}$。

3. Ⅱ、Ⅲ和aVF导联QRS波呈rS型,$S_{Ⅲ}>S_{Ⅱ}$。

4. V_1导联Ptf值增大≥0.04mm·s。

心电图诊断

1. 左心房异常。

2. 左前分支阻滞。

解析

1. 左束支可分为左前分支、左后分支及室间隔分支三个分支。左前分支和左后分支阻滞是目前公认的两种分支阻滞。当其中的一个分支阻滞时，QRS波初始向量指向背离阻滞区的方向，0.02s后QRS的平均向量指向阻滞区。左前分支细长，分布在左心室左前上方，易发生传导障碍，并且不易恢复。

2. 当左前分支阻滞时，左心室的激动只能经左后分支下传，首先引起室间隔左后半部以及左心室的后下壁除极，之后通过浦肯野纤维的吻合处迅速扩展到左心室的前侧壁，使左心室激动的方向发生明显的改变，起始向量指向右下方，终末向量指向左上方，使QRS波平均电轴左偏，因此其心电图特点包括：① 电轴左偏，一般为−45°～−90°；② Ⅰ和aVL导联QRS波呈qR型，$R_{aVL}>R_{Ⅰ}$；③ Ⅱ、Ⅲ和aVF导联QRS波呈rS型，$S_{Ⅲ}>S_{Ⅱ}$（图153-2）。

3. 按照2007~2009年AHA/ACC/HRS关于心电图标准化的建议，左前分支阻滞的诊断标准包括：① QRS波电轴为−45°～−90°；② aVL导联QRS波呈qR型；③ aVL导联R峰时间≥45ms；④ QRS波时间<120ms。

4. 本心电图左前分支阻滞的诊断依据是：QRS波电轴左偏>−45°，Ⅰ和aVL导联QRS波呈qR型，$R_{aVL}>R_{Ⅰ}$，Ⅱ、Ⅲ和aVF导联QRS波呈rS型，$S_{Ⅲ}>S_{Ⅱ}$。

5. 临床资料：超声心动图示左心室肥厚，主动脉根部扩张；冠脉造影未见冠脉病变。左心室肥厚可伴有QRS波电轴左偏，有时很难确定引起电轴左偏的原因是心室肥厚本身，还是左前分支阻滞。通常左心室肥厚的电轴左偏<−30°，本心电图上QRS波电轴左偏>−45°，心电图上无左心室肥厚的其他改变，因此诊断为左前分支阻滞。

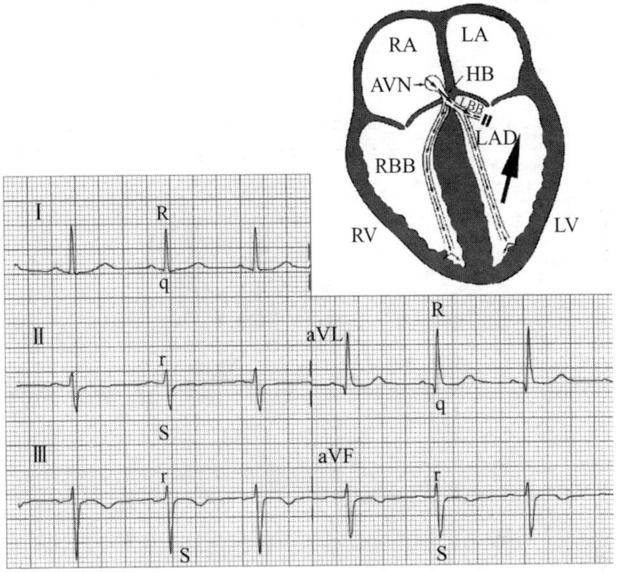

图153-2 左前分支阻滞图形的特点

RA：右心房；RV：右心室；LA：左心房；LV：左心室；AVN：房室结；HB：希氏束；LBB：左束支；RBB：右束支；LAD：电轴左偏。当左前分支阻滞时，左心室的激动只能经左后分支下传，使左心室激动的方向发生明显的改变，起始向量指向右下方，终末向量指向左上方（箭头所指方向），使QRS波平均电轴左偏，Ⅰ和aVL导联QRS波呈qR型，$R_{aVL}>R_{Ⅰ}$，Ⅱ、Ⅲ和aVF导联QRS波呈rS型，$S_{Ⅲ}>S_{Ⅱ}$。

例154

男性,50岁,头晕4年,曾有1次晕厥史,为接受冠脉造影入院。入院后心电图检查见图154-1。

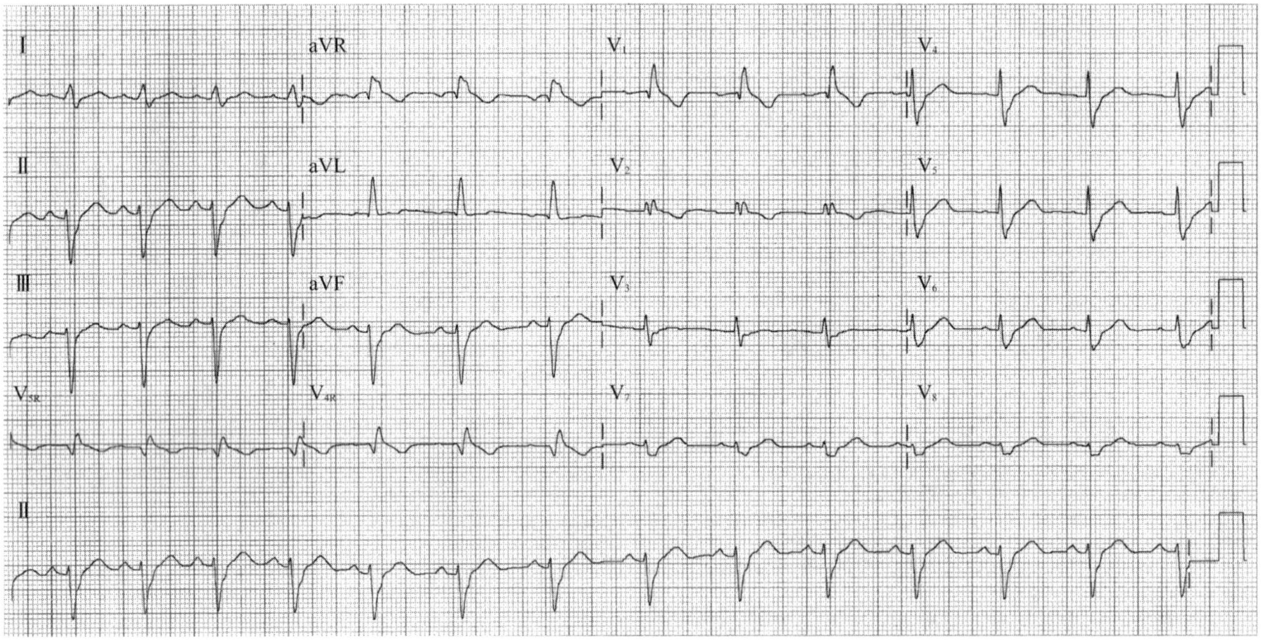

图154-1 例154心电图

心电图特点

1. 基本特点:心率:84次/分;PR间期:175ms;QRS波时间:134ms;QT/QTc间期:358/423ms;QRS波电轴:-86°。

2. QRS波增宽,在V_1导联上呈rSR′型,在V_5和V_6导联上S波粗钝。

3. aVL导联QRS波呈qR型,$R_{aVL}>R_{I}$。Ⅱ、Ⅲ和aVF导联QRS波呈rS型,$S_{Ⅲ}>S_{Ⅱ}$。

心电图诊断

1. 完全性右束支阻滞。

2. 左前分支阻滞。

解析

1. 右束支阻滞可以合并左束支分支阻滞,称为双分支阻滞。常见的组合是右束支合并左前分支阻滞。

2. 右束支合并左前分支阻滞的心电图表现是:具有右束支阻滞的图形,又具有左前分支阻滞的特点。单纯左前分支阻滞在Ⅰ导联上QRS波呈qR型,由于右束支阻滞在Ⅰ导联上QRS波有粗钝的S波,因此左前分支阻滞合并右束支阻滞后,在Ⅰ导联上QRS波有粗钝的S波,而不是qR型,但是aVL导联QRS波仍保持qR型。

3. 在心电图分析上,便于观察右束支阻滞的导联是胸导联,而便于观察左前分支阻滞的导联是肢体导联,两者结合,通常诊断并不难。本心电图的诊断依据是:QRS波增宽,在胸导联上,V_1导联上呈rSR′型,在V_5和V_6导联上S波粗钝;在肢体导联上,Ⅰ导联上S波粗钝,aVL导联呈qR型,Ⅱ、Ⅲ和aVF导联QRS波呈rS型,$S_{Ⅲ}>S_{Ⅱ}$。

4. 激动在心室内的传导,依赖左束支及左束支的分支和右束支。当右束支和左前分支同时阻滞时,激动仅能经左后分支传导。一旦左后分支同时发生阻滞,则形成三分支阻滞,其结果是房室传导阻滞。本患者在心电图上可见右束支和左前分支阻滞,患者发生晕厥最可能的原因是伴有间歇性左后分支阻滞,其结果是阵发性房室传导阻滞。

5. 临床资料:超声心动图:左心室舒张功能减退;冠脉造影:未见冠脉病变。

例155

男性,63岁,胸痛3年,加重2周,为接受冠脉造影入院。原有高血压和糖尿病史。入院后心电图检查见图155-1。

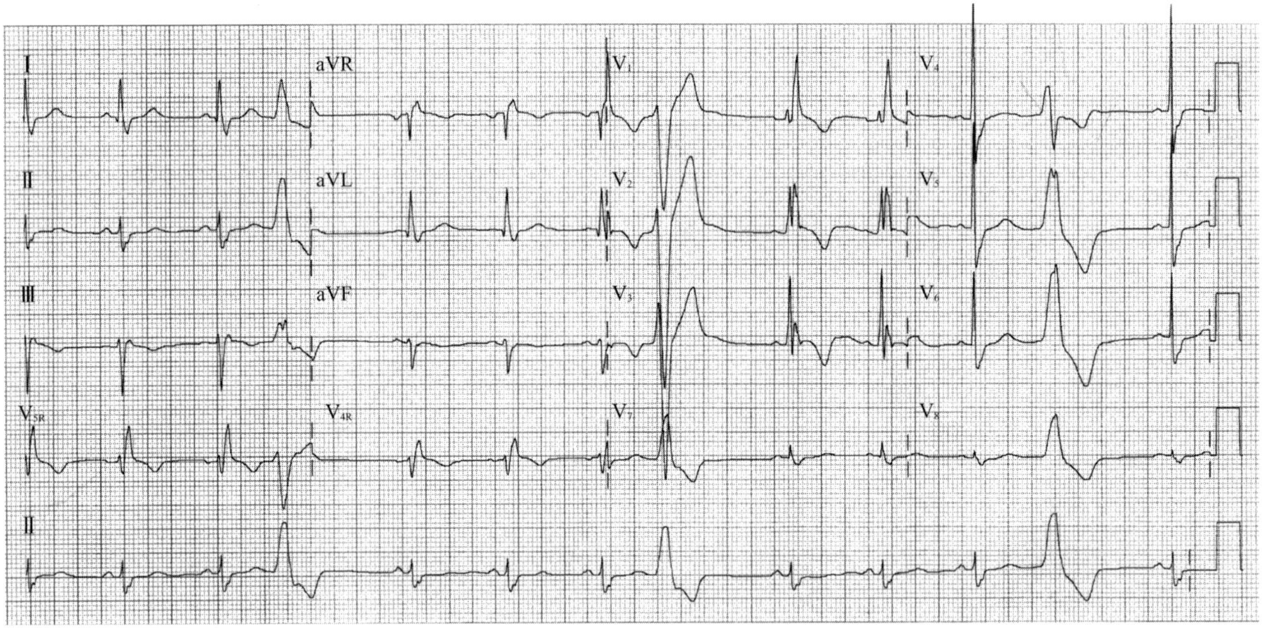

图155-1　例155心电图

心电图特点

1. 基本特点：心率：74次/分；PR间期：146ms；QRS波时间：135ms；QT/QTc间期：391/434ms；QRS波电轴：-79°。

2. QRS波增宽，在V_1导联上呈rsR′型，在V_5和V_6导联上S波粗钝。

3. aVL导联QRS波呈qR型，$R_{aVL}>R_{Ⅰ}$。Ⅱ、Ⅲ和aVF导联QRS波呈rS型，$S_{Ⅲ}>S_{Ⅱ}$。

4. 可见提早的QRS-T波群，QRS波宽大畸形，代偿间期完全。

心电图诊断

1. 完全性右束支阻滞。

2. 左前分支阻滞。

3. 室性早搏。

解析

1. 本心电图上，窦性心律的QRS波特点：QRS波增宽，在胸导联上，V_1导联上呈rsR′型，V_5和V_6导联上S波粗钝；在肢体导联上，Ⅰ导联上S波粗钝，aVL导联呈qR型，Ⅱ、Ⅲ和aVF导联QRS波呈rS型，$S_{Ⅲ}>S_{Ⅱ}$。符合右束支合并左前分支阻滞的特点。

2. 本心电图上另一特点是有室性早搏。通常，伴发室性早搏并不影响对右束支合并左前分支阻滞的识别。

3. 临床资料：超声心动图示左心室舒张功能减退；冠脉造影未见冠脉病变。

例 156

男性，48岁，先天性心脏病术后27年，胸闷、气急和浮肿2个月。入院后心电图检查见图156-1。

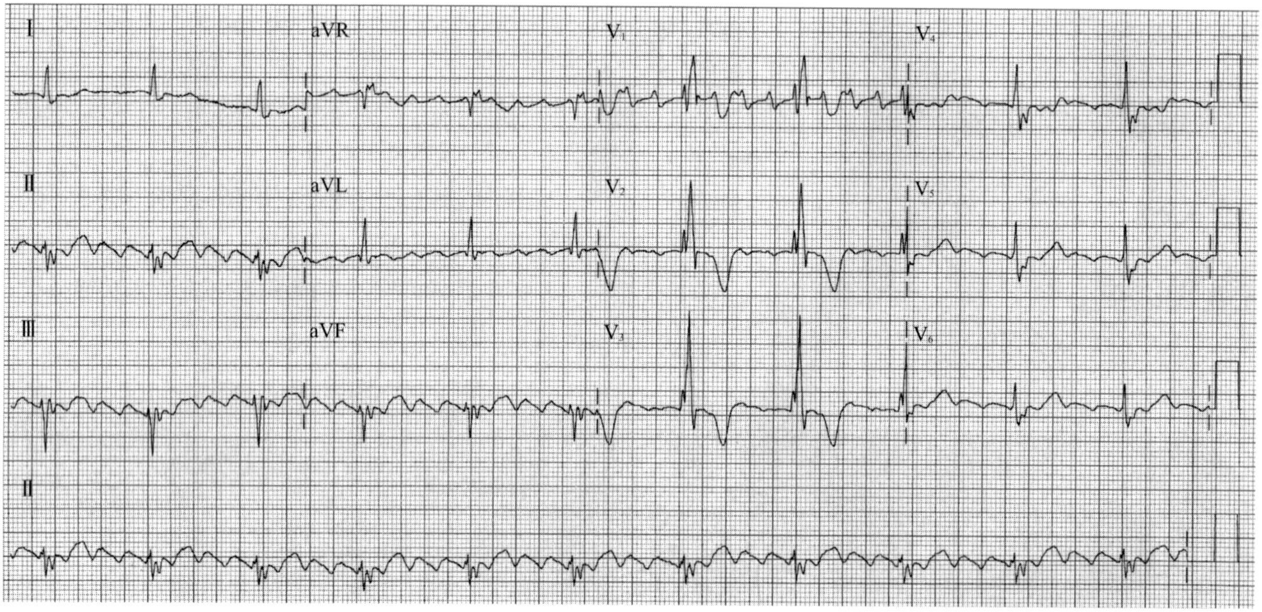

图156-1　例156心电图

心电图特点

1. 基本特点：心房率：264次/分；心室率：66次/分；PR间期：无；QRS波时间：137ms；QT/QTc间期：465/488ms；QRS波电轴：−60°。

2. P波消失，代之以节律规则的F波。F波与QRS波呈4:1的比例。

3. QRS波增宽，在V_1导联上呈rsR′型，在V_5和V_6导联上S波粗钝。

4. aVL导联QRS波呈qRs型，$R_{aVL}>R_{I}$。Ⅱ、Ⅲ和aVF导联QRS波呈rS波形，$S_{III}>S_{II}$。

心电图诊断

1. 心房扑动（4:1传导）。
2. 完全性右束支阻滞。
3. 左前分支阻滞。
4. QT间期延长。

解析

1. 本患者的主导心律是心房扑动，F波清晰可见，呈等比传导，诊断不难。

2. 先天性心脏病本身以及手术后，常见有房室传导阻滞和束支阻滞。本心电图上Ⅱ、Ⅲ和aVF导联中F较高大，对左前分支阻滞的图形识别稍有影响，但是胸导联上，F波并不影响对右束支阻滞图形的识别。

3. 本心电图完全性右束支阻滞合并左前分支阻滞的诊断依据是：QRS波增宽，在胸导联上，V_1导联上呈rsR′型，V_5和V_6导联上S波粗钝；在肢体导联上，Ⅰ导联上S波粗钝，aVL导联呈qR型，Ⅱ、Ⅲ和aVF导联QRS波呈rS型，$S_{III}>S_{II}$。

4. 临床资料：超声心动图示法洛四联症术后，无室间隔残留分流，左心房和右心房偏大，轻度主动脉瓣和肺动脉瓣关闭不全。

例 157

女性，28岁，心悸2个月，“室性心动过速”射频消融术后。入院心电图检查见图157–1。

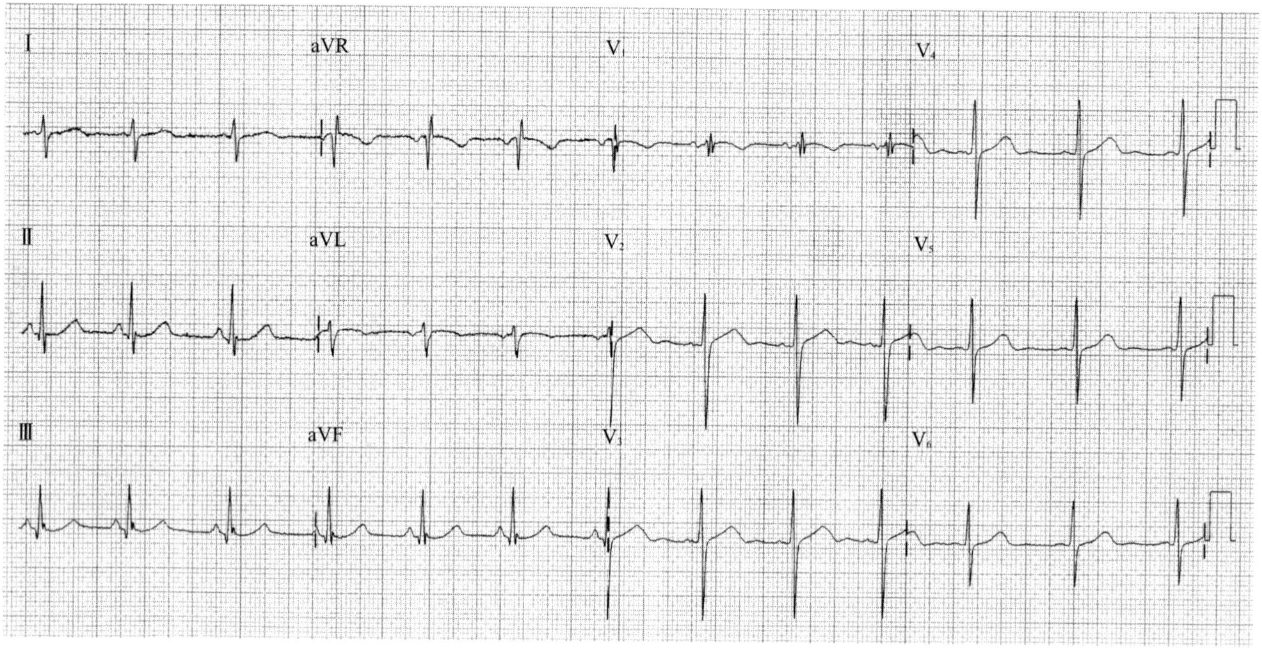

图157–1 例157心电图

心电图特点

1. 基本特点：心率：76次/分；PR间期：120ms；QRS波时间：93ms；QT/QTc间期：404/454ms；QRS波电轴：97°。

2. Ⅰ和aVL导联QRS波呈rS型，Ⅲ导联QRS波呈qR型，aVF导联QRS波呈qRs型。

心电图诊断

提示左后分支阻滞。

解析

1. 左后分支分布在室间隔左后半部以及左心室的后下壁。该分支的纤维束短而粗，血液供应丰富，因此较少发生阻滞。当左后分支阻滞时，左心室的激动只能经左前分支下传，首先引起室间隔左前半部分和左室前侧壁的除极，然后经过终末部浦肯野纤维吻合处迅速扩展到后下壁及室间隔右后半部分。整个心室的除极过程与左前分支传导阻滞的除极过程完全相反，主要是起始向量指向左上，终末向量指向右下，因此心电图特点包括：① QRS波电轴右偏，一般为90°~180°，常>110°；② Ⅰ和aVL导联QRS波呈rS型，Ⅲ和aVF导联QRS波呈qR型，Ⅲ导联中R波高大。电轴右偏是判断左后分支阻滞的重要条件。

2. 按照2007~2009年AHA/ACC/HRS关于心电图标准化的建议，左后分支阻滞的诊断标准包括：① 成人QRS波电轴90°~180°，由于≤16岁的儿童额面电轴可以右偏，因此只有当记录到明显的电轴右偏时，此标准才适用于儿童；② Ⅰ和aVL导联QRS波呈rS型；③ Ⅲ和aVF导联QRS波呈qR型；④ QRS波时间<120ms。

3. 临床资料：超声心动图示未见心脏结构和功能异常。孤立的左后分支阻滞少见，本患者的QRS波电轴为97°，诊断左后分支阻滞应排除其他病因引起的电轴右偏。

4. 首先要排除右室肥大的可能。本病例的超声心电图未见心脏结构和功能异常，可以排除右室肥大引起的电轴右偏。本患者有左心室射频消融术史，考虑可能为手术损伤左后分支，因此诊断提示为左后分支阻滞。左后分支阻滞的图形识别见图157-2。

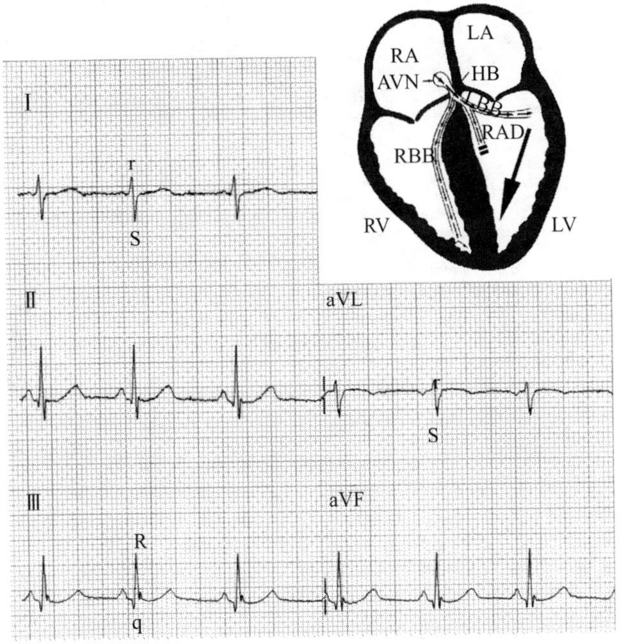

图157-2　左后分支阻滞的心电图特点

RA：右心房；RV：右心室；LA：左心房；LV：左心室；AVN：房室结；HB：希氏束；LBB：左束支；RBB：右束支；RAD：电轴右偏。当左后分支阻滞时，左心室的激动只能经左前分支下传，起始向量指向左上，终末向量指向右下（箭头所指方向），因此心电图特点包括：QRS波电轴右偏，Ⅰ和aVL导联QRS波呈rS型，Ⅲ和aVF导联QRS波呈qR型，Ⅲ导联中R波高大。

例158

男性，73岁，心悸胸闷10年，加重2天入院，原有高血压史。入院后心电图检查见图158-1。

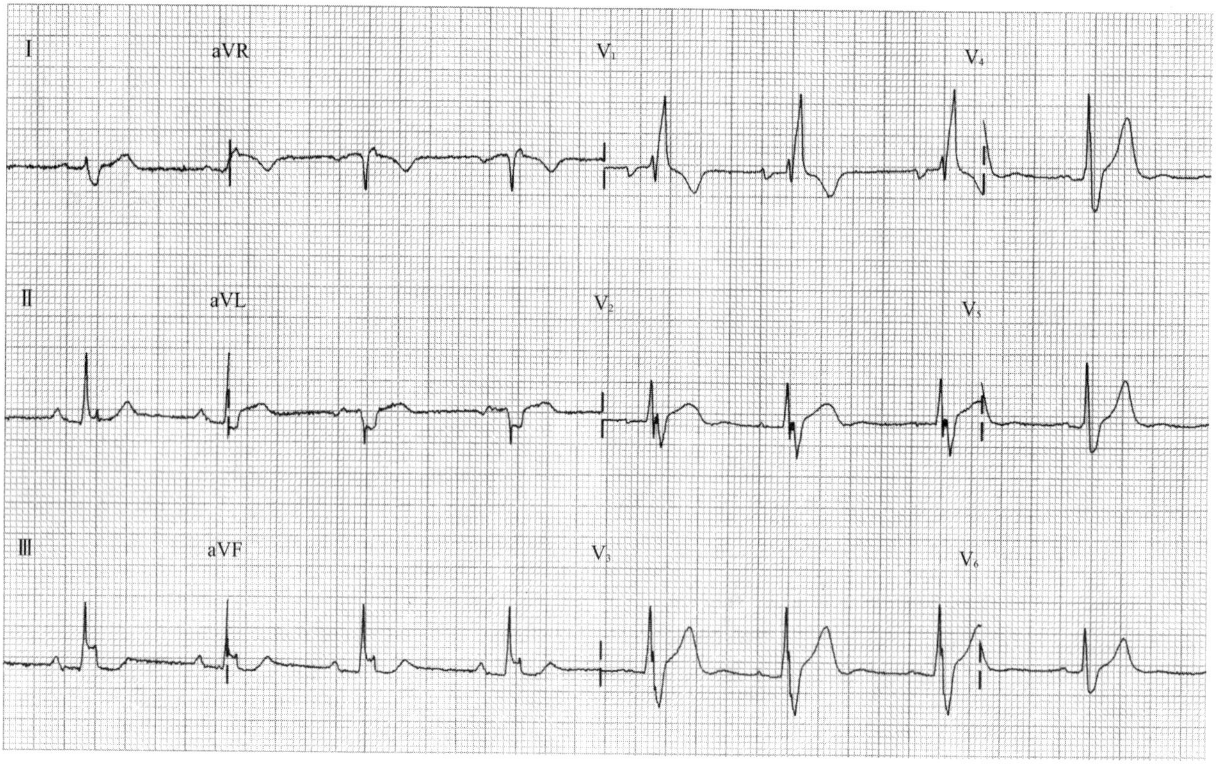

图158-1　例158心电图

心电图特点

1. 基本特点：心率：63次/分；PR间期：180ms；QRS波时间：136ms；QT/QTc间期：408/418ms；QRS波电轴：105°。

2. QRS波增宽，在V_1导联上呈rsR′型，在V_5和V_6导联上S波粗钝。

3. Ⅰ和aVL导联QRS波呈rS型，Ⅱ、Ⅲ和aVF导联QRS波呈qR型，Ⅲ导联中R波高大。

4. V_1导联Ptf值增大≥0.04mm·s。

心电图诊断

1. 完全性右束支阻滞。
2. 左后分支阻滞。
3. 左心房异常。

解析

1. 左后分支分布在室间隔左后半部以及左心室的后下壁。该分支的纤维束短而粗，血液供应丰富，较少发生阻滞。孤立的左后分支阻滞少见，常见与右束支阻滞合并存在。当左后分支与右束支同时阻滞时，在心电图上胸导联呈现右束支阻滞图形，肢体导联呈现近似左后分支阻滞图形。

2. 由于合并有右束支阻滞，肢体导联上左后分支阻滞图形将发生一些改变：①Ⅰ和aVL导联呈rS型，但S波粗钝；②Ⅲ、aVF导联呈qR型或qRs型，但Ⅲ和aVF导联R波振幅高，并且R波粗钝。系两者同向的QRS波向量相加的表现。

3. 本心电图诊断完全性右束支阻滞合并左后分支阻滞的依据是：QRS波增宽，在胸导联上，V_1导联上呈rsR′型，V_5和V_6导联S波粗钝；Ⅰ和aVL导联QRS波呈rS型，Ⅱ、Ⅲ和aVF导联QRS波呈qR型，Ⅲ导联中R波高大。图形识别见图158-2。

4. 临床资料：超声心动图示轻度二尖瓣和三尖瓣关闭不全。

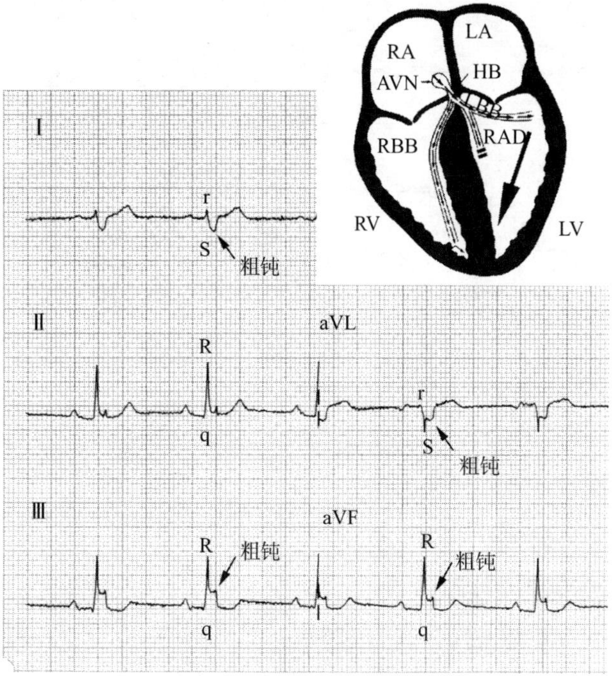

图158-2 右束支合并左后分支阻滞的特点

RA：右心房；RV：右心室；LA：左心房；LV：左心室；AVN：房室结；HB：希氏束；LBB：左束支；RBB：右束支；RAD：电轴右偏。由于合并有右束支阻滞，肢体导联上左后分支阻滞图形将发生一些改变：Ⅰ和aVL导联呈rS型，但S波粗钝；Ⅲ和aVF导联R波振幅高，并且R波粗钝。

例159

女性，69岁，胸痛1个月，为接受冠脉造影而入院，原有高血压和糖尿病史。入院后心电图检查见图159-1。

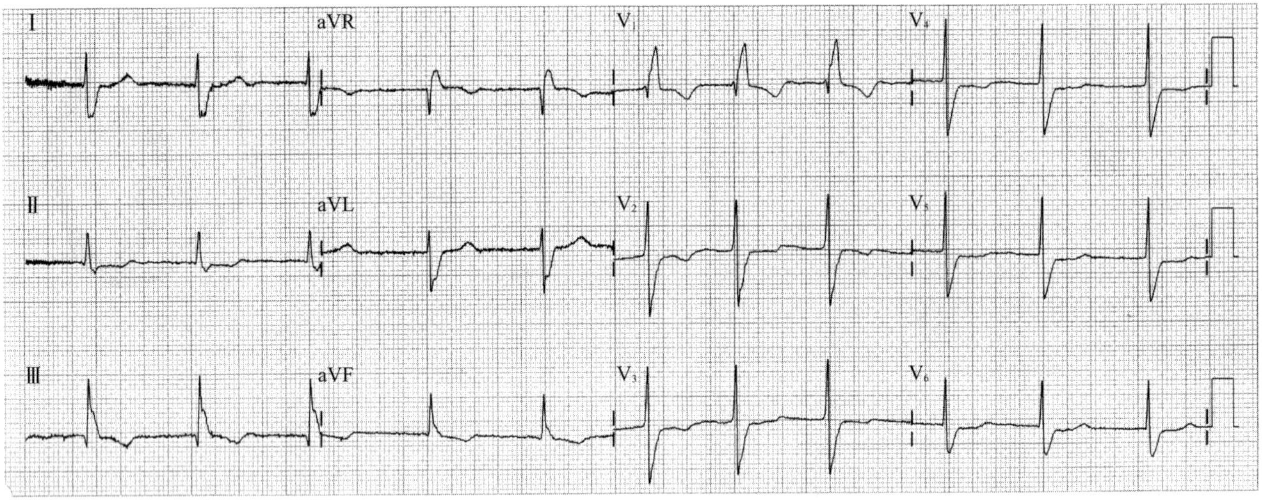

图159-1　例159心电图

心电图特点

1. 基本特点：心率：68次/分；PR间期：无；QRS波时间：138ms；QT/QTc间期：480/510ms；QRS波电轴：145°。

2. P波消失，有节律不规则的f波，RR间期不规则。QRS波增宽，V_1导联上呈rSR′型，V_5和V_6导联上S波粗钝。Ⅰ和aVL导联QRS波呈rS型，Ⅱ、Ⅲ和aVF导联QRS波呈qR型，Ⅲ导联中R波高大。

心电图诊断

心房颤动；完全性右束支阻滞；左后分支阻滞；QT间期延长。

解析

完全性右束支合并左后分支阻滞使房室传导性降低，因此本患者心房颤动的心室率低且相对规则，伴QRS波宽大畸形，容易被误诊为非阵发性室性心动过速。Ⅲ导联中R波高大明显，示左后分支阻滞为完全性或高度性。

例 160

女性，69岁，夜间突然觉心动过缓，伴头晕，晨起就诊，心电图检查见图160-1。

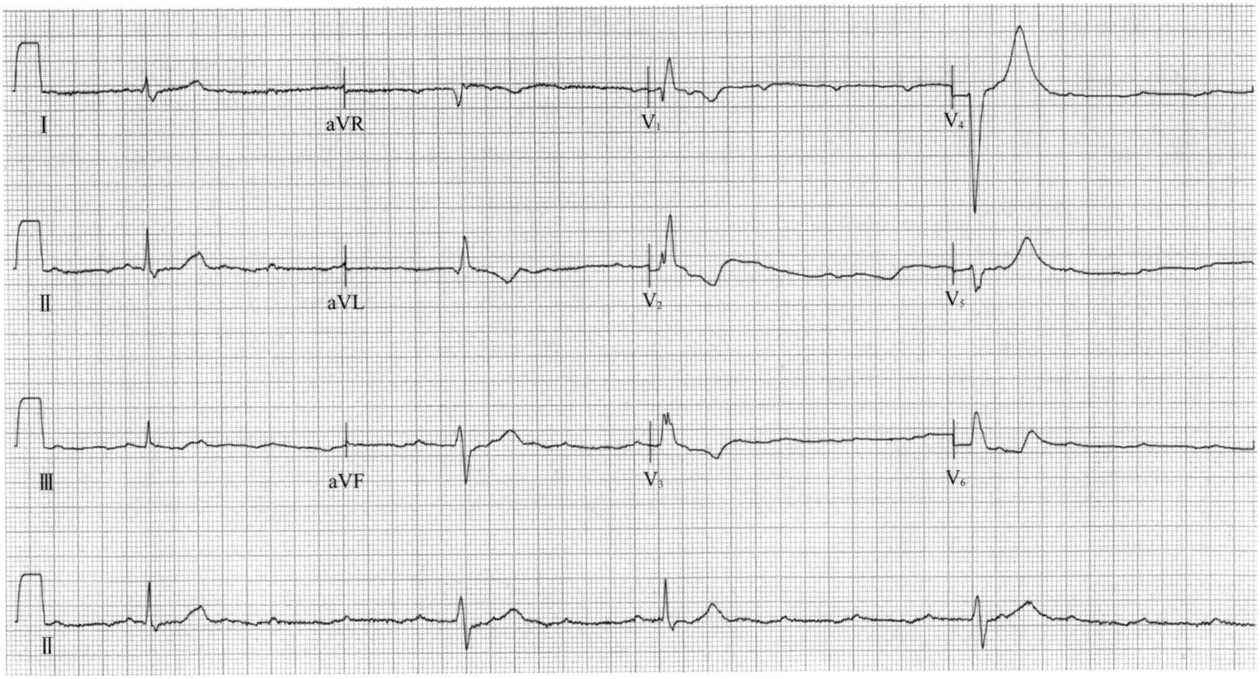

图160-1　例160心电图

心电图特点

1. 基本特点：平均心室率：26次/分；PR间期：不定；QRS波时间：126ms；QT/QTc间期：644/424ms；QRS波电轴：不定。

2. PP间期规则。

3. QRS波增宽，交替出现左右束支阻滞图形。

心电图诊断

1. 高度房室传导阻滞。

2. 交替性双束支阻滞。

解析

1. 本心电图中仅有4次P波下传心室，房室传导比<2:1，因此属于高度房室传导阻滞。

2. 下传心室的QRS波形态呈交替性左右束支阻滞图形（图160-2），提示阻滞部位位于双束支主干。双束支阻滞时，窦性激动经阻滞较轻的一侧束支下传至心室，而产生对侧阻滞的图形。一旦双侧同时阻滞，将发生QRS波脱落。本心电图中连续脱落QRS波，是由于连续发生双束支同时阻滞。

3. 按照激动经束支下传产生的房室比，本患者双侧束支均呈高度阻滞。

4. 双束支阻滞在心电图上除了出现交替性左右束支阻滞图形以外，还可以有不同的表现，如连续的双束支阻滞时发生的心室停顿，实例详见图160-3。

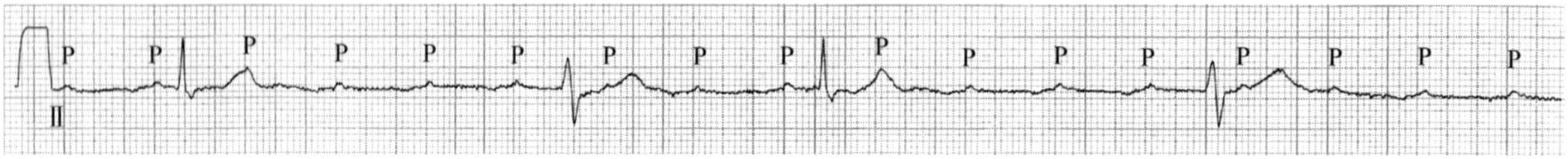

图160-2　交替性双束支阻滞

将Ⅱ导联与其他导联同步观察才能发现：第1和第3个QRS波呈右束支阻滞图形，第2和第4个QRS波呈左束支阻滞图形。

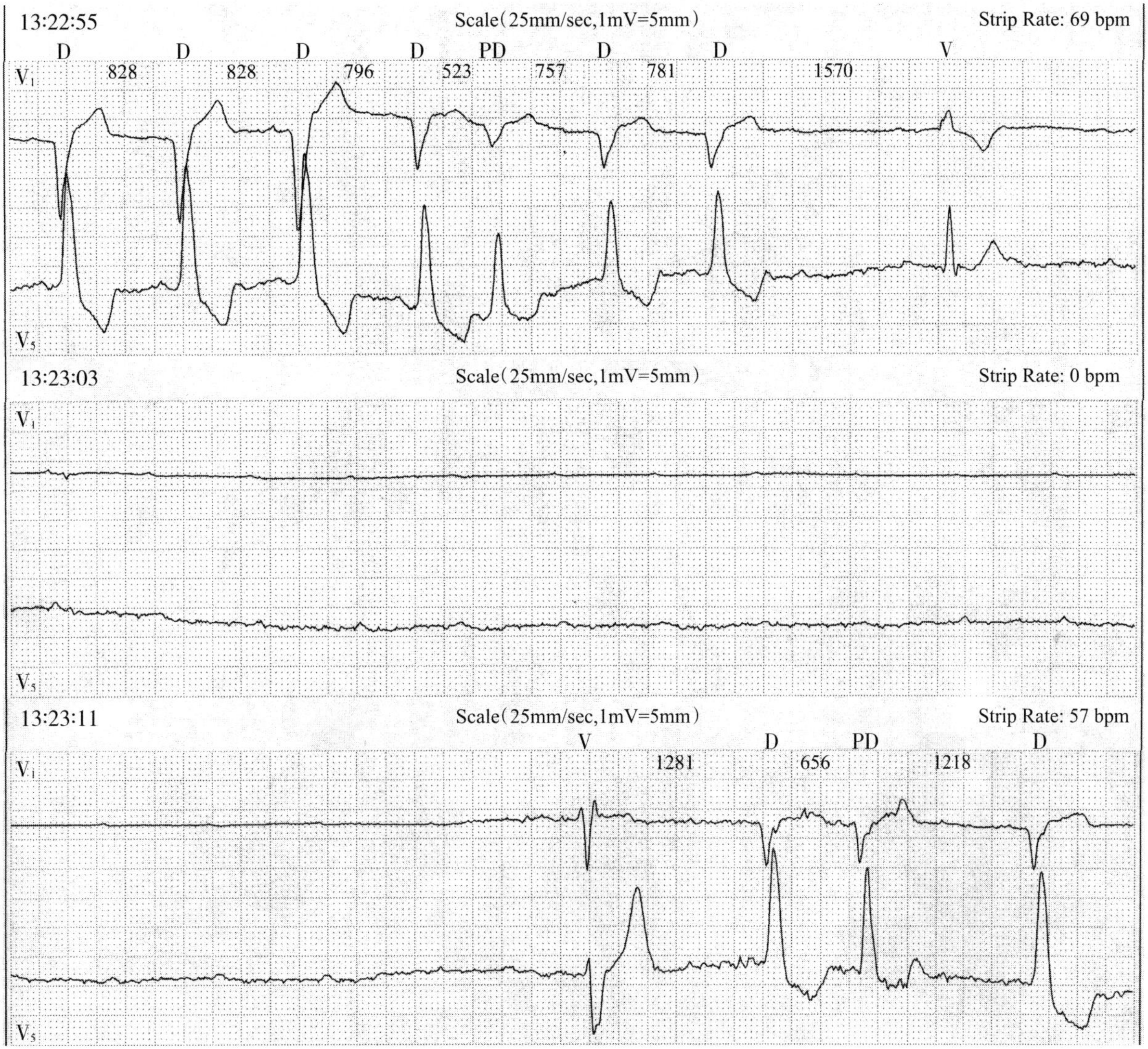

图160-3 双束支阻滞与心室停顿

图中窦性下传的QRS波呈完全性左束支阻滞型，P波后连续脱落QRS-T波群的原因是右束支同时阻滞。标有"V"的心动为室性逸搏。

例 161

男性，65岁，反复晕厥近1年。心电图检查见图161-1。

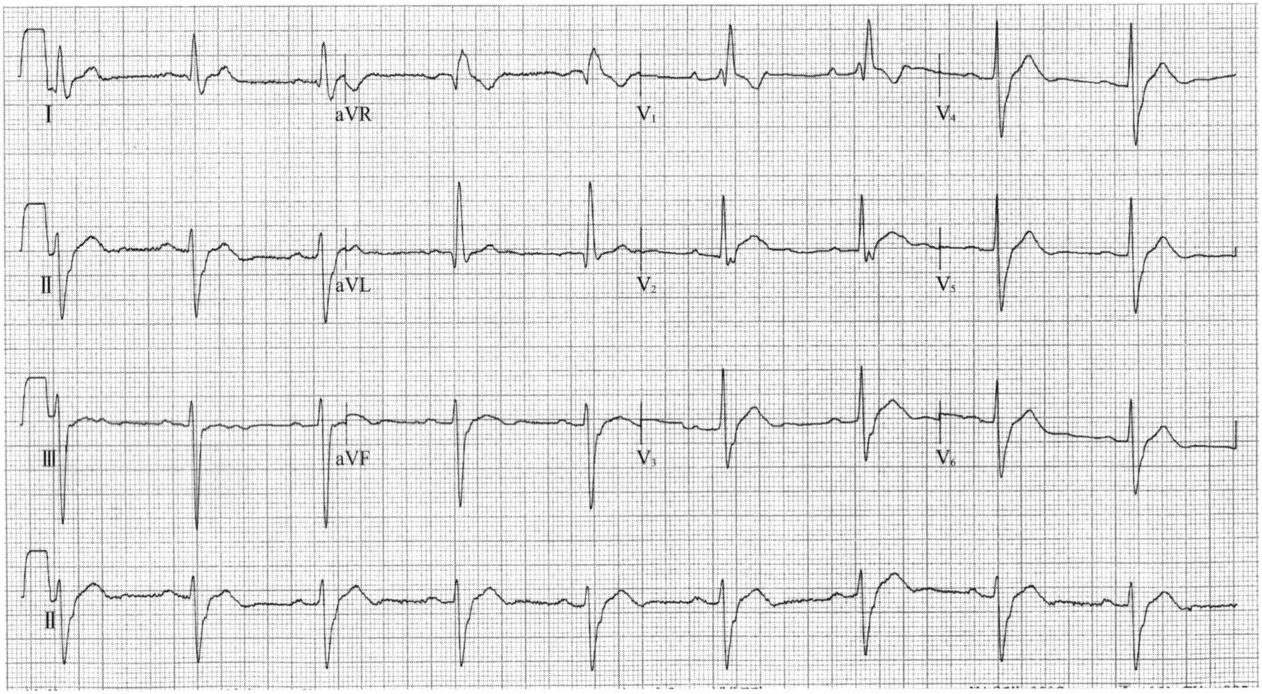

图161-1 例161心电图

心电图特点

1. 基本特点：心率：53次/分；PR间期：230ms；QRS波时间：160ms；QT/QTc间期：468/439ms；QRS波电轴：-69°。

2. PP间期规则。

3. QRS波增宽，在V_1导联上呈rsR′型，在V_5和V_6导联上S波粗钝。

4. aVL导联QRS波呈qR型，$R_{aVL}>R_{Ⅰ}$。Ⅱ、Ⅲ和aVF导联QRS波呈rS型，$S_{Ⅲ}>S_{Ⅱ}$。

心电图诊断

1. 窦性心动过缓。

2. Ⅰ度房室传导阻滞。

3. 完全性右束支阻滞。

4. 左前分支阻滞。

解析

1. 本心电图中，胸导联上具有右束支阻滞的图形，肢体导联上又具有左前分支阻滞的特点，因此右束支合并左前分支阻滞可以确立。

2. 阻滞部位最可能位于三分支水平。三分支合并阻滞时，各分支阻滞的程度可不相同，激动一般经阻滞程度较轻的分支传导，而形成的QRS波呈另两分支合并阻滞的形态。本心电图上右束支合并左前分支阻滞，即激动经左后分支下传。PR间期明显延长，提示左后分支传导时间延长，至少存在Ⅰ度阻滞。

3. 若三分支同时完全阻滞，可造成一次或多次P波后脱落QRS-T波群。本患者反复晕厥，尽管心电图上未见P波后脱落QRS-T波群，但原因可能就是三支同时完全阻滞而造成一次或多次P波后脱落QRS-T波群。进一步明确诊断需要记录长时间心电图。

4. 对于这类患者应及时给予起搏治疗。

例162

男性,86岁,突然晕厥入院,以往病史不详。入院后心电图检查见图162-1。

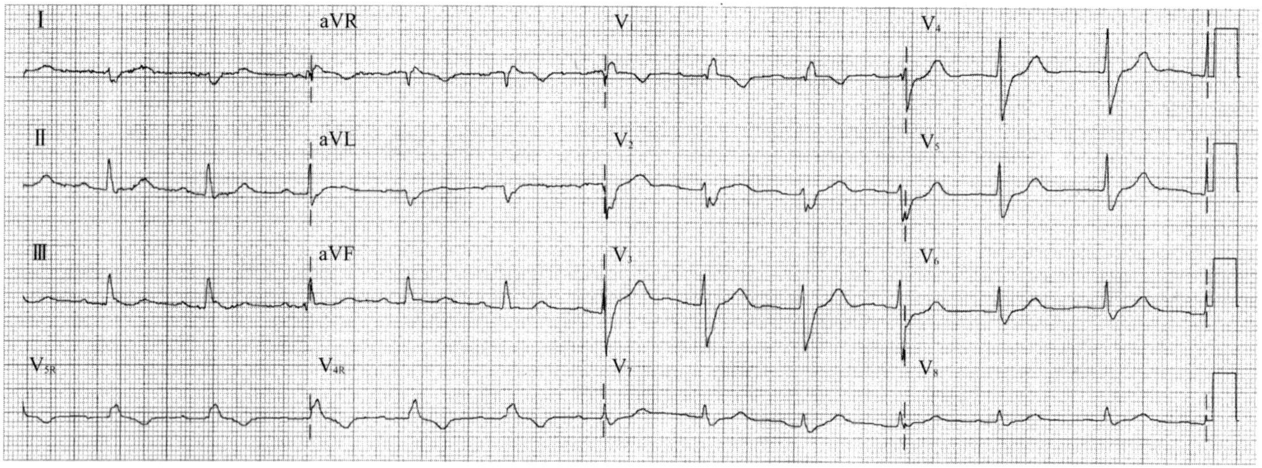

图162-1 例162心电图

心电图特点

1. 基本特点:心率:71次/分;PR间期:215ms;QRS波时间:140ms;QT/QTc间期:420/456ms;QRS波电轴:112°。

2. PP间期规则。QRS波增宽,在V_1导联上呈单向粗钝R波型,在V_5和V_6导联上S波粗钝。Ⅰ和aVL导联QRS波呈rS型,Ⅱ、Ⅲ和aVF导联QRS波呈qR型,Ⅲ导联中R波高大。

心电图诊断

Ⅰ度房室传导阻滞;完全性右束支阻滞;左后分支阻滞。

解析

1. 本心电图中,胸导联有右束支阻滞的特点,肢体导联有左后分支阻滞的特点,因此右束支合并左后分支阻滞可以确立。与左后分支相比,左前分支细长,更易发生传导障碍,因此PR间期延长最可能是左前分支阻滞所致。

2. 若三分支同时完全阻滞,可造成一次或多次P波后脱落QRS-T波群。本患者曾有晕厥史,尽管心电图上未见P波后脱落QRS-T波群,但原因仍可能是三分支同时完全阻滞。

例 163

男性，42 岁，原有“心肌炎”和“传导阻滞”史，近来活动中频发晕厥，为此接受动态心电图检查。12 导联心电图和动态心电图条图见图 163-1 和图 163-2。

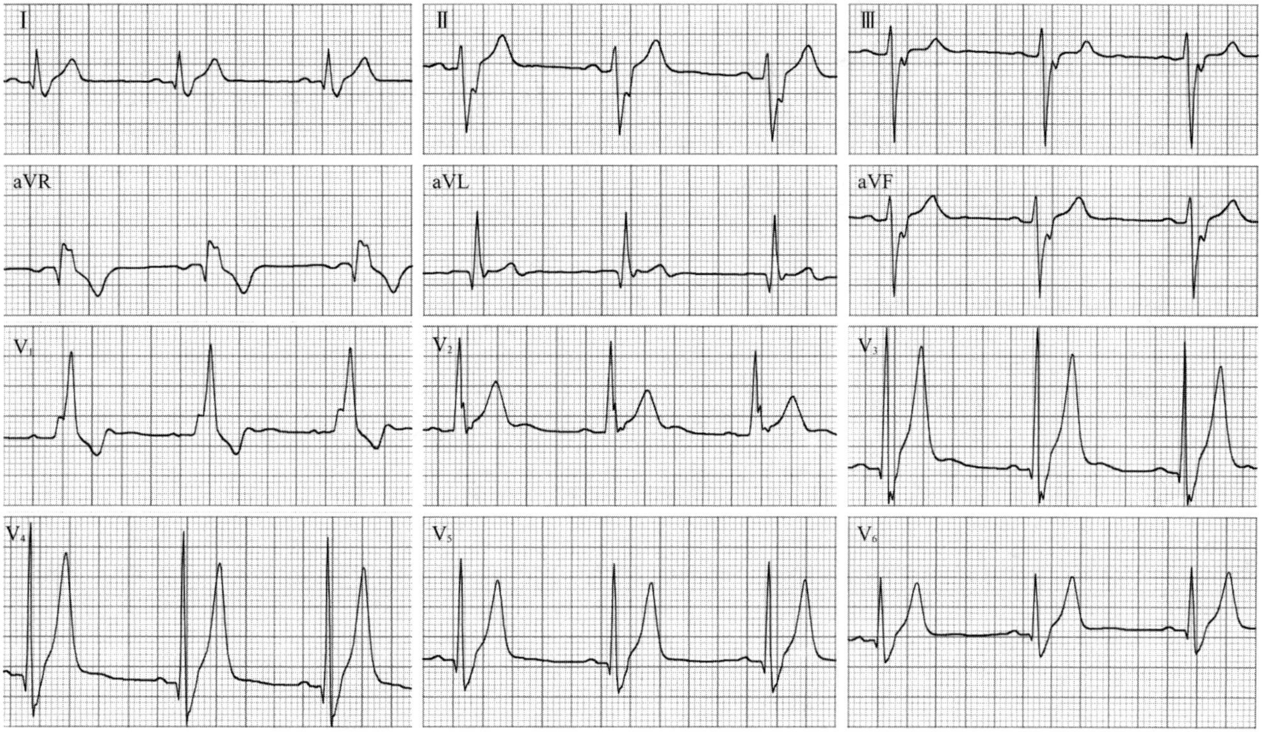

图 163-1　常规导联心电图

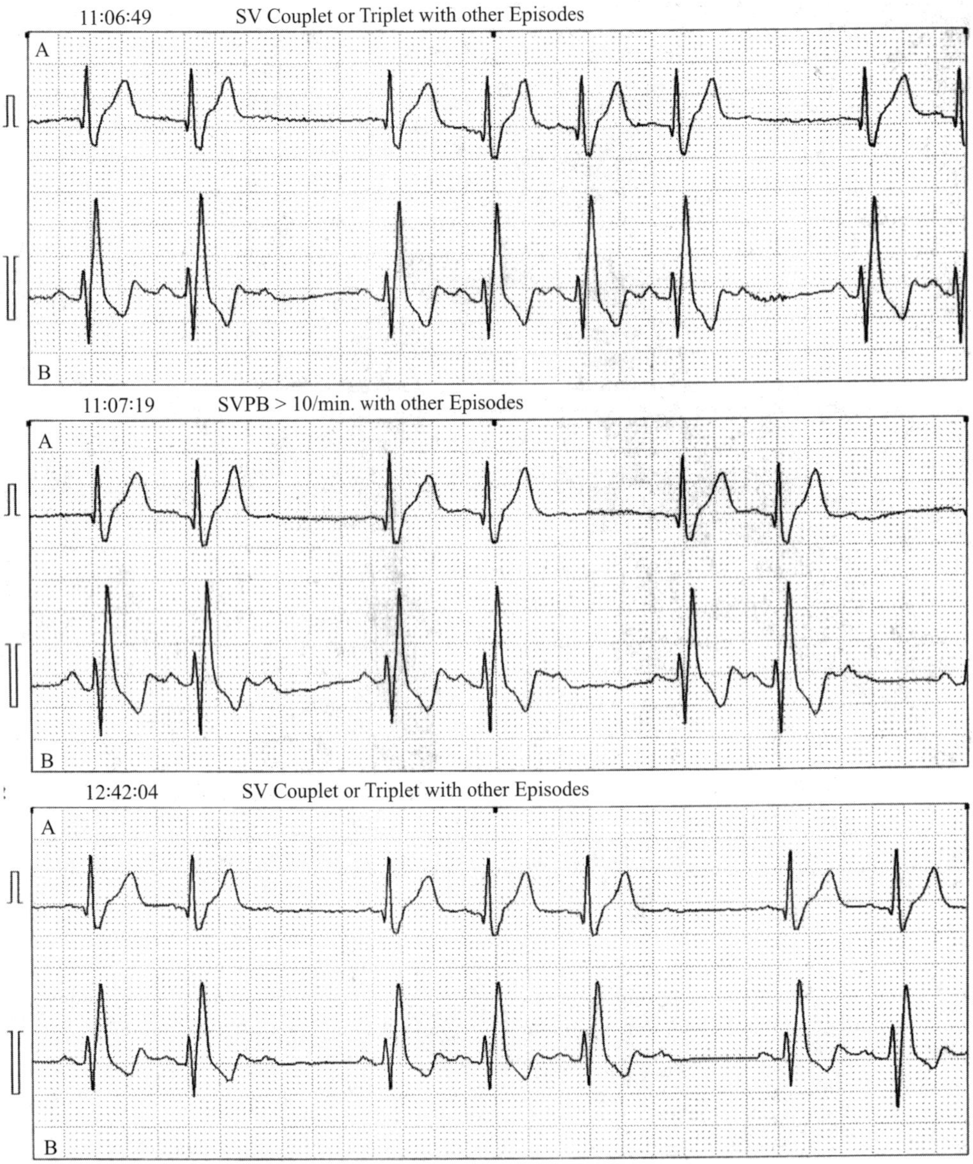

图163-2 动态心电图

A:模拟V_5导联;B:模拟V_1导联。

心电图特点

1. 基本特点：心率：58次/分；PR间期：200ms；QRS波时间：160ms；QT/QTc间期：440/433ms；QRS波电轴：-60°。

2. PP间期规则。

3. QRS波增宽，在V_1导联上呈rSR′型，在V_5和V_6导联上S波粗钝。

4. aVL导联QRS波呈qR型，$R_{aVL}>R_{I}$。Ⅱ、Ⅲ和aVF导联QRS波呈rS型，$S_{III}>S_{II}$。

5. 动态心电图特点：白昼活动中频发P波后脱落QRS-T波群。

心电图诊断

1. 常规心电图：窦性心动过缓，完全性右束支阻滞，左前分支阻滞。

2. 动态心电图：Ⅱ度Ⅱ房室传导阻滞，间歇性三分支阻滞。

解析

1. 本病例常规心电图中，胸导联上具有右束支阻滞的图形，肢体导联上又具有左前分支阻滞的特点，因此右束支合并左后分支阻滞可以确立。

2. 本患者曾有频发晕厥史，在记录动态心电图当日未发生晕厥。尽管如此，在记录中仍可见Ⅱ度Ⅱ房室传导阻滞，频发QRS波脱落。推测患者晕厥的原因可能是连续QRS波脱落。

3. 根据常规心电图和动态心电图的特点，房室传导阻滞的发生部位在三分支水平。患者房室传导呈1:1时，右束支和左前分支已经发生阻滞，此时激动经左后分支下传心室，造成P波后脱落QRS-T波群的原因是左后分支同时发生阻滞。若连续三分支同时阻滞，可能造成多次P波后脱落QRS-T波群，引起患者晕厥。

4. 对于这类患者应及时给予起搏治疗。

例164

男性，74岁，心肌梗死和冠脉支架术后半年，为复查冠脉造影而入院。入院后心电图检查见图164-1。

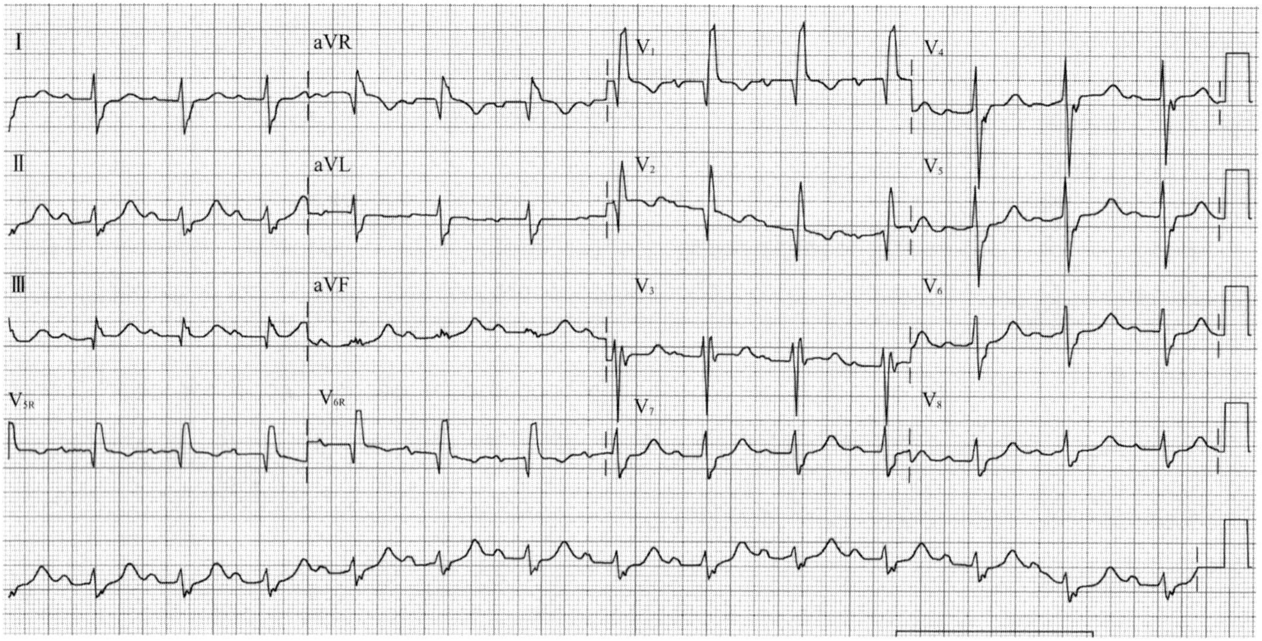

图164-1 例164心电图

心电图特点

1. 基本特点：心率：80次/分；PR间期：266ms；QRS波时间：136ms；QT/QTc间期：436/480ms；QRS波电轴：173°。

2. QRS波增宽，在V_1和V_2导联上呈qR型，在V_5和V_6导联上S波粗钝。

3. Ⅰ和aVL导联QRS波呈rS型，Ⅱ、Ⅲ和aVF导联QRS波呈qR型，Ⅲ导联中R波高大。

4. V_1导联Ptf值增大≥0.04mm·s。

心电图诊断

1. 陈旧性间隔壁心肌梗死。
2. Ⅰ度房室传导阻滞。
3. 完全性右束支阻滞。
4. 左后分支阻滞。
5. 左心房异常。
6. QT间期延长。

解析

1. 本心电图中，胸导联上具有右束支阻滞的图形，肢体导联上又具有左后分支阻滞的特点，尽管如此，在确诊前必须排除引起QRS波电轴右偏的其他原因，原因是本患者有心肌梗死史。从心电图上判断，异常Q波累及V_1和V_2导联，在心电图上定位诊断是间隔壁心肌梗死。通常间隔壁心肌梗死不引起QRS波电轴右偏，因此右束支合并左后分支阻滞可以确立。

2. 对于阻滞部位的判断，与左后分支相比，左前分支细长，更易发生传导障碍，因此PR间期延长最可能是左前分支阻滞所致，左前分支至少存在Ⅰ度阻滞。

3. 临床资料：超声心动图示陈旧性前壁心肌梗死，左心房和左心室增大，主动脉瓣钙化伴轻度关闭不全；冠脉造影示左前降支近端支架内30%狭窄，远端支架内30%狭窄；左回旋支近端75%狭窄；右冠脉近端支架内无再狭窄。三支病变所致的广泛心肌缺血，可能是造成三分支阻滞的原因。

例165

男性,75岁,咳嗽气急30余年,加重10天入院。入院后心电图检查见图165-1。

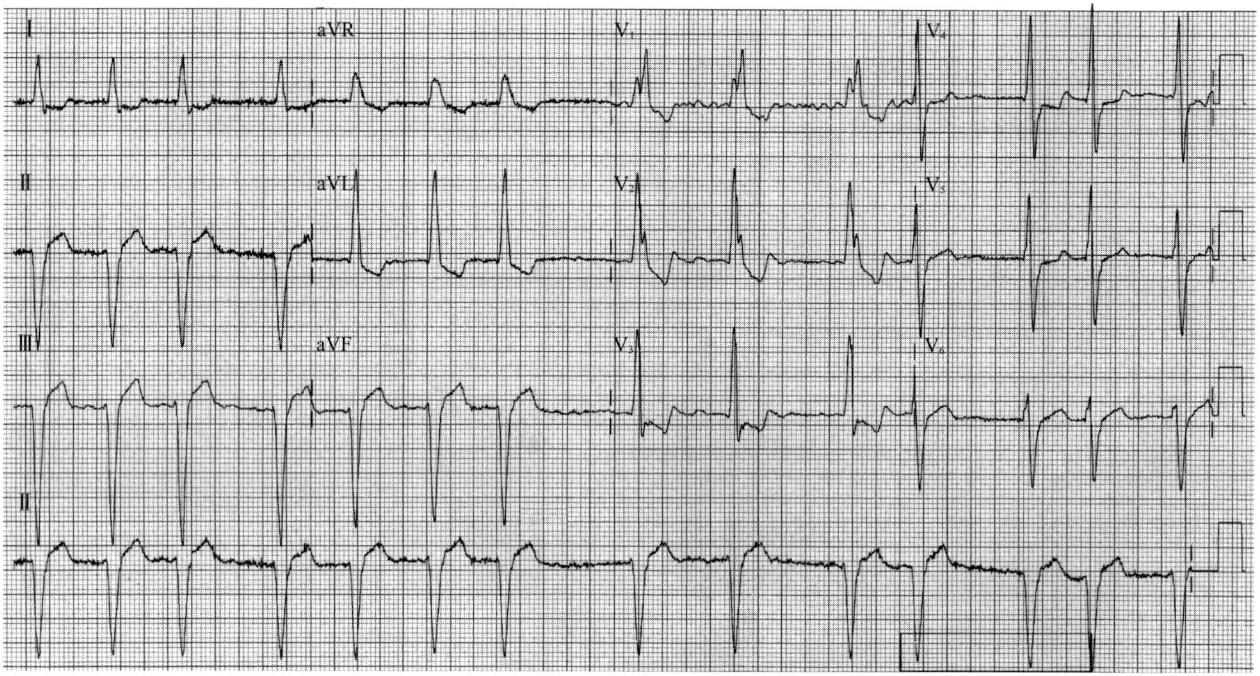

图165-1　例165心电图

心电图特点

1. 基本特点：心房率：500次/分；心室率：86次/分；PR间期：无；QRS波时间：150ms；QT/QTc间期：362/433ms；QRS波电轴：-81°。

2. P波消失，代之以节律不规则的f波。RR间期绝对不规则。

3. QRS波增宽，无束支阻滞的图形特点。

心电图诊断

1. 心房颤动。

2. 非特异性心室内阻滞。

解析

1. 本心电图第一个特点是P波消失，代之以节律不规则的f波，RR间期绝对不规则，因此主导心律是心房颤动。

2. 第二个特点是QRS波增宽，在图形特点上，V_1~V_3导联呈右束支阻滞的图形，但V_4~V_6导联无右束支阻滞的图形，属于非特异性心室内阻滞。

3. 非特异性心室内阻滞常是心肌弥漫性病变的结果，常伴有左心室收缩功能不全。

4. 临床资料：超声心动图示左心房和左心室增大，左心室收缩功能降低，主动脉瓣轻度关闭不全，肺动脉高压伴轻-中度三尖瓣关闭不全。非特异性心室内阻滞对左心室收缩功能不全有一定预测价值。

例166

男性,85岁,头晕、乏力2周,曾有“室性心动过速”史。入院后心电图检查见图166-1。

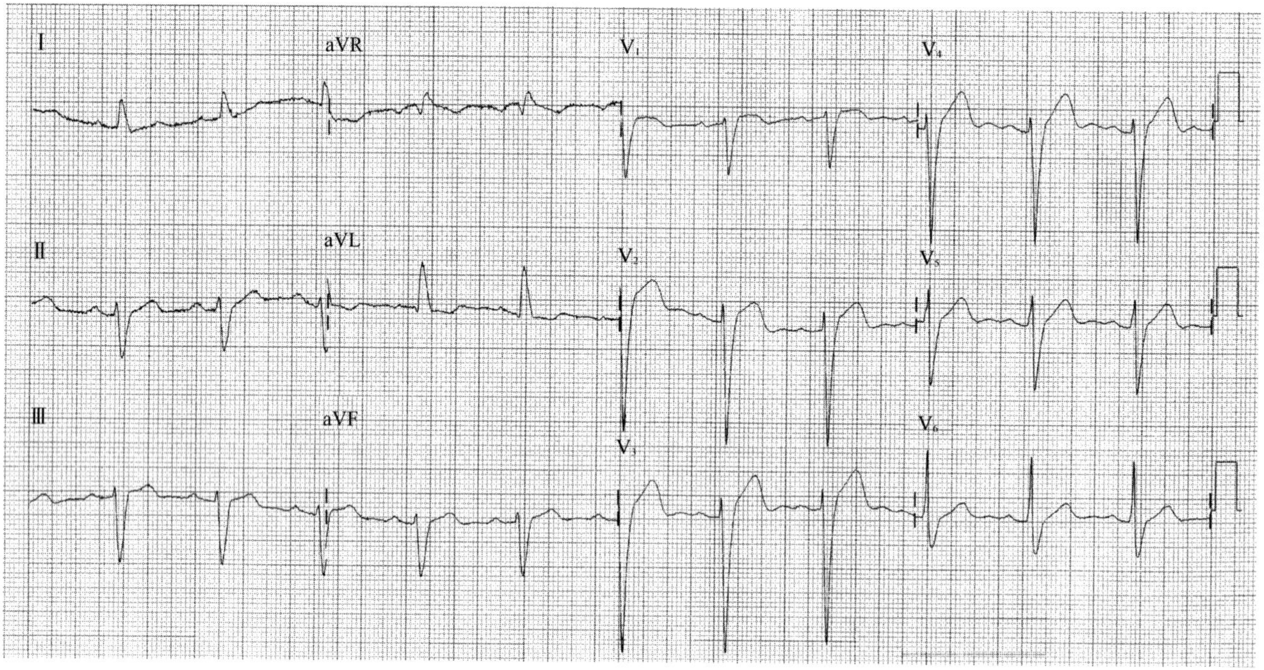

图166-1 例166心电图

心电图特点

1. 基本特点：心率：70次/分；PR间期：216ms；QRS波时间：145ms；QT/QTc间期：428/462ms；QRS波电轴：−68°。

2. P波增宽，时间>120ms。

3. QRS波增宽，无束支阻滞的图形特点。

心电图诊断

1. Ⅰ度房室传导阻滞。

2. 非特异性心室内阻滞。

3. 左心房异常。

解析

1. 本心电图的特点是QRS波增宽，但是在图形特点上，V_1~V_3导联呈左束支阻滞的图形，而V_4~V_6导联无左束支阻滞的图形，属于非特异性心室内阻滞。

2. 临床资料：超声心动图示左心房和左心室增大，左心室收缩功能降低，主动脉瓣轻度关闭不全。

例 167

男性，42岁，上呼吸道感染后心动过缓近1个月。入院后心电图检查见图167-1。

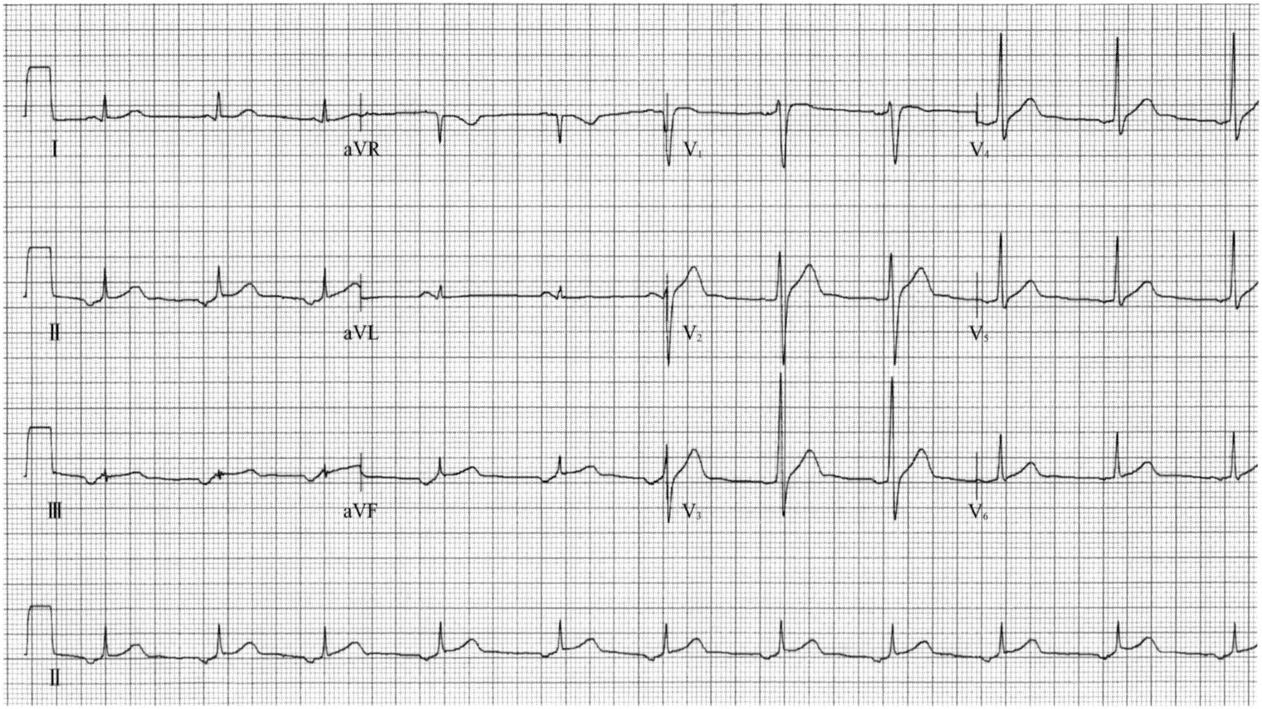

图 167-1　例 167 心电图

心电图特点

1. 基本特点:心率:65次/分;PR间期:142ms;QRS波时间:102ms;QT/QTc间期:388/403ms;QRS波电轴:41°。

2. P波在Ⅱ导联上倒置,在aVR导联上直立。

3. PP间期相等,PR间期恒定,QRS波形态正常。

心电图诊断

房性逸搏心律。

解析

1. 本心电图一个特点是P波在Ⅱ导联上倒置,在aVR导联上直立,不符合窦性P波的特点。因此,诊断应首先关注主导心律。

2. 根据P波特点和频率(>60次/分),以及PR间期(>120ms),考虑诊断为房性逸搏心律,但是不排除加速性交界性心律的可能,因为交界性心律伴前向阻滞可以使PR间期>120ms。

3. 本心电图的诊断依据:P波在Ⅱ导联上倒置,在aVR导联上直立,PR间期>120ms。

例168

男性，83岁，头晕胸闷10天，有高血压史50年，有糖尿病史10年。入院后心电图检查见图168-1。

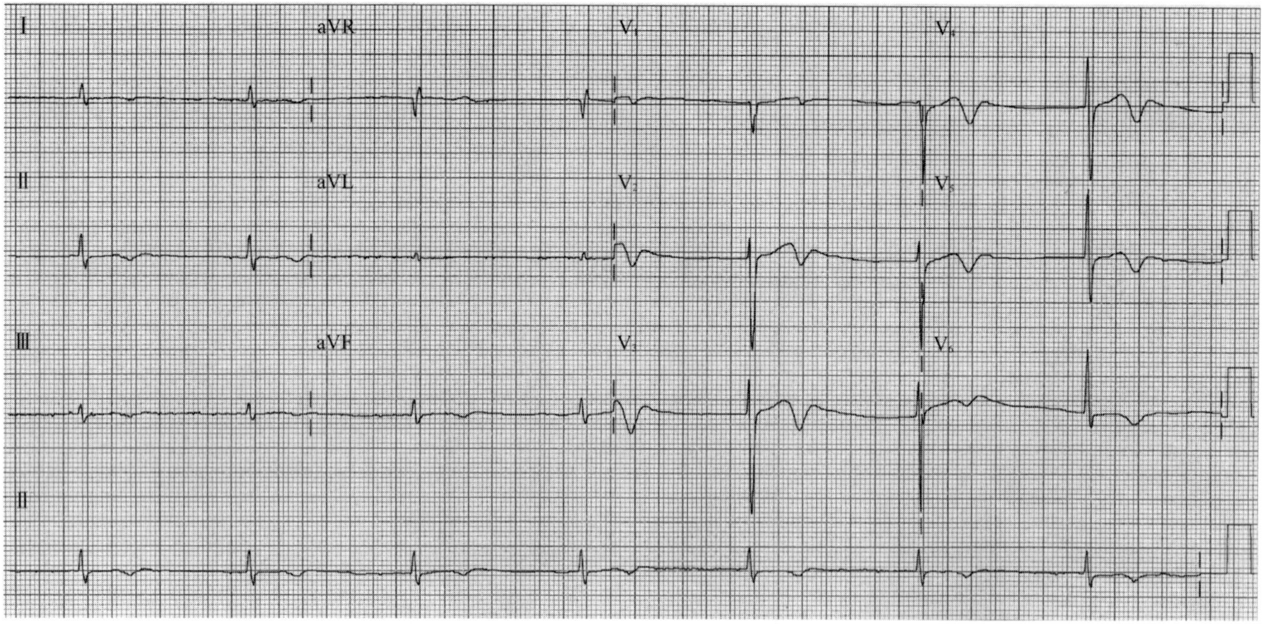

图168-1　例168心电图

心电图特点

1. 基本特点：心率：43次/分；PR间期：无；QRS波时间：90ms；QT/QTc间期：509/430ms；QRS波电轴：52°。

2. P波消失。

3. RR间期相等，QRS波形态正常。

4. V_2~V_6导联T波倒置，V_2~V_5导联U波明显。

心电图诊断

1. 交界性逸搏心律。

2. T波改变。

3. U波明显。

解析

1. 本心电图特点是P波消失，心率缓慢，因此诊断首先考虑主导心律为逸搏心律。

2. 交界性逸搏心律的心电图特点是：频率通常为40~60次/分，RR间期相等，QRS波形态正常。本心电图上心率>40次/分，RR间期相等，QRS波形态正常，因此诊断为交界性逸搏心律。

3. 根据患者的年龄和病史，结合窦性心律突然消失，推测最可能的疾病是病态窦房结综合征。

4. 临床资料：左心房增大伴二尖瓣轻度关闭不全，肺动脉高压伴三尖瓣中度关闭不全，右心房和右心室增大，主动脉瓣轻度关闭不全。

例 169

男性,88岁,急诊入院时已神志不清。原有高血压史。急诊心电图检查见图169-1。

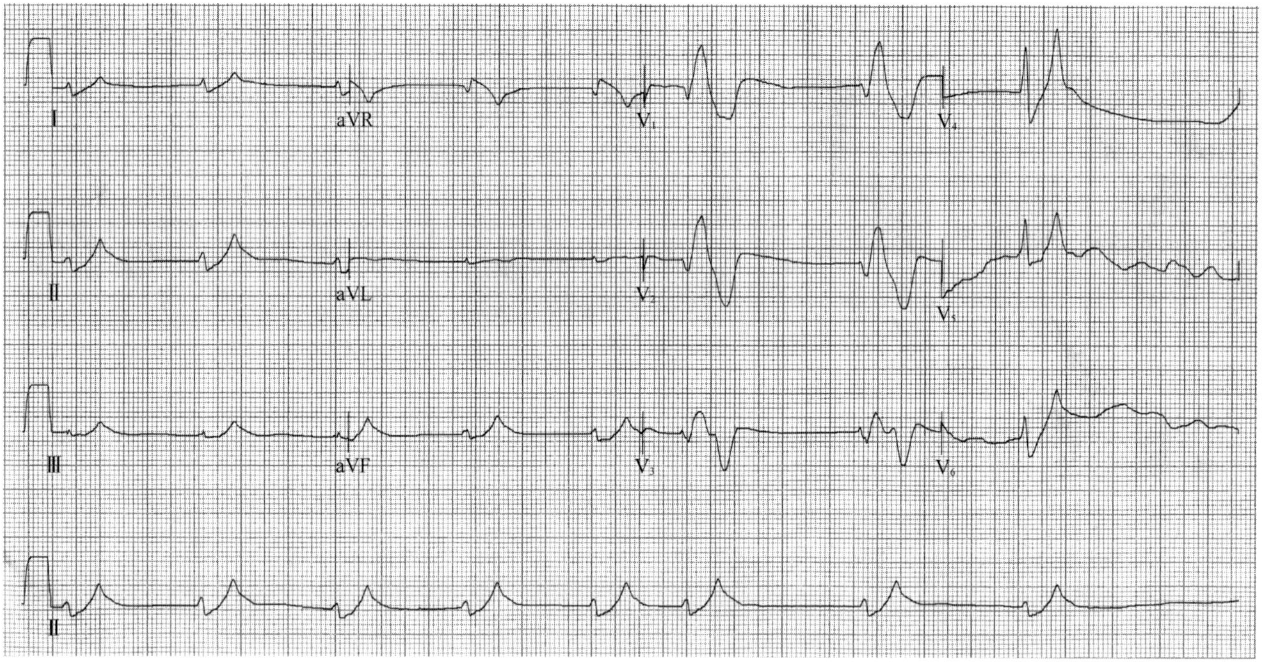

图169-1　例169心电图

心电图特点

1. 基本特点：平均心率：48次/分；PR间期：无；QRS波时间：132ms；QT/QTc间期：500/465ms；QRS波电轴：162°。

2. P波消失。

3. RR间期不等，QRS波宽大畸形。

4. T波异常：Ⅰ~Ⅲ、aVF、V_4~V_6导联异常高尖，V_1~V_3导联深倒置。

心电图诊断

室性逸搏心律。

解析

1. 本心电图特点是P波消失，心率缓慢，因此诊断首先考虑主导心律为逸搏心律。

2. 室性逸搏心律的心电图特点是：频率通常在20~40次/分，RR间期相等或不等，QRS波宽大畸形。本心电图虽然心率>40次/分，但QRS波宽大畸形，室性逸搏心律的诊断更为合理。

3. 与交界性逸搏心律不同的是，室性逸搏心律常常节律不等。

4. 室性逸搏心律常见于临终前，本例患者在此心电图记录后不久死亡。

5. 室性逸搏可有继发性ST-T改变，但本心电图上T波异常，提示可能有高钾血症存在，解析见例190和192。

例 170

女性，68 岁，头晕，突感心率降低而急诊就诊，原有高血压史。急诊心电图检查见图 170–1。

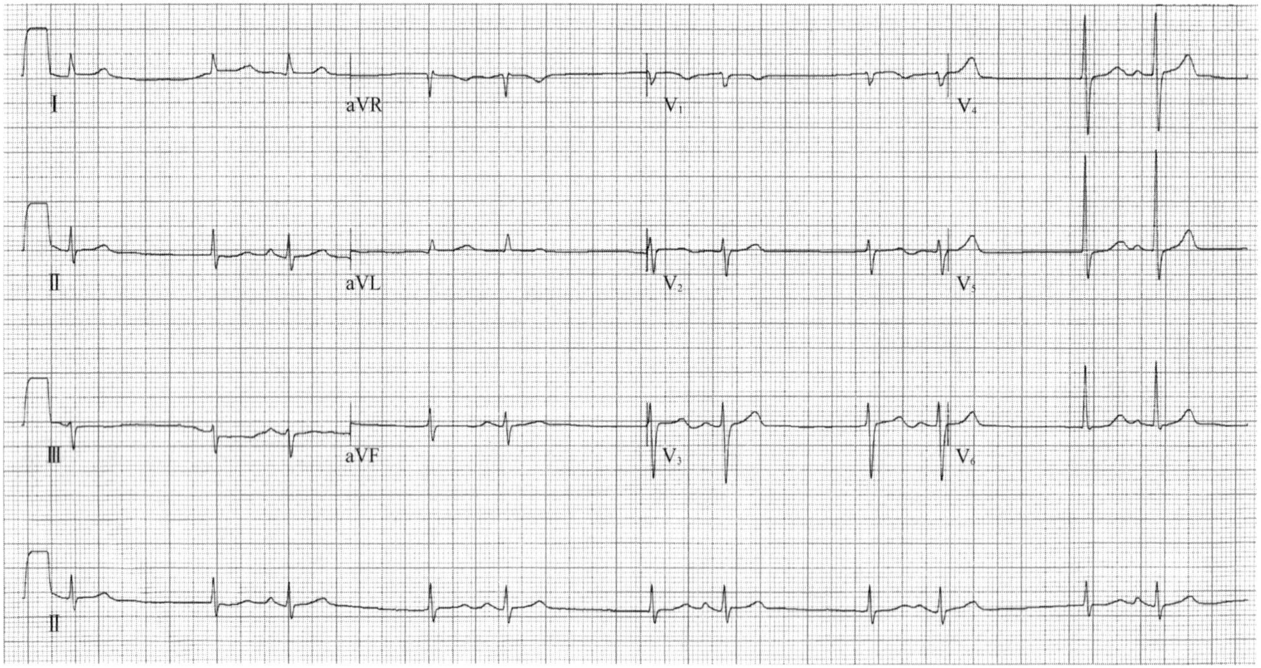

图 170–1 例 170 心电图

心电图特点

1. 基本特点：平均心率：66次/分；PR间期：160ms；QRS波时间：96ms；QT/QTc间期：402/421ms；QRS波电轴：-4°。

2. P波在Ⅱ导联上直立，在aVR导联上倒置。PP间期相等，时间为1 800ms。

3. 在长PP间期中，可见QRS波形态正常的心动，前无P波。

心电图诊断

1. 窦性心动过缓，不排除Ⅱ度窦房阻滞(2:1)。

2. 交界性逸搏(逸搏-夺获二联律)。

解析

1. 本心电图一个特点是：PP间期相等但延长，达1 800ms，即心率约33次/分。对于心率极低的窦性心动过缓，应考虑Ⅱ度窦房阻滞呈2:1传导的可能，但进一步明确诊断需要记录长时间心电图。因此，本心电图仍诊断为窦性心动过缓，但同时提示不排除Ⅱ度窦房阻滞(2:1)的可能，以便引起临床医生的重视。

2. 本心电图另一个特点是：在所有的长PP间期中可见QRS波形态正常的心动，前无P波，为交界性逸搏。逸搏和窦性心律交替出现，形成"逸搏-夺获二联律"现象，详见图170-2。

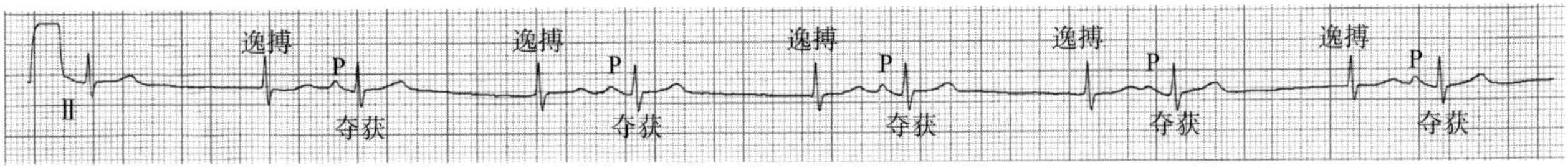

图170-2 逸搏-夺获二联律

PP间期相等，时间为1 800ms，在长PP间期中可见交界性逸搏。逸搏和窦性心律交替出现，形成"逸搏-夺获二联律"现象。

第五章

其他心电学异常

例 171

男性,43岁,心悸与心动过速史3年入院。入院后心电图检查见图171–1。

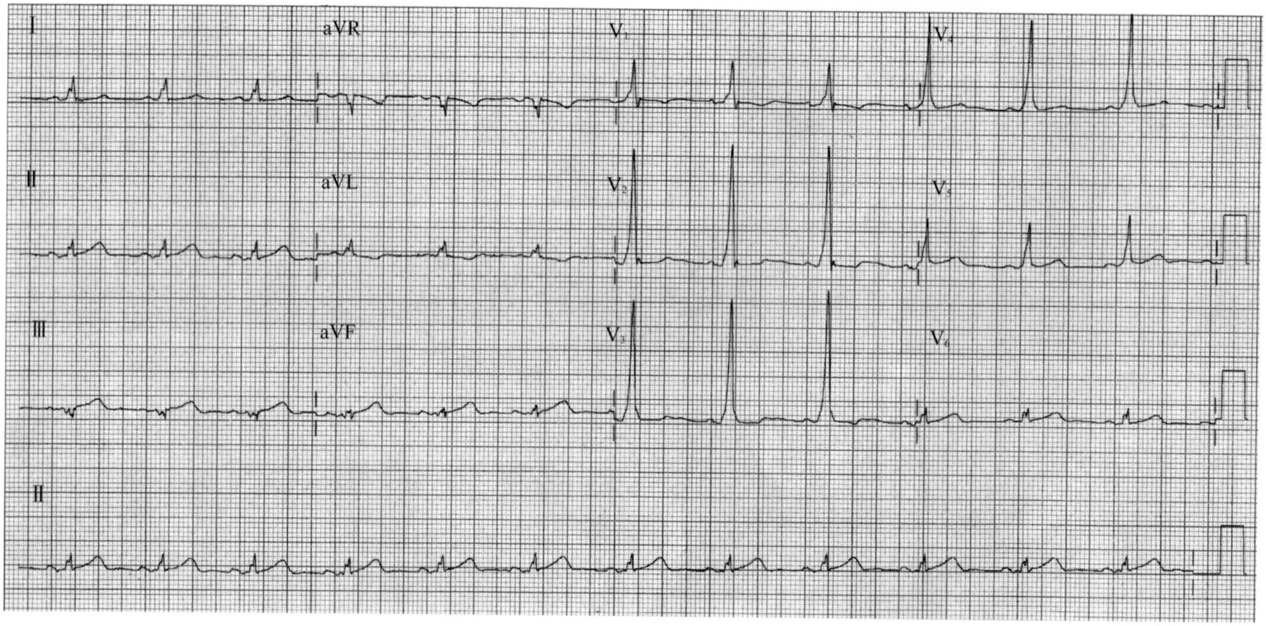

图171–1 例171心电图

心电图特点

1. 基本特点:心率:74次/分;PR间期:115ms;QRS波时间:140ms;QT/QTc间期:400/446ms;QRS波电轴:14°。

2. P波在Ⅱ导联上直立,在aVR导联上倒置。PR间期<120ms。

3. QRS波增宽,起始部位粗钝,有δ波。V_1导联QRS波主波向上。

心电图诊断

心室预激(A型)。

解析

1. 心室预激是指正常房室传导系统以外存在先天性房室附加通道(简称旁道)。旁道的特点是传导速度快,结果是心房激动经旁道下传心室,提前到达旁道邻近的心室肌，从而提早激动部分或全部心室肌，并改变了心室肌的正常激动顺序。典型的心室预激在心电图上表现为PR间期缩短，QRS波增宽变形，起始部分有预激波（δ波）。δ波是心室肌提前激动的电活动，见图171-2。具有典型心电图表现的心室预激称为“显性心室预激”。

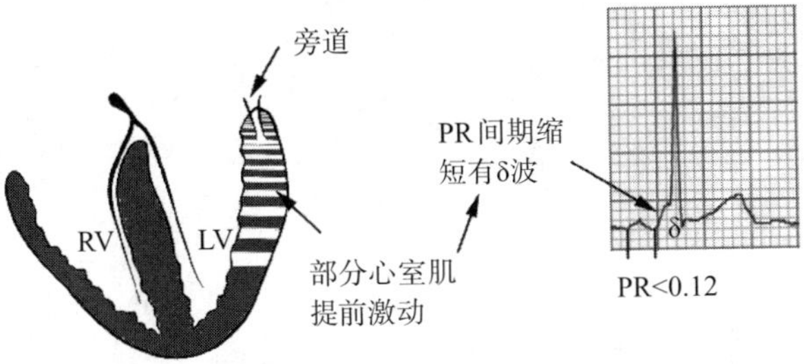

图171-2　心室预激的心电图表现

2. 按照2007~2009年AHA/ACC/HRS关于心电图标准化的建议，典型心室预激有以下表现提示可能为完全性心室预激：① 窦性心律下，成人PR间期<120ms，儿童<90ms；② QRS波起始部位粗钝，形成δ波，与P波融合或起始于临近的P波终点；③ QRS波时间：成人>120ms，儿童>90ms；④ 继发性ST-T改变。

3. 本心电图上的特点是P波正常，PR间期缩短<120ms，QRS波增宽，起始部位粗钝，有δ波（图171-3）。根据以上特点，本心电图诊断为心室预激。

4. 以往按照胸导联上δ和QRS波的形态，将心室预激分为“A”和“B”型。A型心室预激的特点是δ波和QRS波在V_1导联上均向上，本心电图属于A型心室预激。

5. 目前在体表心电图上定位预激旁道的流程，已经得到公认。首先根据V_1导联QRS波主波方向，将旁道分为左侧和右侧。本心电图上V_1导联QRS波主波向上，应为左侧旁道。左侧旁道定位后，再根据Ⅰ和aVL导联δ波方向进一步定位，若δ波正向，为左间隔旁道。因此本心电图应定为在左间隔旁道。

6. 临床资料：心脏电生理检查示左间隔旁道；超声心动图未见心脏结构和功能异常。心电图上对旁道的定位诊断与心脏电生理检查结果一致。

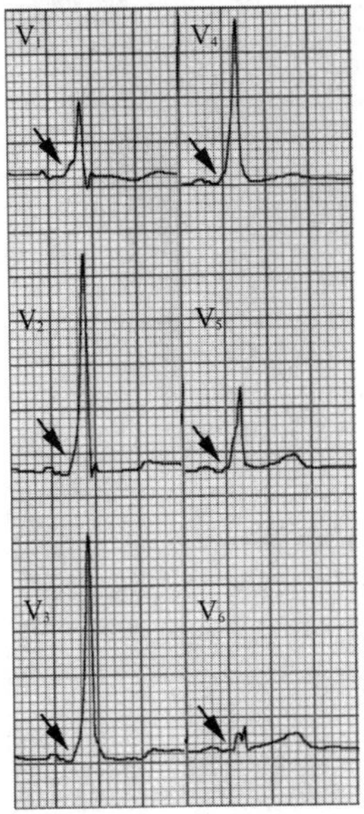

图171-3　δ波的识别

箭头所指为δ波，在V_1~V_3导联明显。V_1导联δ波和QRS波均向上，为A型预激，为左侧旁道。

例 172

男性，35岁，阵发性心房颤动5年入院。入院后心电图检查见图172-1。

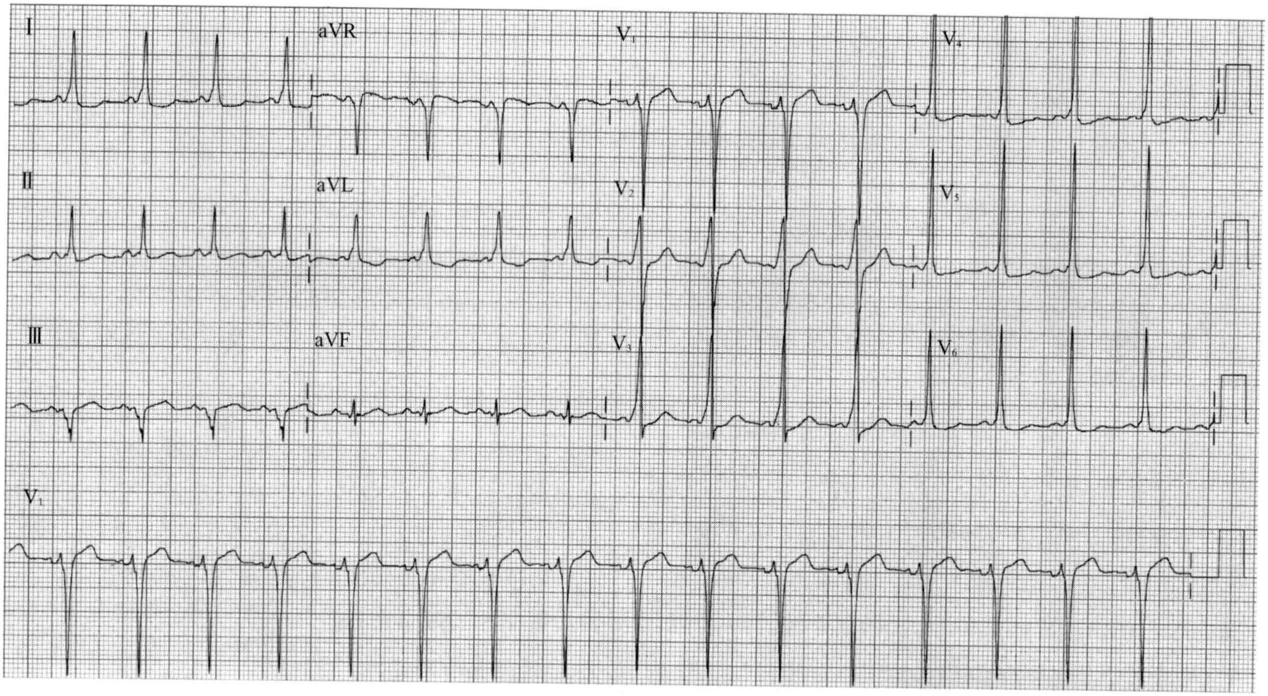

图172-1　例172心电图

心电图特点

1. 基本特点：心率：99次/分；PR间期：100ms；QRS波时间：150ms；QT/QTc间期：356/457ms；QRS波电轴：0°。

2. P波在Ⅱ导联上直立，在aVR导联上倒置。PR间期<120ms。

3. QRS波增宽，起始部位粗钝，有δ波。V_1导联QRS波主波向下，Ⅰ和aVL，V_1导联δ波正向。

心电图诊断

心室预激（B型）。

解析

1. 本心电图的特点是P波正常，但PR间期缩短<120ms，QRS波增宽，起始部位粗钝，有δ波（图171–2）。根据以上特点，本心电图诊断为心室预激。

2. 以往按照胸导联上QRS波的形态，将心室预激分为“A”和“B”型。B型心室预激的特点是δ波和QRS波在V_1导联上均向下，本心电图δ波是正向的，但QRS波向下，尚属B型心室预激。

3. 预激旁道的定位，首先应根据V_1导联QRS波主波方向，将旁道分为左侧和右侧。本心电图上V_1导联QRS波主波向下，此时应根据Ⅰ和aVL导联δ波方向来判断：若δ波为正向，为右侧旁道；若δ波为负向或位于等电位线，为左侧旁道。本心电图上Ⅰ和aVL导联δ波正向，应为右侧旁道（图172–2）。右侧旁道定位后，再根据V_1导联δ波方向进一步定位，若δ波正向，为右侧游离壁旁道，若δ波负向或位于等电位线，为右侧间隔旁道。本心电图V_1导联δ波正向，因此为右侧游离壁旁道。

4. 临床资料：心脏电生理检查示右侧游离壁旁道；超声心动图未见心脏结构和功能异常。心电图上对旁道的定位诊断与心脏电生理检查结果一致。

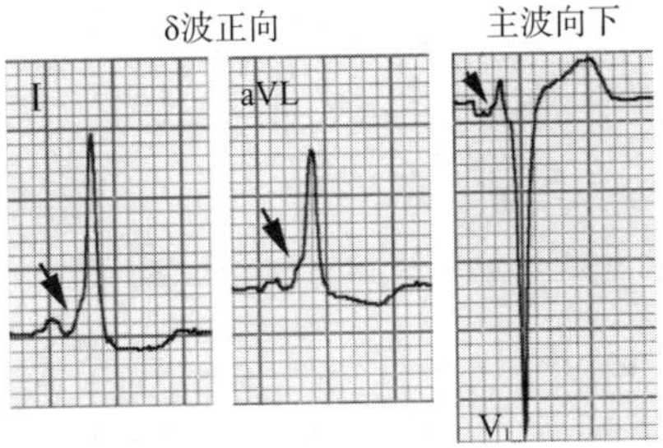

图172–2 δ波方向和QRS波主波方向

V_1导联QRS波主波向下，Ⅰ和aVL导联δ波正向，定位为右侧旁道；V_1导联δ波正向，定位为右侧游离壁旁道。

例 173

男性，46岁，阵发性心悸10年，加重1周入院。入院后心电图检查见图173-1。

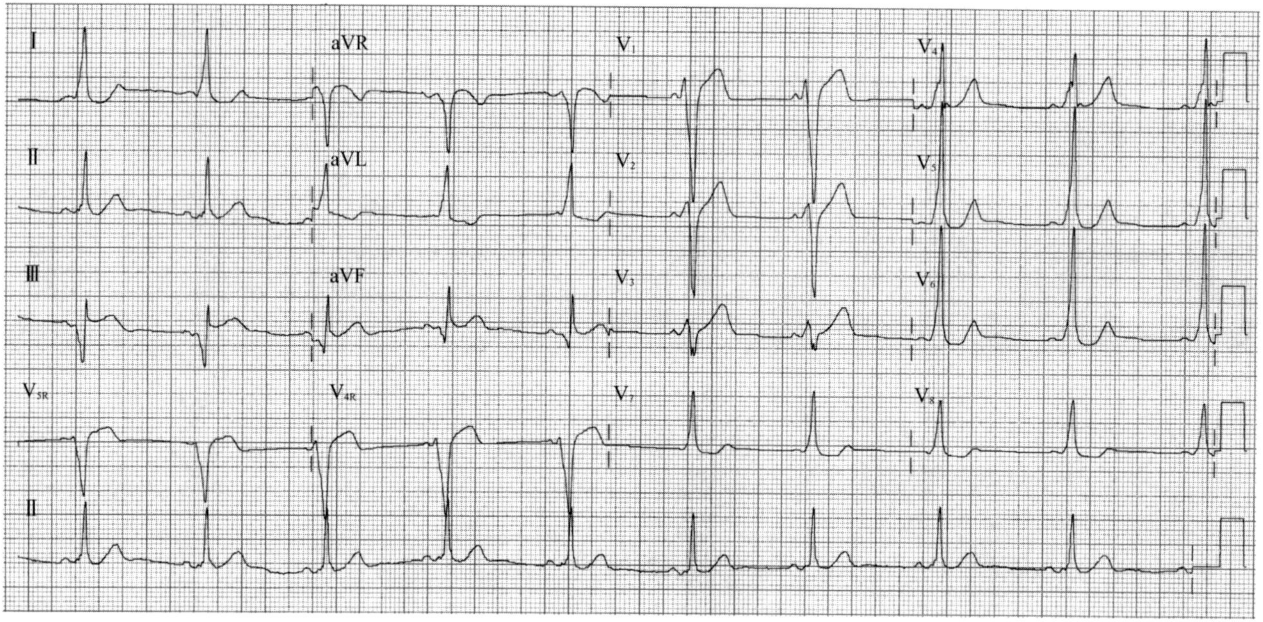

图 173-1　例 173心电图

心电图特点

1. 基本特点：心率：57次/分；PR间期：85ms；QRS波时间：180ms；QT/QTc间期：448/436ms；QRS波电轴：8°。

2. P波在Ⅱ导联上直立，在aVR导联上倒置。PR间期<120ms。

3. QRS波增宽，起始部位粗钝，有δ波。V_1导联QRS波主波向下。Ⅰ、Ⅱ和aVL，V_1~V_6导联δ波正向，Ⅲ和aVF导联δ波负向。

心电图诊断

1. 窦性心动过缓。

2. 心室预激（B型）。

解析

1. 本心电图的特点是P波正常，但PR间期缩短<120ms，QRS波增宽，起始部位粗钝，有δ波。根据以上特点，诊断为心室预激。

2. 本心电图上V_1导联QRS波主波向下，根据Ⅰ和aVL导联δ波正向，定位为右侧旁道。

3. 临床资料：心脏电生理检查示左右双侧旁道；超声心动图示左心房增大伴二尖瓣轻度关闭不全。心电图对于多旁道的定位诊断方法，有待进一步的研究。

例 174

女性，30岁，阵发性心动过速2年入院。入院后心电图检查见图174-1。

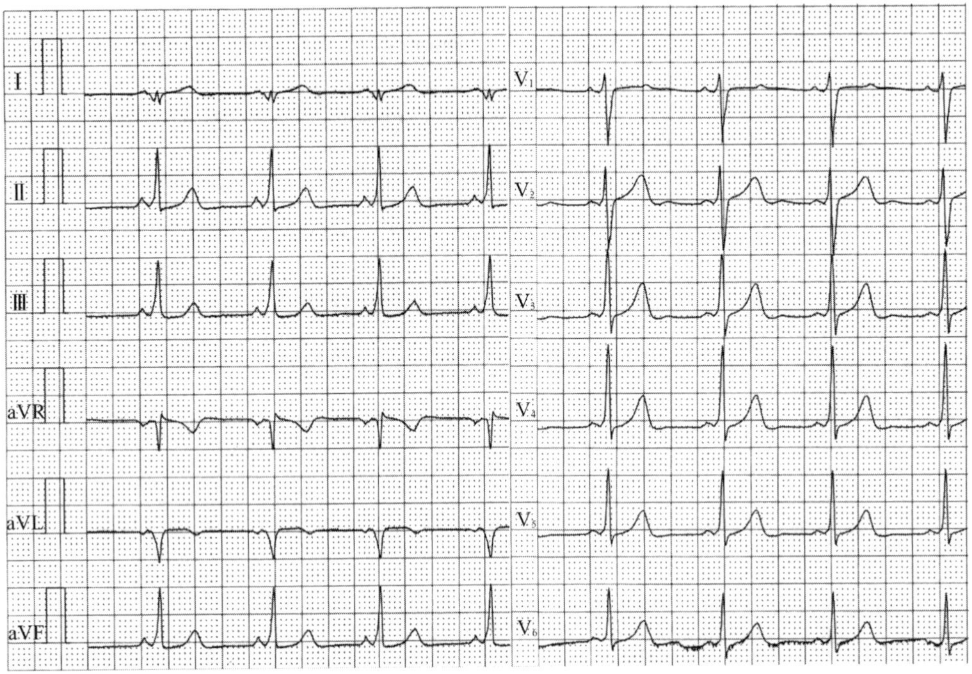

图174-1　例174心电图

心电图特点

1. 基本特点：心率：73次/分；PR间期：100ms；QRS波时间：110ms；QT/QTc间期：400/442ms；QRS波电轴：90°。

2. P波在Ⅱ导联上直立，在aVR导联上倒置。PR间期<120ms。

3. QRS波增宽，起始部位粗钝，有δ波。V_1导联QRS波主波向下，Ⅰ导联δ波负向，aVL导联位于等电位线。

心电图诊断

心室预激（B型）。

解析

1. 本心电图特点是P波正常，但PR间期缩短<

120ms，QRS波增宽，起始部位粗钝，有δ波。因此，诊断为心室预激。

2. 在体表心电图上定位预激旁道，首先根据V_1导联QRS波主波方向，将旁道分为左侧和右侧。本心电图上V_1导联QRS波主波向下，此时应根据Ⅰ和aVL导联δ波方向来判断。若δ波为正向，为右侧旁道，若δ波为负向或位于等电位线，为左侧旁道。本心电图上Ⅰ导联δ波负向，aVL导联δ波位于等电位线，应为左侧壁旁道（图174-2）。

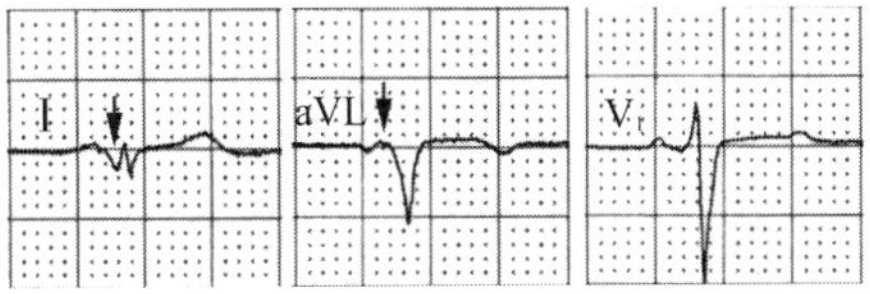

图174-2　δ波方向和QRS波主波方向

V_1导联QRS波主波向下，Ⅰ导联δ波负向，aVL导联δ波位于等电位线，定位应为左侧壁旁道。

3. 患者住院期间行射频消融术，术后QRS波正常，δ波消失，PR间期=120ms，手术前后心电图比较见图174-3。

4. 临床资料：电生理检查示左侧壁旁道；超声心动图未见心脏结构和功能异常。心电图上对旁道的定位诊断与心脏电生理检查结果一致。

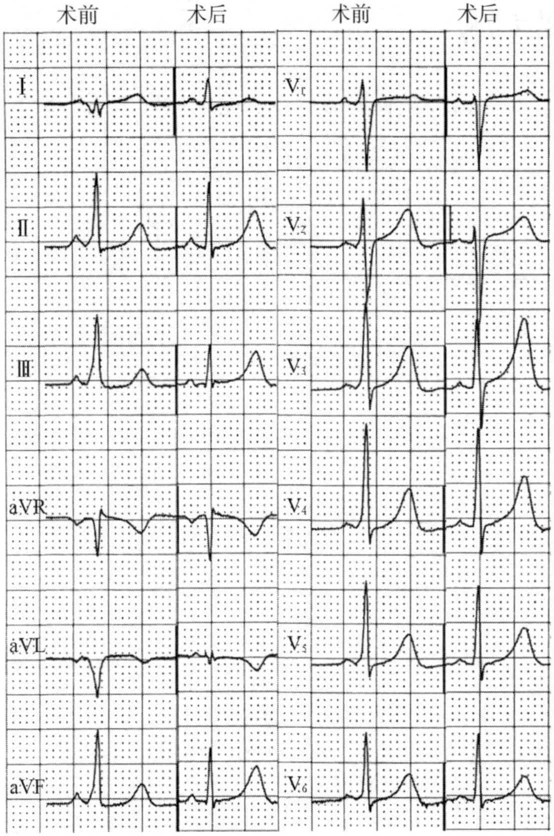

图174-3　射频消融术前和术后比较

术前：QRS波增宽，有δ波，PR间期<120ms；术后：术后QRS波正常，δ波消失，PR间期=120ms。

例 175

女性，35岁，偶有心悸。心电图检查见图175-1。

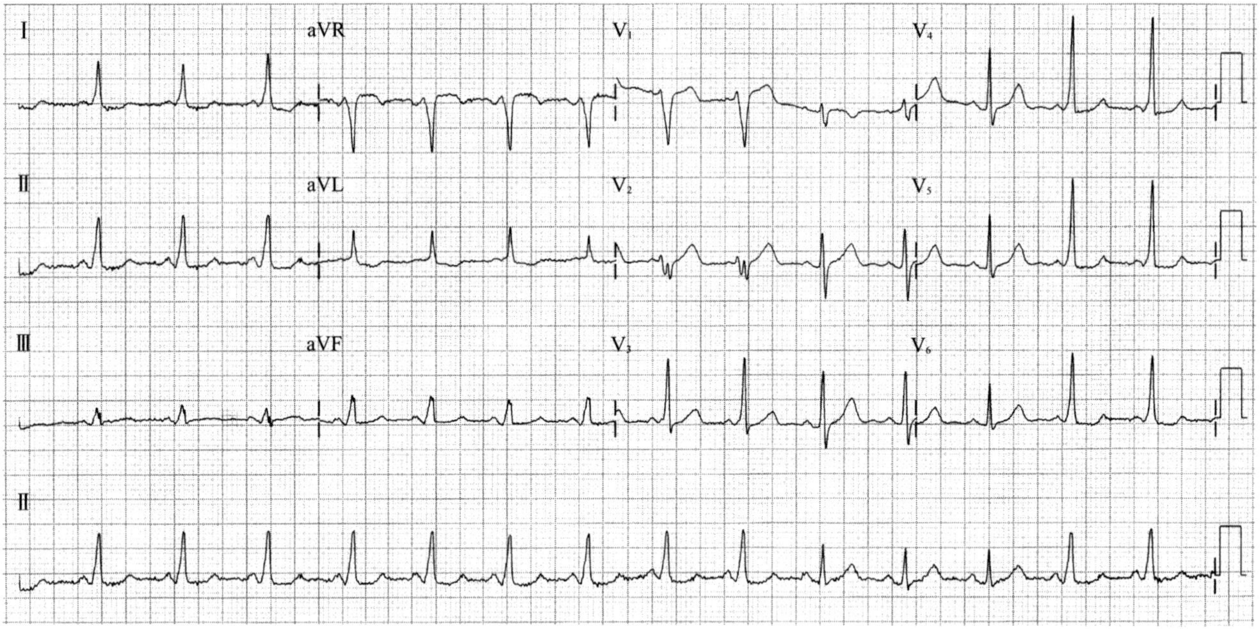

图175-1　例175心电图

心电图特点

1. 基本特点：心率：89 次/分；PR 间期：116ms 和 160ms；QRS 波时间：80ms 和 114ms；QT/QTc 间期：384/467ms；QRS波电轴：45°。

2. P波在Ⅱ导联上直立，在aVR导联上倒置。部分PR间期<120ms。

3. 部分QRS波增宽，起始部位粗钝，有δ波。V_1导联QRS波主波向下，Ⅰ和aVL导联δ波正向。

心电图诊断

间歇性心室预激（B型）。

解析

1. 本心电图特点是部分QRS波增宽，起始部位粗钝，有δ波，而部分QRS波形态正常（图175-2）。应诊断为间歇性心室预激。

2. 诊断间歇性心室预激时，应注意与室性心动过速鉴别。最常见的误诊原因是将心室预激的短PR间期误认为房室分离现象，将心室预激的宽QRS波误认为室性心动。连续观察P和QRS波之间的关系，有助于鉴别诊断。间歇性心室预激的PR间期恒定，而室性心动过速中P波和QRS波无关，因此无恒定的"PR间期"（图175-2）。

3. 本心电图上V_1导联QRS波主波向下，Ⅰ和aVL导联δ波为正向，可能为右侧旁道，但本患者未经心电生理检查确诊。

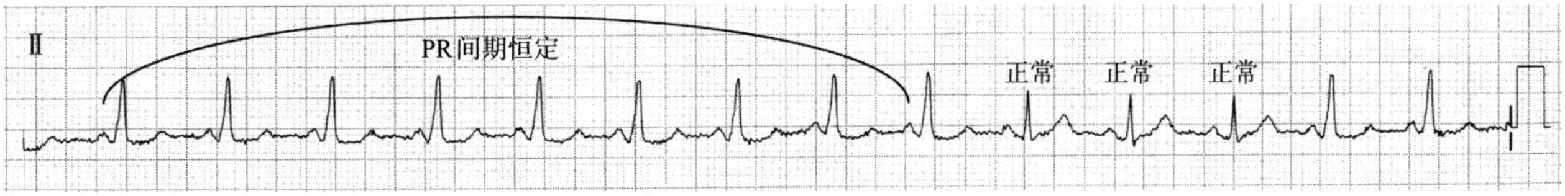

图175-2 间歇性心室预激的识别

宽QRS波与P波有固定的关系，即PR间期恒定。

例 176

女性，48 岁，因心悸在外院就诊，外院拟诊“室性早搏”治疗，治疗中来本院复诊。心电图检查见图 176–1。

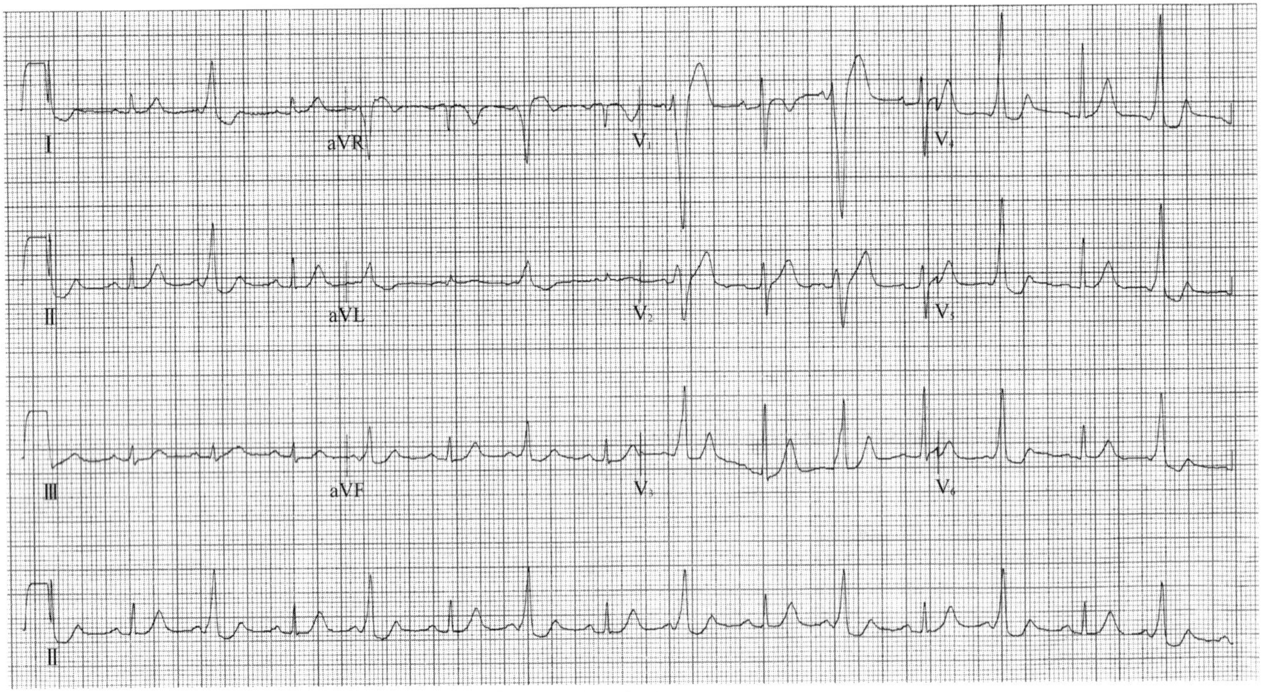

图 176–1　例 176 心电图

心电图特点

1. 基本特点：心率：96 次/分；PR 间期：100ms 和 180ms；QRS 波时间：82ms 和 160ms；QT/QTc 间期：365/435ms；QRS 波电轴：47 和 85°。

2. P 波在Ⅱ导联上直立，在 aVR 导联上倒置。

3. QRS 波形态正常和 QRS 波增宽交替出现，QRS 波增宽的 PR 间期<120ms，起始部位粗钝，有 δ 波，在 V_1 导联 QRS 波主波向下。

心电图诊断

间歇性心室预激（B 型）。

解析

1. 本心电图间歇性心室预激的诊断依据是：QRS 波形态正常和 QRS 波增宽交替出现，QRS 波增宽的 PR 间期<120ms，起始部位粗钝，有 δ 波；QRS 波形态正常和 QRS 波增宽的 PJ 间期相等。

2. 本心电图特点是 QRS 波形态正常和 QRS 波增宽交替出现，酷似室性早搏二联律。尽管延长记录时间或嘱患者做某些运动有助于鉴别诊断，但是有时两者很难鉴别。

3. 测量 PJ 间期是一种鉴别方法。原理是心室预激时部分心室肌提前激动，但是通常心室肌整体除极时间不提早，所以经旁道下传的 PJ 间期和经正常通道下传的 PJ 间期是相等的。尽管近年来对心室预激是否使 PJ 间期提前存在不同的意见，但是在鉴别诊断上，PJ 间期测量仍是有用的方法。本心电图上两者的 PJ 间期相等，见图 176-2。

4. 本心电图上 V_1 导联 QRS 波主波向下，Ⅰ和 aVL 导联 δ 波为正向，可能为右侧旁道，但本患者未经心脏电生理检查确诊。

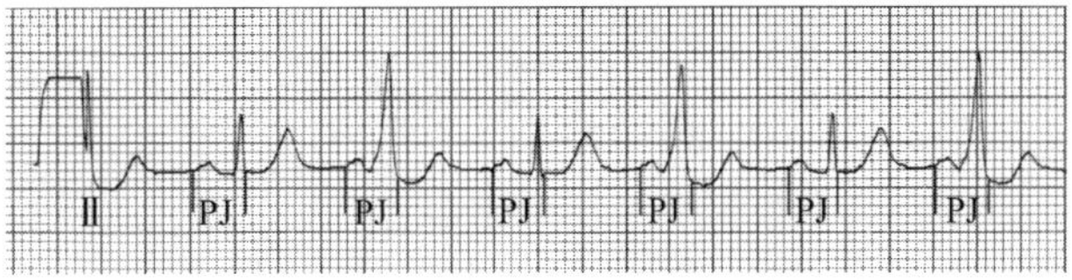

图 176-2　PJ 间期的测量

PJ 间期：P 波的起始至 QRS 波终末 J 点。图中 QRS 波形态正常的心动的和 QRS 波增宽的心动的 PJ 间期相等。

例 177

女性,21岁,自幼有阵发性心动过速史。未发作时心电图检查见图177-1。

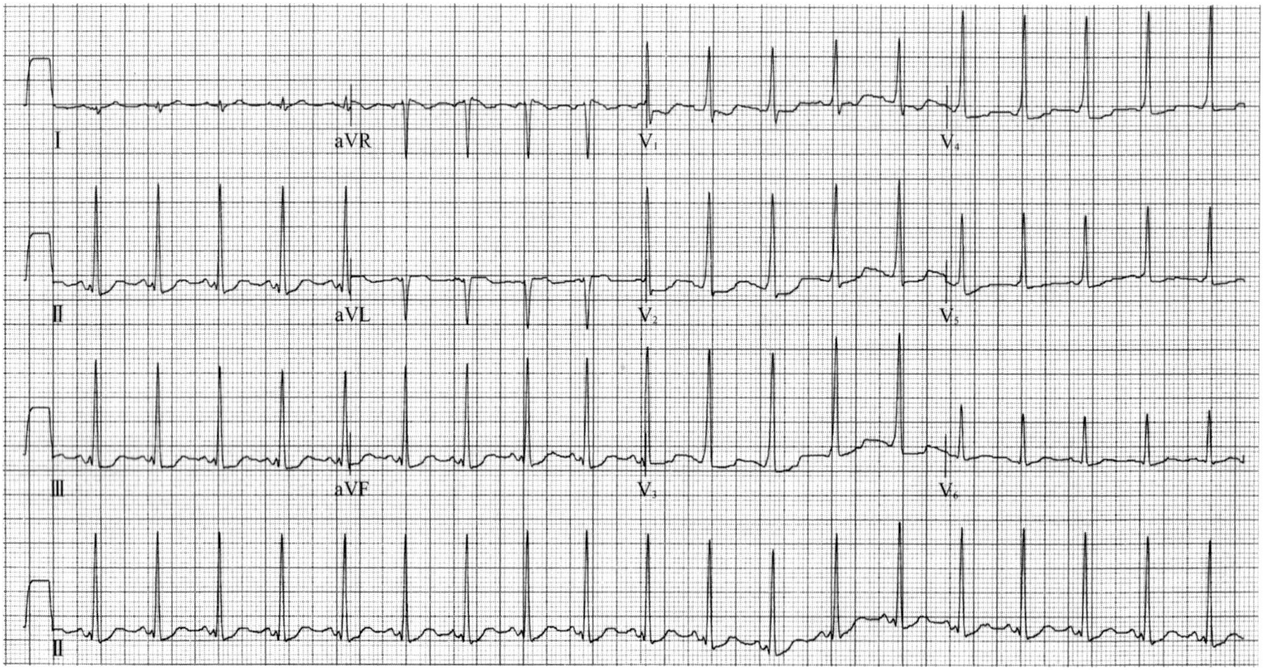

图177-1 例177心电图

心电图特点

1. 基本特点:心率:116次/分;PR间期:110ms;QRS波时间:115ms;QT/QTc间期:326/453ms;QRS波电轴:90°。

2. P波在Ⅱ导联上直立,在aVR导联上倒置。PR间期<120ms。

3. QRS波增宽,起始部位粗钝,有δ波。V_1导联QRS波主波向上,Ⅰ、aVL、V_1导联δ波正向。

心电图诊断

1. 窦性心动过速。

2. 心室预激(A型)。

解析

1. 本心电图特点是心率快,QRS波增宽和δ波不明显,因此心室预激的诊断可能被遗漏。

2. 本心电图上容易发现的QRS波异常是V_1导联QRS波主波向上。在心电图上引起V_1导联QRS波主波向上的原因常见有:心室预激、右心室肥厚、右束支阻滞和后壁心肌梗死。对于青少年患者,心室预激和右心室肥厚可能是最为常见的原因,所以是鉴别诊断的重点。本患者自幼曾接受多次心电图检查,大多数诊断是"V_1导联R/S>1",遗漏了心室预激的诊断。

3. 本心电图上δ波明显的导联是V_4导联,在QRS波起始部位有斜型向上的δ波,见图177-2。QRS波时间<120ms,属于不完全性心室预激。

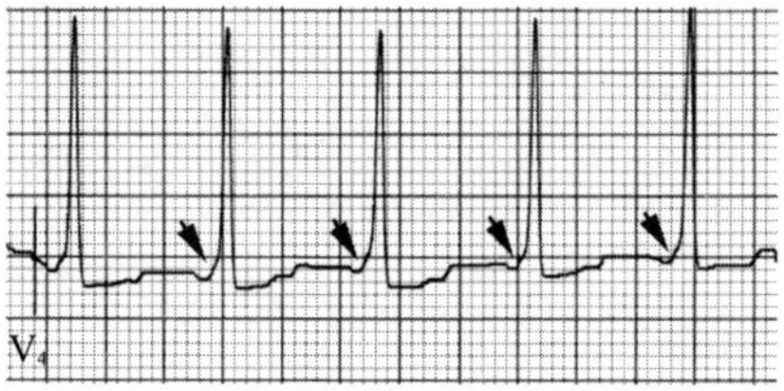

图177-2 δ波的识别

箭头所指为δ波。

例178

男性，46岁，反复发生阵发性心动过速史10余年，近1年发作频繁，持续时间长，发作时气急明显。发作时心电图检查见图178-1。

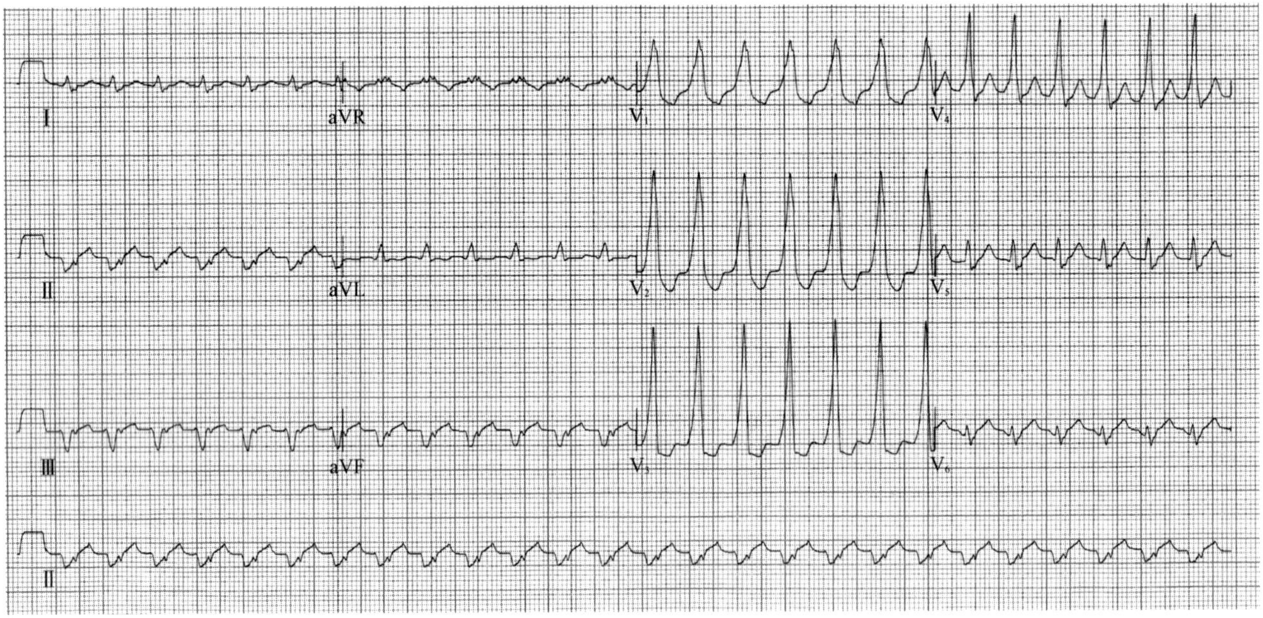

图178-1　例178心电图

心电图特点

1. 基本特点：心率：158次/分；PR间期：无；QRS波时间：162ms；QT/QTc间期：344/557ms；QRS波电轴：-75°。

2. P波无法识别，RR间期规则。

3. QRS波增宽，胸导联主波均向上。V_1导联QRS波呈单向R波型，V_6导联QRS波呈rs型，R波和S波基本相等。

心电图诊断

宽QRS心动过速（逆传型房室折返性心动过速可能）。

解析

1. 本心电图的诊断重点在于宽QRS心动过速的鉴别诊断。本心电图无室性心动过速的三大经典特点：房室分离、心室夺获和心室融合波，因此不支持室性心动过速的诊断；QRS波增宽明显，QRS波时间>160ms，支持室性心动过速的诊断；QRS波电轴-75°，不支持室性心动过速的诊断；胸导联QRS波同向时(本心电图呈正向同向性)，大多数情况下是室性心动过速，但不排除经左侧旁道前传的室上性心动过速；胸导联呈右束支阻滞型，V_1导联QRS波呈单向R波型，V_6导联QRS波呈rs型，R波和S波基本相等，因此无法鉴别是室性心动过速还是室上性心动过速。

2. 对于宽QRS心动过速，在常规心电图上有时难以鉴别诊断，因此有作者建议用"宽QRS心动过速"来诊断心电图。本心电图的特点部分支持室性心动过速，部分支持室上性心动过速，鉴别诊断依赖于心脏电生理检查。

3. 临床资料：超声心动图示左心房、左心室增大，左心室收缩功能不全；心脏电生理检查示左侧游离壁旁道。

4. 心脏电生理结果提示宽QRS心动过速是经左侧旁道前传的室上性心动过速。心室预激形成室上性心动过速的机制是房室折返。房室结和旁道电生理特点不同是形成折返的基础，房室折返性心动过速有两种常见类型：① 前传型，又称顺传型。在这类折返中，心动过速的激动经房室结前传至心室，再由旁路逆传至心房(图178-2)；② 逆传型。在这类折返中，心动过速的激动经旁道前传至心室，再由房室结逆传至心房。本患者属于逆传型房室折返性心动过速。

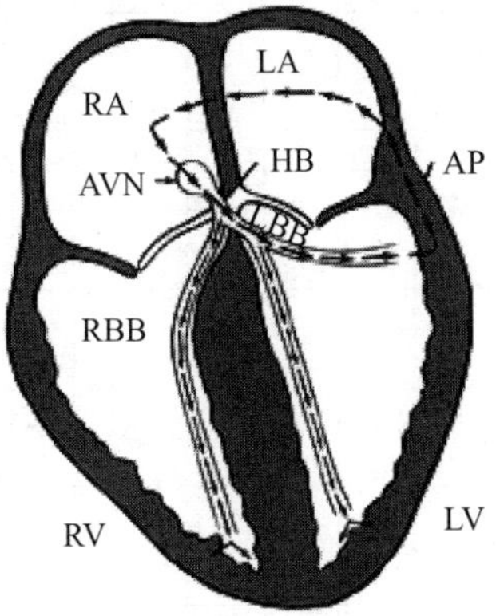

图178-2　前传型房室折返性心动过速

RA：右心房；LA：左心房；RV：右心室；LV：左心室；AVN：房室结；HB：房室束(希氏束)；AP：旁道；RBB：右束支；LBB：左束支。前传型房室折返性心动过速：心动过速的激动经房室结前传至心室，再由旁路逆传至心房，为图中箭头标注的方向。

例179

女性,34岁,反复发生阵发性心动过速史5余年。发作时心电图检查见图179-1。

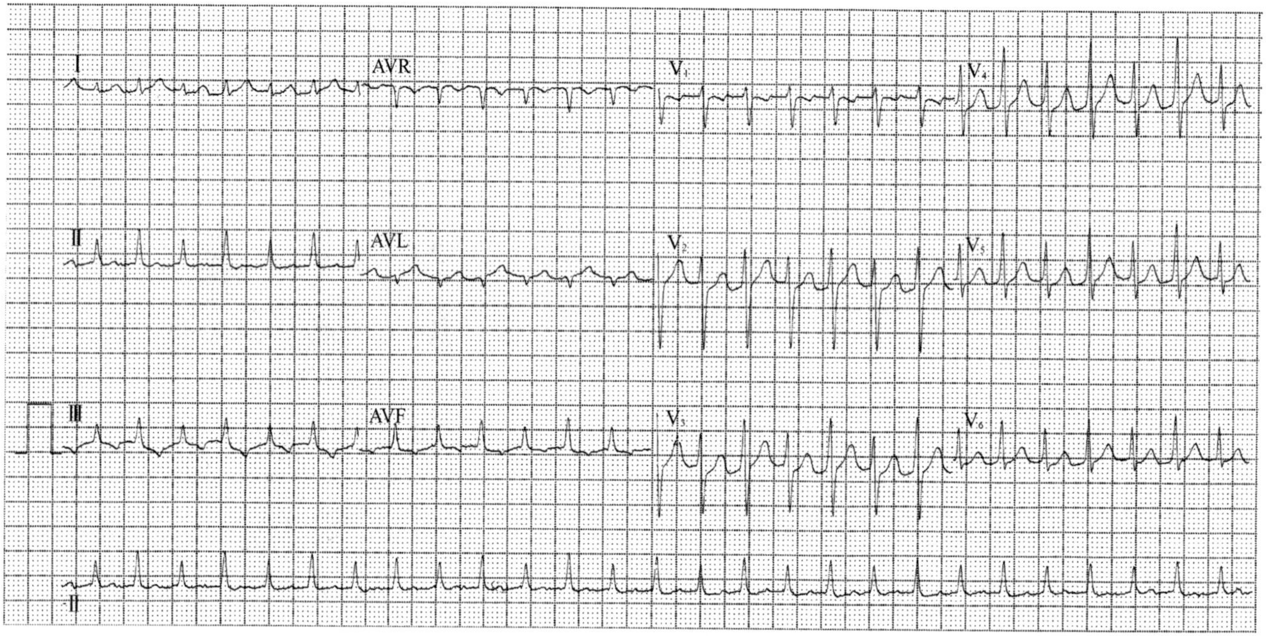

图179-1　例179心电图

心电图特点

1. 基本特点：心率：165次/分；PR间期：无；QRS波时间：92ms；QT/QTc间期：270/445ms；QRS波电轴：75°。

2. Ⅲ和aVF导联可见P^-波，RP^-间期≥70ms，RP^-间期/P^-R间期<1，RR间期规则。

3. QRS波振幅呈交替现象，V_3和V_4导联明显。

心电图诊断

室上性心动过速(前传型房室折返性心动过速可能)。

解析

1. 室上性心动过速是包括多种不同类型的心动过速，其中常见的类型有房室结内折返性心动过速和经房室旁道的房室折返性心动过速。房室结内折返性心动过速和前传型房室折返性心动过速心电图常表现为窄QRS心动过速。两者之间的鉴别在常规心电图上不能完全明确，有赖于心脏电生理检查，但一些心电图特点支持前传型房室折返性心动过速，如：常见可见P^-波，RP^-间期≥70ms；RP^-间期/P^-R间期<1，常有QRS波电交替。

2. 本心电图上Ⅲ和aVF导联可见P^-波，RP^-间期≥70ms，RP^-间期/P^-R间期<1，支持前传型房室折返性心动过速的诊断。

3. 本心电图上有QRS波电交替，支持房室折返性心动过速的诊断。

例180

男性，38岁，原有心室预激和阵发性心动过速史，今再次发作急诊。发作时和治疗后心电图检查见图180-1和图180-2。

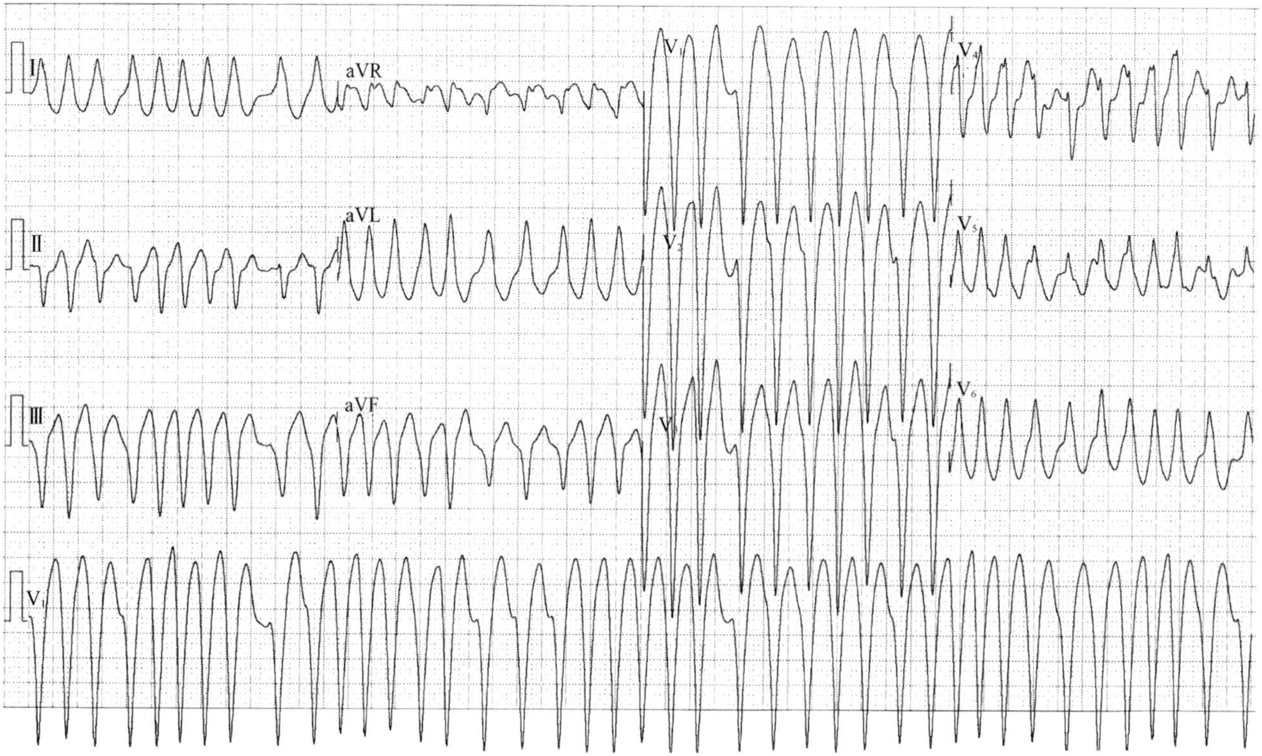

图180-1　发作时心电图

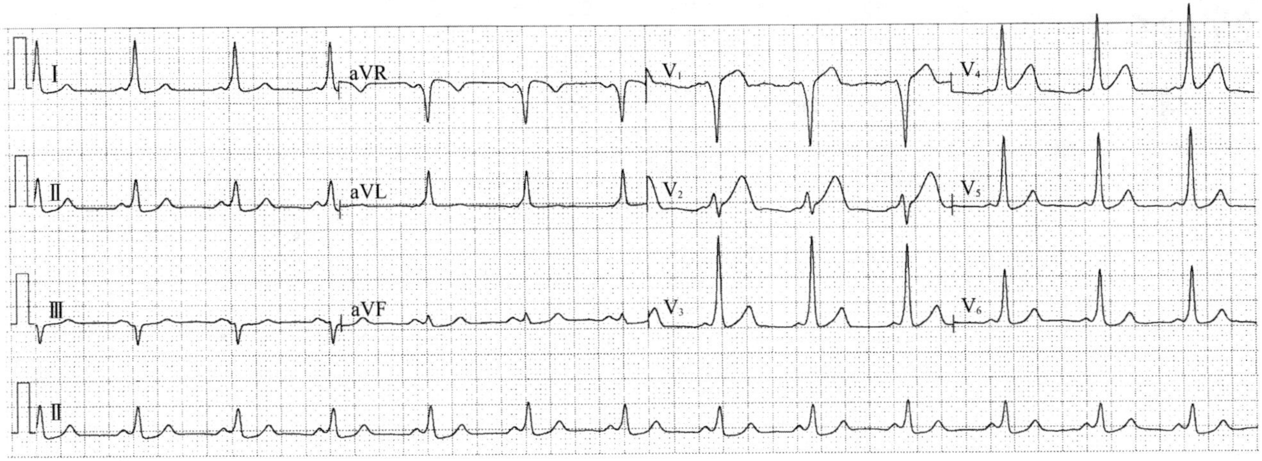

图 180–2　治疗后心电图

心电图特点

1. 图 180–1：平均心率：240 次/分；PR 间期：无；QRS 波时间：140ms；QRS 波电轴：–40°。P 波消失，RR 间期绝对不规则。QRS 波增宽，形态多变。

2. 图 180–2：心率：76 次/分；PR 间期：120ms；QRS 波时间：122ms；QT/QTc 间期：400/450ms；QRS 波电轴：8°。QRS 波增宽，起始部位粗钝，有 δ 波。

心电图诊断

1. 图 180–1：心房颤动，心室预激。

2. 图 180–2：心室预激（B 型）。

解析

1. 房室旁道不仅参与房室折返性心动过速的形成，同时也能将心房的快速激动传导至心室，引起极快的心室率。因此在心室预激的患者中，心房颤动常伴有极快的心室率，常>200 次/分。极快的不规则的心房激动经旁道下传心室，在心电图上表现为 RR 间期绝对不规则，心室率快，QRS 波宽大畸形；也可同时经旁道和房室结下传心室。因此，心室预激伴发心房颤动，其特点是宽大畸形的 QRS 波形态多变。尤其是 QRS 波形态多变，可以据之与心房颤动伴心室内差异传导或束支阻滞相鉴别。

2. 经治疗后，心房颤动终止，图 180–2 中可见典型心室预激，此时能最终确诊图 180–1 的诊断是心室预激伴心房颤动。

例 181

男性，75 岁，自觉心率减慢，原有心动过速史。心电图检查见图 181-1。

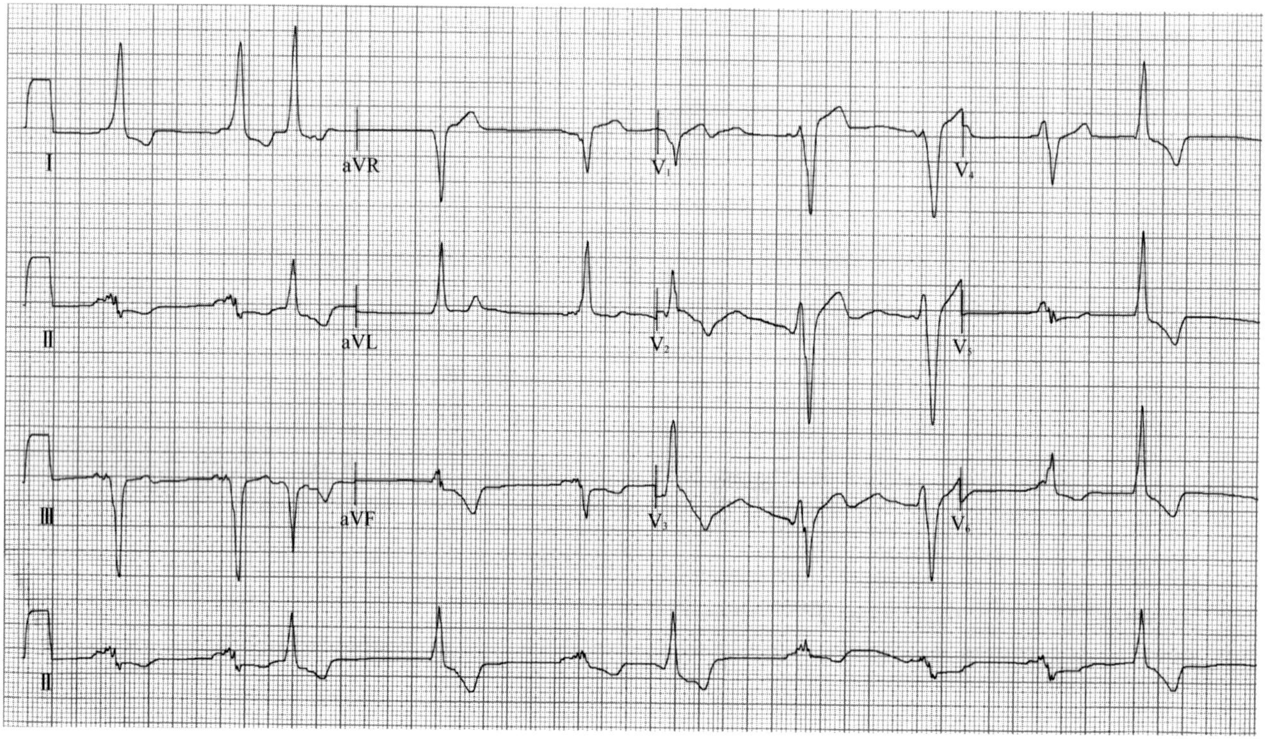

图 181-1 例 181 心电图

心电图特点

1. 基本特点：平均心率：64次/分；PR间期：100ms；QRS波时间：190ms；QT/QTc间期：440/454ms；QRS波电轴：-36°。

2. QRS波增宽，起始部位粗钝，有δ波。

3. 可见提早的QRS-T波群，QRS波宽大畸形，其前无相关P波。

心电图诊断

1. 心室预激(B型)。

2. 室性早搏，室性早搏连发。

解析

1. 本心电图中，有三个诊断难点：第一，心室预激和室性早搏在心电图上都表现为QRS波宽大畸形；第二，室性早搏的联律长而且不等；第三，PR间期极短，在一些导联上P波并不清晰可见。鉴别诊断方法是：①多导联同步观察P波和QRS波的形态，能清楚识别P波和区分两种QRS波形态；②在Ⅰ导联中，提早的QRS-T波群的ST段中可见P波，该P波与窦性P波形态不同，出现的时间不符合窦性心律的节律，为室房逆传的P波(图181-2)。室性早搏伴有室房逆传常与心室预激的旁道有关。

2. 本心电图上PR间期<120ms，QRS波增宽，再结合室房逆传的特点，诊断心室预激。心室预激诊断明确后，再根据QRS波的形态不同，诊断室性早搏并不难。

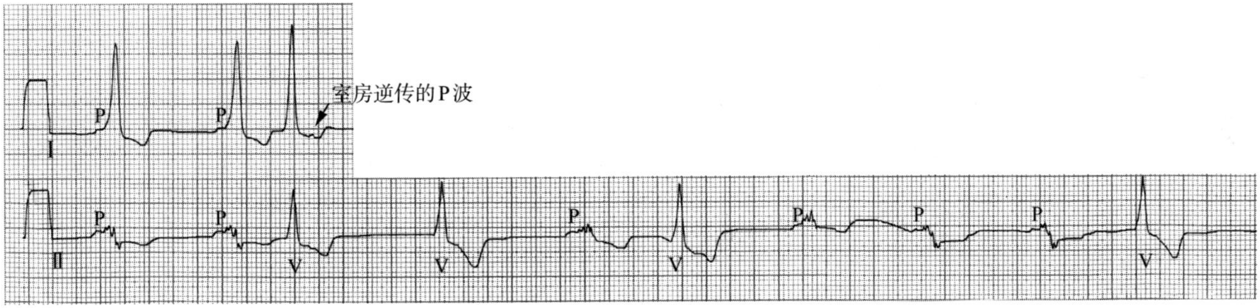

图181-2 心室预激和室性早搏的鉴别

图中标有"V"的为室性早搏。根据图中标注的P波，PR间期<120ms。

例182

女性,66岁,心悸3年,加重1个月入院。原有高血压史。入院后心电图检查见图182-1。

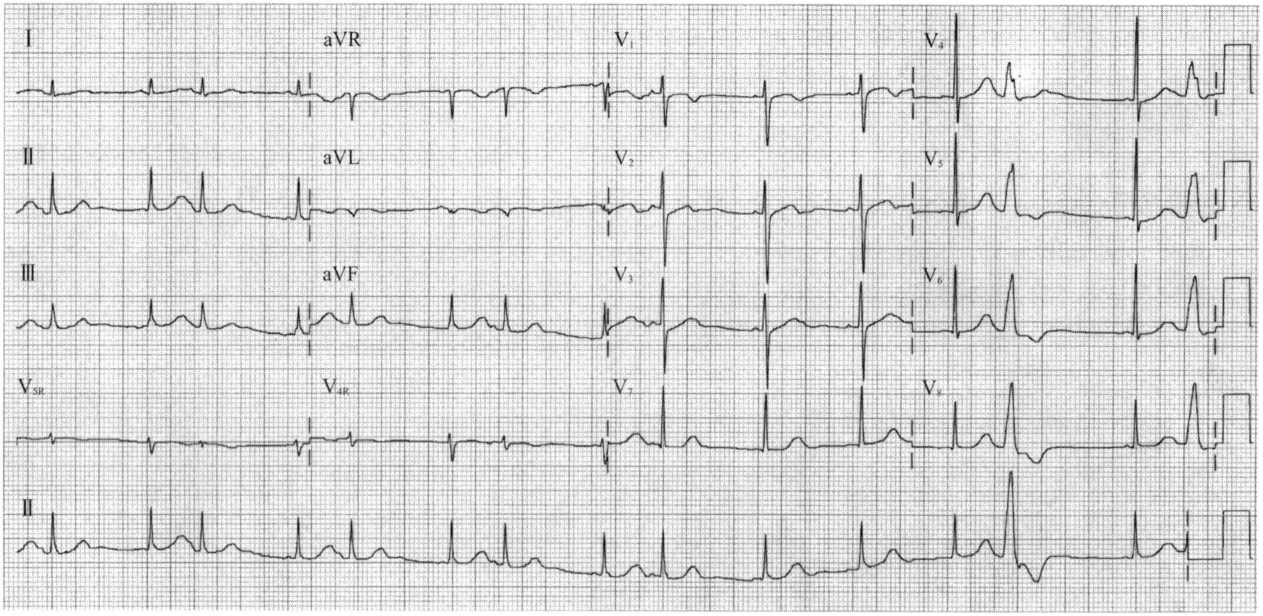

图182-1　例182心电图

心电图特点

1. 基本特点：平均心率：97次/分；PR间期：110ms；QRS波时间：75ms；QT/QTc间期：370/470ms；QRS波电轴：74°。

2. PR间期<120ms，QRS波形态正常。

3. 可见提早的P′-QRS-T波群，QRS波形态正常，代偿间期不完全。

4. 可见提早的QRS-T波群，QRS波宽大畸形，代偿间期完全。

心电图诊断

1. 短PR间期正常QRS波。

2. 房性早搏。

3. 室性早搏。

解析

1. 本心电图的特点是PR间期短，QRS波形态正常，无δ波。符合短PR间期正常QRS波特点。

2. 短PR间期正常QRS波，不应有继发性ST-T改变。若有ST-T改变则ST-T改变与短PR间期无关。本心电图上无明显的ST-T改变。

3. 短PR间期正常QRS波，如发生房性早搏，则P′R间期不会延长。本心电图上房性P′R间期略长于窦性PR间期，但仍<120ms。

4. 短PR间期综合征的解剖基础是存在James旁路，也称房室结旁路，旁路绕过房室结顶部而止于房室结的下部或房室束，致PR间期缩短，不直接进入心室，因而无δ波，且QRS波时间正常。房室结旁路的存在同样也为折返提供了基础条件，可并发房室结折返性心动过速或快速性心房颤动或心房扑动。但是近年来对James束的起止点，甚至James束是否真正存在等问题，都还存在着分歧。

5. 临床资料：超声心动图示左心室舒张功能降低；冠脉造影未见冠脉病变。

例183

女性,25岁,心悸3天,晕厥1次。心电图检查见图183-1。

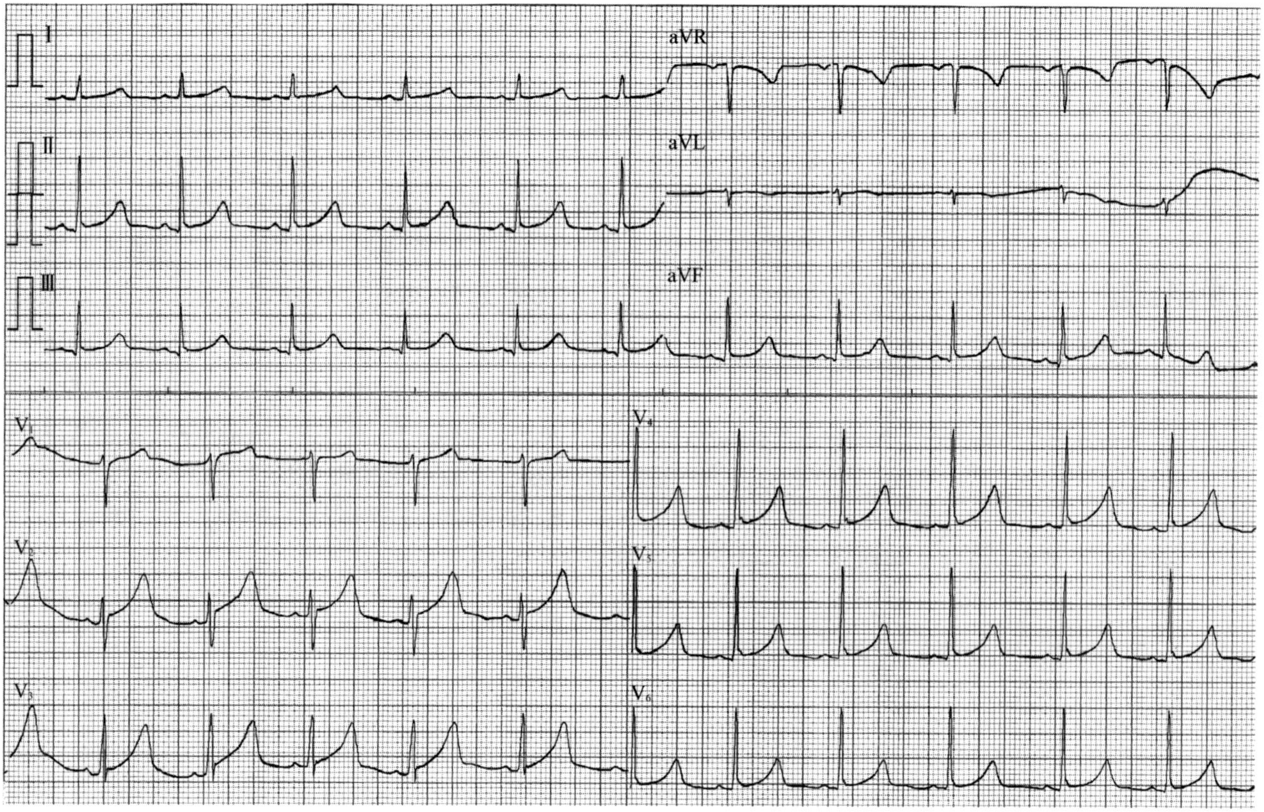

图183-1　例183心电图

心电图特点

1. 基本特点：心率：65次/分；PR间期：150ms；QRS波时间：83ms；QT/QTc间期：470/490ms；QRS波电轴：60°。

2. QRS波形态正常，QT间期明显延长，T波宽大。

心电图诊断

长QT间期综合征。

解析

1. 长QT间期综合征心电图特征性改变是QT间期延长，伴有T波和(或)U波形态异常。按照2007~2009年AHA/ACC/HRS关于心电图标准化的建议，长QT间期定义为校正的QT间期≥460ms（女性）或450ms（男性）。本心电图具有典型的长QT间期改变：QT间期和QTc均明显延长，T波形态异常。结合晕厥史，诊断长QT间期综合征。

2. 在心电图上长QT间期综合征的T波形态异常可有不同的表现，如特别宽大、双向、双峰或切迹等。按T波的形态，长QT间期综合征分为三类：1型T波特别宽大；2型T波双峰或低平；3型ST段平直或上斜延长，延迟出现高尖的T波。本心电图特点符合1型的特点。

3. 长QT间期综合征的主要临床表现与室性心律失常有关，可致晕厥和猝死。本患者首次发生晕厥，最可能的心律失常是室性心动过速或心室颤动，但在发作时未能记录心电图。为此给出一长QT间期综合征发生室性心动过速和心室颤动的动态心电图，该患者为女性，45岁，反复发生晕厥5年余，在动态心电图记录中发生一次晕厥，见图183-2。

4. 长QT间期综合征可以分为先天遗传性和后天获得性两大类。本患者应属于先天遗传性。

5. 临床资料：超声心动图：未见心脏结构和功能异常；血电解质示血钾4.5mmol/L，血氯104.3 mmol/L，血钠136.4 mmol/L。通常长QT间期综合征者仅有心电异常，而心脏结构和功能是正常的。在诊断先天遗传性长QT间期综合征时还应排除后天获得性的可能，低钾血症是最常见的后天性原因。本患者血钾正常，基本上可以排除后天获得性长QT间期综合征。

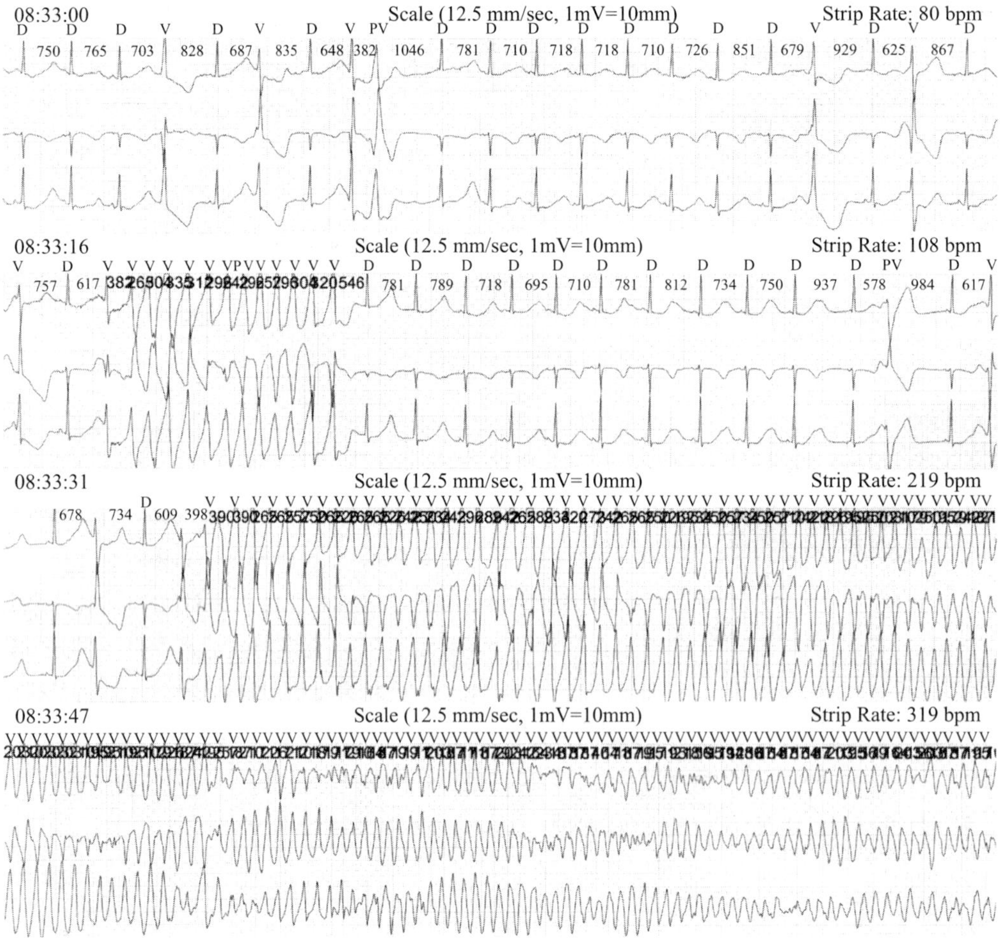

图 183-2　长QT间期综合征伴发室性早搏、室性心动过速和心室颤动

记录导联分别为模拟Ⅱ、V_1和V_5导联。图中为连续心电图记录，上条图中可见室性早搏和早搏连发，中条图中可见短阵多形性室性心动过速，下二条图中可见室性心动过速进展成心室扑动，继以心室颤动。

例184

男性，13岁，9岁起反复发生晕厥。心电图检查见图184-1。

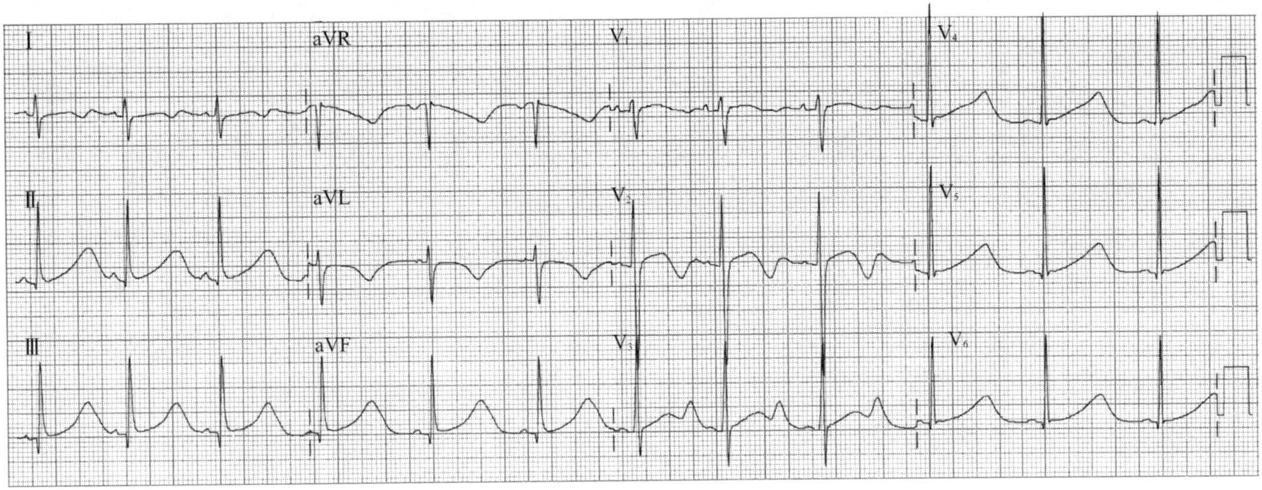

图184-1 例184心电图

心电图特点

1. 基本特点：心率：71次/分；PR间期：182ms；QRS波时间：81ms；QT/QTc间期：563/612ms；QRS波电轴：90°。

2. QRS波形态正常，QT间期明显延长。V_2导联T波呈负正双向，V_3导联T波呈双峰，第二峰异常高尖。

心电图诊断

长QT间期综合征。

解析

1. 本例诊断依据是有典型的长QT间期综合征改变（见例183），V_2和V_3导联尤为明显（图184-2），且有晕厥史。其符合2型长QT间期综合征的特点（见例183）。本患者血钾正常，基本上可以排除后天获得性长QT间期综合征。

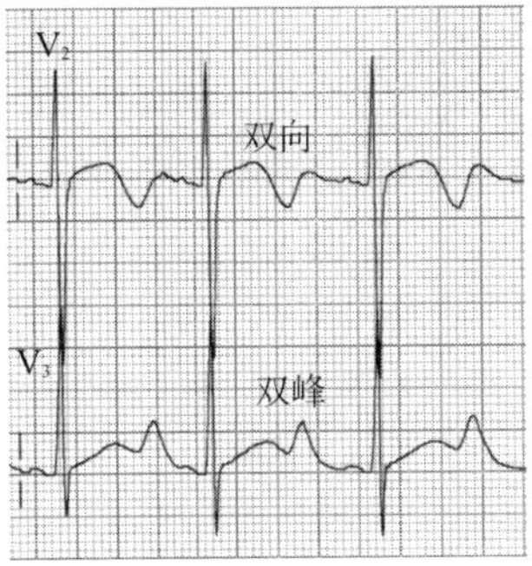

图184-2 长QT间期综合征中的T波形态异常

V_2导联T波呈负正双向，V_3导联T波呈双峰，第二峰异常高尖。

例 185

女性，26 岁，自幼有心悸、胸闷史，无晕厥史，有长 QT 间期综合征家族史。心电图检查见图 185-1。

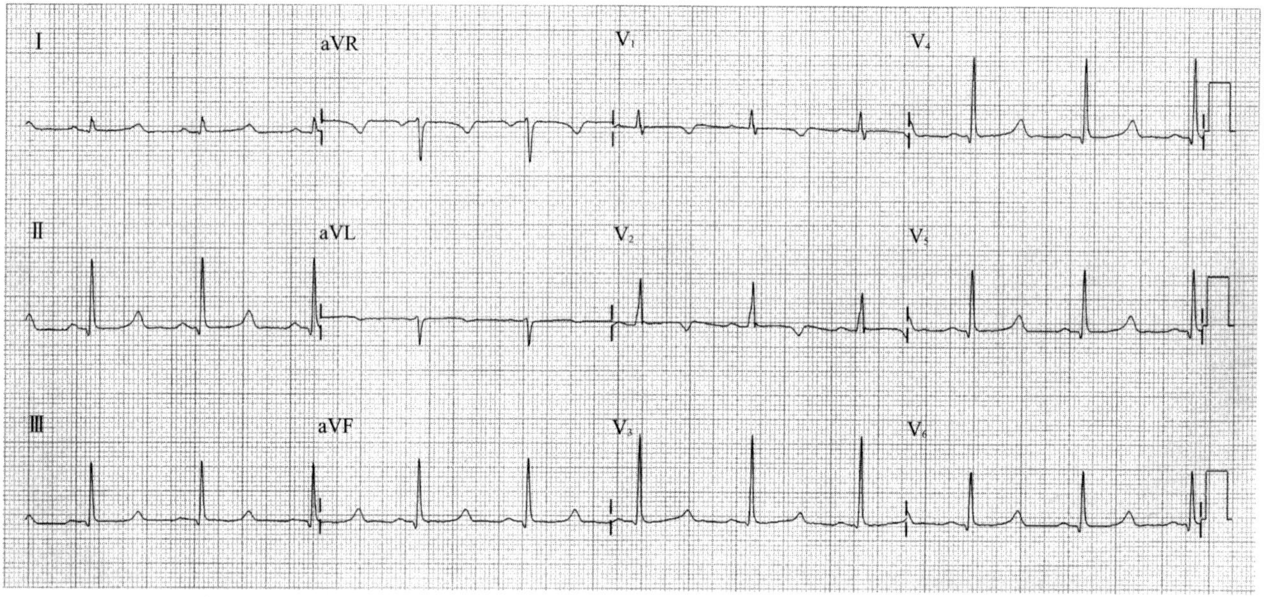

图 185-1　例 185 心电图

心电图特点

1. 基本特点：心率：64次/分；PR间期：176ms；QRS波时间：79ms；QT/QTc间期：524/541ms；QRS波电轴：78°。

2. QRS波形态正常，QT间期明显延长。

3. ST段平直延长，延迟出现高尖的T波。

心电图诊断

长QT间期综合征。

解析

1. 本病例诊断长QT间期综合征的依据是：QT间期延长和T波形态异常，有长QT间期综合征家族史。

2. 本心电图特点符合3型长QT间期综合征的特点（长QT间期综合征分类方法见例183）。

3. 先天性遗传性长QT间期综合征常有家族史，本患者有明确的家族遗传性，其父亲现50岁，自29岁起反复发生晕厥，心电图见图185-2。

4. 临床资料：超声心动图未见心脏结构和功能异常。

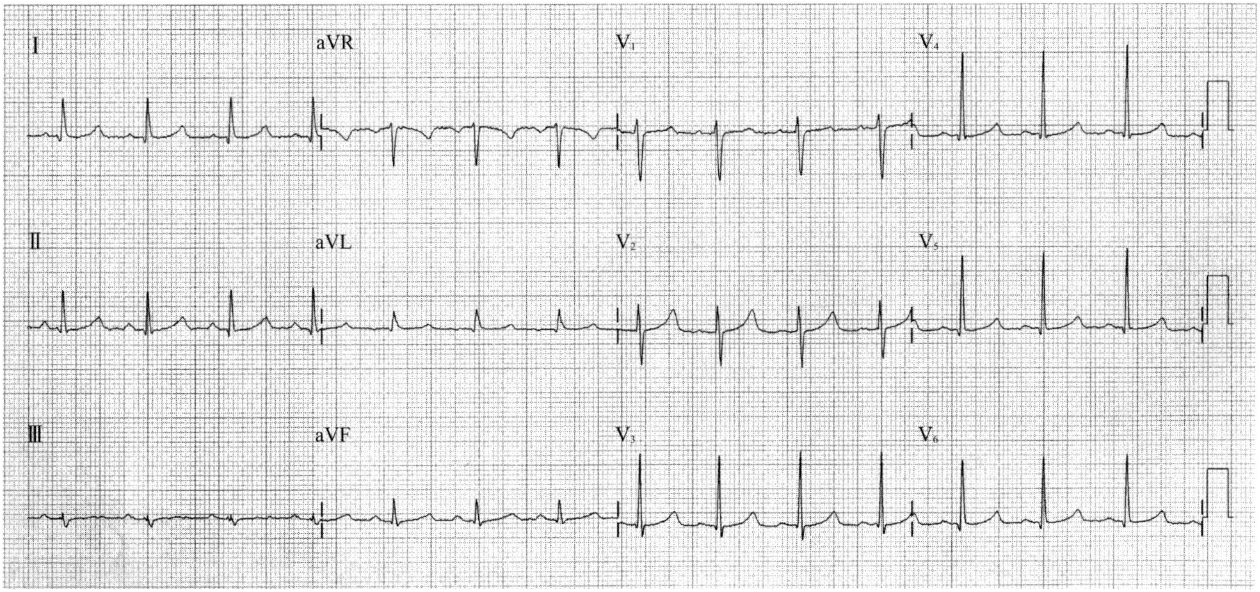

图185-2 患者父亲的心电图

QT/QTc间期：412/493ms，心电图特点符合3型长QT间期综合征的特点，与其女儿的心电图特点相似，但QT间期无明显延长。

例186

男性，24岁，晨起突感心悸胸闷急诊。晨8时24分时行心电图检查见图186-1。

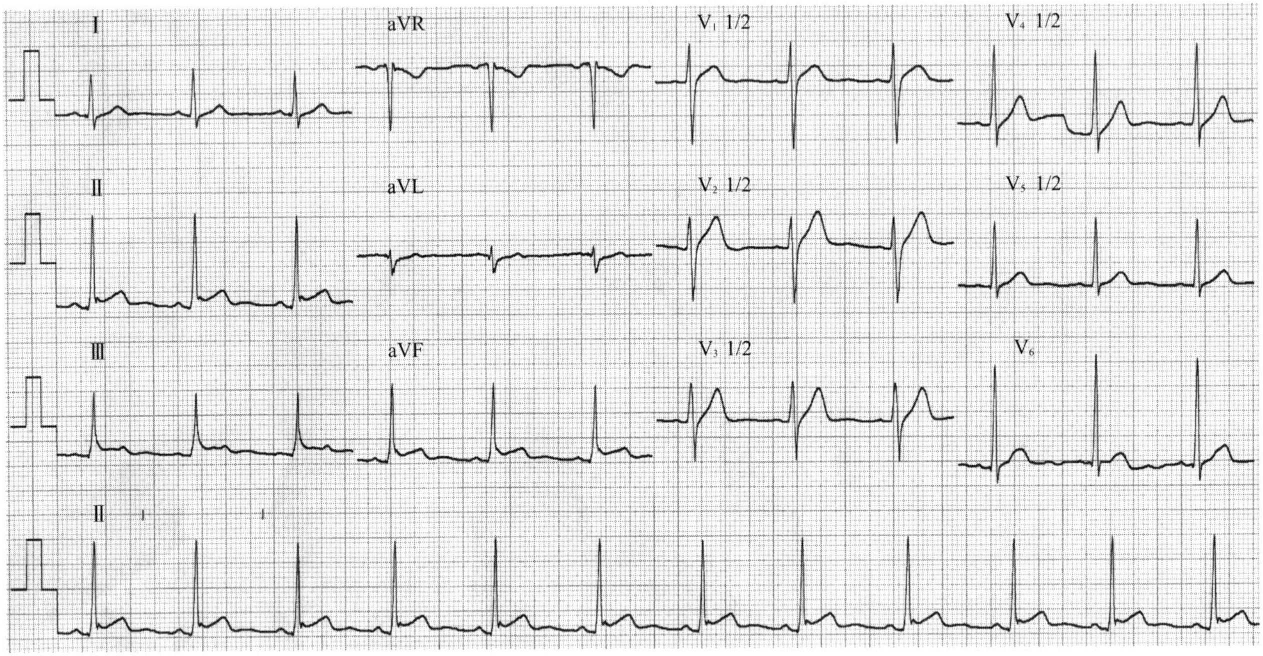

图186-1　例186心电图

心电图特点

1. 基本特点：心率：70次/分；PR间期：145ms；QRS波时间：80ms；QT/QTc间期：360/387ms；QRS波电轴：69°。

2. Ⅱ、Ⅲ和aVF导联J点抬高>0.1mV。V_2~V_4导联T波高尖对称。

3. QRS波形态正常，QT间期缩短。

心电图诊断

1. 早期复极综合征可能。

2. 短QT间期综合征可能。

解析

1. 本心电图上，有两大心电图异常。第一个异常是J点抬高，发生在Ⅱ、Ⅲ和aVF导联，这些导联是早期复极综合征J点抬高常见的导联；且具有早期复极综合征的特点：ST段凹面向上，不伴有对应导联ST段压低，无动态演变。本患者随后复查4次心电图，均未见ST段动态演变。因此本心电图诊断早期复极综合征。

2. 第二个异常是QT间期缩短。对短QT间期的认识始于2000年。短QT间期综合征的诊断标准目前采用的是：根据bazett心率校正公式得到QTc，QTc≤300ms判为短QT间期。而按照2007~2009年AHA/ACC/HRS关于心电图标准化的建议，男性或女性校正QT间期≤390ms，定义为短QT间期。本患者QTc已达到短QT间期的诊断标准。但中国人短QT间期的诊断标准有待确立。

3. 已发现有短QT综合征患者其心性猝死发生在睡眠醒后，提示与交感神经的活性增加或儿茶酚胺水平增加有关。本患者发病于晨起时，交感神经的活性增加可能是引起QT间期缩短的因素。本患者随后复查4次心电图，均未见短QT间期。

4. 短QT间期综合征和早期复极综合征，都是涉及心室复极异常的心电异常表现，是否可同时存在，有待进一步研究。

例 187

男性,42岁,胸痛4年,加重2个月,为接受冠脉造影入院。入院后心电图检查见图187-1。

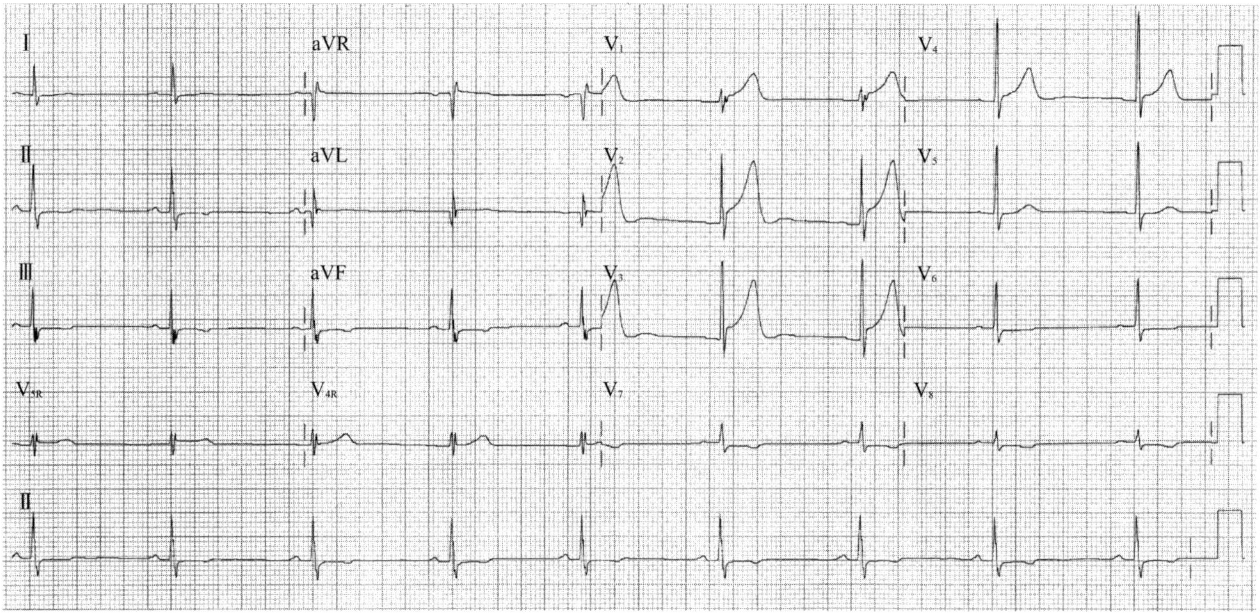

图187-1 例187心电图

心电图特点

1. 基本特点:心率:52次/分;PR间期:186ms;QRS波时间:79ms;QT/QTc间期:410/382ms;QRS波电轴:57°。

2. V_1~V_4导联J点抬高>0.1mV。V_1~V_4导联T波高尖对称。

3. QRS波形态正常,QT间期缩短。

心电图诊断

1. 早期复极综合征可能。

2. 短QT间期综合征可能。

解析

1. 本心电图第一个异常是J点抬高,发生在V_1~V_4导联,这也是早期复极综合征J点抬高常见的导联;并具有早期复极综合征所有的特点,即凹面向上,不伴有对应导联ST段压低,因此本心电图符合早期复极综合征的心电图特点。

2. 第二个异常是QT间期缩短。

3. 临床资料:超声心动图:心脏结构和功能未见异常。冠脉造影:未见冠脉病变。

例188

男性，48岁，反复发生晕厥3年余，发作前无先兆症状，未发作时无任何不适。晕厥中发生脑外伤史3次，肢体骨折史1次，脑电图正常。心电图检查见图188-1。

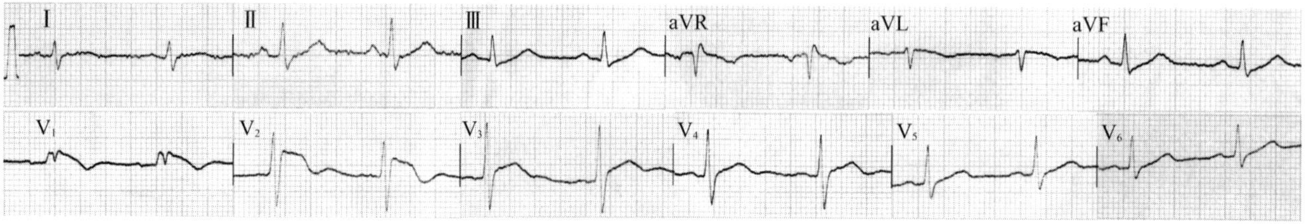

图188-1　例188心电图

心电图特点

1. 基本特点：心率：69次/分；PR间期：180ms；QRS波时间：110ms；QT/QTc间期：400/431ms；QRS波电轴：78°。

2. V_1和V_2导联J波和ST段抬高>0.2mV，T波直立。ST段与T波之间无等电位线。

心电图诊断

Brugada综合征。

解析

1. 这是位20世纪90年代初的患者，当时Brugada综合征尚未被命名，且该患者接受过许多次心电图检查，均未见ST段动态演变，因此当时诊断为原因不明的ST段抬高。

2. Brugada综合征是一种离子通道基因异常所致的家族性原发心电疾病。Brugada综合征多见于男性，男女之比约为8:1，发病年龄多数在30～40岁之间，主要分布于亚洲。患者常有晕厥或心性猝死家族史，发作前无先兆症状，未发作时可无任何症状，突发晕厥时心电监测几乎均为心室颤动。

3. 根据心电图特点，Brugada综合征目前被分为3种类型。Ⅰ型：以突出的“穹隆型”ST段抬高为特征，表现为J波或抬高的ST段顶点≥0.2mV，伴随T波倒置，ST段与T波之间很少或无等电位线分离；Ⅱ型：J波抬高幅度≥0.2mV，引起ST段下斜型抬高(在基线上方并≥0.1mV)，紧随正向或双向T波，形成“马鞍型”ST段图型；Ⅲ型：右胸前导联ST段抬高<0.1mV，可以表现为“马鞍型”或“穹隆型”，或两者兼有。本心电图特点基本符合Ⅰ型特点(图188-2)。

4. Brugada综合征患者属心性猝死的高危人群，预后严重。其诊断常依赖于心电图，因此在进行心电图诊断时应注意勿遗漏该病，但也应避免不适当的诊断。按照 2007~2009 年 AHA/ACC/HRS 关于心电图标准化的建议，此图形也并非 Brugada 综合征患者所独有，因此建议不再仅依赖于心电图自动分析报告，而应由医生进行全面评价后慎重做出诊断。

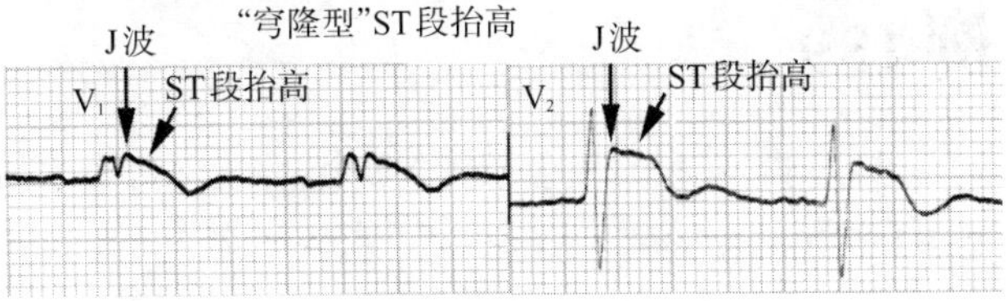

图 188-2　Brugada 综合征 J 波和 ST 段改变的识别

V_1 和 V_2 导联 J 波和 ST 段抬高 >0.2mV，T 波直立。ST 段与 T 波之间无等电位线。

例 189

男性，43 岁，反复发生晕厥 2 年余，体内除颤器术后 1 年半，监测到 3 次室性心动过速和电复律。心电图检查见图 189-1。

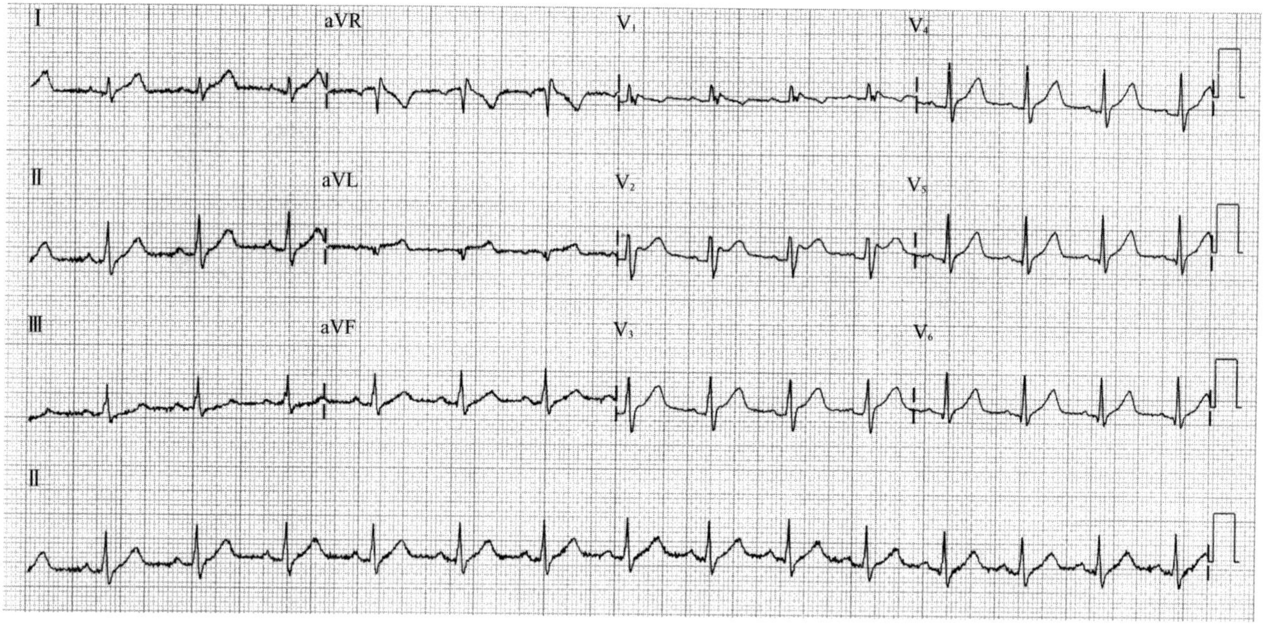

图 189-1　例 189 心电图

心电图特点

1. 基本特点：心率：86次/分；PR间期：172ms；QRS波时间：114ms；QT/QTc间期：375/449ms；QRS波电轴：92°。

2. V_1导联J波>0.1mV，T波倒置；V_2导联J波和ST段抬高>0.2mV，T波直立。ST段与T波之间无等电位线。

心电图诊断

Brugada综合征。

解析

1. 患者为中青年男性，反复晕厥史，体内除颤器监测到3次室性心动过速，这些是诊断的重要线索。

2. 本心电图特点基本符合Ⅱ型Brugada综合征的心电图特点（具体分型方法见例188），见图189-2。

3. 临床资料：超声心动图示左心室肥厚。

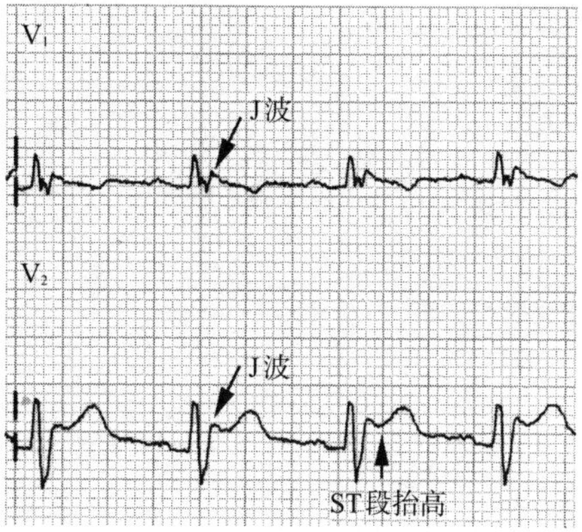

图189-2 Brugada综合征ST段改变的识别

V_1导联J波>0.1mV，T波倒置；V_2导联J波和ST段抬高>0.2mV，T波直立。ST段与T波之间无等电位线。

第六章

电解质、心肌和心包病变

例 190

女性，68岁，高血压，糖尿病，因心功能不全和肾功能不全入院，近2周患者自觉心率逐渐降低，心电图检查见图190-1。

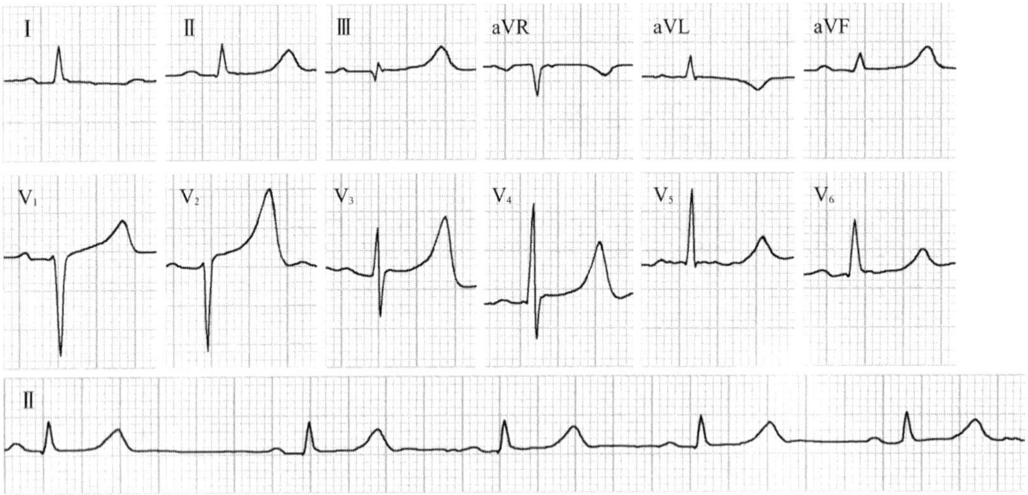

图190-1 例190 心电图

心电图特点

1. 基本特点：心率约：50次/分；PR间期：180ms；QRS波时间：80ms；QT间期：480ms；QRS波电轴：30°。

2. QT间期延长，T波异常高尖，基底部狭窄，以胸导联为明显。

心电图诊断

1. 窦性心动过缓。

2. 窦性心律不齐。

3. 提示高钾血症。

解析

1. 本心电图上除了窦性心动过缓和窦性心律不齐外，最明显的改变是QT间期延长，伴T波异常高尖，基底部狭窄。结合临床病史，首先考虑高钾血症。

2. 高钾血症中，不同的血钾水平在心电图上可有不同的表现：早期出现高尖的T波，QT间期延长；随后出现QRS增宽，PR间期延长；再后R波振幅降低，QRS

波增宽,PP间期延长;最终P波降低或消失,QRS–T波融合,形成典型的高钾血症正弦波。本心电图改变是QT间期延长,伴T波异常高尖(图190–2),属于高钾血症的早期心电图表现。

3. 患者以心动过缓为主诉症状,因此心电图检查成为发现高钾血症的重要线索。临床上应重视识别电解质紊乱的心电表现。

4. 临床资料:血钾7.2mmol/L。

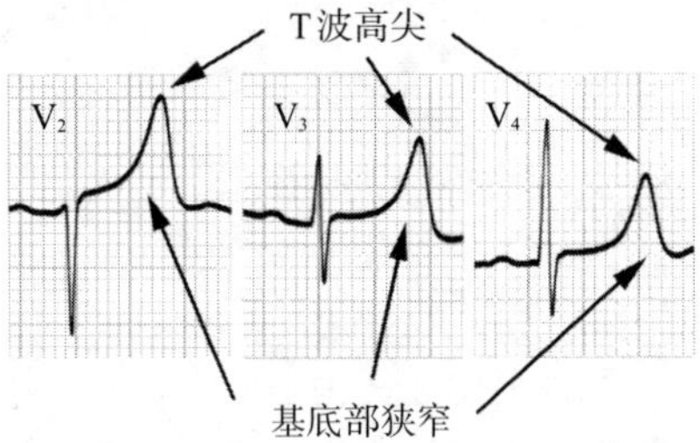

图190–2 高钾血症的识别

QT间期延长,T波异常高尖,基底部狭窄。

例191

男性,82岁,少尿和无尿,神志不清而急诊。心电图检查见图191-1。

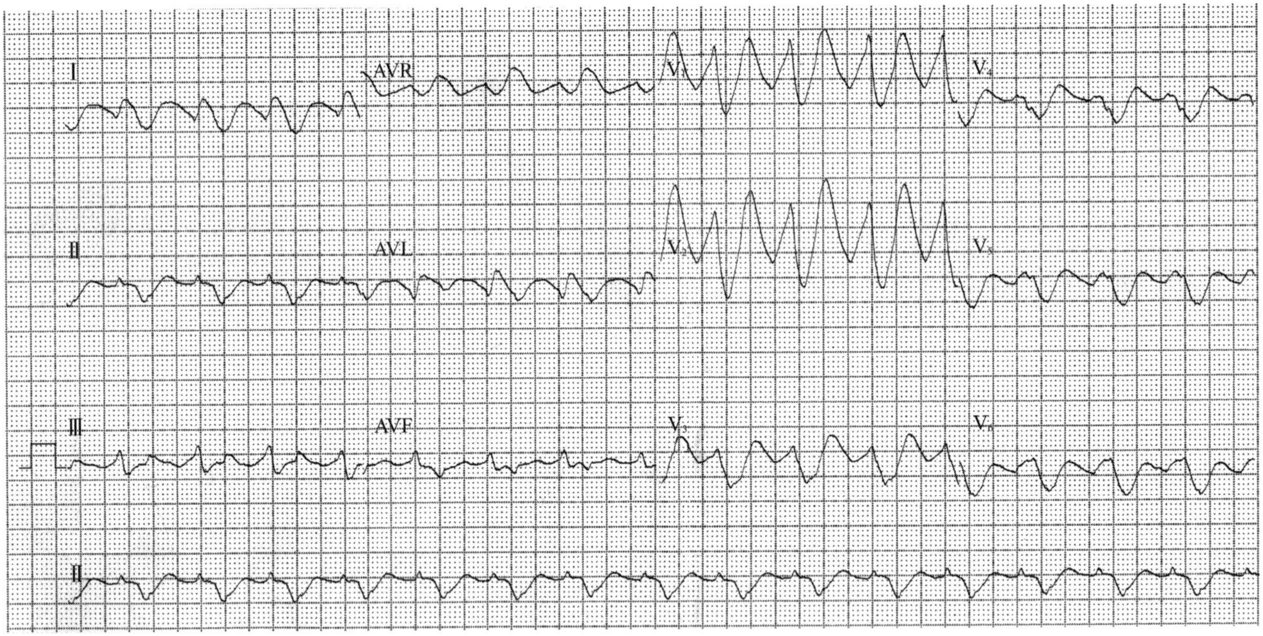

图191-1 例191心电图

心电图特点

1. 基本特点：心率：100次/分；PR间期：无；QRS波时间：400ms。

2. P波消失，QRS波明显增宽。

3. V_1~V_3导联上T波异常高大。

心电图诊断

1. 提示高钾血症。

2. 窦室传导可能。

解析

1. 本心电图最显著的改变是P波消失、QRS波明显增宽和T波异常高大。结合临床病史，首先考虑高钾血症。

2. 该心电图为患者临终前心电图，此时诊断高钾血症唯有依赖心电图。

3. 在高钾血症时，心电图上出现"P波消失、QRS波明显增宽和T波异常"，常诊断为"窦室传导"。通常血钾≥7 mmol/L时，在心电图上表现为P波振幅减小，甚至消失。P波消失的原因是高钾使得心房肌的兴奋性、传导性完全丧失，若此时窦房结的自律性和传导系统（如心房内的结间束与房室交界区的传导性）尚未完全丧失，窦房结仍然能发出激动，并沿结间束直接下传房室交界区及希-浦系统，与心室肌产生窦室传导。窦室传导的心电图诊断完全依赖于临床。

例 192

男性，70岁，气急和无尿急诊。原有"扩张性心肌病，心功能不全"史。连续心电图检查见图192-1~图192-3。

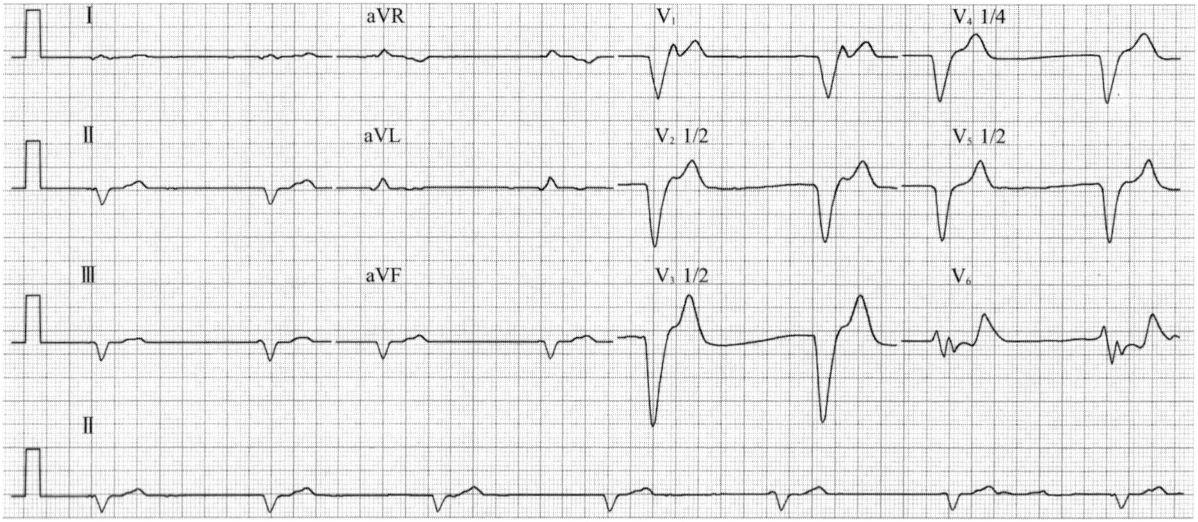

图192-1　10时53分心电图

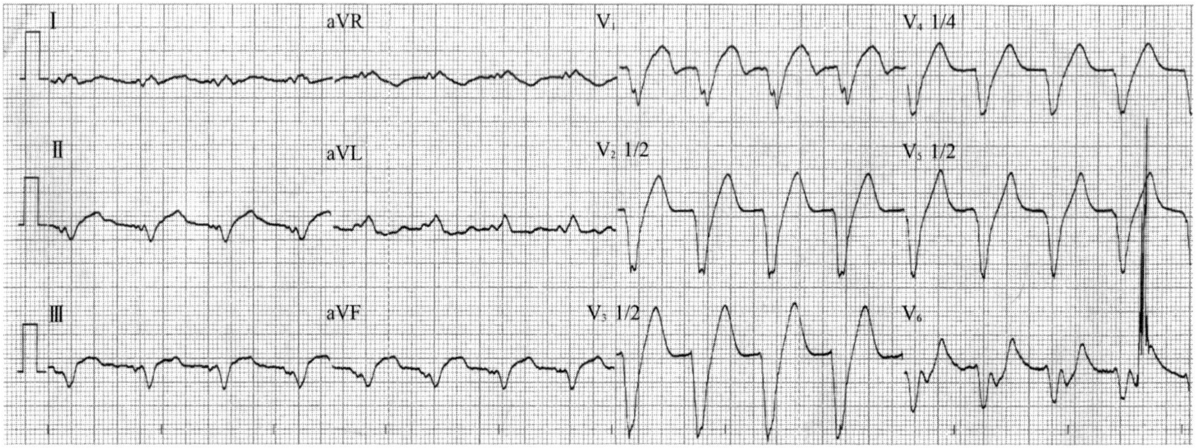

图192-2　11时25分心电图

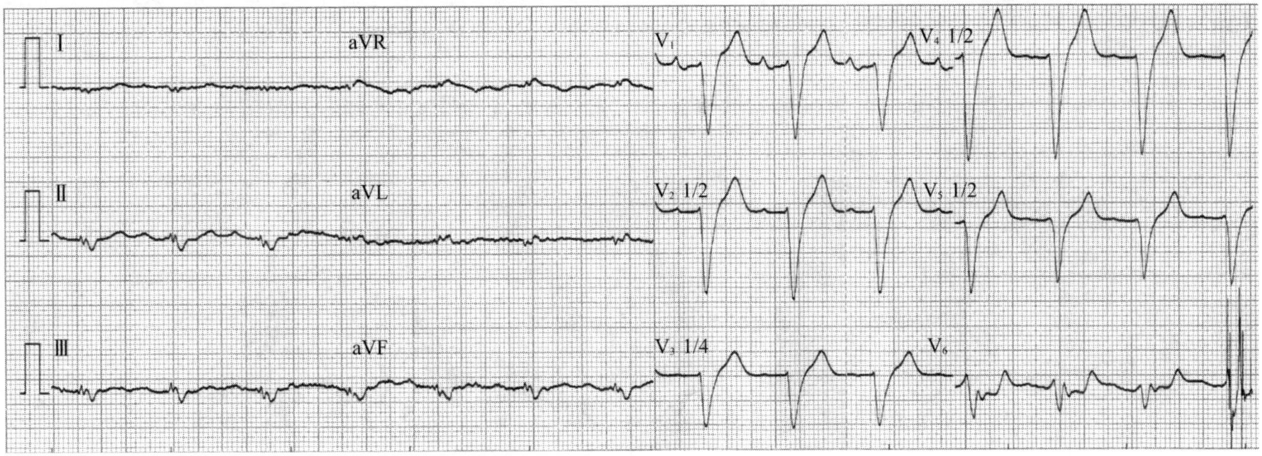

图 192-3　16时02分心电图

心电图特点

1. 图192-1:心率:39次/分;PR间期:无;QRS波时间:255ms;QT/QTc间期:585/471ms;QRS波电轴:-101°。P波不清,QRS波明显增宽。

2. 图192-2:心率:100次/分;PR间期:无;QRS波时间:200ms;QT/QTc间期:440/568ms;QRS波电轴:-90°。P波不清,QRS波明显增宽。

3. 图192-3:心率:84次/分;PR间期:220ms;QRS波时间:180ms;QT/QTc间期:420/495ms;QRS波电轴:-90°。P波在Ⅱ导联中直立,在aVR导联中倒置,QRS波明显增宽。

心电图诊断

1. 图192-1:窦性心动过缓,提示高钾血症,窦室传导。

2. 图192-2:提示高钾血症,窦室传导可能。

3. 图192-3:Ⅰ度房室传导阻滞,非特异性心室内阻滞,提示高钾血症。

解析

1. 本患者血钾值和无尿病史是心电图诊断的关键。从图形上来看,图192-1只能诊断为室性逸搏心律,图192-2只能诊断为加速性室性自主心律。诊断窦性心律伴窦室传导依赖于图192-3。图192-3上窦性P波出现,QRS波为窦性下传,其形态与图192-1和图192-2的基本相同,但其时间较前两者明显缩短,由此推断图192-1中的QRS波是窦性下传心室的QRS波,即所谓"窦室传导"。图192-2中P波不清,仍考虑为窦室传导,但不排除Ⅰ度房室传导阻滞的可能。

2. 血清钾高低与心电图改变并不呈绝对平行关系。图192-3上窦性P波出现和QRS波时间缩短,并不提示血钾已经下降,而是采用拮抗治疗的结果。

例 193

男性，70岁，胸痛4年，加重1周，为接受冠脉造影而入院。原有高血压史，入院后心电图检查见图193-1。

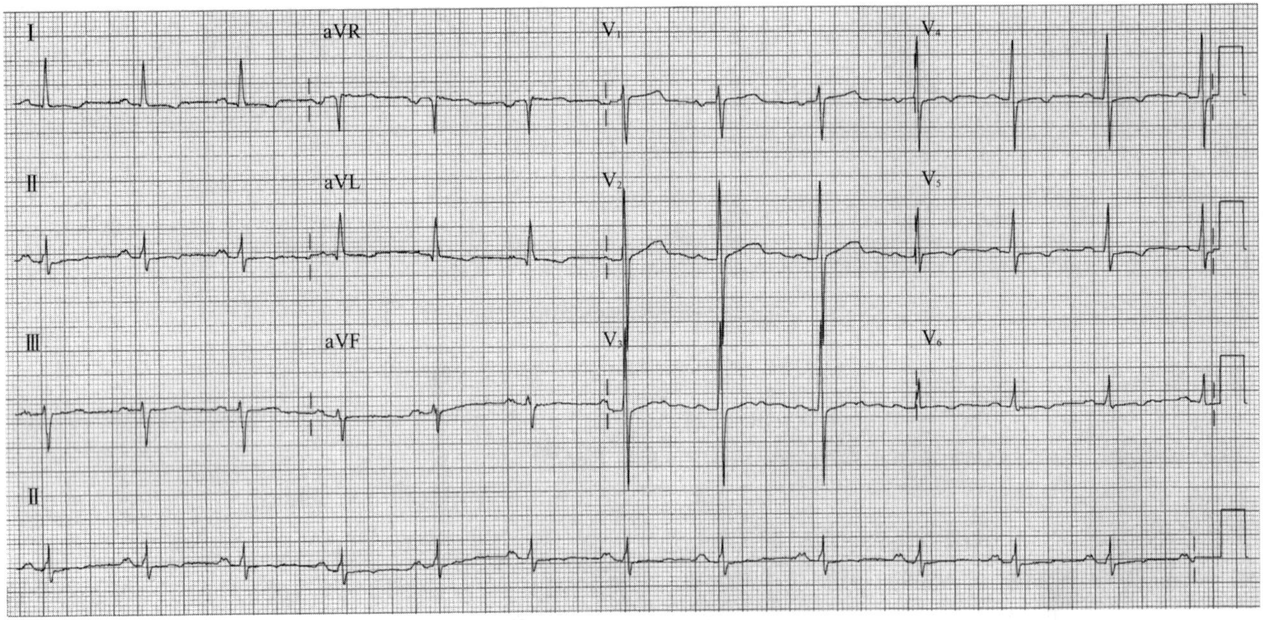

图 193-1　例 193 心电图

心电图特点

1. 基本特点：心率：74次/分；PR间期：187ms；QRS波时间：82ms；QT/QTc间期：399/443ms；QRS波电轴：-20°。

2. Ⅰ、Ⅱ、V_4~V_6导联T波倒置，V_2和V_3导联T波低平增宽，V_3导联T波有切迹。

3. V_2和V_3导联可见低幅的U波。

心电图诊断

1. T波改变。

2. 提示低钾血症。

解析

1. 本心电图主要的异常表现是T波改变，引起T波改变的原因有多种，对于T波改变的解释，必须结合临床。

2. T波改变是低钾血症最常见的心电图改变，但并不具有特异性。低钾血症的T波改变最初是振幅降低，伴T波增宽，呈现为扁平的T波。关于T波的振幅，没有普遍公认的诊断标准，但通常T波的振幅与R波的振幅相一致，即R波振幅越高，T波振幅越高；在12导联中，最高的T波常见于V_3和V_4导联。本心电图上，低钾血症的表现仅有V_2和V_3导联T波低平增宽，V_3导联T波有切迹（图193-2），提示有低钾血症的可能，确诊尚依赖于血钾测定。

3. 除了T波改变外，低钾血症的心电图表现还包括：U波明显或巨大，ST段改变（压低），以及QT间期或QU间期延长。本心电图上V_2和V_3导联可见低幅的U波。正常时，在V_2和V_3导联中可以有低幅U波存在，其振幅<T波振幅的1/3。本心电图的U波尚属正常范围。本心电图无低钾血症的ST段改变和QT间期延长。

4. 临床资料：超声心动图示左心室肥厚；冠脉造影示左前降支和右冠脉支架内90%再狭窄；血钾3.3mmol/L。

5. 本心电图上T波改变和U波改变是多种因素综合的结果，其中主要有左心室肥厚、低钾血症和心肌缺血。

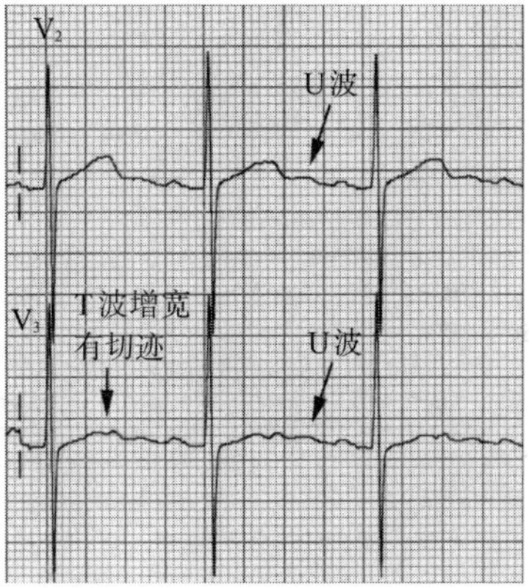

图193-2　低钾血症T波改变的识别

V_2和V_3导联T波低平增宽，可见低幅的U波，V_3导联T波有切迹。

例 194

男性,38岁,晨起觉四肢无力,午后逐渐加重而就诊。心电图检查见图194-1。

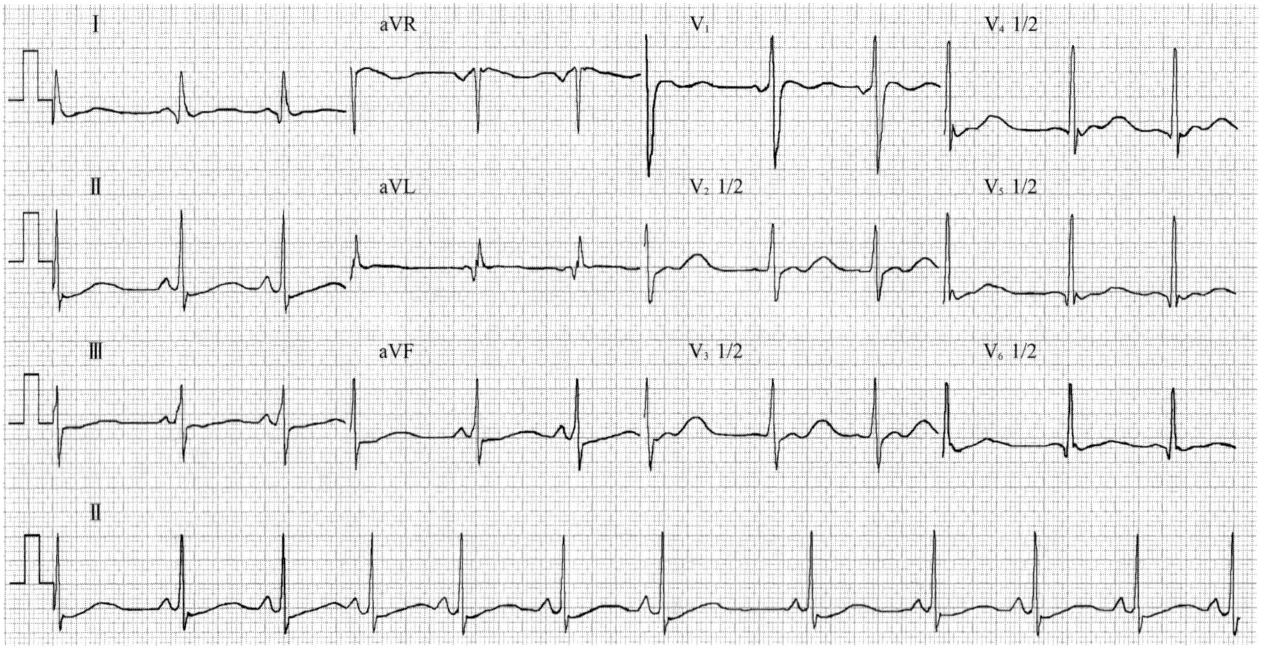

图194-1 例194心电图

心电图特点

1. 基本特点：心率：66次/分；PR间期：140ms；QRS波时间：120ms；QT/QTc间期：495/521ms；QRS波电轴：57°。

2. Ⅰ~Ⅲ和aVF导联，以及V_5和V_6导联T波低平增宽；V_2~V_4导联可见巨大直立的U波。

3. Ⅱ导联节律图中可见PP间期差>120ms。

4. V_5导联R波振幅>2.5mV，$R_{V5}+S_{V1}$>4.0 mV。

心电图诊断

1. 窦性心律不齐。
2. 左心室肥厚。
3. 提示低钾血症。

解析

1. 本心电图最为明显的改变是V_2~V_4导联见巨大直立的U波（图194-2）。U波明显或巨大，是低钾血症的特征性改变，结合患者有肢体肌力降低，首先考虑低钾血症，确诊依赖于血钾测定。

2. 除了V_2~V_4导联见巨大U波外，其他导联未见U波，仅见T波低平增宽，原因是T波与U波融合。

3. 由于T波与U波融合，本心电图上的QT间期延长应该是QU间期延长。

4. 临床资料：血钾1.22mmol/L。

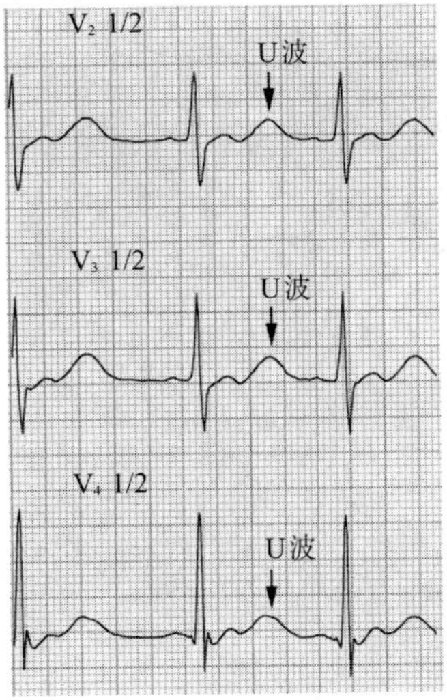

图193-2　低钾血症U波变的识别

V_2~V_4导联可见巨大直立的U波。

例195

女性，47岁，胸闷心悸10年、加重1个月入院。入院后心电图检查见图195-1。

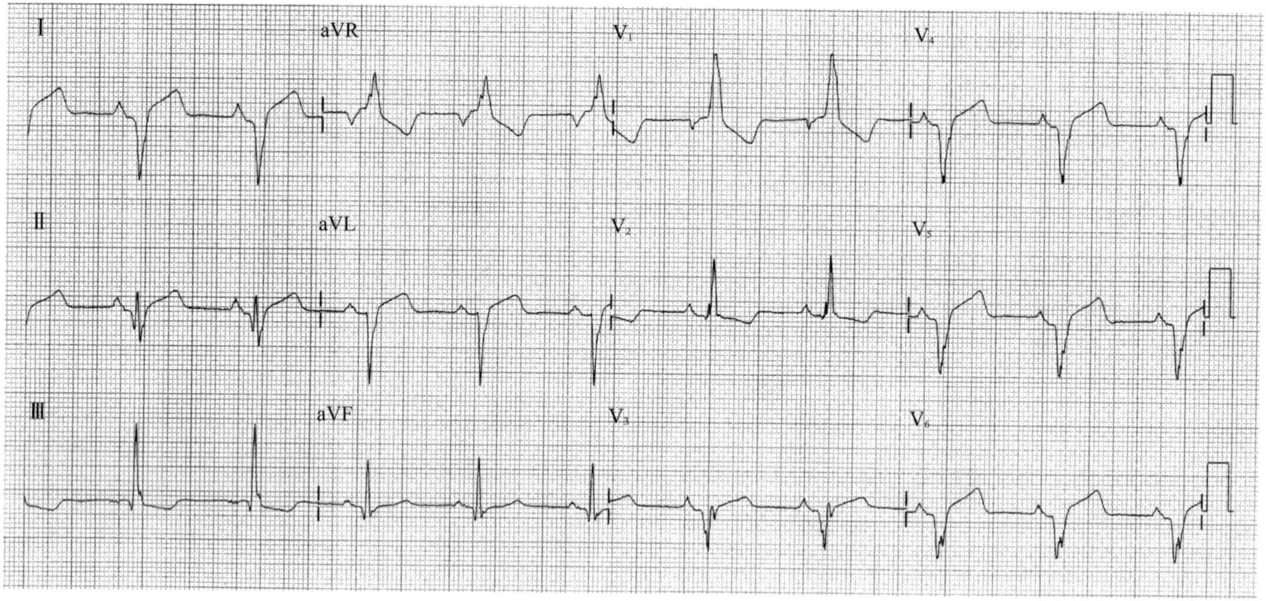

图195-1　例195心电图

心电图特点

1. 基本特点：心率：61次/分；PR间期：176ms；QRS波时间：139ms；QT/QTc间期：484/488ms；QRS波电轴：169°。

2. V_1导联Ptf>0.04mm·S。

3. Ⅰ、aVL、V_3~V_6导联QRS波呈QS型，ST段抬高，T波直立。Ⅱ、Ⅲ和aVF导联有异常Q波，Ⅱ和aVF导联ST段抬高，T波直立，Ⅲ导联ST段压低，T波负正双向。V_1和V_2导联QRS波呈单向R波型，ST段压低，T波负正双向。aVR导联呈单向高大的R波型。

心电图诊断

1. 左心房异常。

2. 非特异性心室内阻滞。

3. 提示肥厚性心肌病可能。

解析

1. 本心电图有三个特点：QRS波增宽；多导联QRS波呈QS型或有异常Q波；有提示右心室肥厚的心电图改变。尽管这些心电图改变可以用"非特异性心室内阻滞"来诊断，但是多导联QRS波呈QS型或有异常Q波，强烈提示有肥厚性心肌病的可能。

2. 肥厚性心肌病在心电图上可有不同的表现，常见有心室肥厚、ST-T改变、束支传导阻滞以及各种类型心律失常，所有这些心电图改变并不具有特征性。唯有多导联异常Q波可能具有一定的特征性，原因是肥厚性心肌病有室间隔肥厚和心肌纤维化。

3. 对于这类患者，超声心动图是首选的无创性检查方法，但心电图对于肥厚性心肌病的诊断有重要的价值。

4. 临床资料：超声心动图示肥厚性心肌病(左心室游离壁和室间隔重度肥厚)，左心室舒张功能降低。

例196

男性,29岁,发热9天,伴咳嗽和胸痛急诊。急诊心电图检查见图196-1。

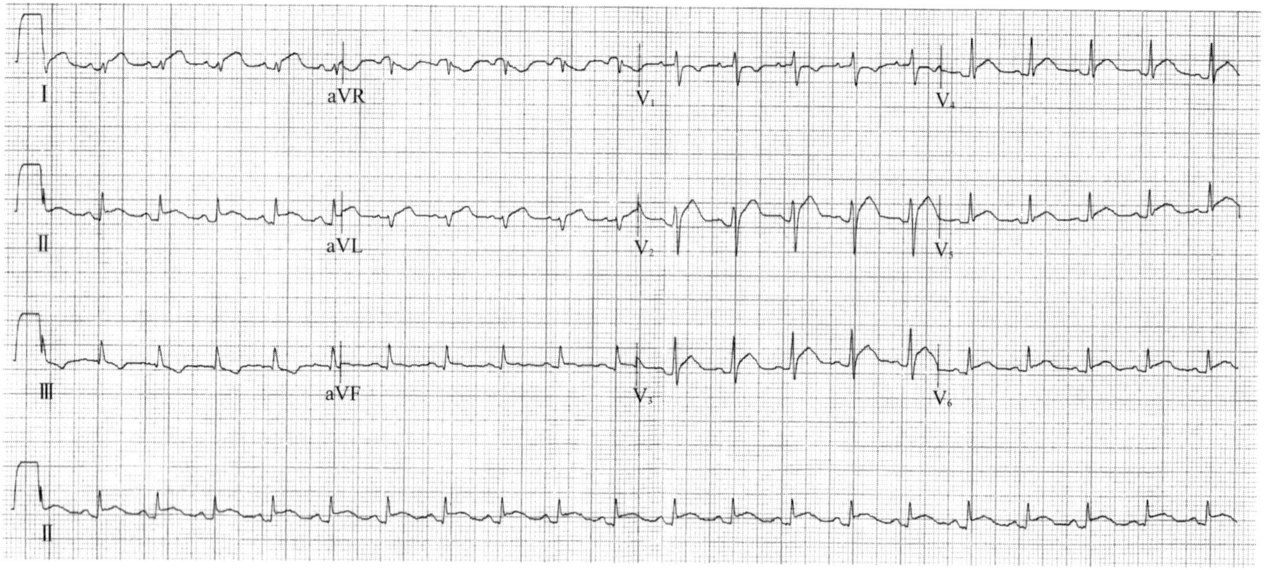

图196-1 例196心电图

心电图特点

1. 基本特点:心率:123次/分;PR间期:124ms;QRS波时间:72ms;QT/QTc间期:292/418ms;QRS波电轴:82°。

2. 6个肢体导联的QRS波振幅均≤0.5mV。QRS波形态正常,无异常Q波。

3. aVR导联ST段压低,伴T波倒置;Ⅲ和V_1导联无ST段压低,T波倒置;余所有导联ST段抬高,T波直立。

心电图诊断

1. 窦性心动过速。

2. 肢体导联低电压。

3. ST段抬高提示急性心包炎。

解析

1. 本心电图上有3种特征性改变,第一是几乎所有导联ST段抬高伴T波直立,而aVR导联ST段压低伴T

波倒置；第二是心动过速；第三是QRS波振幅降低，无异常Q波。结合患者病史，强烈提示急性心包炎的可能。

2. 以上这些变化可在急性心包炎发病后数小时至1~2天内出现，持续数小时以至数日，随后ST段下降到等电位线上，T波变为低平或倒置。因此，对于考虑急性心包炎的患者，应随访心电图改变。本患者急诊第二天复查心电图（图196-2），图中抬高的ST段已经有所下降。对于这类患者，超声心动图是首选的无创性检查方法。

3. 临床资料：超声心动图示中等量心包积液；X线胸片示心影增大，右下肺炎。心电图上与超声心电图所见有很好的相关性。

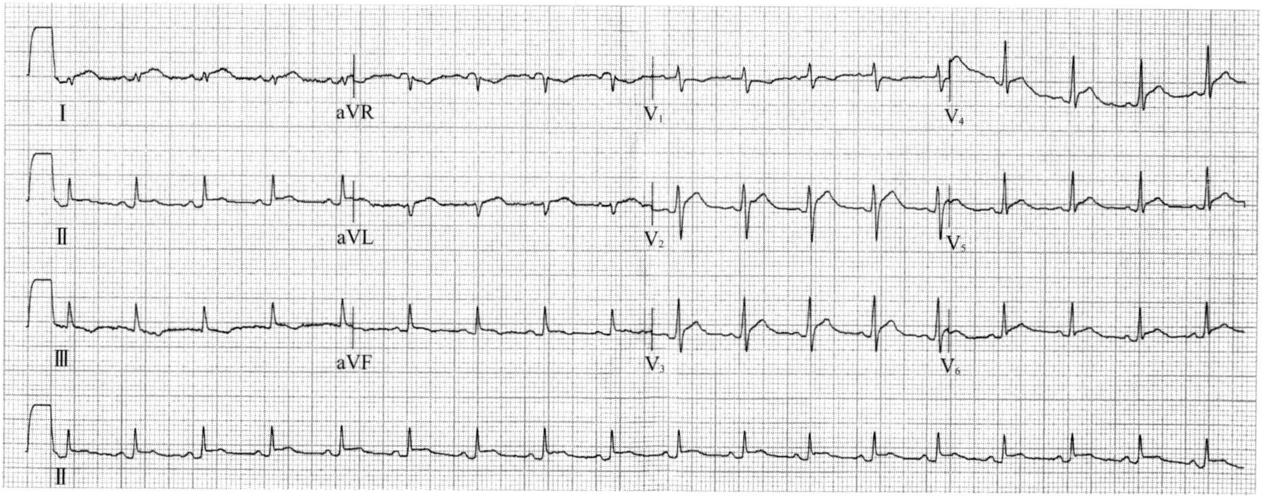

图196-2　第二天复查的心电图

与急诊第一天心电图比较，本图中抬高的ST段已经有所下降。

例197

男性,48岁,心悸近1个月就诊。原有高血压史。心电图检查见图197-1。

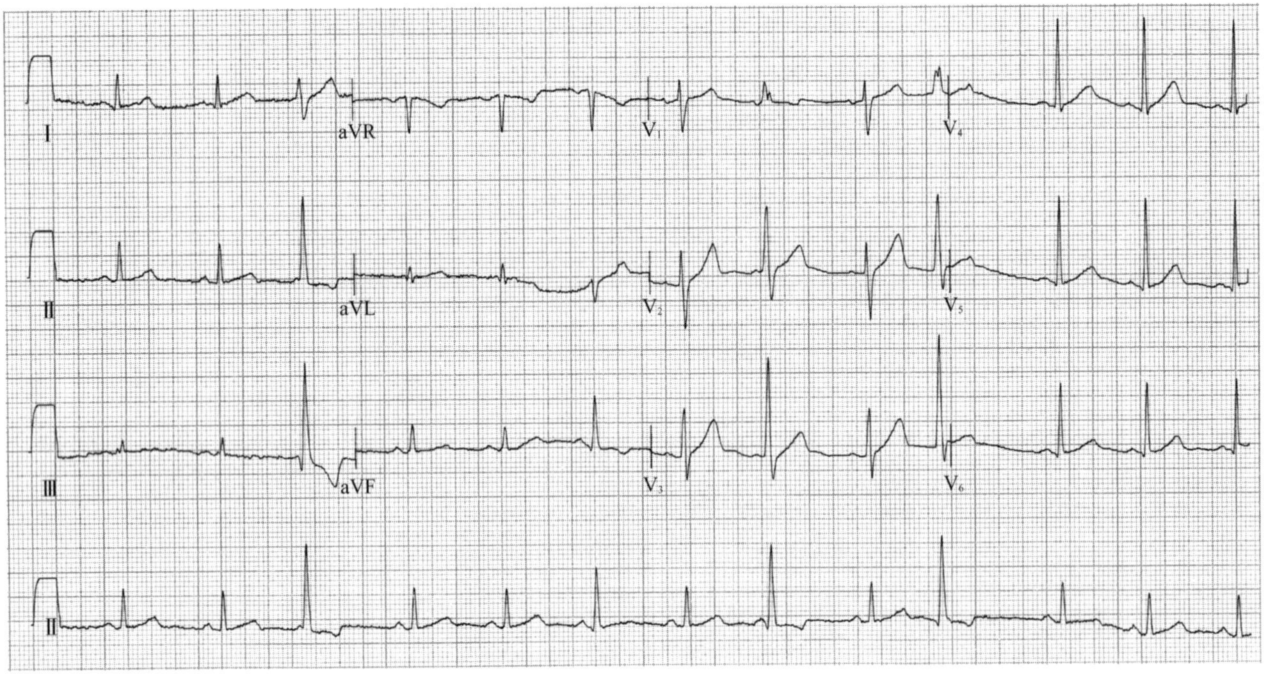

图197-1 例197心电图

心电图特点

1. 基本特点：心率：77次/分；PR间期：142ms；QRS波时间：78ms；QT/QTc间期：388/439ms；QRS波电轴：57°。

2. 可见提早的QRS-T波群，QRS波宽大畸形，联律间期不等，代偿间期完全。

心电图诊断

室性并行心律。

解析

1. 本心电图上室性早搏具有三个特点：一是联律间期不等，二是两个邻近的室性早搏之间的时间相等或成整倍数关系，公倍数为0.49s；三是有心室融合波（图197-2）。以上三点是室性并行心律所具有的特征，是本心电图的诊断室性并行心律的依据。

2. 并行心律的特点是并行心律的异位节律点有规律地发放激动，与其前主导心律的激动无关，并具有传入阻滞及传出阻滞两项特点。传入阻滞使得外界激动不能传入异位节律点，其结果是异位节律点保持其自主的节律，与其前主导心律的节律无关。传出阻滞是一种单向阻滞，表现为异位节律点虽然有规律地发放激动，但不是每次激动都能传出而引起心脏除极。并行心律的传入阻滞及传出阻滞在心电图上表现为早搏的联律间期不等，但早搏之间有固定规律，最长的早搏间距与最短早搏间距之间成整倍数关系。

3. 心房、房室交界区和心室都可存在并行心律，但以室性并行心律为常见。

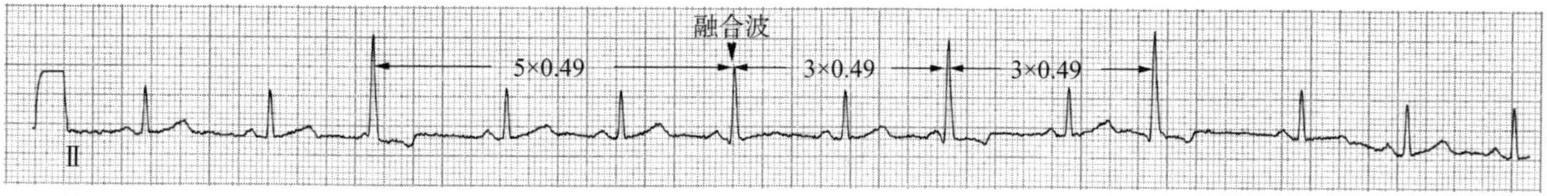

图197-2　室性并行心律的特点

第2、3个与第3、4个室性早搏之间的时间相等；第1、2个室性早搏与其他室性早搏之间有整倍数关系，其公倍数是0.49s。

例 198

女性，42岁，发热后心悸近1周就诊。心电图检查见图198-1。

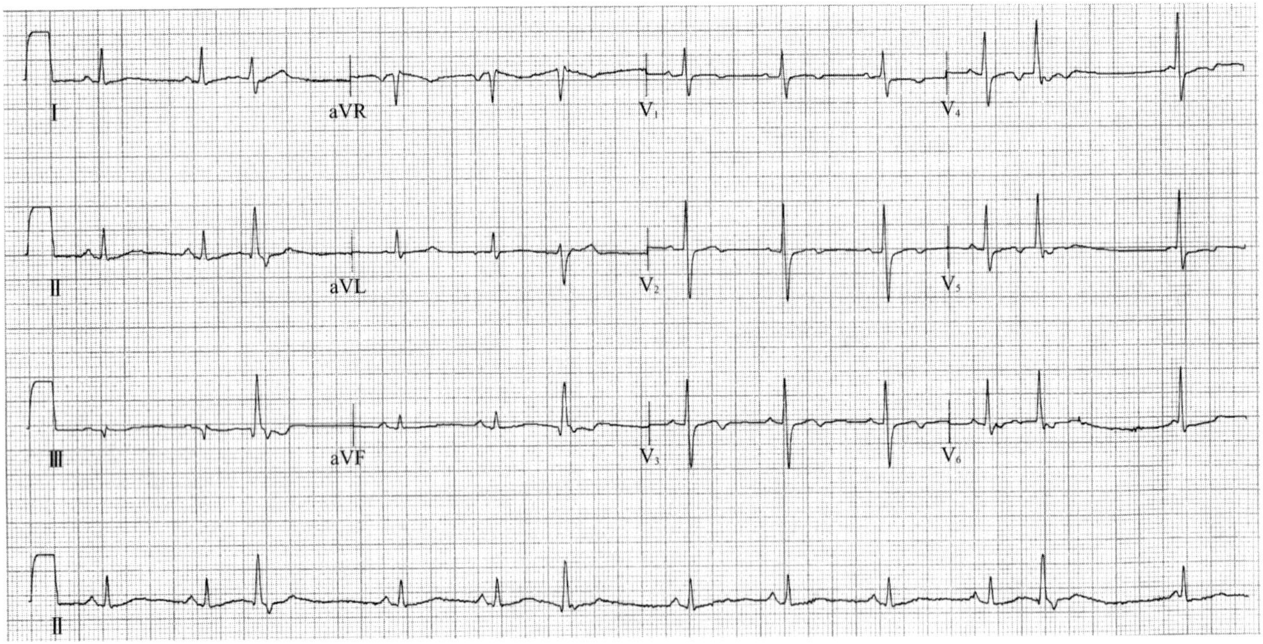

图198-1 例198心电图

心电图特点

1. 基本特点：心率：73次/分；PR间期：144ms；QRS波时间：84ms；QT/QTc间期：388/427ms；QRS波电轴：29°。

2. 可见提早的QRS-T波群，QRS波宽大畸形，在QRS波后可见逆行P波，RP^-间期<200ms。联律间期不等，代偿间期完全。

心电图诊断

交界性并行心律（部分伴心室内差异传导）。

解析

1. 对本例心电图，首先要判断早搏的起源。对QRS波宽大畸形、联律间期较短者，若在QRS波后可见逆行P波，RP^-间期<200ms，则最可能的是交界性早搏伴心室内差异传导。

2. 本心电图上早搏具有两个特点，一是联律间期不等，二是两个邻近的早搏之间的时间相等或存在整倍数关系，公倍数为0.45s（图198-1）。以上两点，是并行心律所具有的特征。

3. 当并行心律的周期长于窦性周期而短于其后的代偿间歇时，并行心律会连续两次控制心室，第1次以早搏形式出现，第2次以逸搏形式出现。本心电图上第3个早搏后有逸搏，早搏和逸搏之间的时间≈2倍公倍数（图198-2）。用并行心律来解释，早搏与逸搏应为同一起源。

4. 在以逸搏形式出现时，QRS波形态正常，这进一步明确了本心电图上的并行心律为交界性并行心律。

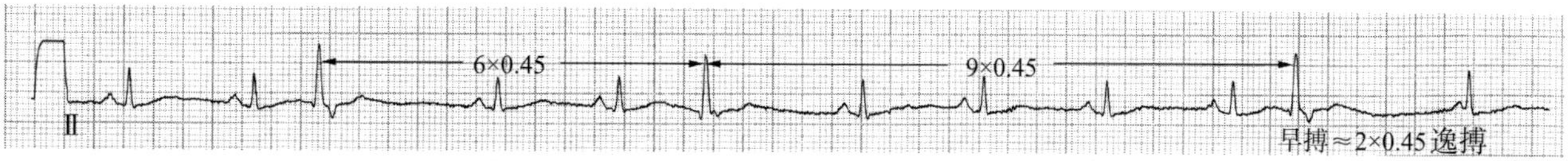

图198-2　交界性并行心律的特点

第1、2个与第2、3个室性早搏之间有倍数关系，其公倍数是0.45s；第3个早搏后有逸搏，早搏和逸搏之间的时间≈2倍公倍数。

例 199

男性,20岁,颅脑外伤后昏迷急诊。急诊心电图检查见图199-1。

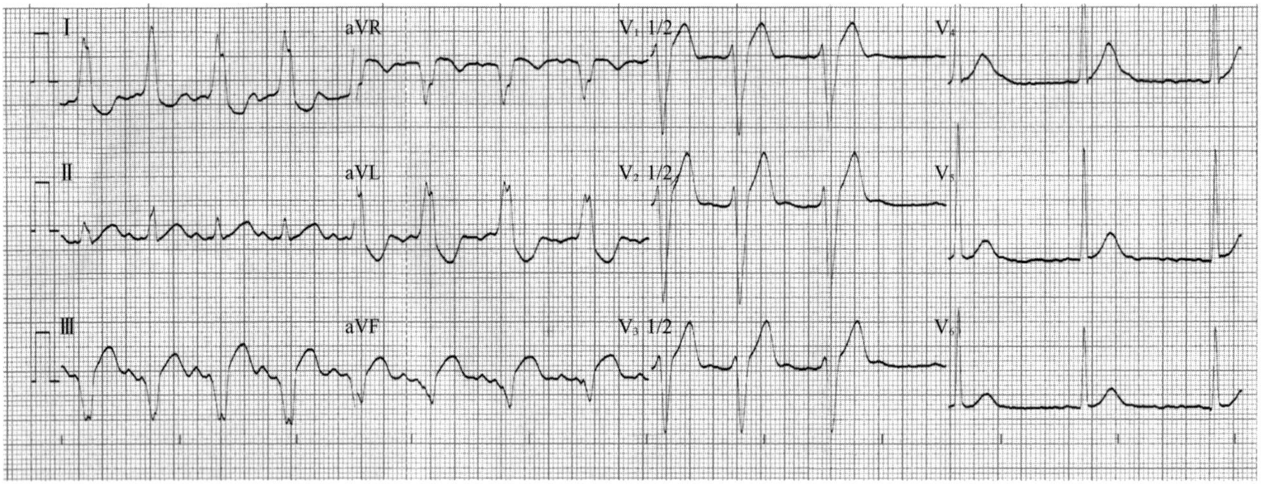

图199-1 例199心电图

心电图特点

1. 基本特点:平均心率:82次/分;PR间期:194ms;QRS波时间:90ms和176ms;QT/QTc间期:422/492ms;QRS波电轴:-13°。

2. P波突然消失,其后的逸搏心律频率约为54次/分。

3. 窦性心律的频率为103次/分。在窦性心律时,QRS波宽大畸形。在逸搏心律时,QRS波时间正常。

心电图诊断

1. 窦性心动过速。

2. 窦性静止。

3. 交界性逸搏心律。

4. 间歇性快频率依赖性完全性左束支阻滞。

解析

1. 颅脑外伤所致的颅内高压可影响大脑心血管中枢,常致窦性心动过缓,甚至导致窦性静止和窦房阻滞。本患者在记录心电图时P波突然消失,代之以交界性逸搏心律,提示发生了窦性静止或窦房阻滞。

2. 本心电图为三导联同步心电图,由于P波消失发生在导联转换时，因此不能完全确定P波消失。为此延长记录三导联同步心电图(图199-2)。图中同样可见P波突然消失，形成长PP间期，长PP间期与短PP间期不成倍数关系，因此诊断为窦性静止。

3. 图199-2中，另可见明显的窦性心律不齐。

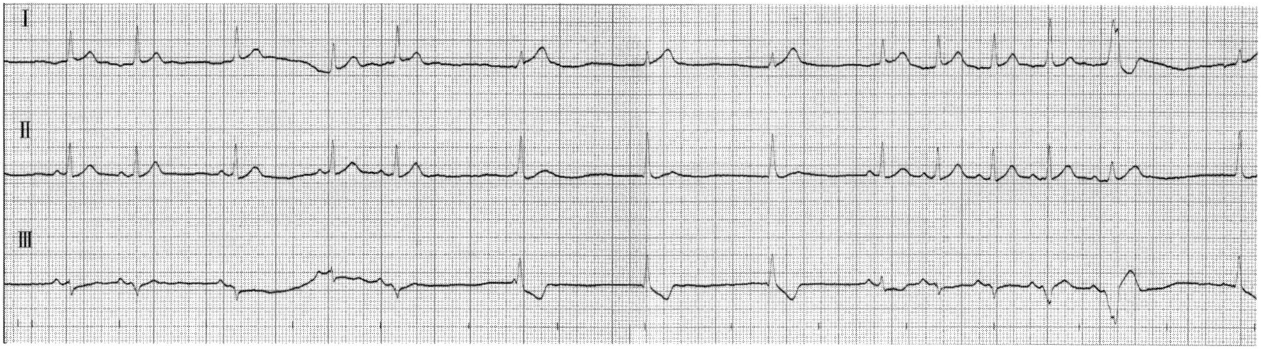

图199-2　长三导联心电图

图中可见P波突然消失，代之以交界性逸搏心律，另可见明显的窦性心律不齐。

例200

女性，57岁，外科术前准备。自述原为"右位心"，为此记录2次心电图，第1次采用常规方法连接导联，第2次记录将肢体左右反接导联，将胸导联放置在右胸，心电图分别见图200-1和图200-2。

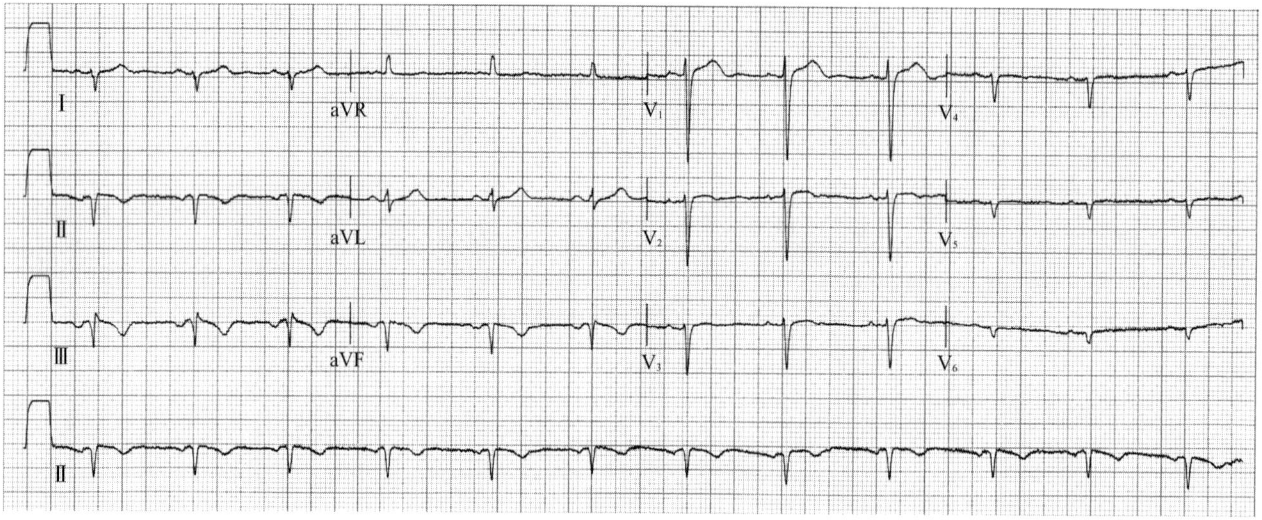

图200-1　常规连接导联心电图

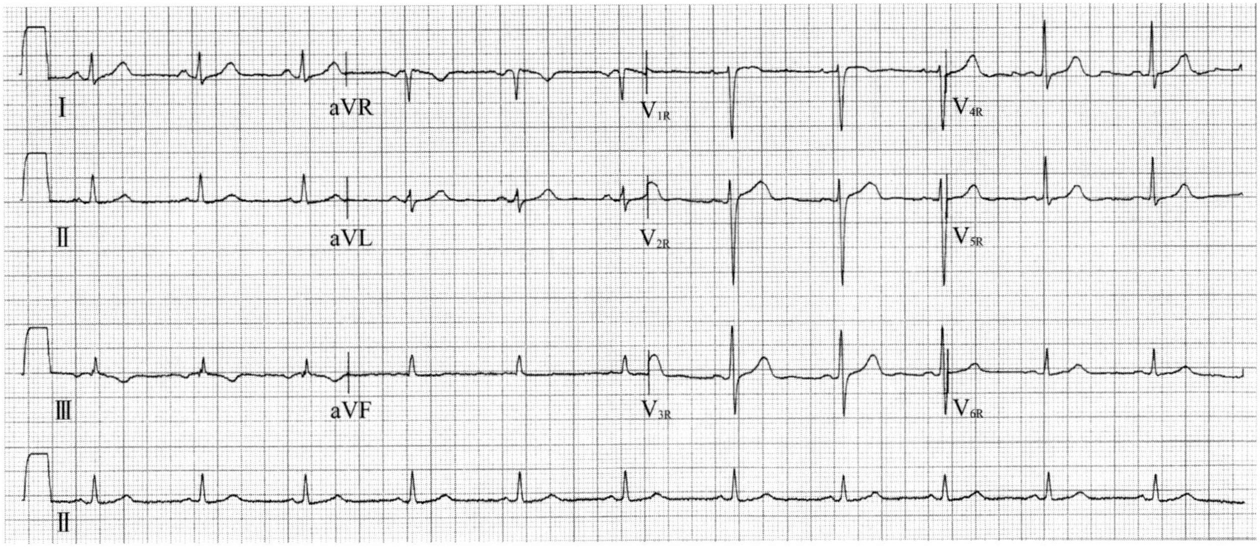

图 200-2　肢体左右反接导联，将胸导联放置在右胸所记录心电图

心电图特点

1. 图200-1：Ⅰ和aVL导联P直立低平，Ⅰ导联QRS波主波向下。Ⅱ、Ⅲ和aVF导联P-QRS-T波群均向下。aVR导联P-QRS-T波群均向上。V_1～V_6导联R波逐渐缩小，S波逐渐增深。

2. 图200-2：Ⅰ和aVL导联P直立，Ⅰ导联QRS波主波向上。Ⅱ导联P直立，Ⅲ导联P波倒置，aVF导联P波低平，Ⅱ、Ⅲ和aVF导联中QRS波主波向上。aVR导联P-QRS-T波群均向下。V_1～V_4导联R波逐渐增大，S波逐渐减小。

心电图诊断

右位心。

解析

右位心是心脏位于右侧胸腔的总称，共有三种类型：① 真正右位心，其心房、心室和大血管的位置宛如正常心脏的镜影，也称为镜像右位心；② 右旋心，心脏位于右胸，心尖指向右侧，而各心腔间的关系未形成镜像倒转，为心脏移位并旋转所致，亦称为假性右位心，常合并有各种先天性畸形；③ 心脏右移，由于肺、胸膜或膈的病变而使心脏移位于右胸，但心尖仍指向左侧。不同类型的右位心，在心电图上的改变是不同的。

真正右位心似正常心脏的镜影，心电图表现为Ⅰ和aVL导联P-QRS-T波群均向下，V_1～V_5导联R波逐渐减小，S波逐渐增深。比较本病例两次心电图，根据各导联中QRS波的方向，推断是真正右位心。

附录　本书心电图诊断表

例1　正常心电图
例2　正常心电图
例3　正常心电图
例4　电轴左偏
例5　电轴右偏
例6　肢体导联低电压
例7　左心室肥厚
例8　窦性心动过缓,左心室肥厚,ST-T改变
例9　左心室肥厚,电轴左偏
例10　窦性心动过速,左心房异常
例11　左心房异常,Ⅰ度房室传导阻滞,QT间期延长
例12　窦性心动过速,左心房异常,左心室肥厚,ST-T改变
例13　左心房异常,左心室肥厚,Ⅰ度房室传导阻滞,QT间期延长
例14　右心室肥厚
例15　右心室肥厚,T波改变
例16　窦性心动过速,右心房异常,顺钟向转位
例17　窦性心动过速,右心房异常,右心室肥厚,ST-T改变,QT间期延长
例18　窦性心动过速,右心房异常,右心室肥厚,ST-T改变
例19　左心房异常,右心室肥厚,ST-T改变
例20　右心室肥厚,ST-T改变
例21　窦性心动过速,双心房异常,右心室肥厚,肢体导联低电压,QT间期延长
例22　T波改变(低平)
例23　T波改变(高尖)/正常
例24　T波改变(双向)
例25　窦性心动过缓,T波改变(倒置),QT间期延长
例26　窦性心动过速,T波改变
例27　T波改变(深倒置),QT间期延长
例28　窦性心动过速,ST段改变,QT间期延长
例29　ST-T改变,QT间期延长
例30　急性下壁心肌梗死(超急性期),Ⅰ度房室传导阻滞,QT间期延长/急性下壁心肌梗死(急性期),QT间期延长/急性下壁心肌梗死(急性期),QT间期延长/急性下壁心肌梗死(急性期),室性逸搏心律
例31　ST-T改变/急性前间壁和高侧壁心肌梗死(急性期),室性早搏
例32　急性前间壁心肌梗死(急性期),Ⅰ度房室传导阻滞
例33　急性间隔壁心肌梗死(急性期),QT间期延长
例34　急性间隔壁心肌梗死(近期)
例35　急性间隔壁心肌梗死(近期),QT间期延长
例36　陈旧性前间壁心肌梗死,不完全性右束支阻滞

例70 窦性心动过速
例71 窦性心动过速
例72 窦性心动过缓
例73 窦性心动过缓
例74 窦性心律不齐,ST段改变,电轴左偏
例75 窦性心律不齐
例76 窦性心动过缓,窦性静止
例77 窦性心动过缓,Ⅱ度Ⅰ型窦房阻滞
例78 Ⅱ度Ⅱ型窦房阻滞
例79 Ⅱ度Ⅱ型窦房阻滞,交界性逸搏
例80 房性早搏
例81 房性早搏连发和未下传
例82 多源房性早搏
例83 房性早搏伴心室内差异传导,电轴左偏
例84 窦性心动过缓,窦性心律不齐,房性早搏未下传,Ⅰ度房室传导阻滞,交界性逸搏
例85 交界性早搏
例86 交界性早搏
例87 交界性早搏
例88 交界性早搏(插入性)
例89 室性早搏(三联律),左心房异常
例90 室性早搏(二联律)
例91 室性早搏
例92 多源室性早搏
例93 室性早搏,室性早搏连发,短阵室性心动过速
例94 多源室性早搏,多源室性早搏连发,ST-T改变
例95 窦性心动过速,室性早搏
例96 短阵房性心动过速,房性早搏连发
例97 阵发性房性心动过速
例98 阵发性房性心动过速(2:1传导)
例99 短阵房性心动过速(不等比传导)
例100 窦性心动过速,短阵房性心动过速(心室内差异传导伴蝉联现象),电轴右偏
例101 窦性心动过缓,非阵发性交界性心动过速
例102 非阵发性交界性心动过速
例103 阵发性室上性心动过速,ST-T改变
例104 阵发性室上性心动过速
例105 阵发性室上性心动过速伴不完全性右束支阻滞
例106 室性早搏连发,短阵室性心动过速
例107 短阵室性心动过速
例108 阵发性室性心动过速
例109 阵发性室性心动过速/T波改变,电轴右偏,提示左后分支阻滞
例110 阵发性室性心动过速
例111 心房扑动,完全性右束支阻滞
例112 心房扑动(2:1等比传导)
例113 心房扑动(3:1等比传导)
例114 心房扑动(4:1等比传导)
例115 心房扑动(3:1和4:1不等比传导)
例116 心房扑动(不等比传导)

例117 阵发性心房扑动和心房颤动
例118 心房颤动
例119 心房颤动（快室率），室性早搏，左心室肥厚，ST-T改变
例120 心房颤动（慢室率），左心室肥厚，ST-T改变
例121 心房颤动（快室率），室性早搏，T波改变
例122 心房颤动（快室率），心室内差异传导
例123 心房颤动伴长RR间期
例124 心房颤动伴长RR间期，室性逸搏
例125 心房颤动伴Ⅲ度房室传导阻滞，交界性逸搏心律，左心室肥厚，ST-T改变，QT间期延长，U波明显
例126 心房颤动伴Ⅲ度房室传导阻滞，室性逸搏心律
例127 Ⅰ度房室传导阻滞
例128 Ⅰ度房室传导阻滞
例129 窦性心律不齐，Ⅰ度房室传导阻滞
例130 Ⅱ度Ⅰ型房室传导阻滞
例131 Ⅱ度Ⅰ型房室传导阻滞（部分呈2:1传导）
例132 窦性心动过缓，Ⅱ度Ⅰ型房室传导阻滞，交界性逸搏
例133 左心房异常，左心室肥厚，Ⅰ度房室传导阻滞，房性早搏
例134 Ⅱ度Ⅱ型房室传导阻滞（大部分呈2:1传导）
例135 急性下壁心肌梗死，Ⅱ度房室传导阻滞（呈2:1传导）
例136 Ⅱ度房室传导阻滞（呈2:1传导），完全性右束支阻滞
例137 急性下壁和前侧壁心肌梗死（超急性期），窦性心动过速，高度房室传导阻滞，完全性右束支阻滞
例138 几乎完全房室传导阻滞，交界性逸搏心律
例139 Ⅲ度房室传导阻滞，交界性逸搏心律，QT间期延长
例140 Ⅲ度房室传导阻滞，室性逸搏心律
例141 Ⅲ度房室传导阻滞，室性逸搏心律
例142 完全性右束支阻滞
例143 不完全性右束支阻滞
例144 间歇性完全性右束支阻滞
例145 窦性心动过速，完全性右束支阻滞
例146 完全性右束支阻滞，室性早搏
例147 Ⅰ度房室传导阻滞，完全性右束支阻滞
例148 右心房异常，房性早搏，间歇性非频率依赖性完全性右束支阻滞
例149 完全性左束支阻滞
例150 完全性左束支阻滞，室性早搏，QT间期延长
例151 不完全性左束支阻滞
例152 Ⅰ度房室传导阻滞，完全性左束支阻滞，左心房异常，QT间期延长
例153 左心房异常，左前分支阻滞
例154 完全性右束支阻滞，左前分支阻滞

例155 完全性右束支阻滞,左前分支阻滞,室性早搏
例156 心房扑动(4:1传导),完全性右束支阻滞,左前分支阻滞,QT间期延长
例157 提示左后分支阻滞
例158 完全性右束支阻滞,左后分支阻滞,左心房异常
例159 心房颤动,完全性右束支阻滞,左后分支阻滞,QT间期延长
例160 高度房室传导阻滞,交替性双束支阻滞
例161 窦性心动过缓,Ⅰ度房室传导阻滞,完全性右束支阻滞,左前分支阻滞
例162 Ⅰ度房室传导阻滞,完全性右束支阻滞,左后分支阻滞
例163 常规心电图:窦性心动过缓,完全性右束支阻滞,左前分支阻滞
动态心电图:Ⅱ度Ⅱ房室传导阻滞,间歇性三分支阻滞
例164 陈旧性间隔壁心肌梗死,Ⅰ度房室传导阻滞,完全性右束支阻滞,左后分支阻滞,左心房异常,QT间期延长
例165 心房颤动,非特异性心室内阻滞
例166 Ⅰ度房室传导阻滞,非特异性心室内阻滞,左心房异常
例167 房性逸搏心律
例168 交界性逸搏心律,T波改变,U波明显
例169 室性逸搏心律
例170 窦性心动过缓,不排除Ⅱ度窦房阻滞(2:1),交界性逸搏(逸搏-夺获二联律)
例171 心室预激(A型)
例172 心室预激(B型)
例173 窦性心动过缓,心室预激(B型)
例174 心室预激(B型)
例175 间歇性心室预激(B型)
例176 间歇性心室预激(B型)
例177 窦性心动过速,心室预激(A型)
例178 宽QRS心动过速(逆传型房室折返性心动过速可能)
例179 室上性心动过速(前传型房室折返性心动过速可能)
例180 心房颤动,心室预激/心室预激(AB型)
例181 心室预激(B型),室性早搏,室性早搏连发
例182 短PR正常QRS波,房性早搏,室性早搏
例183 长QT间期综合征
例184 长QT间期综合征
例185 长QT间期综合征
例186 早期复极综合征可能,短QT间期综合征可能
例187 早期复极综合征可能,短QT间期综合征可能
例188 Brugada综合征
例189 Brugada综合征
例190 窦性心动过缓,窦性心律不齐,提示高钾血症
例191 提示高钾血症,窦室传导可能

例192 窦性心动过缓，提示高钾血症，窦室传导/提示高钾血症，窦室传导/Ⅰ度房室传导阻滞，非特异性心室内阻滞，提示高钾血症

例193 T波改变，提示低钾血症

例194 窦性心律不齐，左心室肥厚，提示低钾血症

例195 左心房异常，非特异性心室内阻滞，提示肥厚性心肌病可能

例196 窦性心动过速，肢体导联低电压，ST段抬高提示急性心包炎

例197 室性并行心律

例198 交界性并行心律（部分伴心室内差异传导）

例199 窦性心动过速，窦性静止，交界性逸搏心律，间歇性快频率依赖性完全性左束支阻滞

例200 右位心